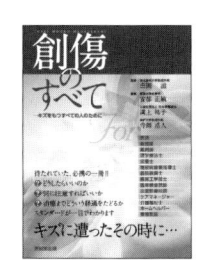

【正誤表】

『創傷のすべて
　―キズをもつすべての人のために』

本書 p.380 に下記誤りがございました。
ここに謹んで訂正させて頂きます。

■蛋白質

2. 蛋白質の質

　侵襲下では，グルタミンおよび**脂肪酸**の需要量が通常よりも高まり，条件付き必須アミノ酸と呼ばれる。

　グルタミンは，侵襲下では小腸粘膜のみならずリンパ球，好中球，マクロファージの主たるエネルギー源となる[8]ため，需要量が増す。

　脂肪酸は，成長ホルモン，IGF-1 の分泌を刺激し，創傷治癒を促進させる。さらに一酸化炭素（nitric oxygen：NO）の前駆体となる。その代謝産物として産生された NO は，感染巣に 1〜3 日で出現し殺菌能を発揮する好中球，マクロファージに殺菌能を付与する[9]。さらに NO は細動脈の拡張効果を介し，創傷への血流，酸素，栄養素の供給量を増加させ，創傷治癒を促す[10]。しかし敗血症においては，**脂肪酸**は pro-inflammatory nutrient として，この血管拡張がショック症状を来たすリスクを要するとも言われる。しかし，その真偽の判定にはさらに十分な検討を要する。

【誤】　上記 3 ヵ所「脂肪酸」
【正】　すべて「アルギニン」

克誠堂出版（株）

TOTAL WOUND MANAGEMENT

創傷のすべて

キズをもつすべての人のために

監修
埼玉医科大学形成外科
市岡 滋

編集
群馬大学皮膚科
安部 正敏

公益社団法人 日本看護協会
溝上 祐子

神戸大学形成外科
寺師 浩人

克誠堂出版

執筆者一覧 (敬称略，五十音順)

●監修
市岡　滋　埼玉医科大学形成外科

●編集・執筆
安部正敏　群馬大学医学部感覚器・運動機能系皮膚科
溝上祐子　公益社団法人 日本看護協会看護研修学校
寺師浩人　神戸大学医学部形成外科

●著者
秋田定伯　長崎大学医学部形成外科
芦田幸代　大分大学医学部附属病院看護部
雨海照祥　武庫川女子大学生活環境学部食物栄養学科
天野博雄　群馬大学大学院医学系研究科皮膚科学
池田弘人　帝京大学医学部救命救急センター
生駒憲広　東海大学医学部皮膚科
伊崎誠一　埼玉医科大学総合医療センター皮膚科
石川　治　群馬大学大学院医学系研究科皮膚科学
石川昌一　埼玉医科大学形成外科
石川　環　公益社団法人 日本看護協会看護研修学校
石田有宏　沖縄県立中部病院形成外科
井田夕紀子　東京医科大学形成外科
一丸智美　神戸市立医療センター中央市民病院栄養管理室
伊藤孝明　兵庫医科大学皮膚科
稲川喜一　川崎医科大学形成外科
稲田浩美　日本医科大学附属病院看護部
井上千鶴　群馬大学医学部感覚器・運動機能系皮膚科
岩澤幹直　長野赤十字病院形成外科
上村哲司　佐賀大学医学部形成外科
遠藤將光　国立病院機構金沢医療センター心臓血管外科
王丸陽光　久留米大学形成外科・顎顔面外科
大浦紀彦　杏林大学医学部形成外科
大慈弥裕之　福岡大学医学部形成外科
大平吉夫　(株)日本フットケアサービス
岡田健次　神戸大学心臓血管外科
岡部圭介　慶應義塾大学医学部形成外科
小川文秀　長崎大学病院皮膚科・アレルギー科
小川　令　日本医科大学形成外科
小野田聡　国立成育医療研究センター形成外科
柏　克彦　岩手医科大学形成外科
柏木圭介　徳島大学医学部形成外科
加瀬昌子　総合病院国保旭中央病院看護部
金子　栄　島根大学医学部皮膚科
金子　剛　国立成育医療研究センター形成外科
河合勝也　京都大学大学院医学研究科形成外科学
川上重彦　金沢医科大学形成外科
菅野恵美　東北大学大学院医学系研究科看護アセスメント学分野
貴志和生　慶應義塾大学医学部形成外科
木村　中　函館中央病院形成外科
清川兼輔　久留米大学形成外科・顎顔面外科
桐木-市川園子　日本医科大学器官機能病態内科学
草竹兼司　島根大学附属病院皮膚科
黒木知明　昭和大学医学部形成外科
桑原　靖　埼玉医科大学形成外科
小浦場祥夫　北海道大学医学部形成外科
小林誠一郎　岩手医科大学形成外科
小山　勇　埼玉医科大学国際医療センター消化器病センター消化器外科
坂井靖夫　大阪大学医学部形成外科
榊原俊介　神戸大学医学部形成外科
坂本奈津紀　東京医科大学形成外科
櫻井裕之　東京女子医科大学形成外科
佐藤　文　公益社団法人 日本看護協会看護研修学校
佐藤智也　埼玉医科大学形成外科
沢辺一馬　大津赤十字病院形成外科
新家佳代子　屋久島徳洲会病院形成外科
杉本はるみ　愛媛大学医学部附属病院看護部
杉元雅晴　神戸学院大学総合リハビリテーション学部医療リハビリテーション学科

iii

執筆者一覧

鈴木茂彦	京都大学大学院医学研究科形成外科学	芳原聖司	長崎大学医学部形成外科
高木誠司	福岡大学医学部形成外科	細川　亙	大阪大学医学部形成外科
館　正弘	東北大学医学部形成外科	前川二郎	横浜市立大学医学部附属病院形成外科
田中克己	長崎大学医学部形成外科	前重伯壯	土井病院リハビリテーション科
田中マキ子	山口県立大学看護栄養学部看護学科	松尾光馬	東京慈恵会医科大学皮膚科
田中嘉雄	香川大学形成外科	松崎恭一	川崎市立多摩病院形成外科
丹波光子	杏林大学医学部附属病院看護部	松村　一	東京医科大学形成外科
辻　依子	新須磨病院形成外科／創傷治療センター	間宮直子	大阪府済生会吹田病院看護部
ドケルコフ麻衣子	聖路加国際病院形成外科	水野博司	順天堂大学医学部形成外科
土佐泰祥	昭和大学医学部形成外科	宮本正章	日本医科大学付属病院再生医療科
中嶋英雄	群馬病院	安村和則	横浜市立大学医学部附属病院形成外科
中島英貴	高知大学医学部皮膚科	簗由一郎	埼玉医科大学形成外科
西田奈央	武庫川女子大学大学院生活環境学研究科	八巻　隆	東京女子医科大学形成外科
野村　正	国立病院機構姫路医療センター形成外科	山﨑　修	岡山大学病院皮膚科学
橋川和信	神戸大学医学部形成外科	山元康徳	金沢医科大学形成外科
橋本一郎	徳島大学医学部形成外科	山本有平	北海道大学医学部形成外科
長谷川稔	金沢大学医薬保健研究域医学系皮膚科学	横山恵美	埼玉医科大学総合医療センター皮膚科
平野明喜	長崎大学医学部形成外科	吉川義之	中山クリニックリハビリテーション科
廣田彰男	広田内科クリニック	吉本　浩	長崎大学医学部形成外科
舟山恵美	北海道大学医学部形成外科	米田明弘	札幌医科大学医学部皮膚科学講座

はじめに

　創傷治癒学が目覚ましく発展している現代，キズに関わるあらゆる職種に高い QOL を実現する創傷ケア・治療が求められています．外傷・熱傷などの急性創傷においては単にキズを閉鎖するのではなく最新のコンセプトと技術を取り入れて早くきれいに治すことが要求されます．高齢化・生活習慣病の蔓延に伴って急増している慢性創傷のマネージメントでは種々領域にまたがる高度なチーム医療と最先端のテクノロジーが必須です．キズに関与する職種は最前線では学校の養護教諭，救命救急士，プライマリーケア医，在宅においてはケアマネジャーや介護士，病院では各科専門医，看護師，薬剤師，栄養士，理学療法士，義肢装具士，臨床工学士，臨床検査技師などきわめて多岐に渡ります．従来これらすべてのスタッフが「創傷」をキーワードとして全専門領域について横断的・総合的に学べる指南書は存在しませんでした．

　今回，本書では創傷のすべてを網羅して上記のキズに関わるあらゆる職種を対象としたバイブル的教科書を企画しました．最前線から高度で先進的医療の現場までを想定し，キズに遭ったその時に，必要とされる知識・対処法を専門外の内容でも容易に検索し渉猟できるよう visual を重視した実用書を目指しました．

　執筆には，現在実際に臨床の第一線で活躍され，わが国で最も豊かな経験をお持ちの関連領域における第一人者の先生方にお願い致しました．

　読者諸氏の臨床実践の糧となれば幸いです．

2012 年 8 月吉日

市岡　滋，安部正敏，溝上祐子，寺師浩人

目次

はじめに ……………………………………………………………………………………… v
写真で見る創傷の一覧 ……………………………………………………………………… 1

第Ⅰ章　急性創傷

1．急性創傷治療の基本―病院受診から縫合まで，縫合から抜糸までの流れ―
　………………………………………………………………………小浦場祥夫　18
2．急性創傷の分類
　●切創・裂創・擦過創………………………………………………寺師浩人　28
　●挫滅創………………………………………………………………岩澤幹直　31
　●剥脱創・皮膚欠損創………………………………………………岩澤幹直　32
　●手指切断創…………………………………………………………沢辺一馬　33
　●動物咬創……………………………………………木村　中，新家佳代子　35
3．特殊部位の急性創傷
　●顔面軟部組織損傷…………………………………………………石田有宏　38
　●顔面骨折……………………………………………………………石田有宏　41
　●手指外傷……………………………………………………………沢辺一馬　46
4．熱傷
　●熱傷の診断…………………………………………………………池田弘人　50
　●病院受診までの応急処置…………………………………………池田弘人　54
　●全身熱傷の輸液の基礎……………………………………………池田弘人　56
　●局所治療：
　　　Ⅲ度熱傷の保存的治療………………………………山元康徳，川上重彦　58
　　　Ⅱ度熱傷の保存的治療………………………………山元康徳，川上重彦　59
　　　熱傷の焼痂切除術……………………………………山元康徳，川上重彦　62
　　　熱傷の植皮術…………………………………………山元康徳，川上重彦　63
　●低温熱傷……………………………………………………………櫻井裕之　66
5．特殊な外傷
　●電撃傷………………………………………………王丸陽光，清川兼輔　68
　●雷撃傷………………………………………………王丸陽光，清川兼輔　70
　●化学損傷……………………………………………王丸陽光，清川兼輔　72
　●凍傷…………………………………………………………………櫻井裕之　74
　●医原性創傷：
　　　点滴漏れ(血管外薬剤漏出)………………………………………草竹兼司　76
　　　粘着テープによる皮膚炎…………………………………………佐藤　文　78
　　　弾性ストッキングの装着による損傷……………………………寺師浩人　80
文献 …………………………………………………………………………………………… 82
Q&A ………………………………………………………………………………………… 85

第Ⅱ章　慢性創傷

1. 慢性創傷の分類……………………………………築　山一郎，市岡　滋　90
2. Wound bed preparation：慢性創傷を治癒に導く指針　……松崎恭一　92
3. 手術に伴う創傷
   - 手術部位感染（SSI）……………………………………………小山　勇　96
   - 縫合糸膿瘍………………………………………榊原俊介，寺師浩人　98
   - 縦隔炎・胸骨骨髄炎……………………………榊原俊介，岡田健次　100
   - 瘻孔を伴う腹部離開創……………………………………加瀬昌子　102
   - 瘻孔を伴わない腹部離開創………………………………稲田浩美　104
4. 静脈うっ滞性潰瘍
   - 静脈うっ滞性潰瘍の分類と診断…………………………八巻　隆　106
   - 静脈に対する治療…………………………………………八巻　隆　109
   - 創傷に対する治療………………………………橋本一郎，柏木圭介　112
   - 深部静脈血栓症……………………………………………辻　依子　114
   - 圧迫療法……………………………………………………伊藤孝明　116
5. 虚血性潰瘍
   - 虚血性潰瘍の分類と診断…………………………………遠藤將光　120
   - 動脈に対する治療…………………………………………遠藤將光　125
   - 創傷に対する治療…………………………………………寺師浩人　128
   - 歩行の意義…………………………………………………辻　依子　130
6. 糖尿病性潰瘍
   - 糖尿病性潰瘍の病因と病態………………………………寺師浩人　132
   - 創傷に対する治療…………………………………………田中嘉雄　136
   - フットケア…………………………………………………丹波光子　138
   - 治療用装具と治療用フットウェア………………………大平吉夫　141
7. 自己免疫性疾患に伴う潰瘍
   - 関節リウマチ………………………………………………金子　栄　145
   - 膠原病………………………………………………………長谷川稔　148
   - 血管炎………………………………………………………小川文秀　153
   - 壊疽性膿皮症………………………………………………安部正敏　156
   - ベーチェット病……………………………………………米田明弘　158
   - 水疱症─天疱瘡・水疱性類天疱瘡─……………………井上千鶴　160
8. 放射線潰瘍
   - 放射性潰瘍の病因………………………………柏　克彦，小林誠一郎　162
   - 放射性潰瘍の治療………………………………柏　克彦，小林誠一郎　164
9. 褥瘡
   - 褥瘡の分類と診断…………………………………………石川　環　166
   - 褥瘡予防・管理ガイドライン（第3版）………………田中マキ子　174

●褥瘡の手術的治療……………………………………田中克己，芳原聖司 181
文献……………………………………………………………………………… 185
Q&A ……………………………………………………………………………… 190

第Ⅲ章　その他の創傷

1. リンパ浮腫の分類と診断………………………………………廣田彰男 196
2. リンパ浮腫の外科的治療─リンパ管静脈吻合術─……安村和則，前川二郎 198
3. 二分脊椎症………………………………………………辻　依子，寺師浩人 200
4. Blue toe syndrome ……………………………………辻　依子，寺師浩人 202
5. ハンセン氏病……………………………………………………生駒憲広 204
6. 悪性腫瘍の潰瘍
    ●有棘細胞癌………………………………………………………中島英貴 206
    ●基底細胞癌………………………………………………………中島英貴 207
    ●皮膚リンパ腫……………………………………………………中島英貴 208
    ●乳癌………………………………………………………………中島英貴 211
7. 瘻孔
    ●気管切開瘻……………………………………………………杉本はるみ 214
    ●胃瘻部の皮膚障害………………………………………………芦田幸代 216
8. 移植片対宿主病(GVHD)………………………………………小川文秀 220
9. 動静脈奇形による潰瘍……………………………………野村　正，寺師浩人 222
文献……………………………………………………………………………… 224
Q&A ……………………………………………………………………………… 226

第Ⅳ章　特殊な創傷

1. 頭皮の欠損………………………………………………………稲川喜一 230
2. 粘膜の創─アフタ性口内炎─……………………………………安部正敏 232
3. 陥入爪……………………………………………………………草竹兼司 234
4. 精神救急─自傷・手首自傷症候群など─………………………中嶋英雄 236
5. 小児救急─虐待─…………………………………………小野田聡，金子剛 238
文献……………………………………………………………………………… 241
Q&A ……………………………………………………………………………… 242

第Ⅴ章　感染症

1. 急性感染症
    ●創感染の徴候………………………………………大慈弥裕之，高木誠司 244
    ●丹毒・蜂窩織炎・リンパ管炎……………………………………山﨑　修 246

- ●壊死性軟部組織感染症……………………………高木誠司，大慈弥裕之 248
- ●水痘・帯状疱疹……………………………………………………松尾光馬 252
- ●膿痂疹……………………………………………………横山恵美，伊崎誠一 254

2．慢性感染症
- ●Critical colonization ………………………………菅野恵美，舘　正弘 256
- ●骨髄炎………………………………………………………………舘　正弘 258
- ●爪郭炎・爪周囲炎・ひょう疽……………………………………草竹兼司 260
- ●慢性膿皮症………………………………………………天野博雄，石川　治 262
- ●深在性真菌症………………………………………………………生駒憲広 264
- ●抗酸菌感染症………………………………………………………安部正敏 266
- ●性器ヘルペス・硬性下疳・軟性下疳……………………………松尾光馬 268

文献………………………………………………………………………………… 271
Q&A ……………………………………………………………………………… 273

第Ⅵ章　創傷管理技術

1．デブリードマン……………………坂本奈津紀，松村　一，井田夕紀子 276
2．縫合法……………………………………………………松村　一，坂本奈津紀 278
3．植皮術………………………………………………………坂井靖夫，細川　亙 280
4．皮弁術
- ●皮弁術の実際………………………………………………………橋川和信 284
- ●皮弁術後の創傷管理………………………………………舟山恵美，山本有平 288

5．慢性創傷の疼痛管理
- ●疼痛管理：医師の立場から………………………………………松崎恭一 292
- ●疼痛管理：看護師の立場から……………………………………間宮直子 295

文献………………………………………………………………………………… 300
Q&A ……………………………………………………………………………… 301

第Ⅶ章　創傷に対する治療選択

1．外用剤の種類………………………………………………………………安部正敏 304
2．創傷被覆材の種類…………………………………………………………溝上祐子 307
3．人工真皮(真皮欠損)………………………………………………河合勝也，鈴木茂彦 314
4．局所陰圧閉鎖療法………………………………………ド ケルコフ 麻衣子，市岡　滋 316
5．物理療法
- ●電気刺激療法………………………………………………杉元雅晴，吉川義之 320
- ●超音波療法…………………………………………………杉元雅晴，前重伯壮 322
- ●高気圧酸素療法……………………………………………………大浦紀彦 324

6. さまざまな創傷治療
　　● マゴットセラピー……………………………桐木-市川園子，宮本正章 326
　　● 創傷治療における再生医療……………………………………水野博司 330
　　● これからの創傷局所治療……………………………石川昌一，市岡　滋 333
　文献……………………………………………………………………………… 336
　Q&A……………………………………………………………………………… 338

第VIII章　瘢痕・肥厚性瘢痕・ケロイド・瘢痕拘縮

1. 顔面の瘢痕修正………………………………………土佐泰祥，黒木知明 342
2. 肥厚性瘢痕・ケロイドの発生機序……………………………小川　令 344
3. 肥厚性瘢痕・ケロイドの非手術的治療
　　―圧迫療法，ステロイド局所注射など―…吉本　浩，秋田定伯，平野明喜 347
4. 肥厚性瘢痕・ケロイドの手術的治療………………………………小川　令 350
5. 瘢痕拘縮の治療………………………………………岡部圭介，貴志和生 353
　文献……………………………………………………………………………… 356
　Q&A……………………………………………………………………………… 357

第IX章　創傷をもっと知るために

1. 創傷治療の歴史―湿潤環境への道のり―……………佐藤智也，市岡　滋 360
2. 皮膚・粘膜の構造………………………………………………安部正敏 364
3. 創傷治癒のメカニズム………………………………岡部圭介，貴志和生 371
4. 創傷治癒に影響を与える因子…………………………………上村哲司 375
5. 創傷治癒と栄養………………………………雨海照祥，一丸智美，西田奈央 378
6. 予防的スキンケアの意義………………………………………溝上祐子 381
7. 創傷とリハビリテーション……………………………………杉元雅晴 389
8. 創傷マネージメントと医療経済・診療報酬…………桑原　靖，市岡　滋 392
　文献……………………………………………………………………………… 395

　索引……………………………………………………………………………… 397

写真で見る 創傷の一覧

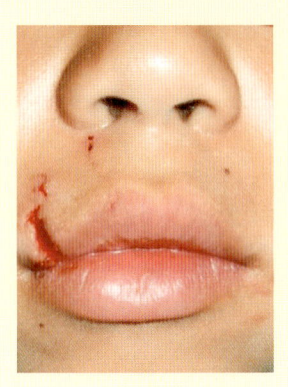

裂創 ➡ p.28

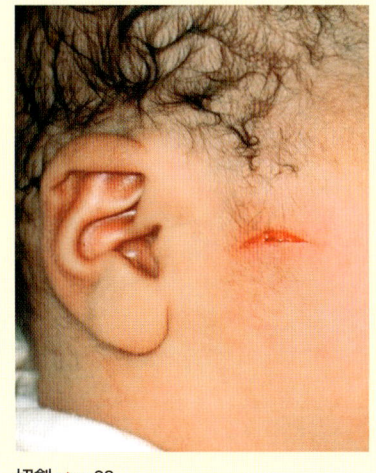

切創 ➡ p.28

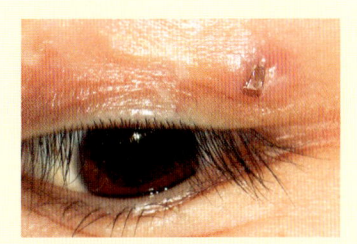

裂創治癒後の異物露出 ➡ p.28

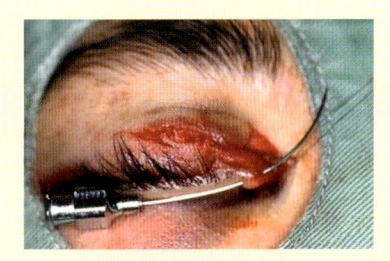

裂創（涙小管損傷）➡ p.29

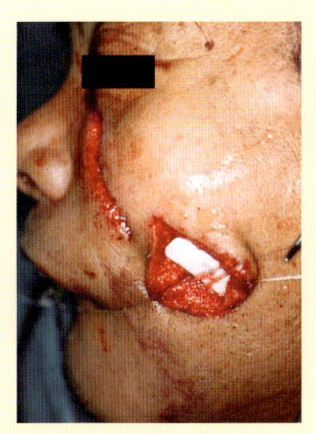

裂創（顔面神経損傷）➡ p.29

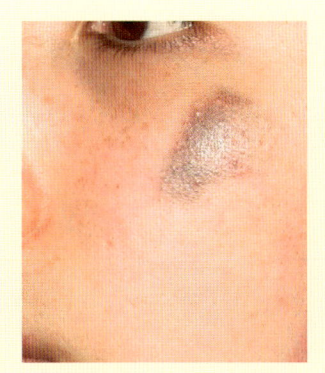

擦過創後の刺青 ➡ p.30

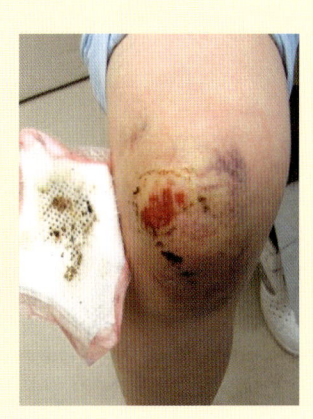

擦過創 ➡ p.30

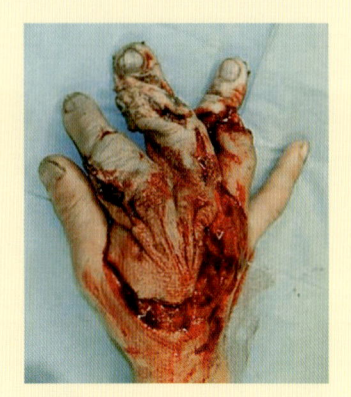

写真で見る 創傷の一覧

挫滅創 ➡ p.31

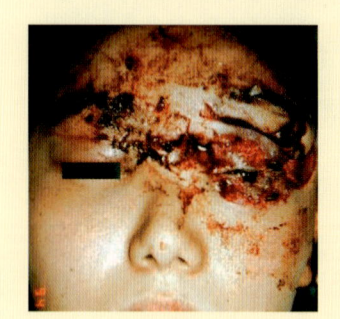

フロントガラス損傷 ➡ p.31

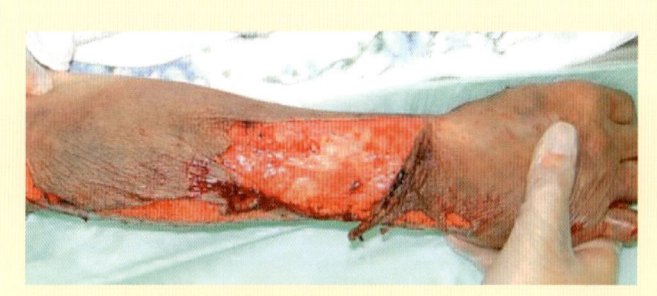

剥脱創 ➡ p.32

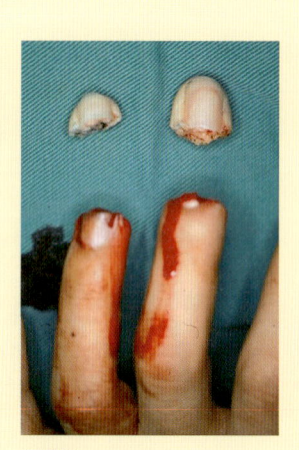

切断指 ➡ p.33

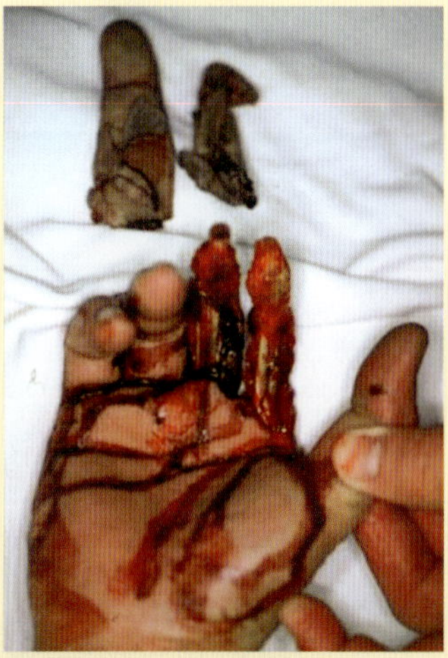

手指デクロービング損傷 ➡ p.32

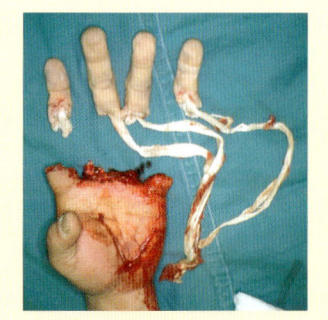

引き抜き切断 ➡ p.34

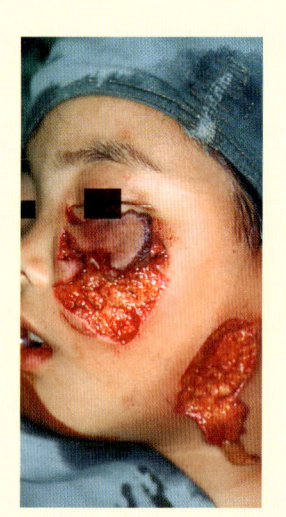

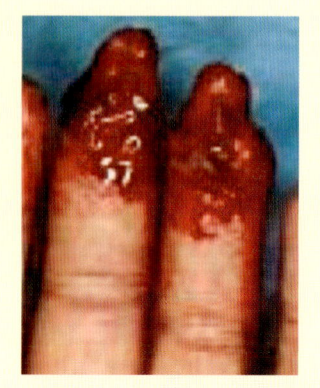

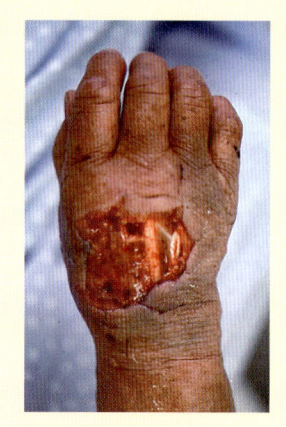

指尖部切断 ➡ p.34

動物咬創 ➡ p.36

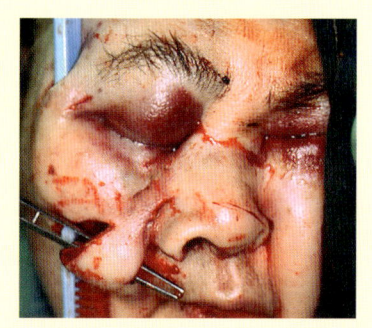

動物咬創 ➡ p.37

動物咬創 ➡ p.37

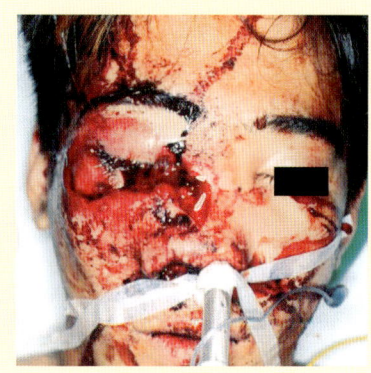

顔面軟部組織損傷 ➡ p.38

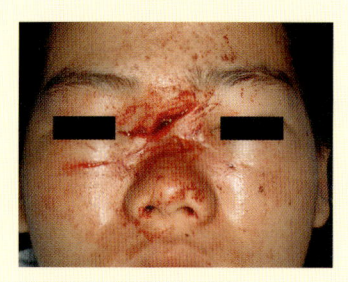

顔面骨折（鼻篩骨粉砕骨折）➡ p.42

写真で見る 創傷の一覧

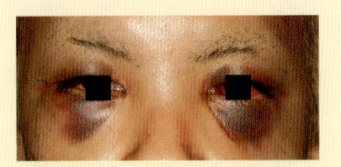

顔面骨折（頬骨上顎骨複合体骨折） ➡ p.43

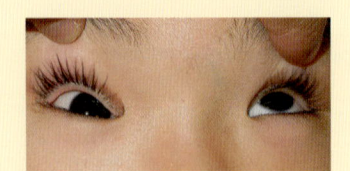

顔面外傷 ➡ p.44

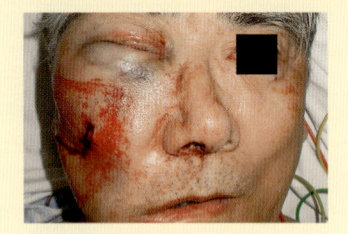

顔面外傷 ➡ p.44

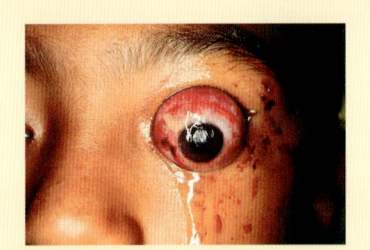

顔面外傷 ➡ p.45

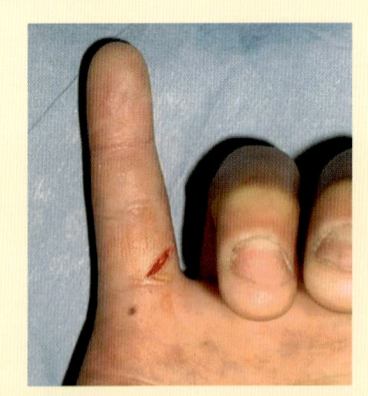

屈筋腱損傷 ➡ p.46

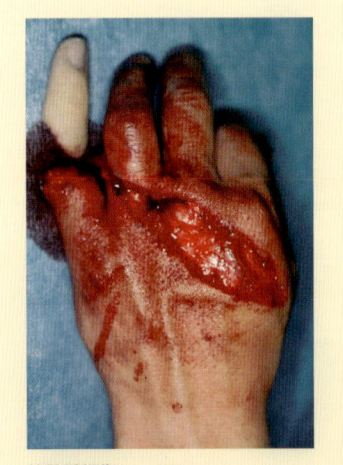

伸筋腱損傷 ➡ p.47

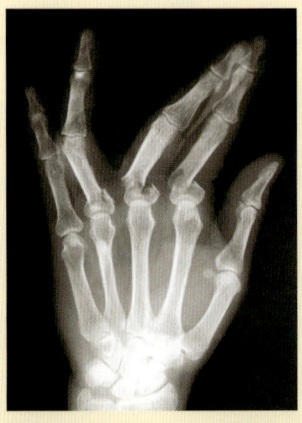

骨折 ➡ p.47

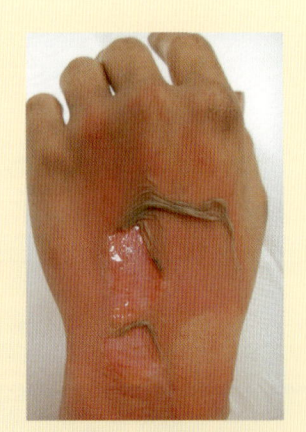

熱傷（浅達性Ⅱ度熱傷）➡ p.50〜

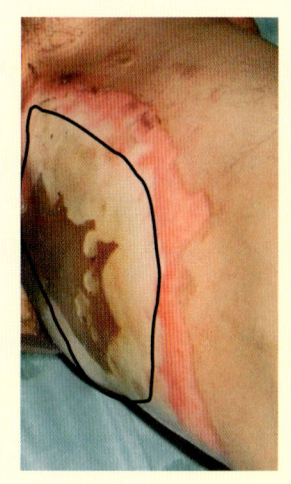

熱傷（Ⅲ度熱傷）→p.50〜

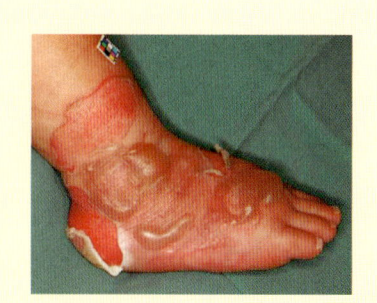

熱傷（Ⅱ度熱傷）→p.50〜

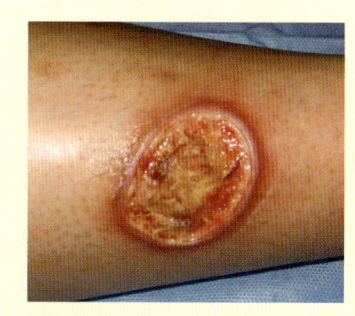

低温熱傷 →p.66

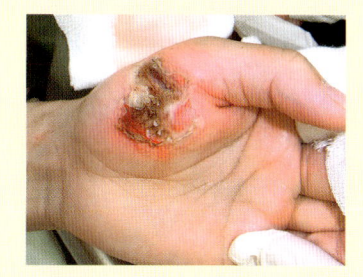

電撃傷 →p.68

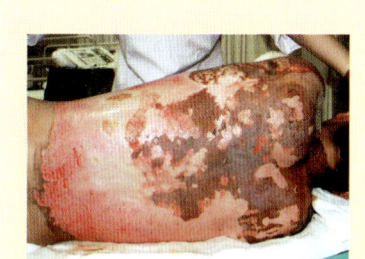

電撃傷 →p.68

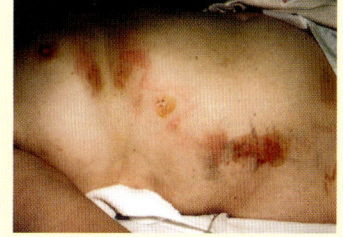

雷撃傷 →p.70

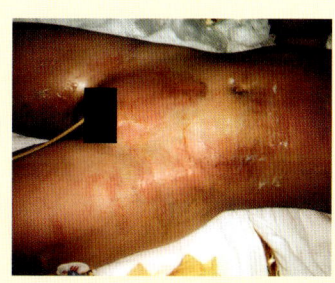

雷撃傷 →p.70

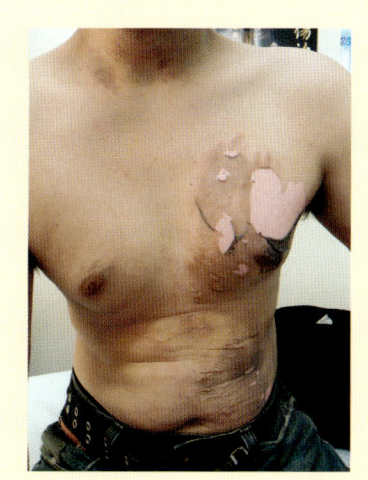

化学損傷 →p.72

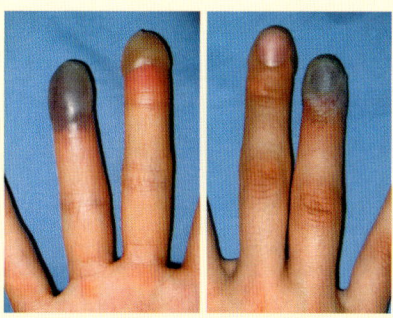

凍傷 →p.74

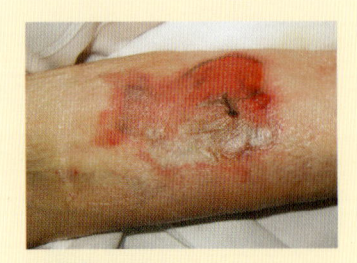

写真で見る 創傷の一覧

点滴漏れ → p.76

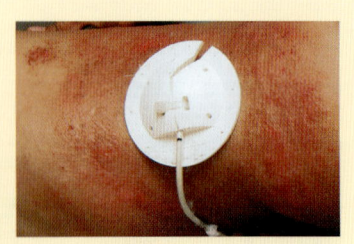

粘着テープによる皮膚炎 → p.78

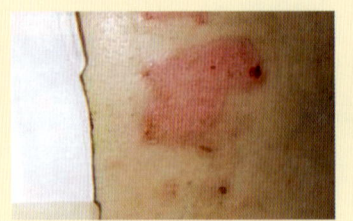

粘着テープによる皮膚炎 → p.78

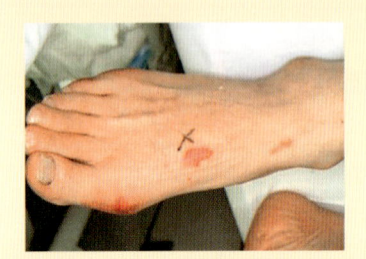

弾性ストッキングによる損傷 → p.81

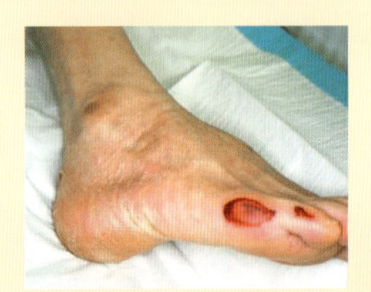

弾性ストッキングによる損傷 → p.81

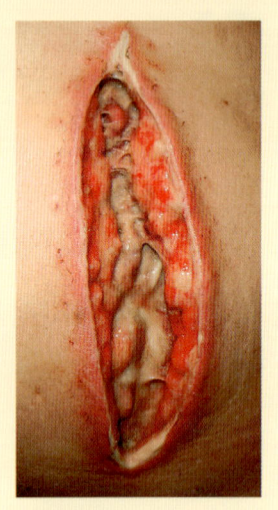

手術部位感染 → p.96

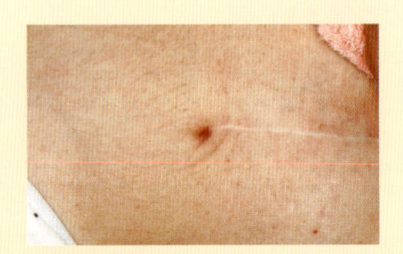

縫合糸膿瘍 → p.99

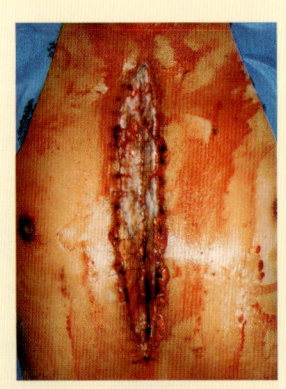

縦隔炎・胸骨骨髄炎 → p.100

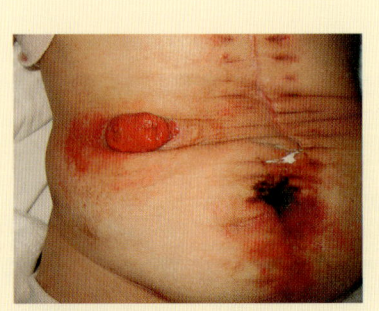

腹部離開創（瘻孔を伴う） → p.102

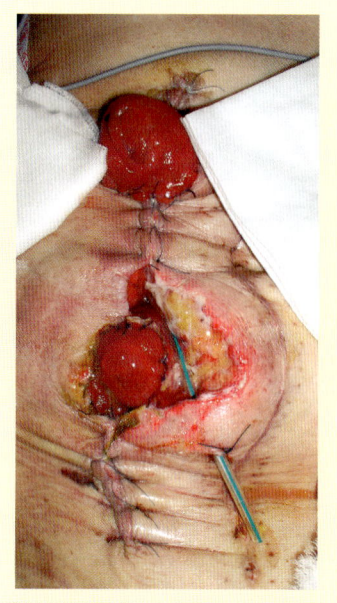

腹部離開創（瘻孔を伴わない） ➡p.105

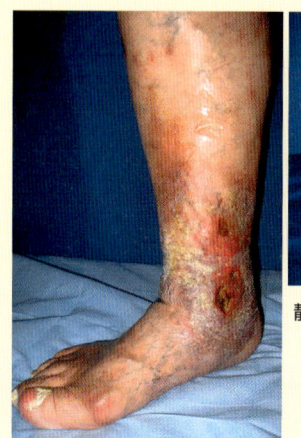

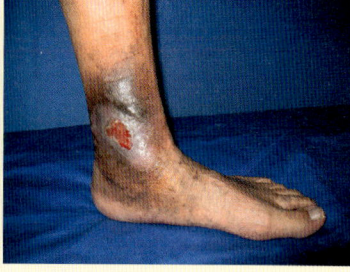

静脈うっ滞性潰瘍 ➡p.106〜

静脈うっ滞性潰瘍 ➡p.106〜

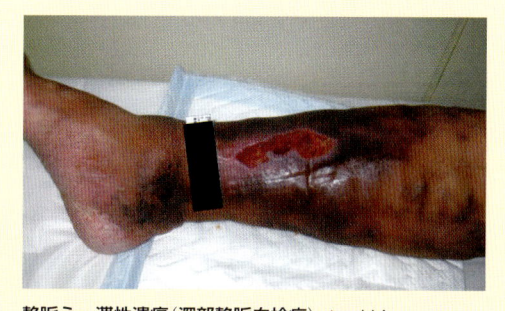

静脈うっ滞性潰瘍（深部静脈血栓症） ➡p.114

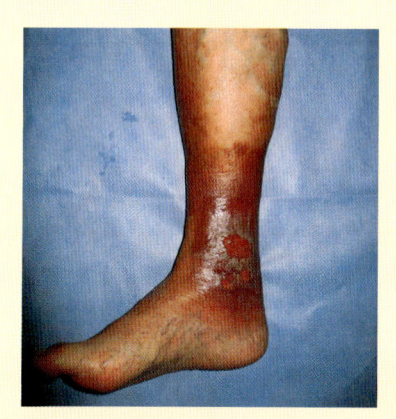

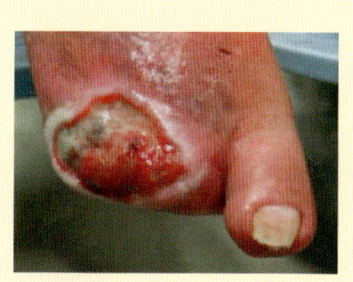

虚血性潰瘍 ➡p.128

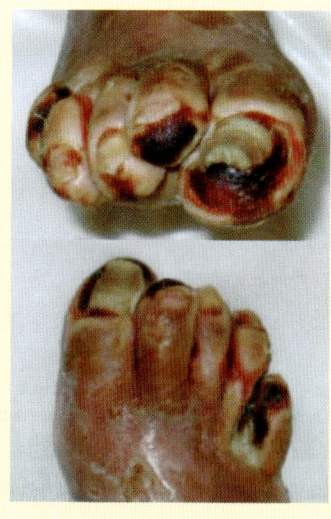

虚血性潰瘍 ➡p.129

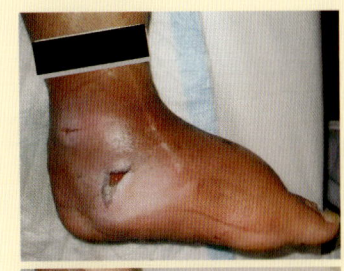

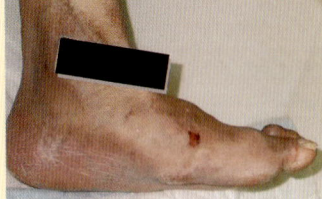

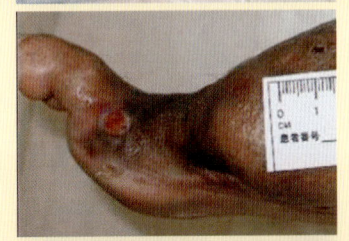

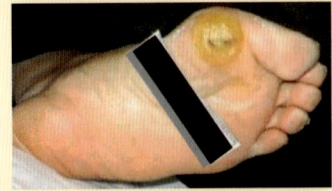

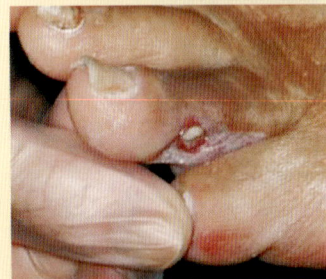

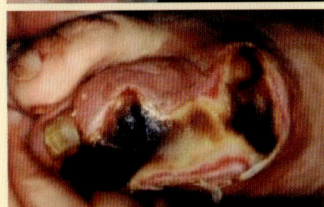

写真で見る 創傷の一覧

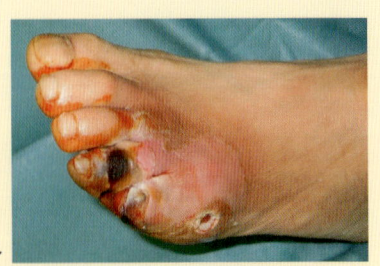

糖尿病性潰瘍 →p.132〜

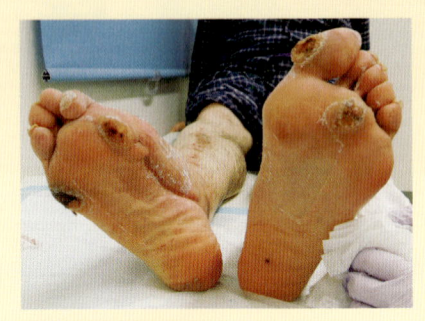

糖尿病性潰瘍（胼胝・鶏眼）→p.139

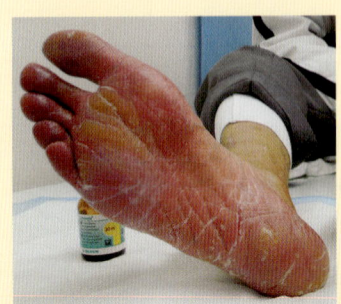

糖尿病性潰瘍（ドライスキン）→p.139

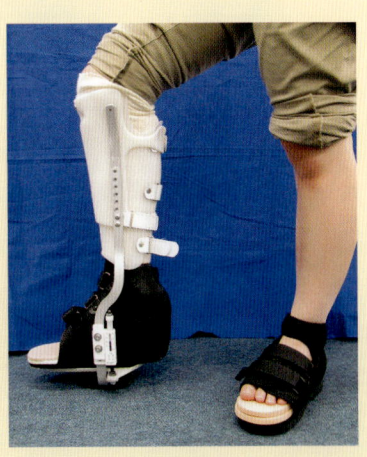

糖尿病性潰瘍 →p.132〜

治療用装具 →p.142

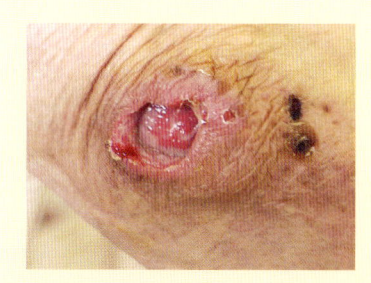

関節リウマチ ➡ p.145〜

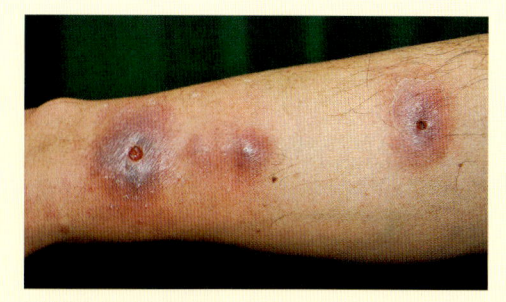

関節リウマチ ➡ p.145〜

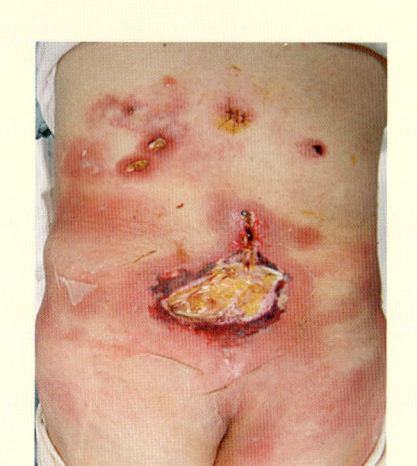

膠原病 ➡ p.148〜

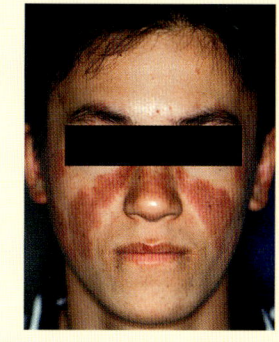

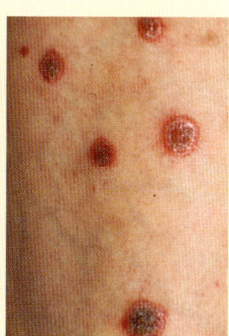

膠原病 ➡ p.148〜

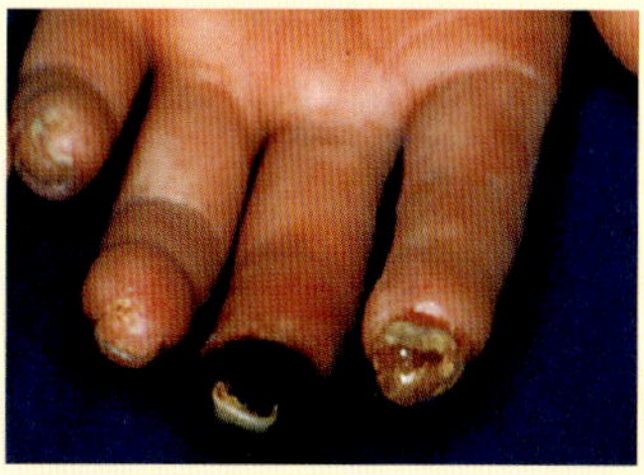

膠原病 ➡ p.148〜

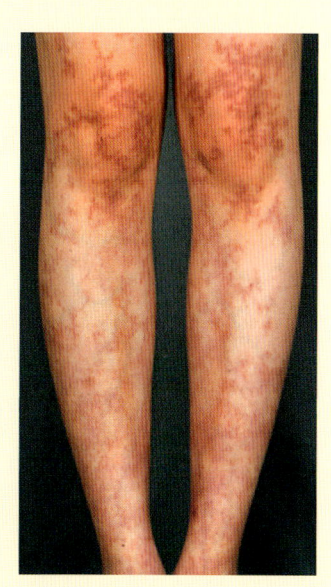

膠原病 ➡ p.148〜

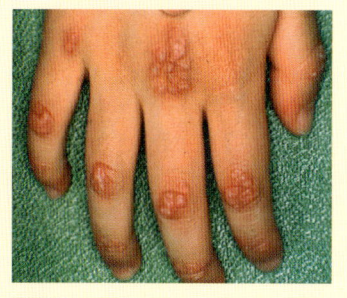

膠原病 ➡ p.148〜

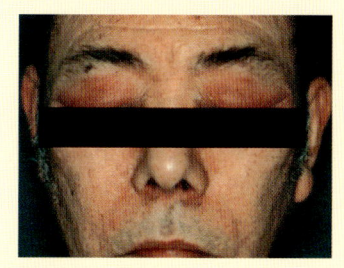

膠原病 ➡ p.148〜

写真で見る 創傷の一覧

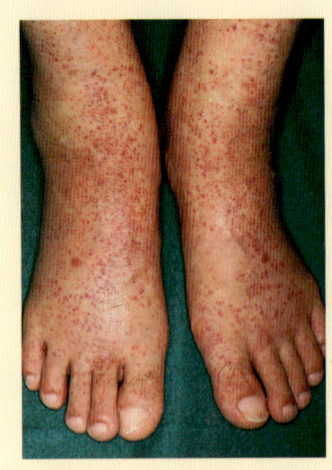

血管炎 ➡ p.154

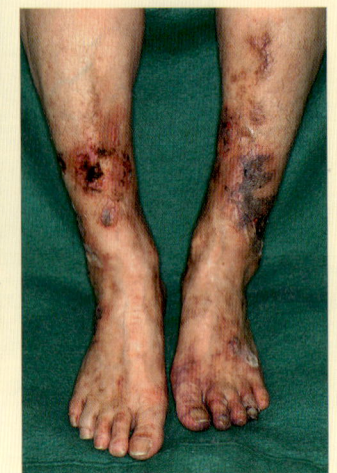

血管炎 ➡ p.154

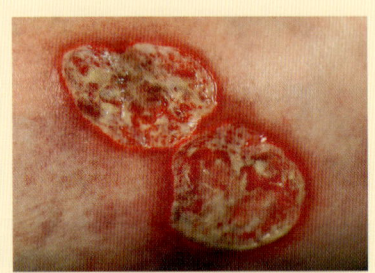

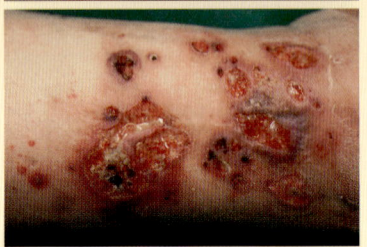

壊疽性膿皮症 ➡ p.156

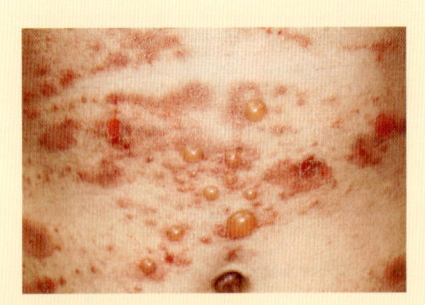

水疱症 ➡ p.160

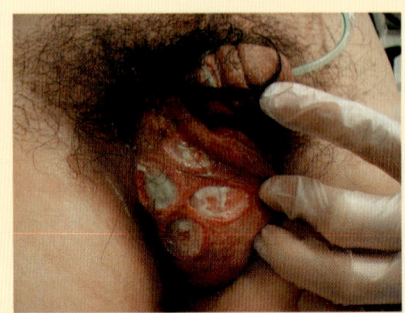

ベーチェット病 ➡ p.158

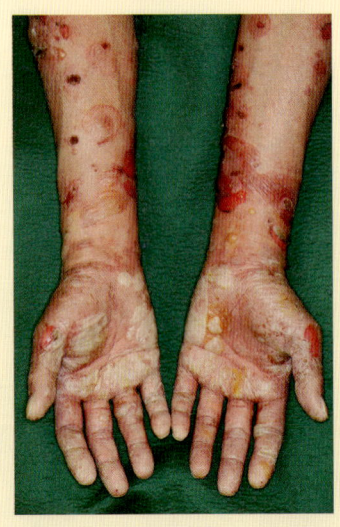

水疱症 ➡ p.160

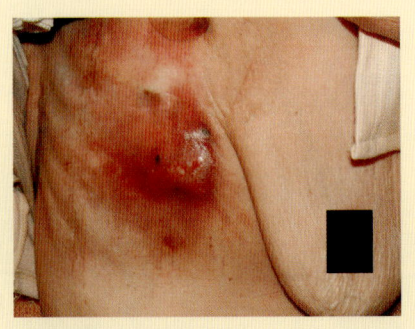

放射線潰瘍 ➡ p.163

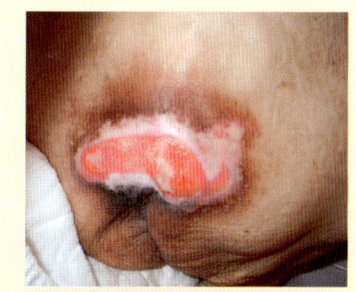

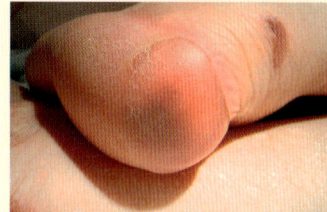

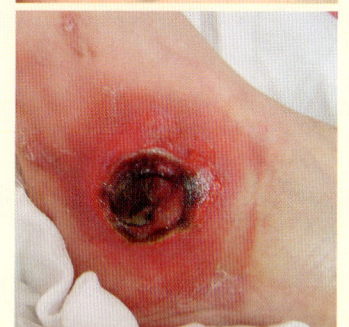

褥瘡 ➡p.166〜

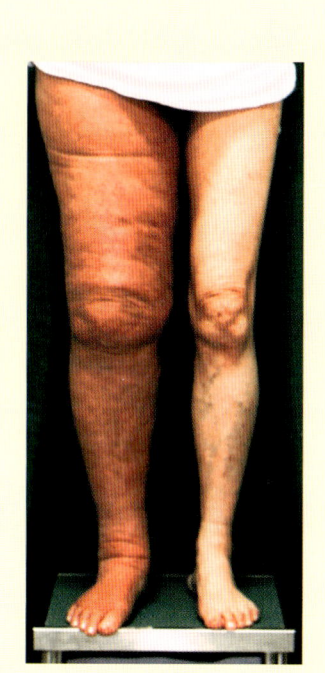

リンパ浮腫 ➡p.196〜

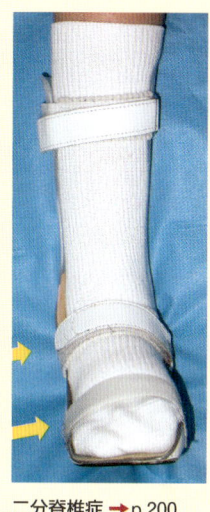

二分脊椎症 ➡p.200

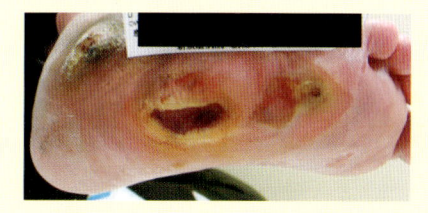

二分脊椎症 ➡p.200

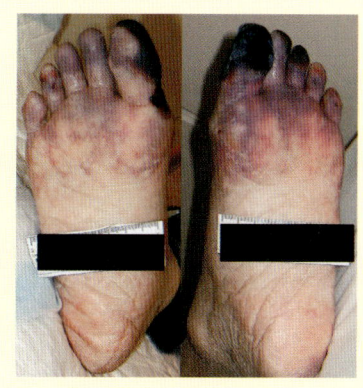

Blue toe syndrome ➡p.202

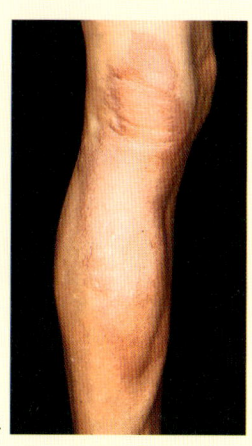

ハンセン氏病 ➡p.204

11

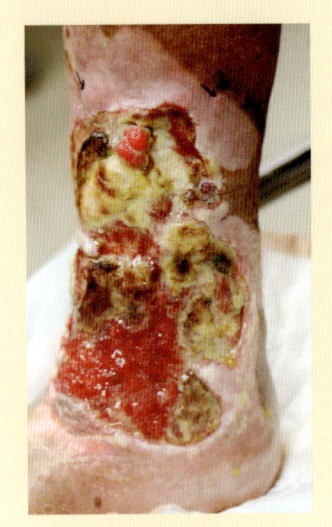

写真で見る 創傷の一覧

有棘細胞癌（扁平上皮癌） ➡ p.206

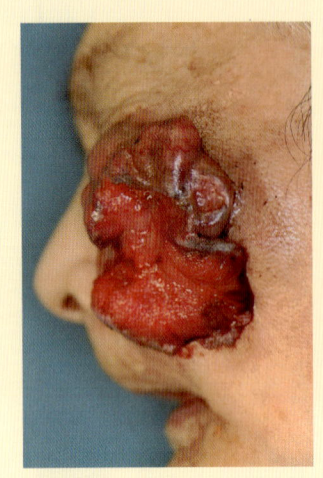

基底細胞癌 ➡ p.207

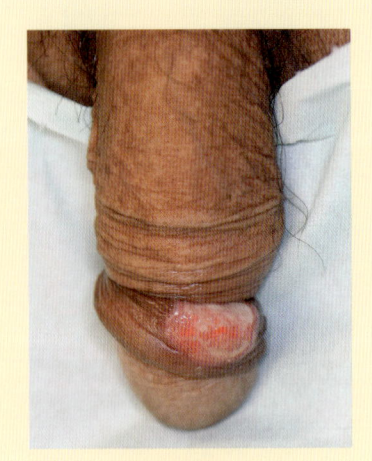

皮膚リンパ腫 ➡ p.208

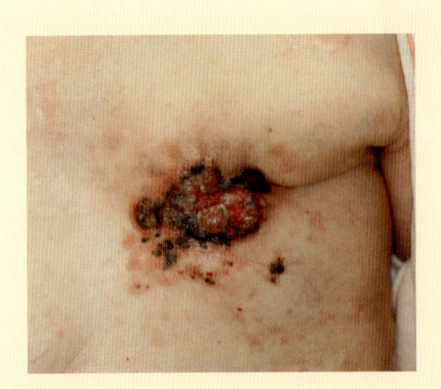

乳癌 ➡ p.211

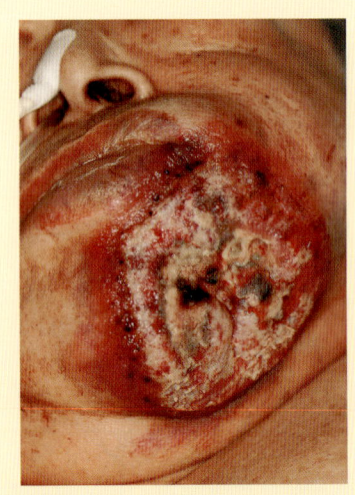

皮膚リンパ腫 ➡ p.208

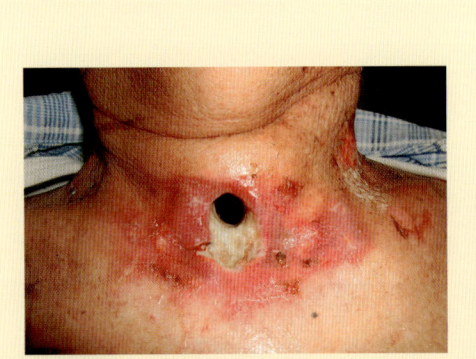

気管切開瘻 ➡ p.214

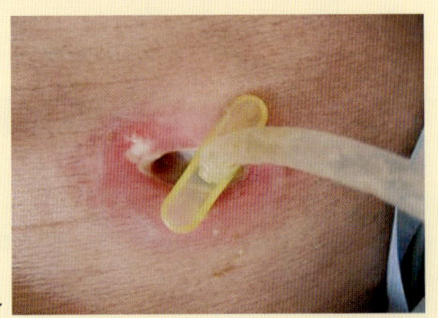

胃瘻部の皮膚障害 ➡ p.216〜

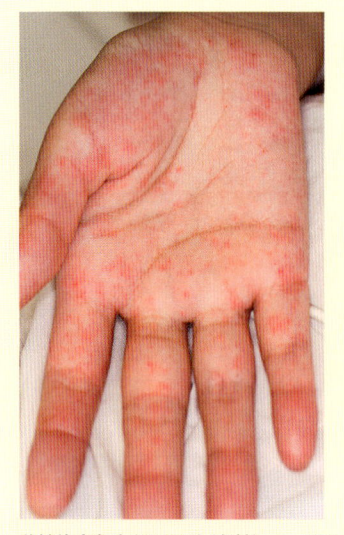

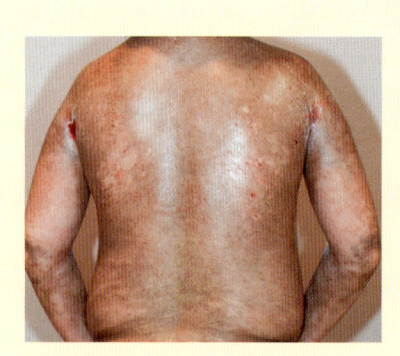

移植片宿主病（GVHD）（慢性）→ p.220

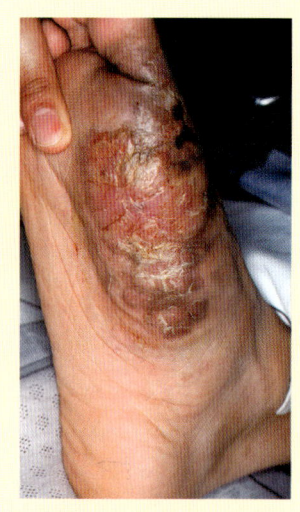

動静脈奇形による潰瘍 → p.222

移植片宿主病（GVHD）（急性）→ p.220

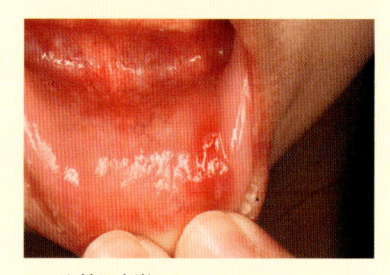

アフタ性口内炎 → p.232

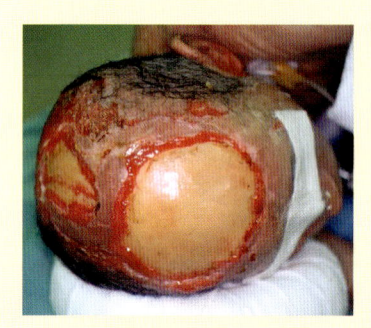

頭皮欠損 → p.230

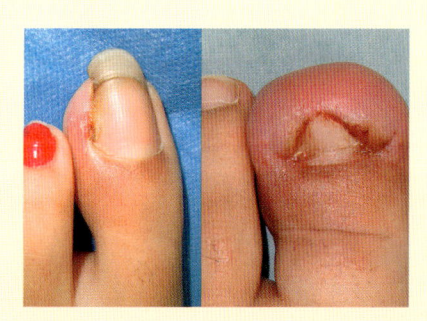

陥入爪 → p.234

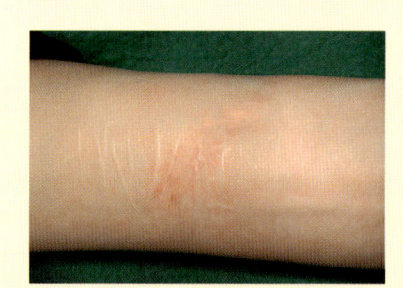

自傷 → p.236

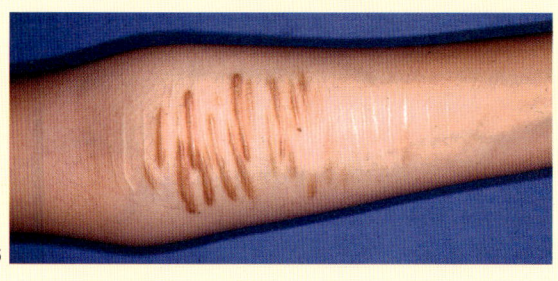

自傷 → p.236

13

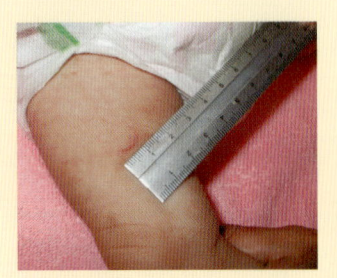

写真で見る 創傷の一覧

虐待 ➡ p.238

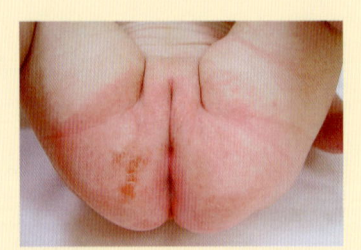

ネグレクト ➡ p.238

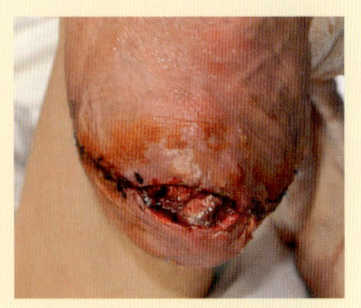

創感染 ➡ p.244

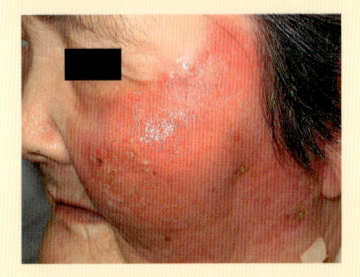

丹毒 ➡ p.246

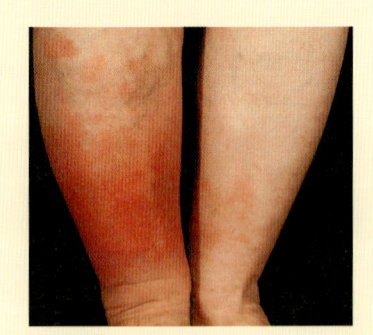

蜂窩織炎 ➡ p.246

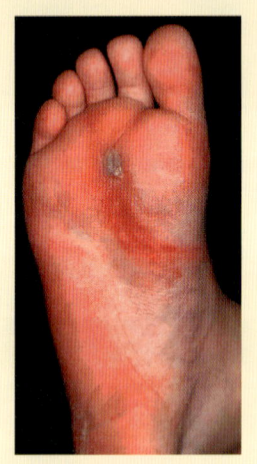

リンパ管炎 ➡ p.246

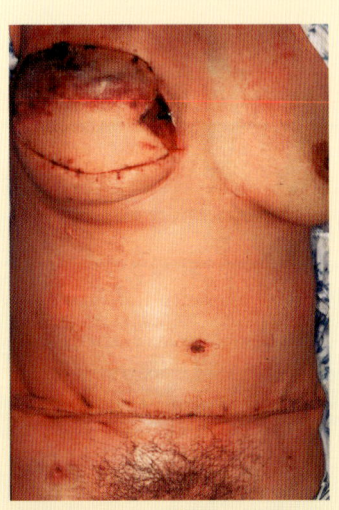

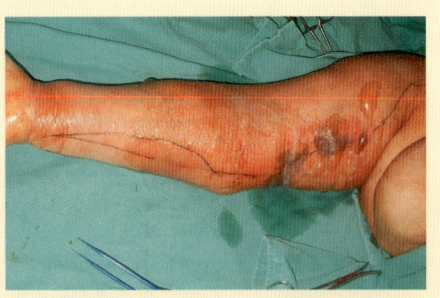

壊死性筋膜炎 ➡ p.248

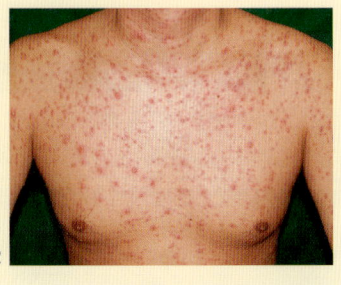

トキシックショック症候群 ➡ p.248

水痘 ➡ p.252

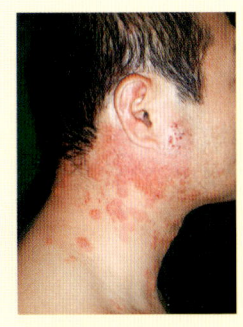

帯状疱疹 ➡p.252

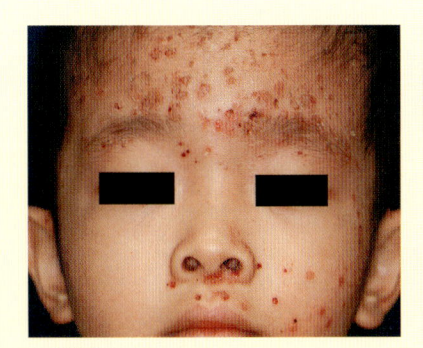

水疱性膿痂疹 ➡p.254

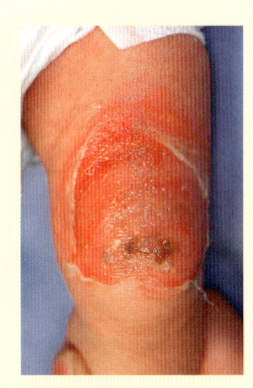

水疱性膿痂疹 ➡p.254

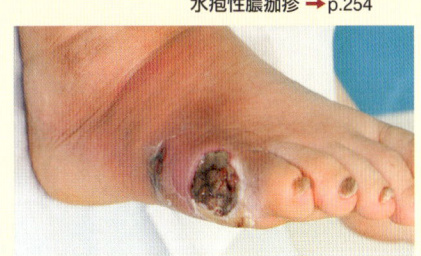

ひょう疽 ➡p.260

骨髄炎 ➡p.258

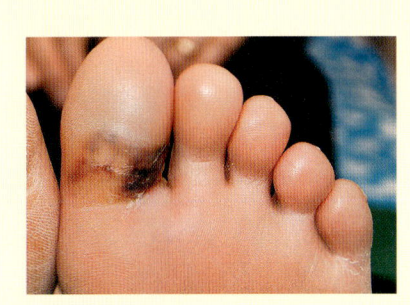

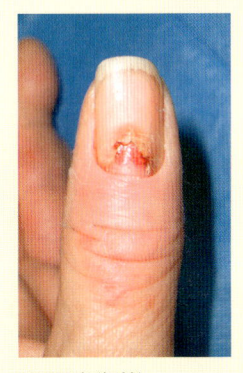

爪周囲炎（慢性）➡p.260

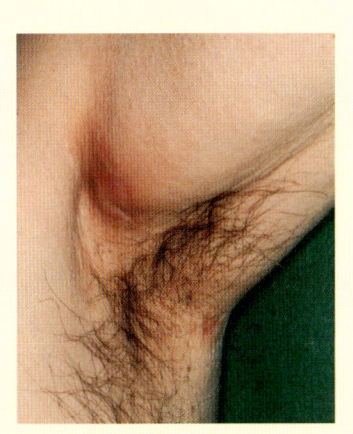

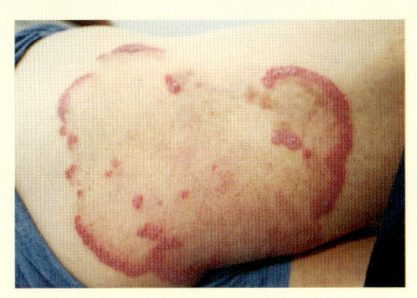

慢性膿皮症 ➡p.262

深在性真菌症（クロモミコーシス）➡p.264

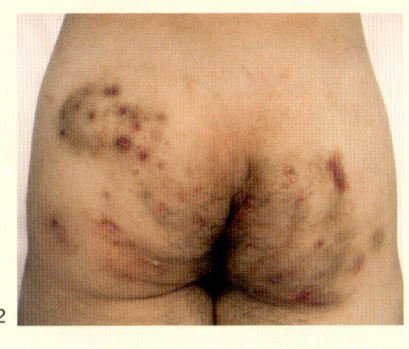

慢性膿皮症 ➡p.262

写真で見る 創傷の一覧

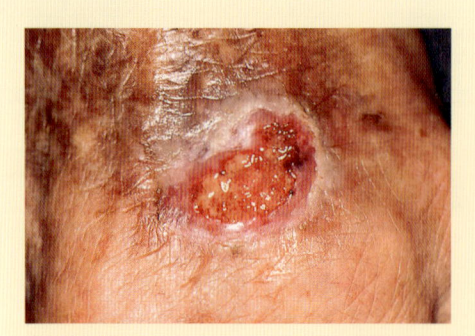

深在性真菌症（スポロトリコーシス） ➡ p.264

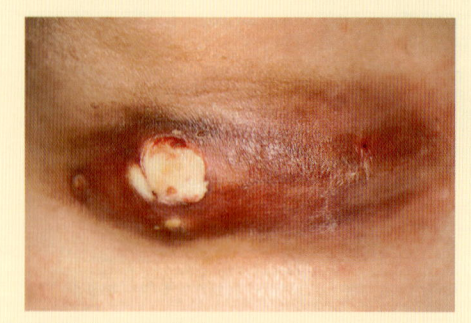

抗酸菌感染症（皮膚腺病） ➡ p.266

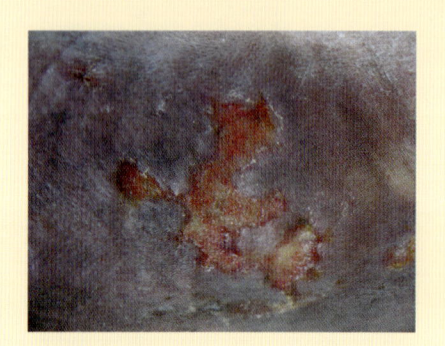

抗酸菌感染症（バザン硬結性紅斑） ➡ p.266

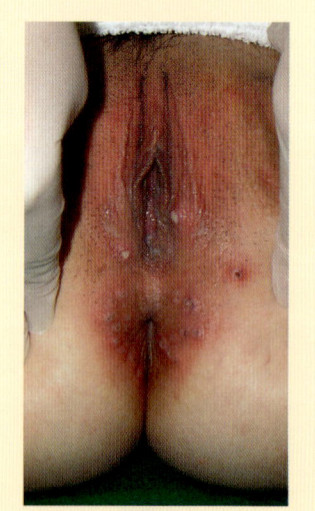

性器ヘルペス ➡ p.268

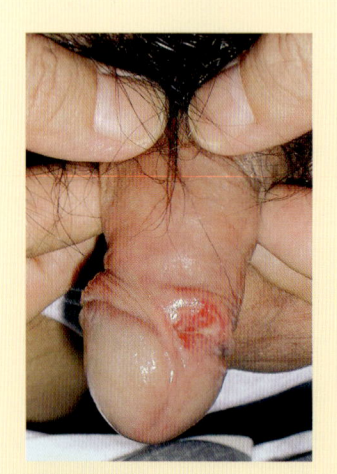

硬性下疳（梅毒） ➡ p.269

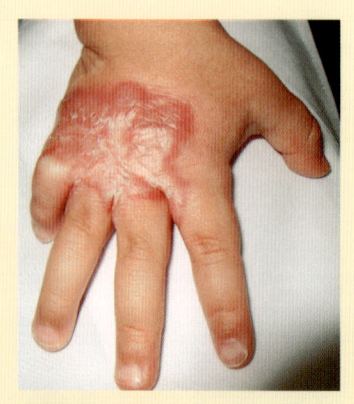

瘢痕拘縮 ➡ p.354

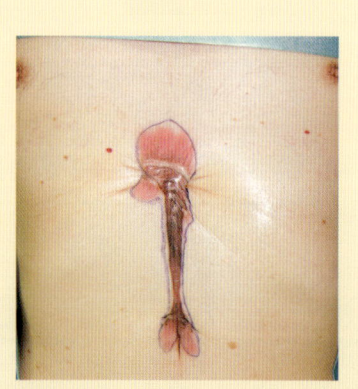

肥厚性瘢痕・ケロイド ➡ p.351

I

急性創傷

1. 急性創傷治療の基本
―病院受診から縫合まで，縫合から抜糸までの流れ―

　ここでは急性創傷治療の基本を学ぶため，裂創の治療に関して病院受診前の患者・家族による問い合わせから創傷処理，術後管理および後療法まで，日常診療における一般的な診療の流れを解説する。

受傷から病院受診まで

■受け入れ可否の判断
　受傷機転，受傷部位と局所症状，全身症状を聴取することでおおまかな重症度の判定が可能となる。これにより自施設で治療可能な外傷か否かのスクリーニングを行う。

■創傷の応急処置
1. 出血
- 直接圧迫止血法：患部の圧迫でほとんどの出血はコントロール可能である。四肢であれば患肢挙上も指示する。
- 間接圧迫止血法：直接圧迫にてコントロール困難な動脈性出血に対し，患部を還流する動脈の圧迫を行う。圧迫部位を指示する。
- 止血帯法：中途半端に行うと出血を増加させる可能性があり，指示には慎重を期する。
2. 汚染創
   水道水での洗浄を指示し，早急な受診を促す。
3. 受診までの創傷管理
- 止血・洗浄のみに留め，民間療法や市販薬による治療行為はしないよう指示する。
- 患部は清潔な布製品などで軽く圧迫させ受診させる。
- 創への固着・着色を生じる処置は創評価の妨げとなるので禁じる。
4. 冷却
   打撲がある場合に冷却を行うことは推奨され，疼痛緩和効果もある[1]。
5. 絶飲食
   幼小児では処置中の嘔吐予防，全身麻酔下の創傷処理に備え，絶飲食での受診を指示する。

問診・診察

■現病歴の聴取（表1）
　創傷の重症度の評価に極めて重要である。既往歴に関しては，特に糖尿病の合

表1 外傷における現病歴の聴取手順

受傷年月日，時間
場所
受傷部位
受傷の原因（交通事故，労働災害，殴打，転落，スポーツ，物体落下，挟圧，咬傷，熱傷，その他）
受傷時の状態（歩行中，運転中，乗車中，作業中，遊戯中，その他）
受傷時の状況（特に作用物体の種類）
意識喪失の有無
他部合併損傷の有無
初診医療機関，そこでの診断，応急処置の有無
症状の経過

併は感染のリスク因子であり[2]詳細な聴取を要する。

■ 理学所見

　症状の有無をカルテに記載する。神経や腱の損傷が疑われる場合，評価を行い異常所見がなかったことも記載する。

■ 画像検索

　問診・診察の結果必要と思われる検査を行う。

1. 頭蓋内損傷の画像検索
- 成人の場合：器質的頭蓋内損傷の危険因子（**表2**）[3]を認める場合，CT撮影を行う。
- 幼小児の場合：頭部・顔面領域は外傷の頻度が高い。CT撮影は被曝量低減の観点から不必要に行うべきではない。重大な外傷性脳損傷のリスクが低いケースでは回避する（**表3**）[4]。

表2 軽症であっても頭部CTが必要な危険因子

重症化の予測因子：器質的頭蓋内損傷を疑う所見：CT検査の基準
1. 来院時の意識障害や失見当識，健忘，GCS合計14点以下あるいはその他の神経学的異常所見の存在
2. 上記所見がなくても下記のいずれかに該当するもの 　①受傷後の意識消失や健忘，失見当識のエピソードの存在 　②頻回の嘔吐や頭痛の存在 　③てんかん発作があった場合 　④陥没骨折や頭蓋底骨折を疑わせる所見 　⑤頭蓋単純X線撮影で骨折が疑われる場合 　⑥外傷機転が重症を疑わせる場合（交通外傷や高所からの転落） 　⑦高齢者の場合 　⑧ワルファリンの常用など凝固能異常が疑われる場合 　⑨脳神経外科手術の既往（V-Pシャント例など）の存在など

（日本外傷学会編：重症頭部外傷治療・管理のガイドライン（第2版）．医学書院，東京，2007より引用）

表3 頭部外傷受傷後24時間以内の18歳未満の子どもで臨床的に重大な外傷性脳損傷のリスクが低くCT検査を回避できる患児の予測ルール

2歳未満の患児
・健常な精神状態 ・前頭部以外に頭皮血腫がない ・意識消失がないあるいは5秒以内の意識消失 ・損傷の発生機序が重度でない ・触知可能な頭蓋骨骨折がない ・親の指示に従って正常な動作ができる
2歳以上の患児
・健常な精神状態 ・意識消失がない ・嘔吐がない ・損傷の発生機序が重度でない ・頭蓋底骨折の徴候がない ・重篤な頭痛がみられない

(Kuppermann N, et al : Identification of children at very low risk of clinically-important brain injuries after head trauma ; A prospective cohort study. Lancet 374 : 1160-1170, 2009 より引用)

創傷治療

■創傷処理

　汚染のない健全な組織を適切に固定・癒合することで疼痛軽減，出血予防，感染予防，早期治癒と整容的結果の向上が得られる。裂創の創傷処理を行う際に考慮が必要な各事項に関しエビデンスに則って解説する。

1. 創傷処理の準備
- ●皮膚の保清：創傷周囲の汚染が強い場合は水道水と必要があれば石鹸などを用い洗浄し，汚染を除去する。創内を同時に洗浄する場合でも用いるのは水道水でよい[5]。
- ●毛の処理
  - ・待機手術における毛の処理の有無は手術部位感染（surgical site infection：以下SSI）に影響を与えないが，処理する場合はカミソリによる剃毛よりもクリッパーや除毛クリームを用いる方がよい[6]。
  - ・被髪頭部では創縁のごく小範囲の毛髪を切るだけで縫合可能である。
  - ・眉毛部は有毛部辺縁を正しく整復するため，毛を除去してはならない。
  - ・有毛部にドレッシングを貼付する必要がある場合，剥離時の疼痛を緩和する目的で貼付範囲の毛を処理した方がよい場合もある。
- ●局所麻酔
  - ・通常リドカインが使用され，禁忌部位でなければエピネフリン入りを用いることで出血量の減少と麻酔効果の延長が期待できる。
  - ・注射の痛みを緩和する方法として容易に実践できる方法には下記がある。

①注射液を体温程度にあたためる。
②針の刺入時に皮膚ではなく創縁の皮下組織に行う。
③麻酔薬の注入をゆっくり行う。
これによりほとんど痛みを感じさせずに局所麻酔をすることも可能で，小児の処置に有用である。
- 洗浄：滅菌生理食塩水と水道水で感染率に差はない[5]。局所麻酔前で疼痛を考慮する場合，体温程度の生理食塩水を用いた方が痛みは少ない。

2. 感染リスク因子（表4）とデブリードマン
- 異物や汚染のない血流の良い健全な組織を適切に固定・癒合させることが感染のリスク低減に重要である。
- 頭部・顔面の創傷は感染リスクが低い[2]。
- 整容的・機能的に組織温存が最優先される部位でなければ，挫滅・汚染した組織をデブリードマンすることが感染のリスクを下げ，整容的結果を向上させる。
- 真皮内の異物埋入はブラッシングで除去し，外傷性刺青を予防する。

3. 創の固定・癒合手技
皮膚欠損のない単純な裂創の処置の流れを示す（図1，2）[7]。
- 縫合糸，ステイプラー：部位に応じた一般的な縫合法を実践する。創縁の密着・固定と死腔をつくらないことが重要である（図3）。

表4 裂創の感染増加に関連する因子

- 糖尿病
- 異物
- 明らかな汚染
- 創縁の不整
- 年齢の増加
- 受傷から治療までの時間の増加
- 創傷の深さ，長さ，幅の増加

（Hollander JE, et al : Laceration management. Ann Emerg Med 34 : 356-367, 1999 より引用）

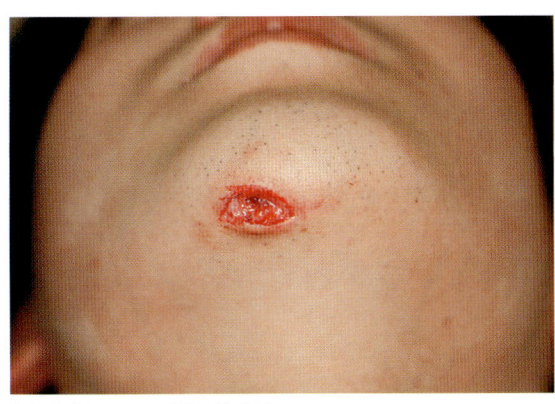

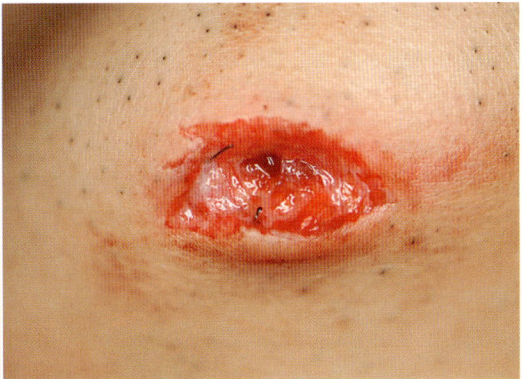

(a) 転倒による下顎の挫裂創
　創縁は皮膚面に斜めに切れ，辺縁にややダメージを認める。

図1 挫裂創の創傷処理の流れ（パターン1）

I 急性創傷
急性創傷治療の基本

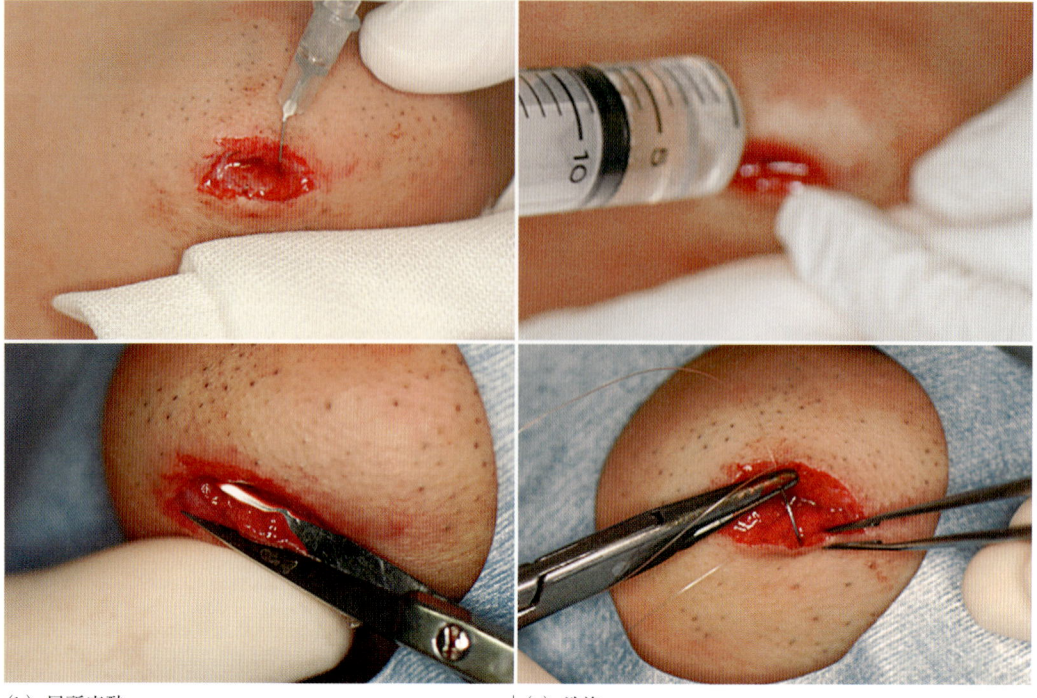

(b) 局所麻酔
　創縁の軟部組織に刺入し，ゆっくり注入することで注射時の疼痛は大幅に減少する。

(c) 洗浄
　汚染の除去が目的なので，水圧や水量よりも指でしっかりこすって洗うことが重要である。異物も見つかりやすい。

(d) 辺縁のダメージの強い組織を切除することは治癒面，整容面でもメリットがある。

(e) 真皮縫合
　鑷子で創縁を把持する際は軽く支える程度とし，強くつままない。

図1

- テープ固定：浅くて創縁が整で組織のダメージが少ない創が最も良い適応である。緊張の強い創では十分な固定が得られないため不適切である[8]。消毒剤の一種である安息香チンキなどを用いると固定力が上がる。創縁・周囲皮膚の損傷があれば，適応とならない場合が多い。
- シアノアクリレート類：テープ固定より強固な固定が得られる。縫合法との比較試験により整容的結果は同等，痛み・処置時間に優れるが，癒合不全がやや増えるとされる[9]。創縁・周囲皮膚の損傷があれば，適応とならない場合が多い。
- Hair apposition technique（HAT）[10]：被髪頭部で創縁の毛髪を利用して創の固定を行う方法で，局所麻酔なしに行える。

4. 二次治癒の選択

- 感染のリスクが高い場合開放創として二次治癒を考慮する。受傷から治療までの時間が長くなるほど感染の確率は増える傾向にあるが，感染例と非感染例では治療までの時間に有意差はない[2]。創傷の状態を診て総合的に判断する。
- 哺乳類による咬傷は感染のリスクが高いが，早期に適切に治療された咬傷であれば一次閉鎖で問題ない[11]。

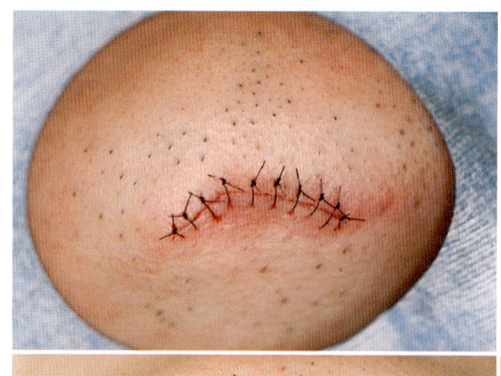

(f) 縫合終了時
(g) 4日後　術翌日に茶色いサージカルテープを貼付した。
(h) 抜糸後　きれいに治癒している。

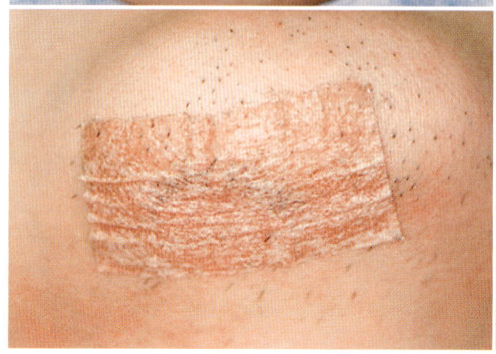

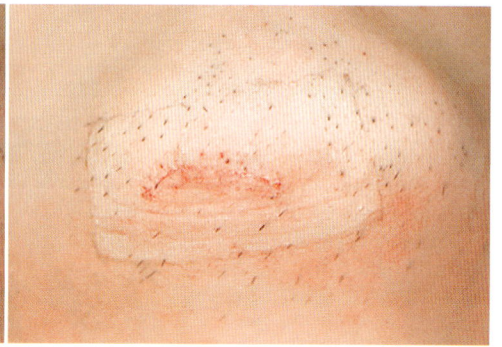

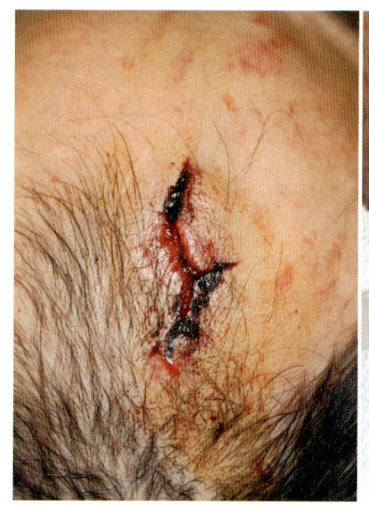

図1

(a) 初診時所見
55歳，男性，前日に屋内で家具に頭をぶつけ受傷した。そのまま放置し，翌日他医を受診した。消毒のみされ形成外科へ紹介された。血痂をつけ，創縁皮膚にダメージが強いが，感染を疑う所見はなく，一次治癒可能と判断した。

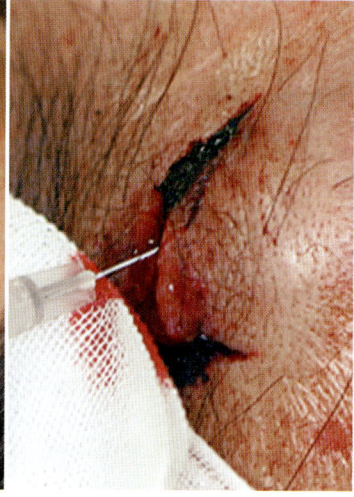

(b) 局所麻酔
創をしっかり洗浄する必要があるので，洗浄前に局所麻酔を行う。

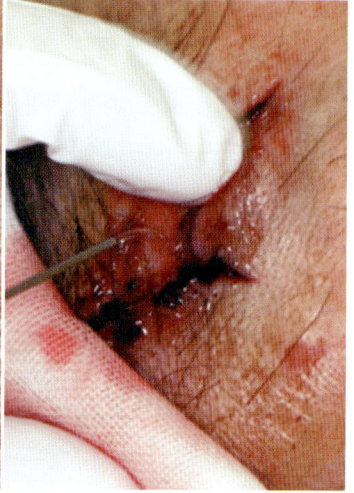

(c) 洗浄
洗浄しながら血痂を除去し，創面をよく擦って汚れを徹底的に除去する。

図2　挫裂創の創傷処理の流れ（パターン2）

I 急性創傷
急性創傷治療の基本

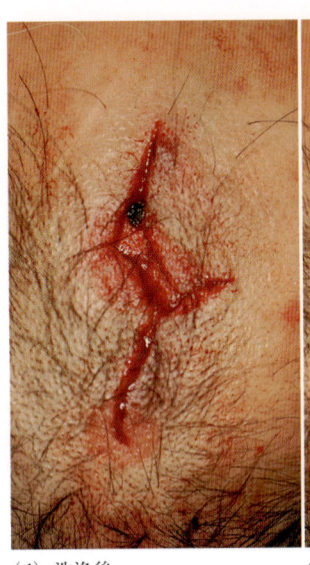

(d) 洗浄後
この症例では確実な治癒を得るため，辺縁のダメージの強い組織を切除してから縫合した。

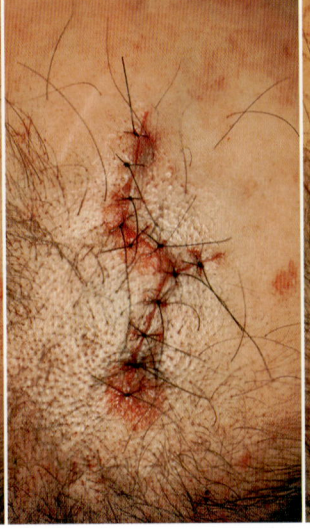

(e) 縫合終了時

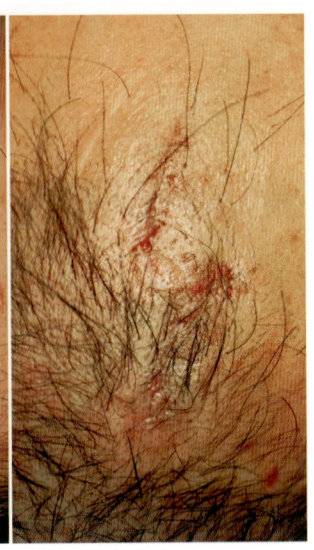

(f) 1週後
潰瘍を形成することなく治癒している。

図2

5. ドレッシング
- 予想される出血・滲出液を処理可能で交換時の疼痛や創の損傷がないものを選択する。シリコーン粘着材を用いたドレッシング材は剥離刺激が極めて少ない[12]。
- 縫合創周囲に創傷がある場合，それらの治療に適したドレッシングを選択する。
- 開放創として管理する際，外用剤・ドレッシング材で治癒に差はないが，ガーゼよりフォームを用いる方が疼痛の軽減，患者の満足，処置時間の短縮に有利である[13]。
- 軟部組織損傷では圧迫が疼痛緩和や腫脹の軽減に有効である[1]。裂創の創傷処理後の患部圧迫は腫脹の軽減，血腫・漿液腫予防に効果があると考えられる。

6. 予防的抗生剤投与
- 単純な裂創で感染予防のエビデンスはない[14]。
- 哺乳動物による咬傷では手のヒト咬傷を除き予防効果は認められていない[15]。
- 四肢の開放骨折では早期感染の予防に効果が認められている[16]。

7. 破傷風予防
外傷による創傷に対する破傷風予防のガイドラインを示す（**表5**）。

■ 術後創傷管理

1. 冷却
- 外傷による軟部組織損傷で疼痛・腫脹の軽減に有効[1]であり，実験的にも損傷のある組織の保護効果が認められている[17]。

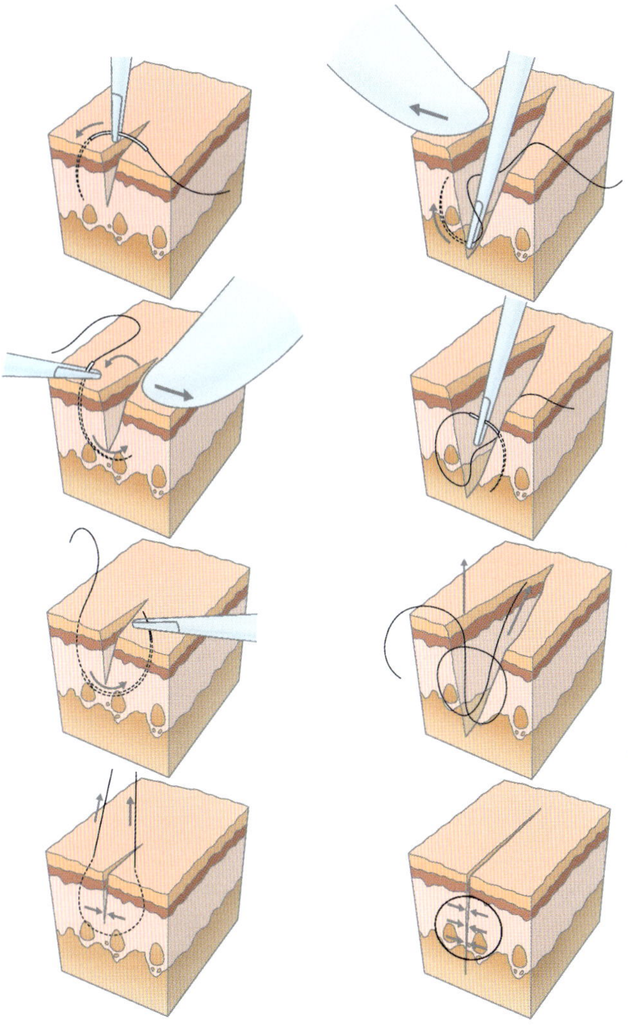

①針の刺入は皮膚に対して垂直か，やや外向きに意識するように行い，組織を大きく捉えることで創内に死腔を生じないようにする。

②縫合の際，鑷子で創縁を把持することで組織にダメージを与えないよう注意する。指をうまく使えばほとんど鑷子は必要ない。

③針の湾曲を利用して孤を描くように運針し，針を抜く際も針の湾曲に合わせて手首を回転して抜く。湾曲のある針をまっすぐ引き抜くと大きな抵抗を生じて抜きにくいばかりでなく，組織の損傷を生じる。

④刺入部よりも幅広く皮下の組織を捉え，創の両側で同じになるよう創周囲組織を大きく掴んで縫合することで，より確実で正確な創縁の接合が得られる。

①②針の湾曲に合わせて運針し，創縁の左右で真皮の同じ深さで縫合糸が貫通するよう細心の注意を払う。真皮の表層に糸を通すと創とは別にその部分に瘢痕を生じることがあるので，あまり皮膚の浅い部分に糸を通さないようにする。

③創縁の左右でほぼ同じボリュームの真皮を掴むように運針する。刺入した糸と抜去した糸が，糸の輪の同じ側に来るよう運針する。

④皮下脂肪を巻き込まないよう注意して結紮する。真皮が密着し，安静が保たれればよく，あまり強く縛る必要はない。創縁の状態に応じて皮膚縫合，テーピング，シアノアクリレートを用い，真皮浅層から表皮を密着させる。

(a) 浅い裂創：皮膚縫合のみを行う場合　　(b) 深い裂創：真皮縫合を行う場合

図3　縫合法
・縫合糸は，創の状態，皮膚の厚さや創の状態に応じて，針の大きさ・湾曲度合いを考慮，選択する。
・創縁組織の損傷を防ぐため，鑷子による把持は最小限とする。
・皮下脂肪を大きく掴みきつく縛ると，縫合糸で囲まれた皮下脂肪が損傷・壊死を生じる。これは感染や癒合不全の原因となり真皮縫合の効果も減弱するので注意を要する。

表5　創傷に対する破傷風予防のガイドライン

破傷風トキソイド吸着型の既往	清潔で軽微な傷 破傷風トキソイド投与	破傷風免疫グロブリン	その他のあらゆる傷 破傷風トキソイド投与	破傷風免疫グロブリン
不明または3回未満の投与	行う	行わない	行う	行う
3回以上投与	最終投与が10年以上前なら行う	行わない	最終投与が5年以上前なら行う	行わない

- 冷却期間は炎症の強い時期に限り，1日からせいぜい3日とする。冷やしすぎや長期間の冷却は悪影響を与える[18]。

2. 安静
- 創傷局所の安静は出血，腫脹，疼痛予防や創傷治癒のために重要である。特に関節などの運動部や足底などの荷重部では注意を要する。
- 局所麻酔が効いている間は痛みがないため患者が安静を守らないことがある。また，口唇・口腔内では飲食による二次損傷の可能性があり，注意を要する。
- 麻酔が切れた後は創傷に痛みを生じるような動きを避けることでほぼ必要な安静度が達成される。糖尿病性末梢神経障害など痛覚が低下している部位は十分な注意が必要である。

3. 通院
- 海外では，縫合した場合には抜糸時期に，テーピングやシアノアクリレート類による固定，HATでは経過と処置法を説明し，感染徴候が現れた場合のみ受診するよう指導するのが一般的である。
- 患者の不安が強い場合は治療1～2日後に一度診察し，抜糸時期や治癒した頃に再度受診させる。
- 患者には腫脹，出血斑などの予想される経過を伝えたうえで創傷に感染が生じたときの症状を説明し，疑わしければ受診するよう指導する。
- 感染のリスクが高い症例[4]では症状に応じて通院回数を増やして経過観察する。

4. 術後創傷処置
- 待機的手術の術後創管理で，ドレッシングの違いによりSSI発生率に差はない。術後24～48時間は清潔なドレッシングで密閉することが推奨される[19]。
- きれいに癒合・固定された裂創であれば正常な皮膚に準じて管理すればよい。外力・緊張がかからない部位は保護の必要がなく，開放としても問題はない。
- 周囲に損傷がある場合，創離開のリスクがある場合は必要に応じ市販の絆創膏類，各種ドレッシング材，ポリウレタンフィルム，未滅菌のサージカルテープなどを用いる。

5. 生活指導
- 創傷処理が適切に行われた創を濡らすことを禁じる理由はなく，創傷処理後1～2日で許可するのが一般的である。洗う際に二次損傷に留意するよう指導する。
- 創の癒合が十分でない時期の入浴は，雑菌を多く含む風呂の湯が水圧で創に進入する可能性を否定できない。このため治癒まで創部を直接湯につけることを回避する医師が多いが，エビデンスはない。

■後療法

1. 安静
- 治癒時，外力に対する抗張力は正常皮膚より劣るので，強い外力が加わることを避けるよう指示する。

- 荷重部では抜糸直後の強い荷重により創離開が生じることがあり，注意を要する。特に足底の皮膚は十分な強度が得られるまで時間を要し，安静度の指導が重要となる。
- 運動の可否に関しては，傷に痛みが出る運動を避けるよう指導し，自己判断とするのが現実的である。

2. テーピング

- 瘢痕に生じる緊張を緩めることによる瘢痕拡大の予防，圧迫による肥厚性瘢痕の予防が期待される。
- 1〜3カ月程度行う場合が多いが，まったく行わない医師もいる。整容的結果に関するエビデンスはない。
- 高価な滅菌製品を使う必要はなく，茶色のサージカルテープが目立ちにくく使いやすい。

3. 遮光

- 裂創の瘢痕は皮膚付属器を含まないため色素沈着は生じず，遮光は不要と思われる。
- 創周囲皮膚に損傷があった場合，その部の色素沈着予防に遮光を行う。
- 茶色のサージカルテープはある程度紫外線をカットするので，テーピングに用いる際は遮光も兼ねる。
- 遮光期間に関してはエビデンスがないが，瘢痕の赤みが消える頃まで継続することで色素沈着の予防を期待する。

4. 肥厚性瘢痕の治療

- 肥厚性瘢痕好発部位，ケロイド体質がある患者，治癒に時間を要した創傷では，瘢痕の経過観察と早期からの予防・治療を考慮する。
- 抜糸直後の早期予防にはテーピング，圧迫やシリコンジェルシート[20]を用いる。
- 肥厚化を認めたら早期にステロイドの外用を始める。ステロイド含有徐放性フィルム材が確実な薬効を期待できる。
- 保険適用がある内服薬としてトラニラストがある。

I 急性創傷

寺師浩人

2. 急性創傷の分類

切創・裂創・擦過創
incised wound／laceration／abrasion

受傷機転から汚染の有無をチェックする必要がある

切創

切創とは

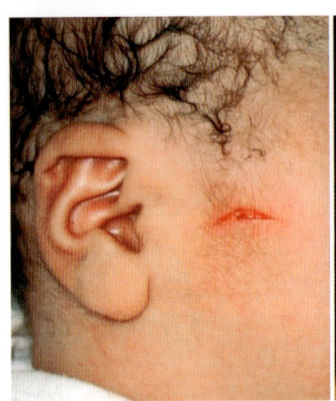

図1 分娩時にできた切創
図2 自傷による切創の瘢痕 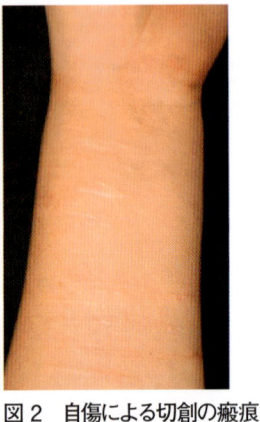

ナイフのような鋭利なものによる皮膚のみの損傷をいう。

治療

汚染がなければ，テープ固定（**図1**）でよい。縫合はナイロン糸で，**図2**のような糸痕が残らないようにする。皮膚よりも深くなれば**割創**（**chop wound**）と呼ぶ。

裂創

裂創とは

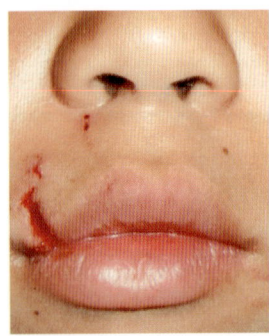

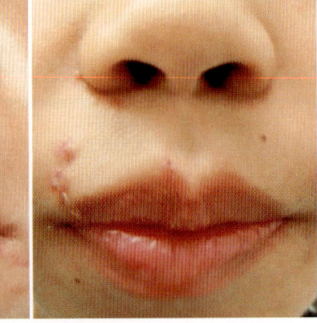

(a) 初診時　(b) 2週後
図3 裂創（犬咬傷）

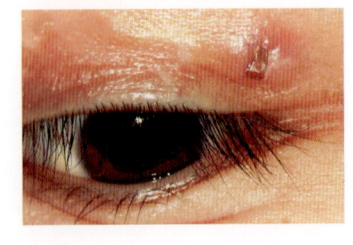

図4 裂創治癒後の異物露出（フロントガラス片）

強い牽引力で引き裂かれた創である。

治療

創縁は不規則で傷んでいることが多い。汚染があれば開放創のままとして二次治癒としてもよい（**図3**）。瘢痕治癒後に炎症が落ち着き二次修正（瘢痕拘縮形成術）を図る。創処理前に受傷機転のチェックが重要で，異物が存在していないか確かめる（**図4**）。また，同部の解剖を意識し，重要組織が損傷していればその対処が必要である（**図5～7**）。また，弧状の損傷は，創が収縮し**弁状変形**（**trap door deformity**）を招くことを念頭に置く。通常，抗生物質は不要だが，汚染創の場合には1～3日投与する。

裂創のいろいろ

■眼瞼裂創（涙小管損傷合併）

治療
涙小管断面を顕微鏡下に見つける．鼻側が見つからない場合は，未損傷涙小管から（図5の場合は下眼瞼）NSTチューブなどを利用して涙嚢経由で探るとよい．縫合後，一定期間チューブを挿入する（硬膜外チューブや3Fr.のアトムチューブでも可能である）．

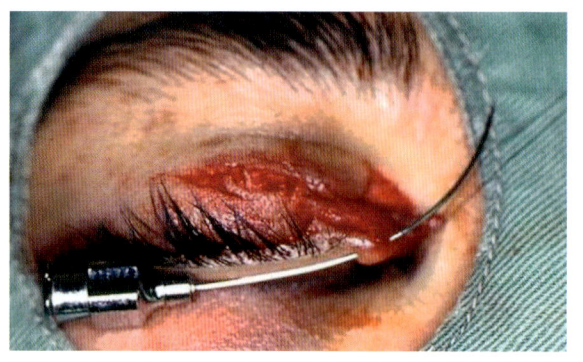

図5　殴打による眼瞼裂創で涙小管損傷を合併している

■顔面神経麻痺

きずの見かた
側頭枝：眉毛挙上ができない．頬骨弓の上は神経が浅い．
頬骨枝：十分な閉瞼が難しい．
頬筋枝：「いーっ」「うーっ」「えーっ」ができないか弱い．
下顎縁枝：「いーっ」で下口唇が非対称になる．

治療
症例はナイフによる割創で，創傷処理後翌日に口唇の動きが悪いことに気づいた．創を再び開けて顕微鏡下に神経縫合した．早い対処ほど神経回復が早い．

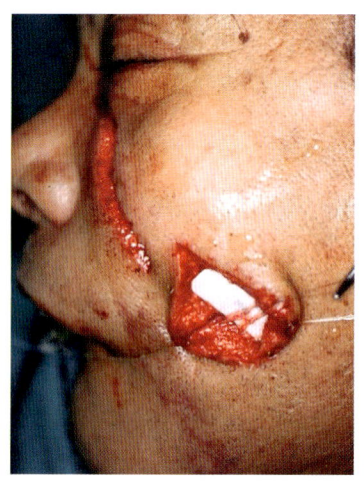

図6　ナイフによる顔面神経損傷

■正中神経麻痺，橈骨神経麻痺，尺骨神経麻痺

きずの見かた
神経の解剖学的走行を把握する必要がある．手指の感覚障害部位の確認と機能障害を見逃さない．

治療
症例は転倒した際のガラス片による手関節部の裂創で，示指と中指の感覚鈍麻と母指対立困難であったため神経縫合した．

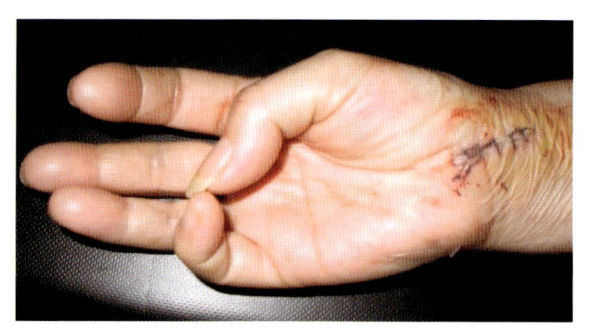

図7　ガラス片による正中神経麻痺

I 急性創傷
急性創傷の分類：切創・裂創・擦過創

擦過創

擦過創とは

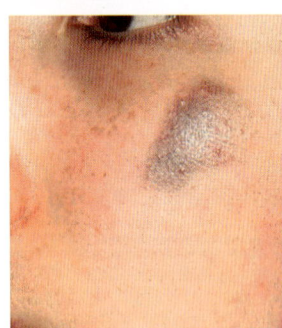

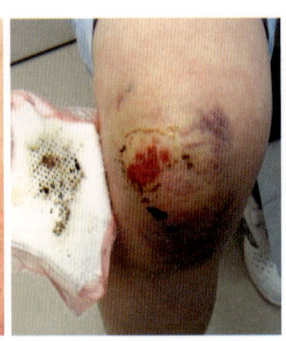

図8　擦過創後の刺青　　図9　挫傷を伴う擦過創

摩擦などの外力によって表皮と真皮の一部が削られた創である。

治療

アスファルトなどの受傷では，当日に十分に歯ブラシなどで異物除去しなければ刺青が残る（図8）。挫傷を伴う場合，1～2日間は滲出液を多く吸収するドレッシング材を使用する（図9）。

ここに着目！

神経障害の有無

神経損傷（知覚麻痺や鈍麻，顔面表情筋や手指の運動障害）を疑う際には，局所麻酔を施す前に確認すべきである。また，運動神経障害の存在する場合は，特に写真を撮影しておく。

I 急性創傷

岩澤幹直

2. 急性創傷の分類

挫滅創
crushed wound

鈍的外力で圧挫され，皮膚，血管，筋肉，骨まで不規則に損傷される

挫滅創とは

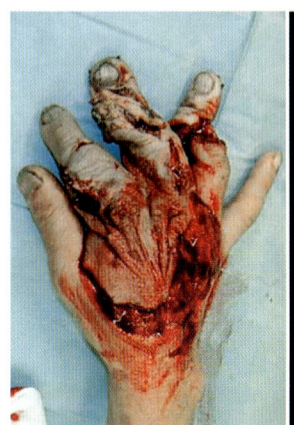

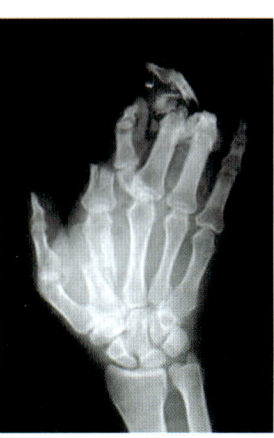

機械に挟まれて受傷した挫滅創

衝突，打撃，摩擦など大きな外力により，皮膚や皮下組織，さらに骨，血管，神経，腱，関節，臓器など深部組織まで達した開放創である。創面は粗雑であり，縫合は一般的に困難である。血行途絶による組織壊死を生ずることもある。

治療

X線撮影による異物残存，骨折，関節損傷の評価，重要な臓器露出有無の評価が重要であり，必要に応じてCT検査も施行する。局麻施行前に神経損傷による知覚低下や麻痺の評価を行う。四肢の有名動脈損傷の疑いがあれば造影CTも有用である。損傷組織を解剖学的に正しい位置に整復し創閉鎖する。早期のリハビリテーションや二次的な機能再建などの綿密な治療計画をたてることが必要である。

■フロントガラス損傷

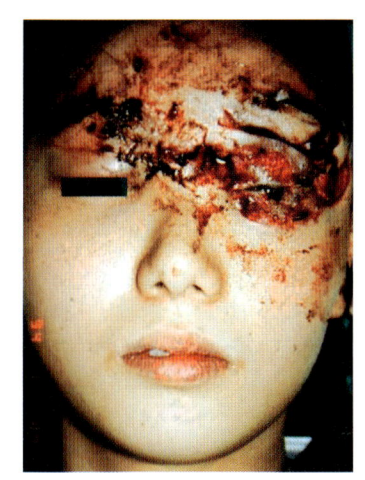

フロントガラス損傷

自動車衝突時にシートベルトをしなかったため，顔面をフロントガラスに強打し起こる挫滅創。

きずの見かたと治療

CT，X線撮影による異物，骨折，脳損傷の有無，眼球損傷の評価，また表情から顔面神経損傷の有無を評価することが必須である。顔面では，瞼の自由縁，眉毛の縁など正常位置を目安にして，できる限り元の位置に縫合する。

> **ここに着目！**
> **初期における創汚染の評価が重要である**
> 異物，血行不良な組織，壊死の残存は感染の原因となり，治療の遷延と後遺症の増大を招く。治療初期の十分な創洗浄，デブリードマンと縫合，植皮などで創閉鎖する。汚染が高度な場合は，抗生剤を投与し開放創のまま数日経過後に閉鎖を検討する。

I 急性創傷

2. 急性創傷の分類

剥脱創・皮膚欠損創
avulsion wound／skin defect wound

筋肉上で剥がれた皮膚組織にどれだけ血行があり生着するかが重要である

剥脱創とは

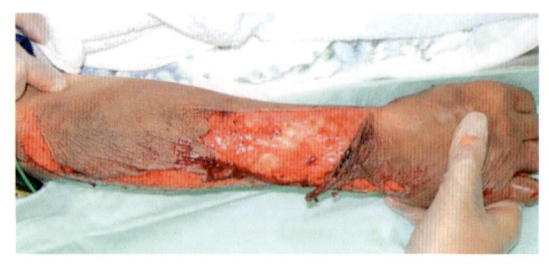

高齢者の，転倒で生じた前腕剥脱創

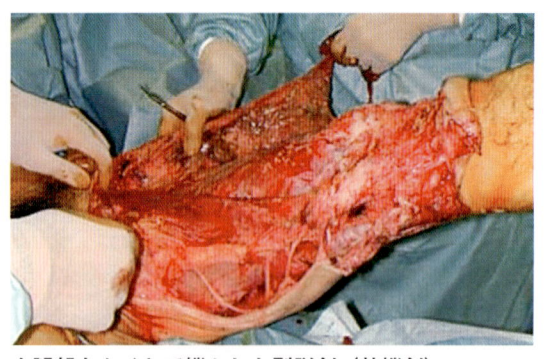

大腿部をタイヤで轢かれた剥脱創（軋轢創）
　十分なデブリードマン後に分層植皮で閉鎖する。筋損傷による挫滅症候群の発生に注意する。

外力によって皮膚・皮下組織が筋膜上で剥がされた開放創で，下層の腱・筋肉や骨，重要な臓器が残される場合が多い。機械・車輪に手足や頭髪が巻き込まれ，果実の皮をむくように剥がれる。

治療

泥や油で汚染された場合，生理食塩水で創部洗浄と外科的に切除しながら，剥がれた皮膚の色調や断端からの出血で血行の判定を行う。皮膚が壊死するかの判定は難しいが，血行が良ければ，過緊張とならないように元の位置に縫合できる。壊死が危惧されれば，切除し植皮や皮弁で閉創する。まれに，剥がれた皮膚を中間層植皮片として再移植可能な場合もある。高度な汚染創では，開放創として治療する。

■デグロービング損傷

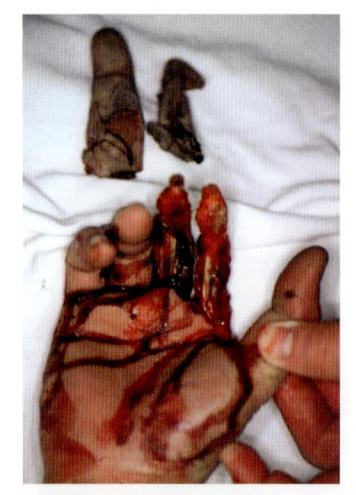

印刷機による手指デグロービング損傷

デグロービング損傷とは，外力により皮膚が下層の筋・腱などを残してはがれる外傷を指す。手では，手袋を脱いだようにはがれる。
　写真は，骨や腱を残して，皮膚皮下組織が剥脱された状態。末節骨，中節骨は温存できないことが多い。皮弁，植皮で機能的に閉創する。

> **ここに着目！**
> **受傷直後には剥脱組織の生着範囲は明らかでない**
> 受傷直後は血行良好に見える場合でも，動脈不全，うっ血が進行して予想外の壊死範囲となる。皮下血腫が広範囲になった非開放性の場合もある。皮膚壊死が明らかになった場合は，感染する前にデブリードマンし，中間層植皮などで閉創する。

I 急性創傷

沢辺一馬

2. 急性創傷の分類

手指切断創
amputation of fingers

損傷状態などを考慮し再接着術の適応を考える

切断指とは

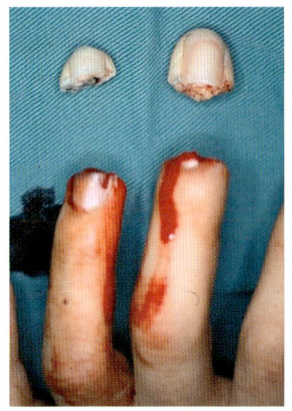

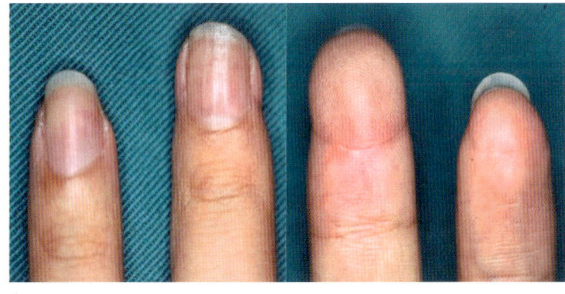

(a) 初診時
(b) 術後8カ月
図1 野菜のスライサーによる鋭的切断

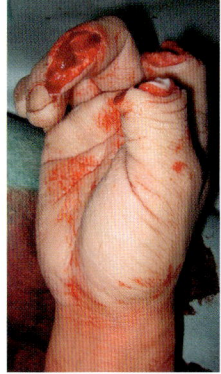

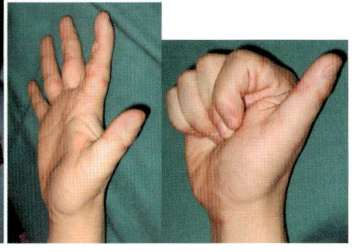

創部から末梢の血流が途絶した状態で[1]，末梢と中枢の組織が完全に離断されたものを完全切断，腱や骨などの組織の連続性があるものを不全切断とする。

治療

再接着術は少なくとも動脈吻合による血行再建が不可欠であるが手順の詳細は成書に譲り[1)~3)]，本項では手術適応や再接着術以外の治療法について述べる。損傷状態が軽度，小児や若年者，女性，多数指，母指などは再接着術適応の優先順位として高い[1)2)]。鋭的切断症例は機能的・整容的によい結果が得られやすいが（図1，2），挫滅が強い場合はよい結果が得られにくい（図3）。したがって，挫滅の強い症例に対しては再接着術以外の治療法が有用なことがある。すなわち occlusive dressing treatment といった保存的治療が有用な場合もあれば，断端形成術や各種皮弁による断端の被覆が適応となることもある（図4）。母指においては，挫滅が高度あるいは欠損してしまった場合は，足趾移植（図5）や wrap around flap が適応となる。

また，治療法にかかわらず手指外傷はリハビリテーションが極めて重要であることを銘記されたい[4]。

(a) 初診時　(b) 術後12カ月
図2 段ボール裁断機による切断

I 急性創傷
急性創傷の分類：手指切断創

手指切断創のいろいろ

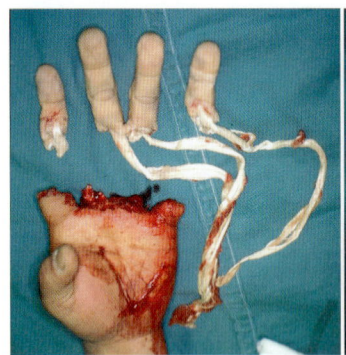

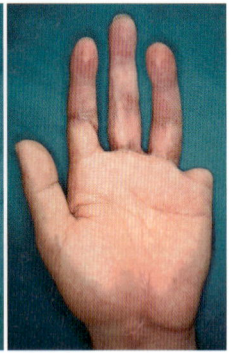

■引き抜き切断

図3

36歳，男性．機械に巻き込まれて左示・中・環・小指完全切断（Zone4，玉井）を受傷した．いずれも再接着術を施行した．小指は壊死し，生着した指も術後8カ月の時点で可動域の著明な低下，萎縮を伴う．

■指尖部切断

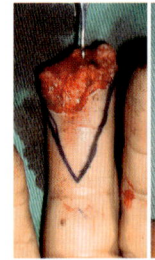

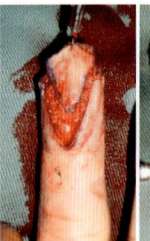

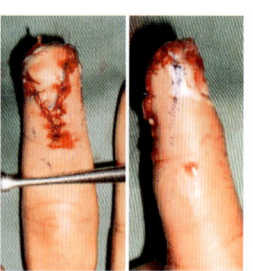

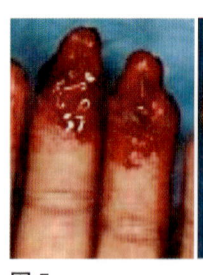

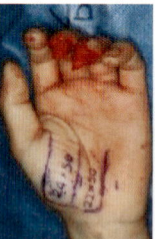

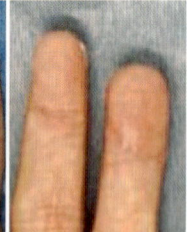

図4

27歳，男性．鉄板に挟み受傷した．掌側VY前進皮弁で被覆した．側面からの形態も良好に再建できている．

図5

28歳，男性．回転する機械により左中・環指の末節指腹部切断を受傷し，手掌皮弁で被覆した．術後8カ月の時点で機能的・整容的に良好な結果が得られた．

■指尖部欠損に足趾移植を行った例

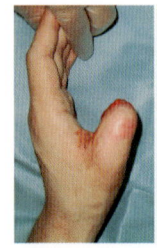

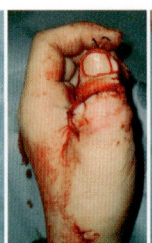

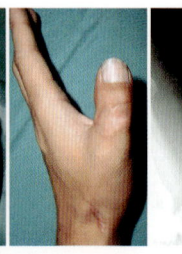

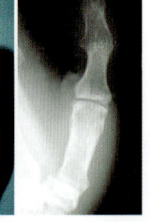

図6

26歳，男性．自動車整備中ファンベルトに左母指を巻き込まれ引き抜き切断（Zone3，玉井）を受傷した．切断組織の損傷が強いため再接着は断念した．受傷後2週で第I趾移植術を行った．術後1年で，機能的にも整容的にも良好な結果が得られた．

> **ここに着目！**
> **すべての切断指が再接着の適応ではない**
> 挫滅の強い切断指を再接着すると機能的にも整容的にも劣ることがある．高齢者や働き盛りの患者の社会復帰も遅れる．皮弁，趾移植，保存的治療なども考慮に入れた質の高い治療が要求される．

I 急性創傷

2. 急性創傷の分類

動物咬創
animal bites

感染に留意し，洗浄，デブリードマンを入念に行う

動物咬創とは

動物が咬むことにより生じる損傷をいう。歯の形状，咬む力により，穿通創，剥脱創，挫滅創，裂創の形態をとる。咬む力が強いイヌは深部の鈍的損傷も伴う。

治療

出血性ショックや気管損傷などでは救命処置をまず行う。知覚確認後に麻酔し，損傷した組織を同定しながら20mlシリンジに18Gの留置針外筒をつけ，1カ所あたり200ml程度の生理食塩水で洗浄する。異物や明らかに血流のない組織はデブリードマンする。顔面は受傷後24時間以内，その他の部位は8時間以内なら縫合してもよい。ただし，ネコ咬創，手足の咬創，臨床的に感染のある咬創，基礎疾患のある患者の咬創は，専門医以外は縫合しない。予防的抗生剤〔AMPC/CVA（オーグメンチン®），ABPC/SBT（ユナシン®），第2世代セフェムで嫌気性菌に感受性のあるもの，CLDM（ダラシン®）＋CPFX（シプロキサン®）or TMP/SMX（バクタ®）〕を3〜7日間使用する。破傷風は基礎免疫があっても5年以内に破傷風トキソイド歴がない場合はトキソイドを接種する。三種混合ワクチンは1968年に開始され，40歳以上は基礎免疫がないので抗破傷風ヒト免疫グロブリンも考慮する[1)〜3)]。

狂犬病のいま

狂犬病（すべての哺乳類が感染）は，1957年以来国内発症は認めないが，最近海外にて咬創後，3例の発症がある。2010年の輸入哺乳類は45万匹以上で，多数が狂犬病汚染地域からである。イヌ，ネコ，スカンク，アライグマ，キツネは狂犬病検疫がされるが，それ以外はフリーパスしており，国内発症の狂犬病がいつ起こっても不思議でない状況である。流行地域での咬創（流行地のイヌに予防接種歴があっても発症例あり），国内では輸入後間もない動物による咬創後は，速やかに曝露後予防接種を開始する。狂犬病ワクチン接種を受けられる病院については，厚生労働省ホームページ参照（http://www.forth.go.jp/moreinfo/voccihation.html）。

プレーリードッグ（prairie-dog）などの外来種

狂犬病以外の人畜共通感染症はサルのエボラ出血熱，マールブルグ病以外検閲がない。プレーリードッグ〔地リス（齧歯目）〕は，輸入準備中のペスト発症や

I 急性創傷
急性創傷の分類：動物咬創

野兎病感染個体の日本への輸入があり，2003年以降輸入禁止となった。他の齧歯目は依然年間23万匹以上輸入されているが，これらもほぼ野生で，ペスト，野兎病，ハンタウイルス肺症候群，腎症候性出血熱，ラッサ熱，狂犬病，Q熱などの感染源になり，世界中で多くの患者報告があり，国内でもレプトスピラ症が報告されている。他の外来種もウエストナイル熱など多くの人畜共通感染症をもっている。

動物咬創のいろいろ

■手のMP関節部のヒト咬創

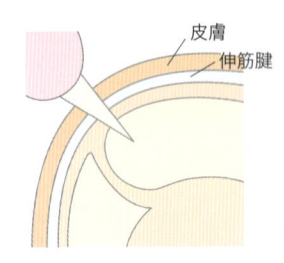

(a) 手を握った状態で歯がMP関節に刺さった状態。皮膚，伸筋腱，関節が損傷されている。

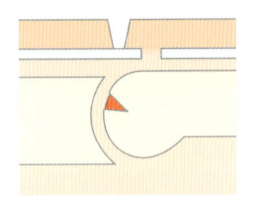

(b) 指を伸ばした状態では，皮膚の損傷部と腱，関節の損傷部がずれていて，傷口から確認できない。

図1　MP関節部のヒト咬傷のシェーマ

治療
MP関節部のヒト咬創は，拳で殴った際，殴られたヒトの歯により生じ，感染率は50％以上である。X線で骨折などを確認後，麻酔下にターニケットを使用し，皮切を追加し，MP関節屈曲〜伸展，すべての位置で腱，関節包，関節の損傷を確認する。十分な洗浄とデブリードマン後，損傷組織の縫合を行う。ドレーンを留置し，皮膚はよせる程度に縫合する。針刺し事故に準じてウイルス感染対策を行う。アイネケラコロデンス感染が多く，経静脈的抗生剤投与を行う。

■ネコによる咬創

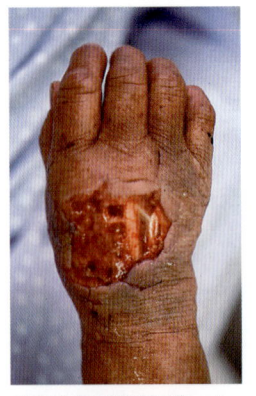

手背皮膚が壊死に陥った。

治療
穿通創が多い。感染率が30〜80％と高率である。5mlのシリンジに24Gの留置針外筒をつけ，圧力をかけず深部から洗浄する。入る生理食塩水の量と出る量を同じくし，感染を周囲に広げない。洗浄液が排出できる程度に少し切開を追加してもよい。骨関節近くはX線を撮り，骨折や歯などの異物を確認する。留置針外筒をそのままドレーンとして利用できる。縫合は行わない。パスツレラ感染が多く，抗生剤投与を5〜7日間行う。

■イヌによる咬創

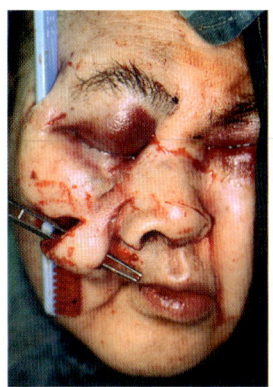

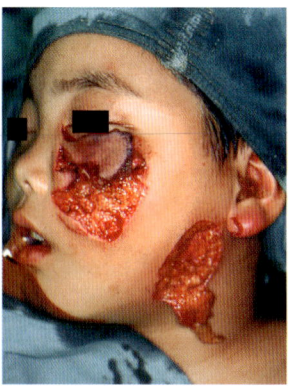

皮下で貫通している。　　皮膚が剥脱されている。

治療

　感染率は高くない。特に顔面の感染率は4％の報告もある。手足以外はドレーンを入れ縫合してよい（顔面は受傷後24時間以内，顔面以外は8時間以内）。整容面から，顔面は欠損が大きくない限り縫合することが好ましい。抗生剤投与を3日程行う。

TOPICS

カプノサイトファーガ感染（capnocytophaga canimorsus）

動物咬創後1～8日で基礎疾患のない患者にも発症し，死亡率は23～40％である。最近報告数が増している。

ここに着目！

小児のイヌ咬創は要注意

イヌ咬創による死亡例は小児に偏在している。頭蓋内損傷，内臓・頸椎・気管・大血管損傷，筋肉内血腫，多発骨折，鈍的外傷も見られる。2歳未満の乳児の頭部外傷は，皮膚損傷が軽微でも，頭蓋内穿通創が見られることがある。咬む時，一時的に頭皮がずれるため，皮膚の傷と，骨の損傷部位がずれていることがある。

I 急性創傷

3. 特殊部位の急性創傷

顔面軟部組織損傷
soft tissue injury of the face

表面の裂創に隠れた深部の損傷を正確に評価する

軟部組織とは

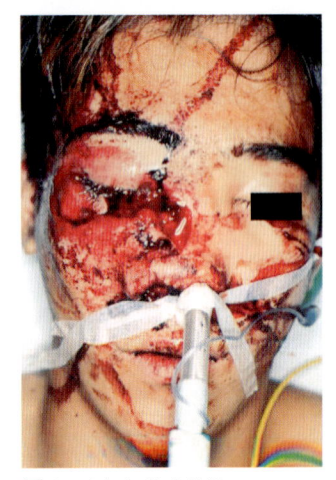

軟部組織とは，骨と軟骨を除いた体表組織を指す。

17歳，男性，オートバイ事故で受傷した右下眼瞼の剝脱創を例に説明する。

きずの見かた

下眼瞼の裂創の部分から下眼瞼を挙上すると，下眼瞼の剝脱損傷に伴い涙小管の剝脱損傷（図1-b），鼻涙管損傷を合併した上顎骨粉砕骨折を認めた（図1-c）。

治療

骨折をプレート固定し（図1-d），下眼瞼を元の位置に縫着し，内眼角部の腫脹軽減と軟部組織を深部骨折修復部に固定するためにボルスター固定を行った（図1-e）。涙道の一期的再建は損傷が激しく不可能であったため，7カ月後に二期的に管状に作製した頰粘膜移植で再建し，さらにその7カ月後に下眼瞼の瘢痕拘縮形成術を行った（1-f～h）。

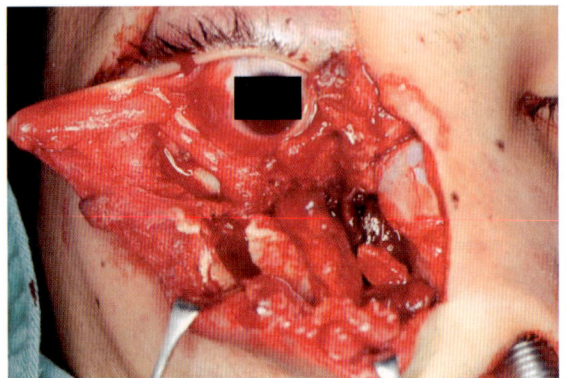

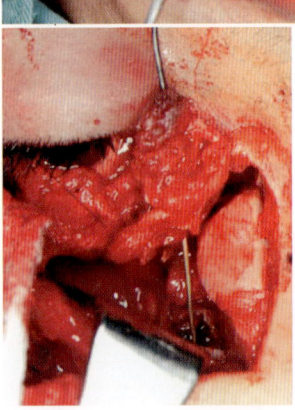

図1 （a）初診時所見

(b) 下眼瞼の剝脱損傷に伴う涙小管の損傷
　右下眼瞼をスキンフックで挙上すると下眼瞼円蓋部に沿って瞼板が外側茎の皮弁状に剝脱されている。裂創は鼻背から鼻翼に及び頰部皮膚が下眼瞼とともに剝脱されている。下眼瞼の裂創は涙小点の内側に位置し，涙小管が涙囊より剝脱されている。眼窩下縁，頰骨，上顎骨，鼻骨の骨折を認める。

(c) 上顎骨粉砕骨折
　剝脱され開放創となった涙囊から鼻涙管にゾンデを通すと，鼻涙管を内包する上顎骨が粉砕されていることがわかる。

図1 （b，c）きずの見かた

治療① 骨折のプレート固定

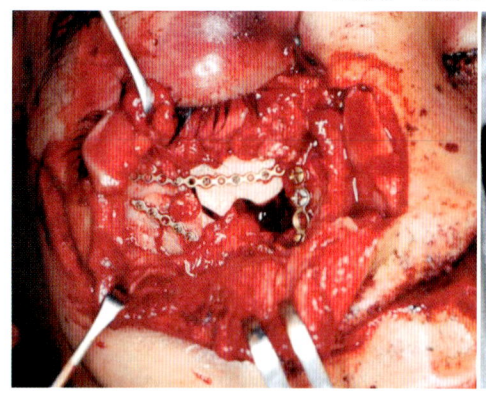

(d) プレートの固定
　頬骨，眼窩下縁，上顎骨をプレート固定し，次に瞼板を含む外側茎の下眼瞼，頬部皮膚を戻すところ．

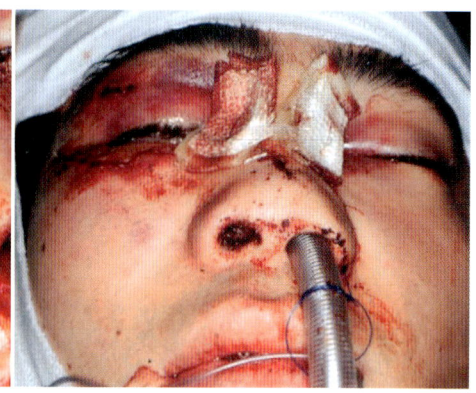

(e) ボルスター固定
　皮膚を縫合後，剥脱された内眼角部の皮膚を深部の骨組織に密着させ，浮腫を予防するためにボルスター固定を行った．

治療② 涙道の再建

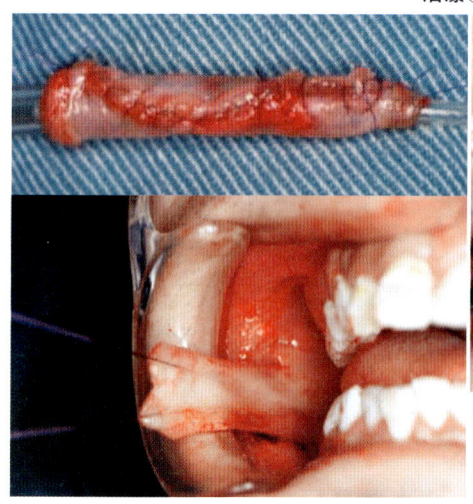

(f) 管の作製
　欠損した涙道の再建のために，頬粘膜を採取し管状に縫合し粘膜で裏打ちされた管を作製した．

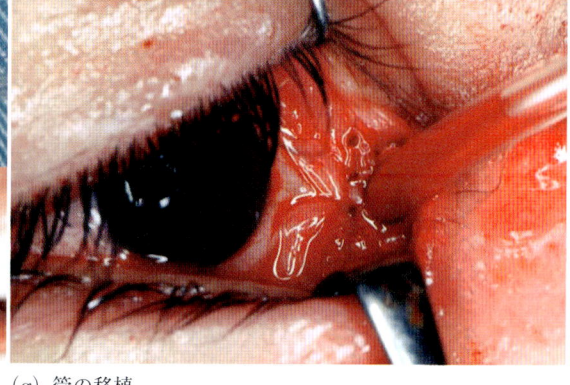

(g) 管の移植
　管状に作製した粘膜移植片の一端の口を結膜腔内側に縫着し，他端は鼻腔側に出るよう埋入し，細径の栄養チューブをステントとして留置した．

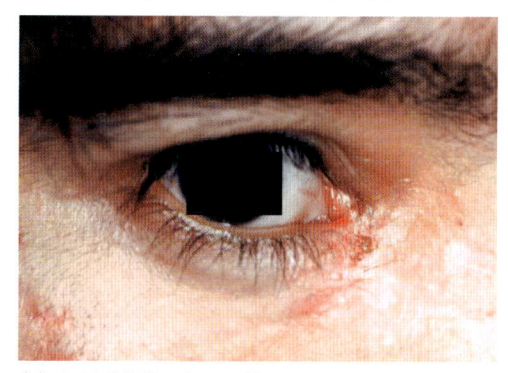

(h) 初回手術後1年9カ月
　涙道再建の8カ月後に下眼瞼瘢痕拘縮整復術を行った．流涙は認めていない．

図1

I 急性創傷
特殊部位の急性創傷：顔面軟部組織損傷

見逃してはいけない損傷

顔面創傷で見逃してはいけない深部損傷は，顔面神経，涙道，耳下腺管である。涙小点より内側の眼瞼裂創では涙小管の損傷を疑う[1]。

■耳下腺管損傷を疑う例

耳珠と上口唇中央を結ぶ線の中 1/3 にかかる裂創では耳下腺管損傷を疑う[2]。耳下腺管損傷を疑ったときには口腔内の耳下腺管開口部からゾンデを挿入して，創内にゾンデの先端が露出していないか確かめる。

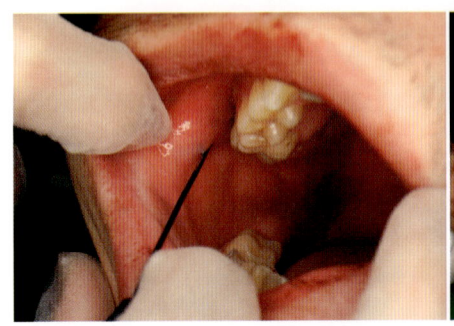

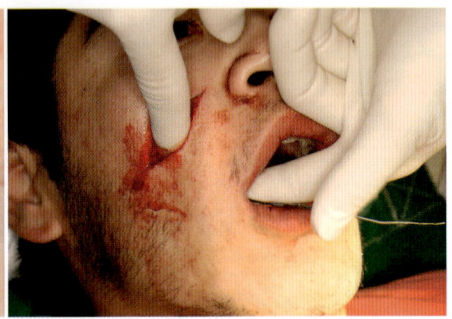

口腔内の耳下腺管開口部からゾンデを挿入する。　　ゾンデの先端が頬部の創内に脱出していないか指診，触診で調べる。

■初療時に耳下腺管損傷を見逃し，後に創部から唾液の漏出を見た症例

右頬部の裂創は耳珠と上口唇中央を結んだ線の中 1/3 上に存在した。顔面神経頬筋枝の損傷もあり，右上口唇の下垂を認める。手術を予定していたが 10 日後に唾液瘻は自然消退し，顔面神経頬筋枝も自然回復した。

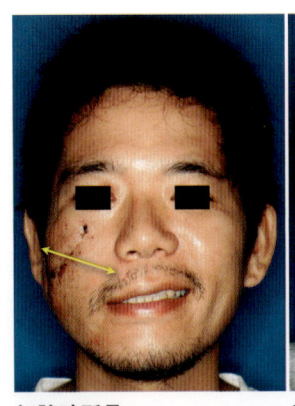

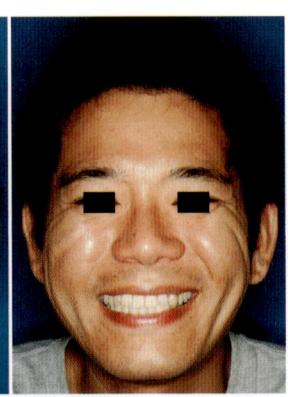

33 歳，男性，右頬部の耳珠と上口唇中央を結んだ線（両矢印）の中 1/3 に深い裂創が存在し，耳下腺管の損傷を疑うべき症例であったが，耳下腺管の損傷が見逃されて縫合処置のみがなされ，1 週間後，食事中に創部より透明な液体の漏出があり形成外科外来に紹介された。右口角の下垂を認め，右顔面神経頬筋枝の損傷を示す所見であった。

受傷後 10 カ月，顔面神経頬筋枝は完全回復している。耳下腺管修復術を予定していたが手術待機中の受傷後 10 日目に唾液瘻は自然消滅したため，そのまま保存的に外来で経過観察を行った。

初診時所見　　　　受傷後 10 カ月

> **ここに着目!**
>
> **顔面神経損傷**
>
> 顔面神経頬筋枝は多数の枝が存在し互いに吻合しているため，部分断裂があっても時間の経過と共に自然回復することが多い。自然回復せず，神経吻合術や神経移植術が必要な場合は脱神経された表情筋の変性が進むために受傷後 1 年以内の修復が望ましい。外来での経過観察が重要である。

I 急性創傷

3. 特殊部位の急性創傷

顔面骨折
facial bone fracture

視診，触診，問診で顔面骨折を疑う所見を捉える

眼窩壁骨折とは

　眼窩には上壁，内側壁，外側壁，下壁（眼窩底）の4つの壁がある。最もよく遭遇する骨折は眼窩内側壁骨折と眼窩底骨折である。いずれも不十分な整復がなされると眼窩内容積の拡大が起こり眼球陥凹を来たす。眼窩上壁骨折は頭蓋内損傷の合併を疑う。

鼻骨骨折とは

　鼻骨は顔面で最も突出した部位であるため外傷を受けやすく，鼻骨骨折は最も多く見られる顔面骨折である。ほとんどの鼻骨骨折は徒手整復で良好な結果が得られるが，鼻中隔骨折を見逃さないようにする。診断にはCT画像所見が最も有用である。

鼻篩骨骨折とは

　鼻骨とその後方の上顎骨前頭突起および眼窩内側壁を構成する篩骨の合併骨折。通常は鼻骨は陥凹し，上顎骨前頭突起は外側に偏位する。上顎骨前頭突起には内眼角を固定する内眼角靱帯が付着するため，上顎骨前頭突起が外側に偏位すると内眼角部が鈍角になる内眼角離開の変形を来たし，非常に目立つため正確な整復が求められる。

頬骨骨折とは

　頬骨と上顎骨が前頭骨頬骨縫合，眼窩下縁，頬骨弓，頬骨下稜の4カ所で骨折する。正確には頬骨上顎骨複合体骨折，zygomatico-maxillary complex（ZMC）fractureと呼ぶ。骨折は眼窩底，蝶形骨頬骨縫合に及ぶ。

Le Fort型上顎骨折とは

　歯列弓を含む上顎骨下部と上部が分離する骨折でⅠ型，Ⅱ型，Ⅲ型があるが，実際にはこれら3つの型の混在骨折であることの方が多い。骨折は後方の翼状突起まで及ぶ。歯列弓部が上部と分離しているために咬合に不整を来たす。

下顎骨骨折とは

　問診で咬合のずれの訴えがあればLe Fort型上顎骨折，口蓋骨折のほかに下顎骨折を疑う。下顎骨折を認めたときには合併する骨頭下骨折を見逃しやすいので

I 急性創傷
特殊部位の急性創傷：顔面骨折

注意する。触診の際には外耳道に指を入れ下顎骨頭を外耳道前部の関節窩に触知して脱臼のないことを確認する。

きず

■症例1：17歳，女性，内眼角解離と鼻根部陥凹変形を伴った鼻篩骨粉砕骨折

きずの見かた
　鼻根部の陥凹が明らかで，鼻篩骨骨折を強く疑う（a）。

治療
　プレート固定，および内眼角解離の修正のため，経鼻ワイヤーによる固定を行い（b），粉砕した鼻骨の再建に頭蓋骨外板移植を行った（c）。術後17年でも鼻骨の形態は保たれている（d）。術前後のCTを提示する（e, f）。

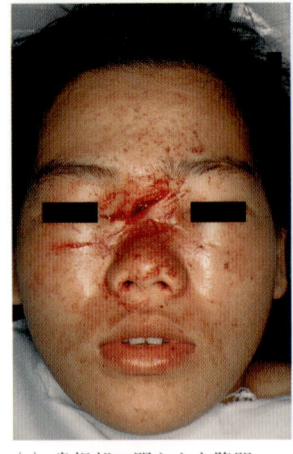

(a) 鼻根部の明らかな陥凹変形と内眼角の離開を認める。 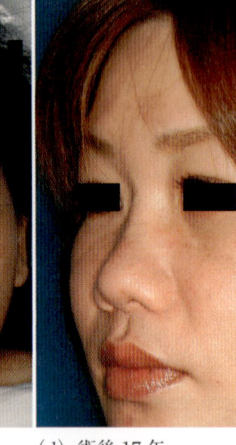
(d) 術後17年　鼻骨の形状は良好に保たれている。

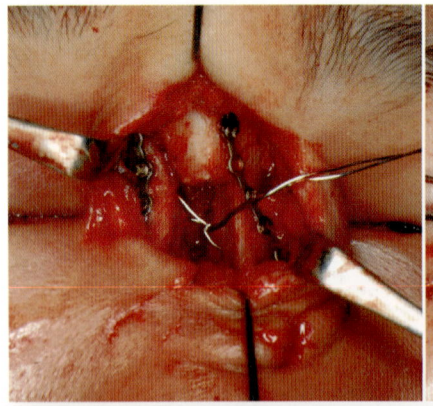

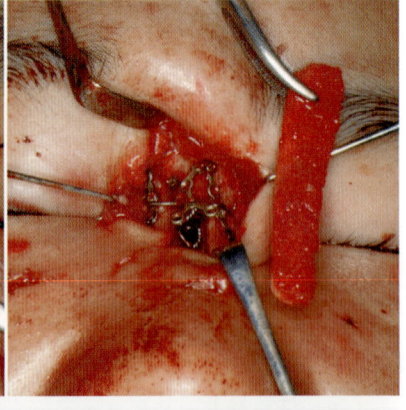

(b) 骨折のプレート固定の後，離開した内眼角を修正するためにプレートの後方で内眼角靱帯が付着する骨片を経鼻ワイヤーを用いて固定した。
(c) 鼻骨粉砕骨折の再建に頭蓋骨外板移植を行った。

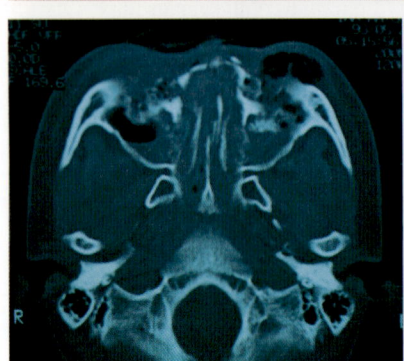

(e) 術前CT所見　粉砕した鼻篩骨が後方に落ち込んでいる。
(f) 術後CT所見　骨折の整復固定後，頭蓋骨外板移植で鼻骨を再建した（矢印）。

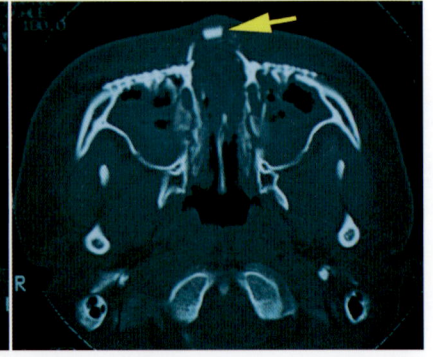

■ 症例2：24歳，男性，下後方偏位を伴った左頬骨上顎骨複合体骨折

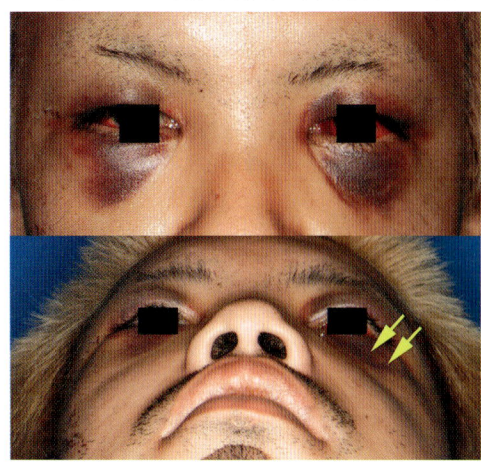

(a) 眼瞼浮腫と皮下出血および結膜下出血を認める。下から見上げると左頬部の陥凹変形がよくわかる（矢印）。

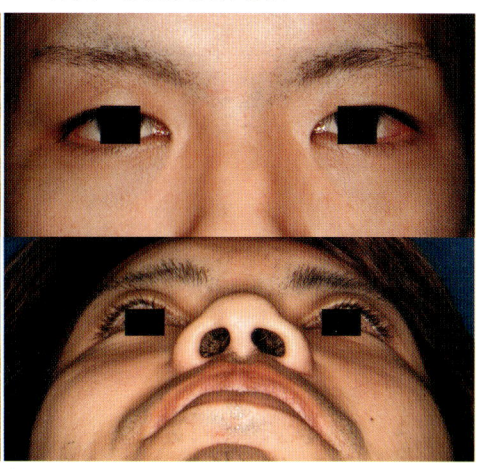

(d) 手術による下眼瞼の変形はなく，皮膚切開がないので外表から見える瘢痕はない。左頬部の陥凹変形は良好に修復されている。

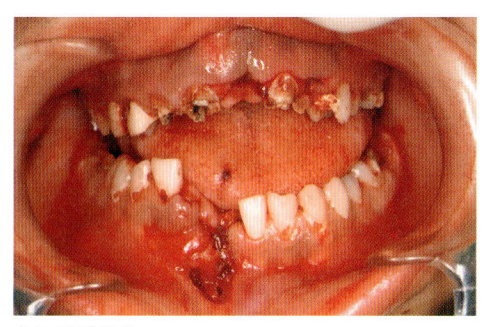

(b) 下顎骨折
下顎歯列弓のずれによる咬合不整を認める。

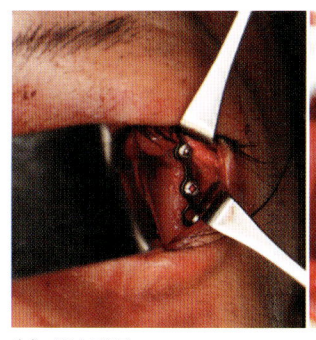

(c) 術中所見
経結膜切開法から前頭骨頬骨縫合部のプレート固定を行っている。空のプレート孔にこれからスクリューを打ち込む。

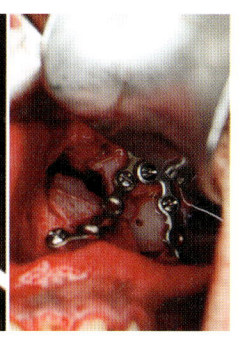

口腔内切開から頬骨下稜を2本のプレートで固定した。

きずの見かた

眼瞼の浮腫と皮下出血および結膜下出血を認め，眼窩骨折を強く疑う所見である。下から見上げると左頬部の陥凹変形を認め，下後方に偏位した頬骨骨折を疑う（a）。咬合の不整を認め，下顎歯列弓がずれているため下顎骨折を示唆する所見である（b）。視診だけではなく，外傷前と外傷後で咬み合わせの変化がないかどうかきちんと問診する必要がある。咬み合わせのずれがあれば下顎骨折，Le Fort型上顎骨折あるいは口蓋骨折を疑う。本症例では骨折を疑う部位を触診すると圧痛を認め，段差を触れた。

治療

経結膜切開法と口腔内切開法から前頭骨頬骨縫合，眼窩下縁，頬骨下稜の3点固定を行った（c）。頬骨下稜は粉砕があったため，プレート2本で固定した。

術後6カ月，術前見られた左頬部の陥凹変形（a下，矢印）は修正されており，下眼瞼の変形もなく，皮膚切開なしで手術を行ったため，外表に見える瘢痕もない（d）。

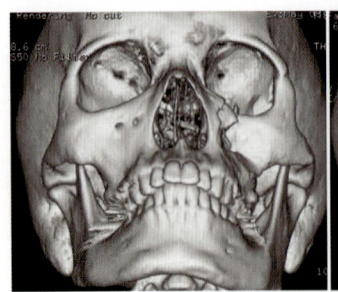

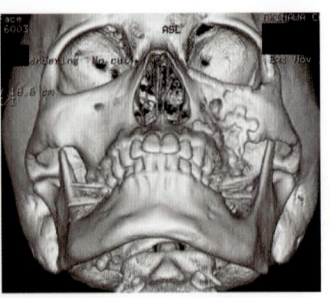

(d) CT所見
術前。頬骨上顎骨複合体が外側下方に偏位している。　術後。骨折は正確に整復されプレートによる3点固定がなされた。

緊急処置が必要な顔面外傷

　　顔面骨折は通常は1〜2週間以内の早期手術が勧められるが，下記の症例などは視機能の救済のため緊急手術が必要である。

■小児線状眼窩底骨折で眼球上転障害を伴い下直筋の嵌頓が疑われる症例[1]

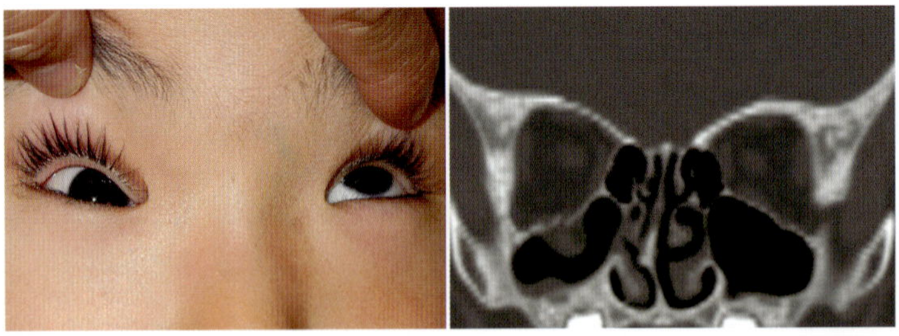

　4歳，男児，右線状眼窩底骨折。右眼球上転障害を認める。CT所見で骨折は軽微だが，上顎洞内への眼窩内容の脱出と右下直筋が眼窩内で同定できず（missing rectus sign），下直筋の嵌頓を強く疑い緊急手術を行った。術中所見で下直筋の嵌頓を認め，術後に眼球運動は完全回復した。

■頬骨上顎骨複合体が内側に偏位し眼窩内容を圧迫され眼球内圧が上昇し，視力障害を来たしている症例

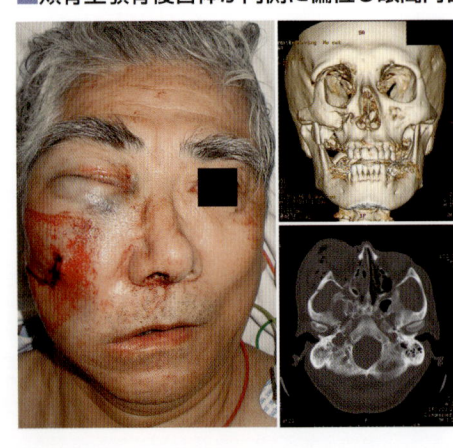

　75歳，男性，転倒で受傷した右頬骨上顎骨複合体骨折。内側偏位した頬骨上顎骨複合体が眼窩内容を圧迫して著明な眼球突出を呈し，受診時指数弁であった視力は急速に低下し手術直前に光覚も消失した。
　緊急手術で骨折の整復，眼窩減圧を行ったが，視力は手動弁までしか回復しなかった。

■眼球脱臼症例

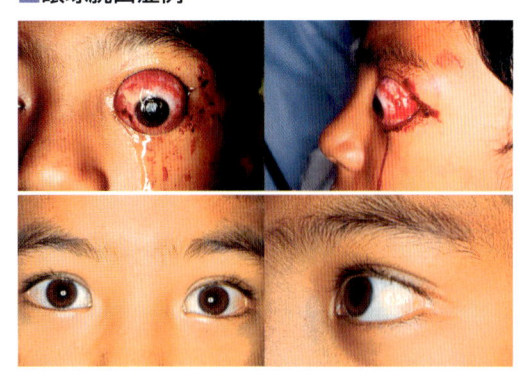

7歳，男児．左上眼瞼外側部に釘が刺さり受傷した．受傷後急速に左眼球の前方突出を認め，視力は急速に低下し，光覚のみとなった．

緊急手術で外眼角切開を行い脱臼した眼球を環納した．

術後，視力は完全回復した．この症例は顔面骨折は合併していない．

■蝶形骨が内側偏位し上眼窩裂を圧迫し上眼窩裂症候群あるいは眼窩先端部症候群を合併している症例

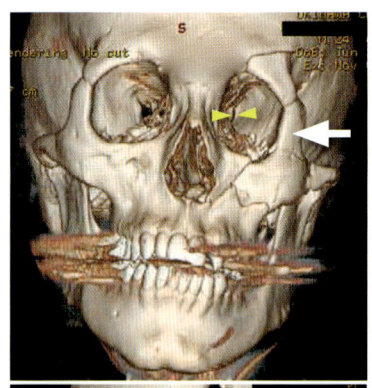

24歳，男性，ロードバイクで走行中，左顔面から壁に衝突して受傷した．左頬骨上顎骨複合体および蝶形骨大翼の内側偏位骨折を認める．

術前，内方偏位した左頬骨上顎骨複合体が眼窩内容を圧迫し（矢印），蝶形骨大翼が上眼窩裂を圧排して上眼窩裂は非常に狭くなっていた（矢頭）．開瞼不可，外眼筋麻痺，角膜反射消失，前額部知覚麻痺を伴う上眼窩裂症候群を呈し，視力は急速に低下し術前に光覚も消失し，眼窩先端部症候群を合併していた．

緊急手術で内側偏位した骨片を整復し，左側頭開頭から上眼窩裂および視神経管の開放減圧術を行った．

術後，内側偏位していた頬骨上顎骨複合体は元の位置に整復され（矢印），上眼窩裂から視神経管が広く開放されている（矢頭）．術直後に視力は指数弁まで回復し，その後徐々に改善し術後4カ月で矯正視力は健側と同様の1.0まで回復した．眼瞼下垂は術後1カ月で回復した．

術前 CT 所見

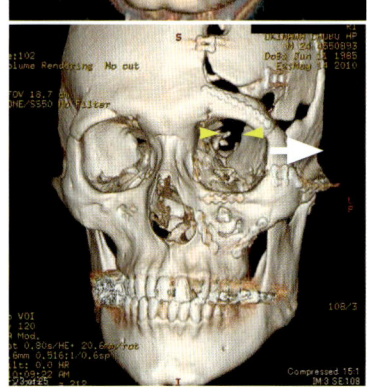

術後 CT 所見

ここに着目！

視機能の救済のために緊急手術を要する顔面外傷

前述した，①小児眼窩底線状骨折で眼球上転障害を認める症例，②頬骨上顎骨複合体骨折で骨片が内側偏位して眼窩内容を圧迫し視力障害を来たしている症例，③眼球脱臼症例，④蝶形骨が内側偏位し上眼窩裂症候群を来たしている症例は，いずれも視機能の救済のために緊急手術を要する．②と④はどちらも骨片が内側偏位し眼窩内容を圧迫しているため，眼窩骨折の blow-out 骨折に対して blow-in 骨折と呼ばれる．

I 急性創傷

3. 特殊部位の急性創傷

手指外傷
injury of hands and fingers

特に腱損傷や骨折を伴う手指外傷はリハビリテーションが重要である

手指外傷のうち臨床医が日常診療で比較的遭遇しやすい腱損傷と骨折を主に述べる。

腱損傷

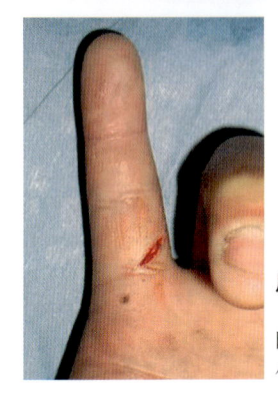

腱損傷に対して，近年は強固な縫合のもと早期運動療法を行うのが主流になりつつあるが[1]，十分な経験のないうちは基本的な固定法，すなわち屈筋腱は3週，伸筋腱は4週の安静ののち自動運動を主体としたリハビリテーション[2]を行うのがよいであろう。

屈筋腱損傷の例
トタンの角で右小指屈筋腱断裂を受傷した。安静肢位で小指のみが伸展位である。

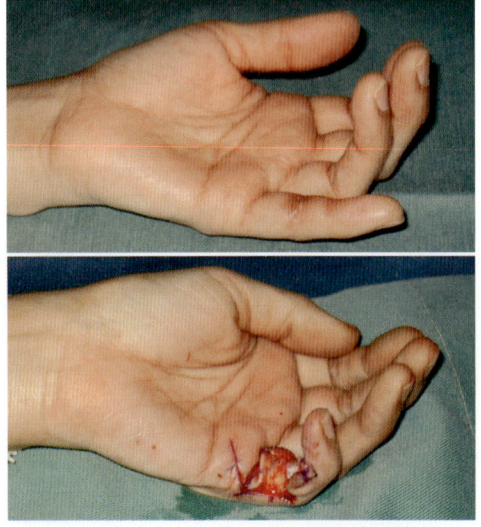

屈筋腱損傷

屈筋腱断裂後の後療法は大きく分けて3つあり，①固定法，②早期からの他動屈曲＋自動伸展，③早期からの自動屈曲＋自動伸展である。現在では4あるいは6strands法による強固な縫合下での早期運動療法が主流となりつつある。しかし，多数の糸を通すことによる腱への挫滅は避けがたく，早期運動療法は数％の再断裂が報告されており，決して安全な方法ではない[5]。腱の治療に習熟するまでは固定法を用いるのがよいかもしれない。すなわち，3週の固定後自動運動を開始し，6週より他動伸展運動を追加していく。

44歳，女性，包丁による左小指屈筋腱断裂

（上）安静肢位で小指のみ伸展位である。
（下）受傷後17日に屈筋腱縫合術（6 strands法）を施行した。早期運動療法を施行し，術後3カ月の時点でほぼ正常可動域を獲得している。

伸筋腱損傷

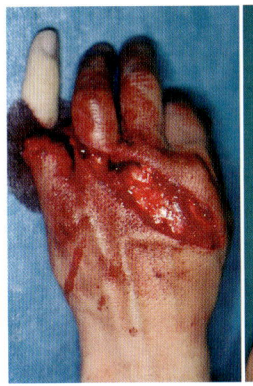

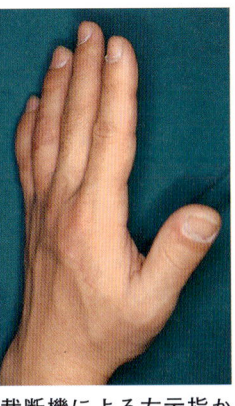

伸筋腱修復後の後療法も早期運動療法の報告が散見される[6]。しかし，伸筋腱においても治療に習熟するまでは固定法を用いるのがよいかもしれない。すなわち，4週の固定後自動運動を開始し，6週より他動屈曲運動を追加していく。

(左) 当日，腱縫合および環指経皮的鋼線刺入術，小指再接着術を施行した。
(右) 術後4週の伸展位固定ののち，自動運動を主体としたリハビリテーションを開始し，6週より他動屈曲を追加しリハビリテーションを継続した。術後6カ月の時点で小指以外は良好な可動域を獲得している。

29歳，男性，段ボール裁断機による左示指から環指の伸筋腱断裂（Zone V，VI），左環指基節骨骨折，左小指完全切断

骨損傷

末節骨 tuft 骨折は保存的に診ることが多く，マレット骨折は石黒法[3]による整復固定を行うことが多い。基節骨骨折は functional cast 法[4]を用いることが多い。いずれも良好な結果が得られやすいため，治療法を習得しておくべきである。一方，PIP 関節内骨折や舟状骨骨折も比較的頻繁に遭遇するが，治療は難しいので専門医にゆだねるのがよい。

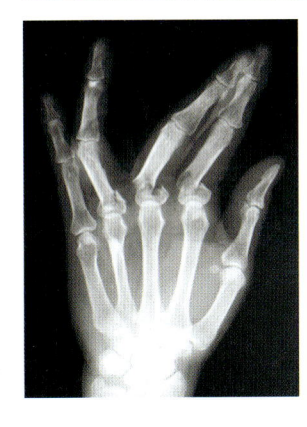

骨折の例
転倒し道路で左手をついて，左示・中・環指基節骨骨折を受傷した。

末節骨 tuft 骨折

末節骨遠位部の骨切。
保存的に診ることが多く，約4週のシーネ固定を行う。受傷後約4週で痛みが軽減し，日常生活に支障がなくなっていることが多い。

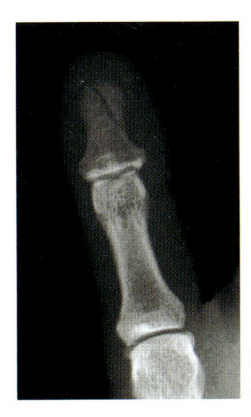

21歳，男性，バイク転倒による右母指末節骨 tuft 骨折

約4週間，シーネ装着を行った。受傷後4週のX線所見である。骨癒合は得られていないが，疼痛はほぼ軽快し日常生活で使用できるようになった。

I 急性創傷
特殊部位の急性創傷：手指外傷

マレット骨折

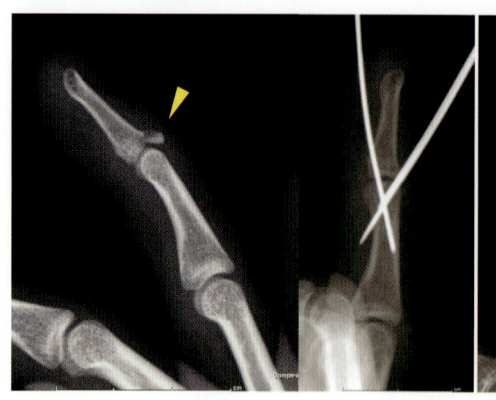

末節骨伸筋腱付着部の剥離骨折。石黒法[3]による整復固定を行うことが多い。すなわち，背側ブロックピンで骨片の整復および固定を行った後，DIP 関節を伸展位で固定する。術後 4～6 週で骨癒合が得られることが多く，鋼線を抜去してリハビリテーションを開始する。

受傷後 3 日。石黒法[3]により整復固定術を行った。

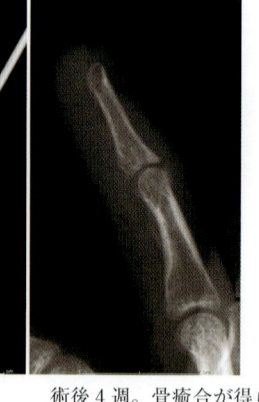

術後 4 週。骨癒合が得られ鋼線を抜去し，リハビリテーションを開始した。

16 歳，男性，ボールによる示指マレット骨折

基節骨骨折

治療を誤ると回旋変形，腱癒着など問題を生じやすい。Functional cast 法[4]を用いることが多い。徒手整復で安定性が得られれば，MP 関節屈曲位でのキャストあるいは背側プラスタースプリント下で PIP・DIP 関節の積極的な自動運動を行う。そうすることにより関節拘縮や伸筋腱癒着，回旋骨癒合を予防することができる。約 4～6 週で骨癒合が得られることが多い。

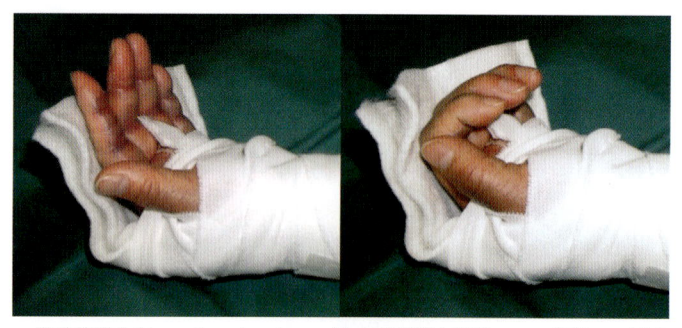

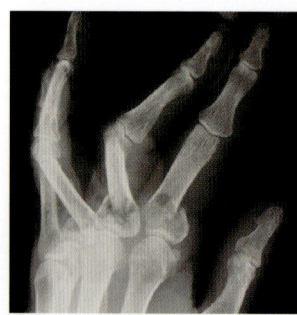

徒手整復を行い，functional cast 法で手関節中間位，MP 関節 70°屈曲位となるように前腕から PIP 関節やや遠位までの背側プラスタースプリント固定を行い，積極的に自動運動を開始した。

術前

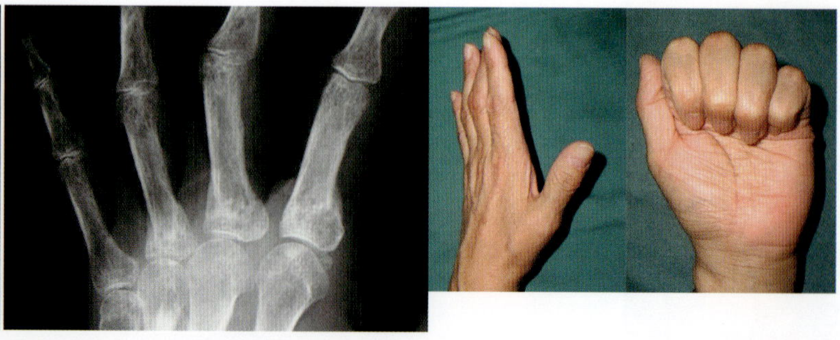

術後 3 カ月。良好な骨癒合と可動域を獲得している。

79 歳，女性，転倒による左示・中・環指基節骨骨折

PIP 関節内骨折

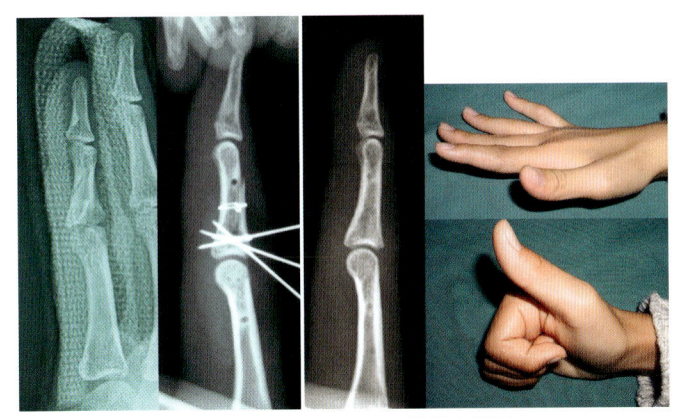

16歳，女性，ボールによる右示指 PIP 関節内骨折

指の可動域の多くを担う重要な関節である。

側正中切開後，側副靱帯をいったん切断し，中節骨底部の陥凹した関節面を挙上整復しキルシュナー鋼線で固定と関節軟骨下骨が再陥凹しないように支持としても刺入する。骨移植を併用することもある[7]。骨片の安定性によりリハビリテーションの開始時期は異なる。良好な結果を得るのは難しいので，専門医にゆだねるのがよい。

（左）初診時 X 線像で，中節骨の縦割れ骨折および基部の陥没粉砕骨折を認める。0.7mm のキルシュナー鋼線で関節面の骨折を整復固定し，軟鋼線を用いて縦割れ骨折を固定した。固定性が良好であったため術後早期よりリハビリテーションを開始した。
（右）術後7カ月の X 線像と可動域。関節症変化は認めず，良好な可動域を獲得している。

舟状骨骨折

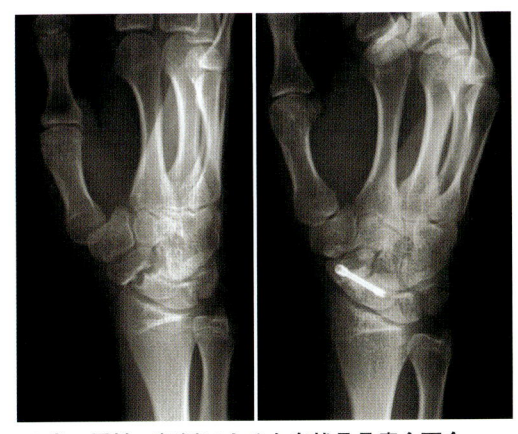

16歳，男性，転倒による右舟状骨骨癒合不全

転倒や打撲後に疼痛が遷延して受診することが多い。

初期に見逃され遷延治癒骨折や骨癒合不全となって受診する症例も少なくない。これらの症例の中には手根骨の配列異常を来たしていることもあり，治療はより複雑となる[8]ため，専門医にゆだねるのがよい。

（左）術前の状態。テニス中に転倒し右手の痛みが持続したため，転倒後6カ月で診断された。
（右）腸骨移植術を併用して Herbert screw を用いて観血的整復固定術を施行した。術後6カ月の時点で骨癒合は完全に得られ，テニスプレー時および日常生活で支障はない。

ここに着目！
手指外傷は創の治療と並行してリハビリテーションにも注意が必要である

手指外傷のうち，特に腱損傷や骨折を伴う場合は，良好な機能獲得を目指して治療を進めなくてはならない。屈筋腱ひとつをとっても，さまざまな縫合法とリハビリテーションがある。骨折も手術が必要なこともあれば保存的治療が適応のこともある。特に本項で挙げた損傷は参考文献などを参照して習得されることをおすすめする。

I 急性創傷

4. 熱傷

熱傷の診断
burn

診断の手順

時間，原因，全身症状，熱傷面積，熱傷深度，重症度と進めていく。ただし，緊急度の高い処置を同時進行で行うことが多い（表1）。

表1 熱傷患者の診断手順

1. バイタルサイン
2. 顔面熱傷，気道熱傷による上気道閉塞の治療—気道確保
   ①気管内挿管の必要性の有無を確認—口唇口腔内咽喉頭浮腫による吸気性喘鳴があれば，鎮静下に気管内挿管し，気道確保
   ②ほかにも呼吸障害が疑わしい場合，気管内挿管
3. （会話が可能であれば）受傷の状況，自覚症状，基礎疾患および身体的情報の聴取
   ①熱傷受傷時の状況，時間経過　　②気道熱傷を疑う所見
   ③体重，身長　　　　　　　　　　④基礎疾患とその治療状況
   ⑤意識レベル，呼吸苦の有無　　　⑥局所の痛み
4. 熱，化学物質による皮膚障害の進行をとめるため身体を露出させ，清浄化する
   ①衣服を脱がせ，大量の洗浄水で洗い流す（体温低下に注意）
   ②中和成分は不要，禁忌
5. 循環管理のための静脈路確保　　①熱傷部位でない太い末梢静脈路と中心静脈路
6. 熱傷深度，熱傷面積，重症度診断
   ①Ⅱ度，Ⅲ度，％熱傷面積，四肢全周性Ⅲ度熱傷の有無
   ②Artzの基準に基づく重症度判定と入院要不要の決定
7. 局所治療　　①Ⅱ度，Ⅲ度による違い
8. 広範囲熱傷による熱傷ショックの治療　　①輸液液質選択，予定量計算，輸液量指標

時間

- 発症時間と医療機関到達までに要した時間は重要な情報である。なぜなら，広い範囲に及ぶ重症熱傷では，時間とともにsystemic inflammatory response syndrome（SIRS）が進行し，全身の毛細血管透過性が亢進し血管内水分が急速に失われ，熱傷ショックに陥るからである[1]。

原因

- 熱を帯びた原因物質として明らかなものは熱湯と火炎である。熱エネルギーとしては火炎のほうが大きく，さらに衣服が燃えたりすると重症広範囲熱傷になってしまう。熱湯などの高温液体では接触時間が深達度に影響する。具体的には，温度60℃では約10秒間，70℃以上だと1秒間の接触で深部まで達する重度な熱傷を生じるといわれる。

- その他の原因として，化学薬品と接触したことによる化学熱傷（化学損傷）[2]，爆風による爆発熱傷などがある。

全身症状

- 損傷が皮下組織・血管にも及び，その容積が大きければ全身性の炎症反応，いわゆる SIRS を生じる。
- 壊死組織に病原微生物が定着増殖すると感染を生じ，それが重症化すると burn wound sepsis という致死的感染症を引き起こす。
- 熱傷直後の患者は大きなストレスによりたいてい興奮している。直後からぐったりしていたり意識障害がある場合は，一酸化炭素中毒や低酸素血症あるいは他の要因がかかわっている可能性があり，迅速に対応しなければならない。広範囲に及ぶ熱傷では2時間ぐらい経った頃から急激にショック状態に陥るので，それ以前に輸液を開始するなどの対応が進められていなければならない。

熱傷深度

- 局所症状と所見から判断して，Ⅰ～Ⅲ度と表記する（表2）。同一部位でもさまざまな条件により深度に違いが出て不均一になることがある。特に，Ⅱ度は治り方，治癒期間が若干異なるので，浅達性Ⅱ度熱傷（superficial dermal burn：SDB）と深達性Ⅱ度熱傷（deep dermal burn：DDB）に分けることが多い。ただし，受傷直後での判定は難しい（図1，2）。

表2　熱傷深度別の臨床症状，局所所見

Ⅰ度（表皮に限局）	ヒリヒリ感，発赤
Ⅱ度（表皮～真皮）	
SDB（浅達性Ⅱ度熱傷：真皮浅層まで）	強い自発痛・圧痛，水疱形成
DDB（深達性Ⅱ度熱傷：真皮深層まで）	鈍い自発痛・圧痛，表皮剥離，水疱形成
Ⅲ度（表皮～皮下組織）	自発痛・圧痛なし，白色あるいは褐色に焼け焦げて固く伸展性のない皮膚

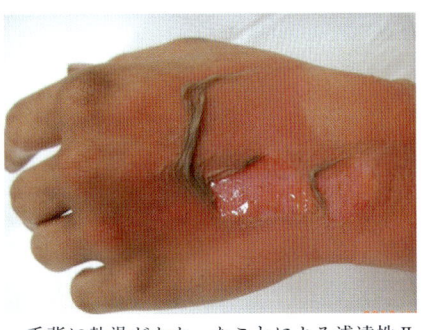

手背に熱湯がかかったことによる浅達性Ⅱ度熱傷。一部水疱膜が破れ真皮部分がむき出しになっている。

図1　熱傷例（浅達性Ⅱ度熱傷）

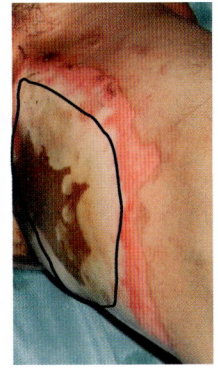

着衣着火による左大腿部内側熱傷。黒く囲った部分がⅢ度熱傷（白色部分と焦げ付いた表皮を伴う部分）。

図2　熱傷例（Ⅲ度熱傷）

熱傷面積

- 熱傷は視診で重症程度がわかるといわれ，体表面積のうち何％が熱傷なのかを診断することは非常に重要である。熱傷面積はⅠ度を除き，Ⅱ度・Ⅲ度の面積を加算し体表面積のうち何％が熱傷かを表す意味で％熱傷面積（total burn surface area：TBSA）と表示する。
- 面積の算定方法には患者本人の手掌と指腹を合わせた大きさを1％TBSAとする手掌法が最もずれが少なく実用的である。また，幼小児には5の法則，成人には9の法則（図3）が適しているとされるが，いずれも米国から広まった算定法であり，体型的に日本人にはやや合わない面もある。

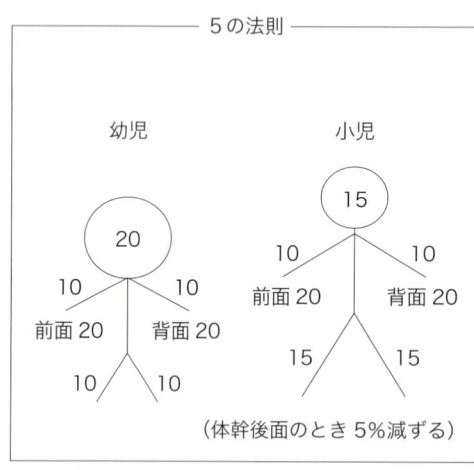

図3 熱傷面積算定法

重症度

- 1950年代に使われ始めたアルツ（Artz）の基準（表3）が今でも応用されているが，最近，全国の救急車は表4のごとく重症度を判断して搬送している。

表3 アルツ（Artz）の基準による重症度評価

軽症熱傷（外来通院で治療可能なもの。輸液療法を行う必要はない）
　Ⅱ度熱傷15％未満，あるいはⅢ度熱傷2％未満

中等症熱傷（一般病院に転送し，入院治療を要するもの）
　Ⅱ度熱傷15％以上30％未満
　Ⅲ度熱傷で顔面，手，足を除く部位で10％未満

重症熱傷（総合病院での入院治療が必要）
　Ⅱ度熱傷30％以上あるいはⅢ度熱傷10％以上
　顔面，手，足の熱傷あるいは気道熱傷合併
　軟部組織損傷・骨折合併
　＊これらは輸液療法および特殊な治療を要するため，総合病院で十分な設備の下での集中治療が必要である。

表4 熱傷の重症度・緊急度判断基準

第1段階　生理学的評価
意識：JCS100 以上
呼吸：10/分未満または 30/分以上，呼吸音左右差，異常呼吸
脈拍：120/分以上または 50/分未満
血圧：収縮期血圧 90mmHg 未満または収縮期血圧 200mmHg 以上
SpO_2：90%未満
その他：ショック症状

- 上記のいずれかが認められる場合は「重症」以上と判断
- 認められなければ，「熱傷の程度など」の判断へ

第2段階　熱傷の程度など
Ⅱ度熱傷 20%以上，Ⅲ度熱傷 10%以上，化学熱傷（損傷），電撃傷，気道熱傷，顔・手・足・陰部・関節の熱傷，他の外傷を合併する熱傷
小児・高齢者の場合はⅡ度 10%以上あるいはⅢ度 5%以上

- 上記のいずれかが認められる場合は「重症」以上と判断し，いずれも認められなければ「中等症」以下と判断する
- 重症度・緊急度を評価する優先順は，第1段階，第2段階の順とする
- 重症以上と判断した場合の医療機関の選定は，救命救急センターなどの三次救急医療機関，あるいはこれに準ずる二次救急医療機関および地域の基幹病院とすること
- 各判断基準に示された観察項目から，傷病者の重症度・緊急度を評価して医療機関を選定した場合，オーバートリアージ（重症度・緊急度を高めに見積もること）になることも考えられるが，限られた資器材で観察を実施している救急隊員にとっては，オーバートリアージでないと救命する可能性が低くなる。防ぎ得る死亡（preventable death）をなくすための重要なポイントは，アンダートリアージ（重症度・緊急度を低く見積もること）を行わないことである

（平成16年3月，財団法人 救急振興財団発行：症状別重症度・緊急度判断基準より）

- 直接来院した患者において，特に気をつける必要があるのは顔面熱傷，気道熱傷の有無である。これらによる急性上気道閉塞や呼吸不全は致死的な結末をたどることがあり要注意である。顔面，特に口周辺の熱傷がある，咽頭痛や呼吸苦を訴える，意識障害がある，嗄声がある，鼻毛が焼失している，口腔内にススが付着している，などの場合は，監視と治療が可能な体制を備えていなければ直ちに転送すべきである。

TOPICS
乳幼児虐待とやけど

小児はひとり歩きを始めるとやけどの機会が増えるので，危険なものをそばにおかない気配りが必要となる。乳幼児時期には保護者の不注意が熱傷の原因となる。一方，この時期にたび重なる熱傷を疑わせる複数の色素沈着や瘢痕がみられる場合は虐待を考えねばならない。

ここに着目！
熱傷深度Ⅱ度の判定は簡単ではない

Ⅱ度は浅い，深い，の2段階に分類されるが，皮膚に印があるわけでなく，身体部分によっても厚さが異なるので実際の判定には熟練を要する。著者の施設では，入院患者に対しては 24 時間後に局所所見と刺激に対する疼痛の程度により再度判定している。機器を用いる方法もあるが広く用いられてはいない。

右は深度判定しにくいⅡ度熱傷の例。調理中のてんぷら鍋に引火して受傷した。受傷直後の診断は浅達性Ⅱ度熱傷だったが，3日後には深達性Ⅱ度熱傷となった。高温のてんぷら油がかかったためと考えられる。

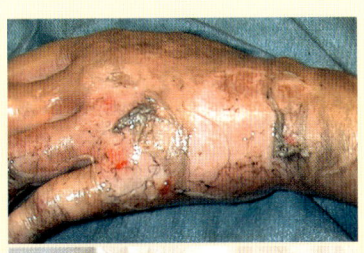

受傷直後

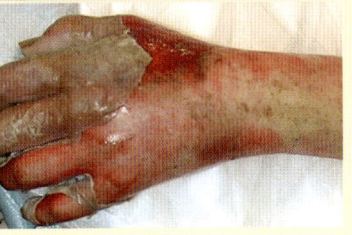

3日後

I 急性創傷

4. 熱傷

病院受診までの応急処置

応急処置の要点

- 英国において 2009 年に行われた調査「STOP the burning」キャンペーンに使用された応急処置啓発ポスターを参考に作成した応急処置法（表1）。
- 熱湯や，高温の液体，火炎，化学薬品などで熱傷を負った場合，ただちに熱を保った衣服を取り除く。容易に脱げない衣類の場合は，患部，特に水疱を傷つけないように慎重に切り，丁寧にはがす。
- すぐに水道水を流し入れた洗面器（直接流水に当てない）に患部を浸す（図）。前胸部や背中など洗面器に浸かることのできない場合は，冷水に浸した清潔なタオルを当てることで冷やす。これを 10〜20 分継続する。
- 冷やすことで体温が低下し全身に震えがくるようであれば，それ以上継続せず，逆に体温低下を回避するために毛布などで全身を覆い保温する。その間に地域の救急相談センターや最寄りの医療機関に連絡し，医療機関受診の必要性や緊急性などの対応方法を相談する。
- 受診医療機関と搬送方法が決まったら患部を食品用透明フィルムあるいは清潔な布やタオルでカバーする。この際，市販の軟膏などを不用意に塗らないことが重要である。

表1 病院受診までの応急処置

（熱湯，高温液体，火炎，化学薬品などにより）熱傷受傷
↓
（ただちに）
衣服を取り除く
指輪や時計，ネックレスなどの装飾品を取り除く
↓
（すぐに）
水道水をためた洗面器に患部を浸す。
冷水で浸した清潔なタオルを患部にあてる。
これを 10〜20 分継続する。
ただし，体温が低下して震えがこない程度にとどめる。
↓
救急相談センターあるいは医療機関に連絡相談する
↓
患部を食品用透明フィルムあるいは清潔な布・タオルなどでカバーし，医療機関を受診する。

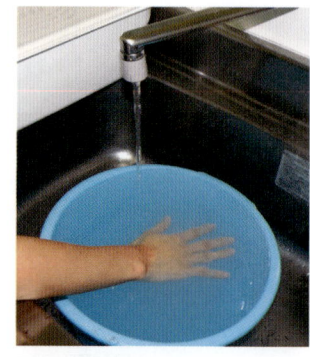

図　冷却法
手指の熱傷の場合，水道水を流したままの洗面器に手を 10〜20 分浸す。流水を直接当てない。

表2 熱傷の処置プロトコール

留意点：熱傷部位の衣類脱衣，貴金属・ベルト金具などの除去，水疱は破れないように愛護的に，気道熱傷の確認，有毒ガス暴露の確認

バイタルサインの観察，熱傷部位・面積・深度の観察
↓
呼吸障害があれば高濃度酸素投与，補助換気を考慮
↓
熱傷面積 10％以上なら，熱傷部位を清潔ガーゼで被覆し保温
熱傷面積 10％未満なら，熱傷部位を清潔湿潤ガーゼで被覆し冷却

●重症度・緊急度判断基準，第 2 段階
「重症以上」と判断した場合，速やかに高次医療機関に搬送
「中等症以下」と判断した場合，速やかに適切な医療機関に搬送

（平成 16 年 3 月，財団法人 救急振興財団発行：処置に関するプロトコールより）

冷やす意味と方法

- 冷却することで浮腫が軽減し，疼痛が緩和される。冷水で 20 分以上冷やしたことで，浅達性Ⅱ度熱傷における再上皮化が明らかに短縮したという報告もある[2]。
- 冷やし方：氷を直接当てて冷却してはいけない。わが国では，さまざまな機関から応急処置法が紹介されているがおおむね同様であり，15 分程度の冷水冷却を推奨している。文献では受傷後 2 分以内に冷却を開始すると浮腫が軽減することや，30 分以上冷却すると体温低下の恐れがあるなどの報告が見られる[3,4]。

保温をする

- 救急隊は傷病者の熱傷面積が 10％以上なら保温して搬送するように指導されている（表2）。この場合はアルミホイルで包む。家庭用品で代替する場合は，清潔な布あるいは食品用透明フィルムで覆ってから毛布などで包む。当然のことではあるが，使い捨てカイロなどを使用すべきではない。

鎮痛対策

- 冷却し，刺激しないことが疼痛対策となる。痛みのセンサーである痛覚神経自由終末が刺激されているので完全におさえることはできないが，冷却で疼痛閾値が上がり多少鈍くなるはずである。
- 解熱鎮痛薬は無効である。

> **ここに着目！**
> **市販の外用薬を利用したり，植物を貼付したりしないこと**
> いずれもあきらかな効果は証明されていない。少なくとも医療機関を受診する前には余分な処置を行うべきでない。

I 急性創傷

池田弘人

4. 熱傷

全身熱傷の輸液の基礎
fluid resuscitation

熱傷ショックを回避するために輸液は不可欠である

外界からの刺激を制御するため，生体の表面をおおっている皮膚細胞が熱によって障害・変性して生命活動がなくなってしまうのである．表皮細胞基底層よりも表面に限局した障害ならば，発赤，熱感がみられる程度でまもなく回復する．
- 熱傷による損傷が真皮層まで至ると，表皮と真皮の間に炎症による滲出液が貯留し水疱を形成する．さらに深く皮下組織まで変性すると水疱は形成せず，皮下脂肪，血管にも炎症が及ぶ．毛細血管は透過性が亢進し，アルブミンなどの膠質を含んだ液性成分が血管内皮細胞の隙間を通じて血管外組織間に漏れ出てしまう．その容積が大きければ循環血漿液が減少し，いわゆる熱傷ショックに陥ってしまう．この反応は受傷後数十分で急激に進行するので，ショックを回避するには輸液による補充が不可欠である．

大量輸液

- 熱傷ショック期に喪失する循環血漿量は，熱傷の程度による．この際に生じる毛細血管透過性の亢進は少なくとも熱傷後6時間は継続すると言われており，その間には血管内に補充した液体も相当量血管外に漏れ出てしまう．
- この毛細血管透過性の亢進を十分に抑えられる治療法は現在のところ未だ確立していない．つまり，亢進状態の間，ずっと補充し続けねばならないということである．このため，この時期は他の外傷・疾病にない大量輸血が必要になる．
- 熱傷ショック期は受傷後48時間を指し，その後は，漏れ出た血漿が血管内に戻ってくるリフィリングという現象が起きる．よって大量輸液の不可欠な24時間以後には輸液成分は徐々に維持輸血に移行させる必要がある．
- 成人の受傷後24時間以内の輸液投与量の計算方法としては，パークランドフォーミュラ，あるいはバクスター法という熱傷面積を加味した簡便な方法が主流である[1]．
- (3歳以下の) 幼小児では，バクスター法で計算された輸液量よりも多くの初期輸液を要したケースが多々ある．このため，便宜的には，熱傷面積に応じて計算した輸液量に加え，ブドウ糖加維持輸液を年齢に応じた量投与する方法が望ましい．一方，これとは別に，体表面積に基づいた輸液量計算方法もある（表2）．

輸液量計算はあくまで見積りである

- バクスター法による輸液量の計算方法は熱傷面積，体重を参考にしているが，

表1 初期輸液法

適応と開始時期
　適応：成人で15%熱傷面積以上，小児で10%熱傷面積以上
　開始：熱傷受傷後2時間以内
輸液量と組成
　輸液量（成人）：受傷後24時間で4ml/kg/%熱傷面積を目標値とし，最初の8時間にその1/2量，次の16時間に残りの1/2量を投与する。
　組成　　（成人）：等張電解質液：生理食塩水，乳酸リンゲル液，酢酸リンゲル液
輸液の指標
　指標：成人は尿量 0.5ml/kg/hr を指標として調節する。
　　　　小児（体重30kg未満）では，尿量 1.0ml/kg/hr を指標として調節する。

表2 小児熱傷の初期輸液

ブルーク変法と維持液
　3.0ml/kg/%熱傷面積の電解質輸液＋年齢に応じた5%ブドウ糖含有維持液
　（例：乳児 100ml/kg/day，幼児 60〜90ml/kg/day，学童 40〜60ml/kg/day）
ガルベストン方式
　5%アルブミン加乳酸リンゲル 5,000ml/m^2（熱傷面積）＋2,000ml/m^2（熱傷面積）
シンシナティ方式
　最初の8時間：50mEq NaHCO3 加乳酸リンゲル
　　　　　　　（4.0ml/kg/%熱傷面積）
　次の8時間　：乳酸リンゲル（4.0ml/kg/%熱傷面積）
　最後の8時間：5%アルブミン加乳酸リンゲル
　　　　　　　（4.0ml/kg/%熱傷面積）
　　　　　　　＋1,500ml/m^2（体表面積）（維持量）

その量はあくまで見積もりである。実際には循環血液量が保たれていることが求められる。それには重要臓器（例：脳，心臓，肝臓，腎臓）に血液が十分還流されている証拠として，時間尿量が計測され指標とされる[2]。

時間尿量

● 成人は 0.5ml/kg/hr，小児は 1.0ml/kg/hr を確保することが求められ，それに見合うように輸液量を調節する。

専門病院へ搬送する基準

● 総務省消防庁は最近，熱傷面積や部位において以前よりも重症度判定を明確にしている。救急隊員は生理学的な評価で重篤な意識障害や呼吸循環の異常が認められなくても，熱傷面積がⅡ度20%以上，Ⅲ度10%以上なら重症と判定し，対応可能な病院に搬送することにしている（参照：「熱傷の診断」の項）。
● 小児・高齢者では，Ⅱ度10%以上，Ⅲ度5%以上で重症と判断する。これだと熱傷部位が下肢の場合，軽傷に見えるのに重症と判定されることになるが，急性期の呼吸循環管理を誤れば深刻な事態に陥る危険性がある点を重視すべきである。特に小児の場合，顔面頸部の熱傷では口が小さい，舌が大きいなど上気道が狭く，軟部組織が腫脹すると容易に窒息する危険があるので十分な監視が必要である[3]。

どのような輸液製剤を用いるか

受傷後24時間の輸液は細胞外液組成の輸液を行う。具体的には，生理食塩水，乳酸加リンゲル液（ラクテック®），酢酸加リンゲル液（ヴィーンF®）などである。アルブミン製剤（アルブミナー®）などの膠質液は循環維持が難しい極めて広範囲の重篤な熱傷でないかぎり24時間以内には投与しない。

4. 熱傷

局所治療：Ⅲ度熱傷の保存的治療

山元康徳／川上重彦

感染予防が中心となる

Ⅲ度熱傷の保存的治療とは

広範囲の場合，壊死組織を外科的切除するまでの感染予防が中心となる。外用剤の第1選択は，強力な局所抗菌作用をもつスルファジアジン銀（silver sulfadiazine：SSD，ゲーベン®クリーム1%，田辺三菱）である。ゲーベン®クリームは，含有する銀が細胞膜，細胞壁に作用して抗菌作用を発現すると考えられているため，基本的には耐性はない。

本法のコツ & ピットフォール

ゲーベン®クリームを使用する場合は，できる限り温水浴，シャワーなどの併用により創面の清浄化と壊死組織の除去を行うことが重要である。軽症熱傷に使用すると，疼痛がみられるので使用しない。メロリン®（スミス・アンド・ネフュー社）は，コットン/ポリエステル繊維を多孔性ポリエステルフィルムとポリエステル不織布ではさみこんだ3層構造をもつ非固着性吸収性ドレッシングである。ゲーベン®クリームを塗布した後のドレッシング剤として最適である。

手順

手順① 受傷時の処置

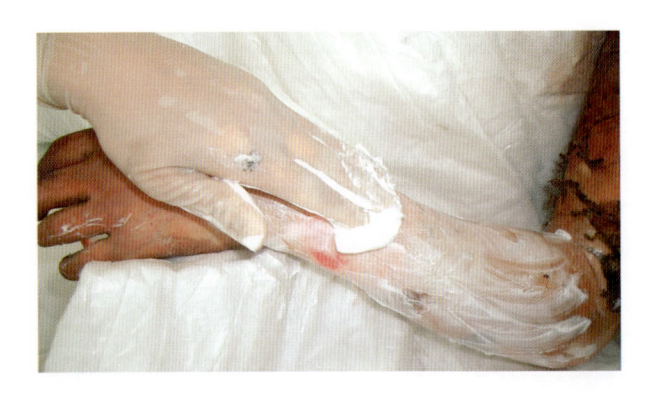

■用意するもの
- 温水ボトル
- 滅菌手袋
- ゲーベン®クリーム
- メロリン®

1日1回，滅菌手袋を用いて，創面に十分な厚さ（約2〜3 mm）でゲーベン®クリームを直接塗布する。

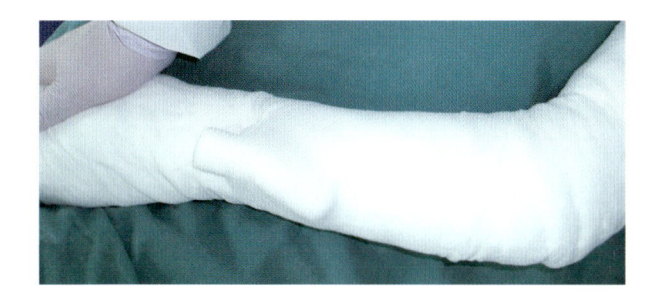

メロリン®を貼付し，包帯を行う。

手順②　受傷2日目の処置

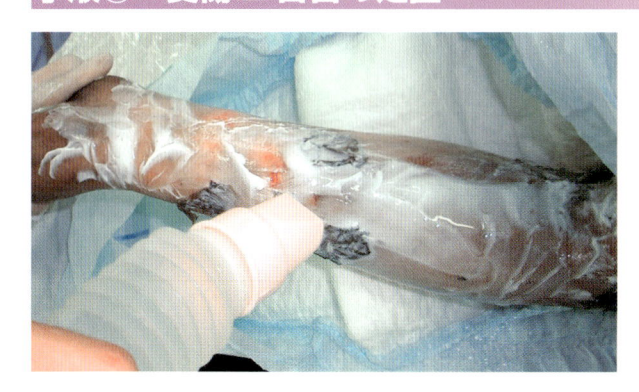

第2日目以後の塗布に際しては，前日に塗布したゲーベン®クリームを清拭または温水などで洗い落としたのち，新たに塗布する。

ここに着目！
ゲーベン®クリームを広範囲に使用した場合，白血球減少に注意する

サルファ剤の全身投与の場合と同様の副作用が現れる恐れがある。白血球減少は 2.58% に生じたという報告があり，注意が必要である。

山元康徳／川上重彦

局所治療：Ⅱ度熱傷の保存的治療

上皮化の促進が中心となる

Ⅱ度熱傷の保存的治療とは

　上皮化を促進させるという観点から，湿潤環境の維持を考慮することが重要である。この観点から，外用剤のみではなく，創傷被覆材の使用も検討する。Ⅱ度熱傷では，上皮化までの日数の短縮や熱傷瘢痕の質の改善が期待できることから，bFGF 製剤トラフェルミン（フィブラストスプレー250/500®，科研製薬）の併用を考慮してもよい。

I 急性創傷
熱傷：局所治療：II度熱傷の保存的治療

本法のコツ & ピットフォール

- 湿潤環境の維持を目的にワセリン軟膏基材を基本とし，熱傷の広さ，深さの状況により抗生物質やステロイドの主剤を選択する。
- 浅達性II度熱傷（superficial dermal burn：SDB）では，被覆材による湿潤療法が適応となる。壊死組織は少なく，感染が大きな問題となりにくいため，被覆材の最も良い適応である。
- 深達性II度熱傷（deep dermal burn：DDB）では，壊死組織が少なからず創面に見られるため，被覆材を使用する場合，感染に注意が必要となる。実際の臨床ではSDBとDDBが混在する。また，受傷早期には熱傷深度の判定が困難な場合もある。感染に留意しながらも，生体が本来もつ創傷治癒機転を阻害しない被覆材による湿潤療法を継続することが望ましい。
- 銀イオン含有ハイドロファイバー被覆材（アクアセル®Ag，コンバテック社）と銀含有アルギン酸ドレッシング（アルジサイト銀®，スミス・アンド・ネフュー社）が，わが国で使用できる抗菌作用を有する創傷被覆材である。ハイドロファイバーは滲出液を吸収，ゲル化することにより細菌などを含む滲出液をドレッシング内部に保持する。また，銀イオンを放出し，抗菌作用を発現させる。ここでは，アクアセル®Agについて手順を述べる。

手順

手順① 受傷後2日（使用開始）

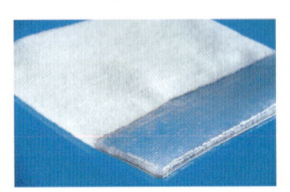

アクアセル®Ag

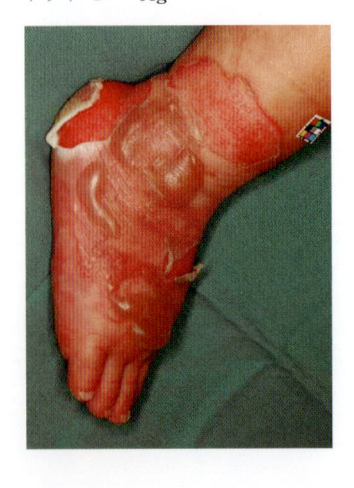

■用意するもの
- アクアセル®Ag
- 生理食塩水
- ポリウレタンフィルム

アクアセル®Agを貼付し，さらにトップドレッシングとしてポリウレタンフィルムを貼付した。熱傷受傷早期は滲出液が多いため，生理食塩水で湿らせる必要はない。過剰な滲出液は周囲の皮膚を浸軟させ，接触性皮膚炎や自己感作性皮膚炎，細菌のコロニー形成を惹起するため，過度の湿潤とならないよう留意する。

手順② 受傷4日目（初回交換）

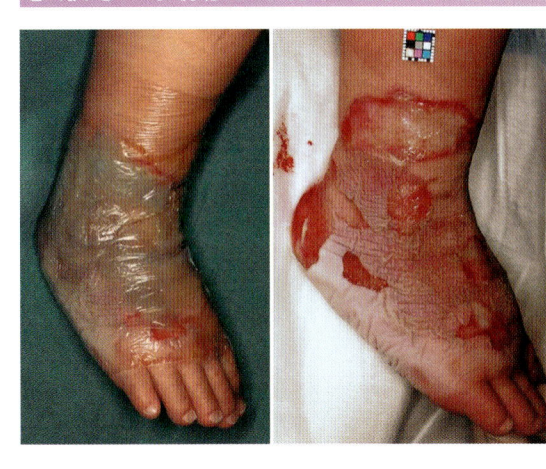

十分な量の水道水または生理食塩水で創部を洗浄する。通常消毒薬は使用しないが，使用するとしても創周囲の正常皮膚のみにとどめるべきである。

手順③ 受傷後7日（2回目交換）

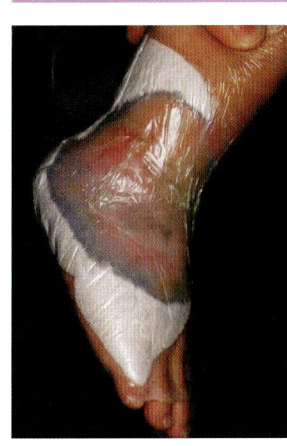

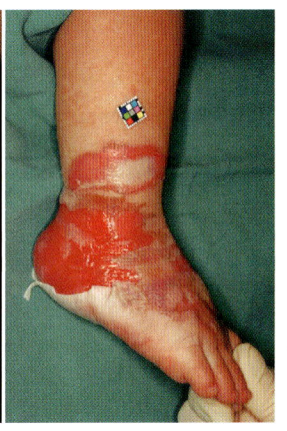

適度な湿潤環境が保たれている。2回目の交換時は，アクアセル®Agに生理食塩水を添加し，湿潤環境の維持を図った。アルギン酸塩製材やハイドロファイバー製材のⅡ度熱傷創での使用上の要点は，創部への固着につながる乾燥を防ぐことである。

手順④ 受傷後11日と受傷後15日

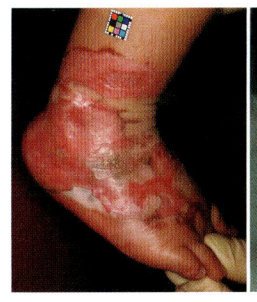

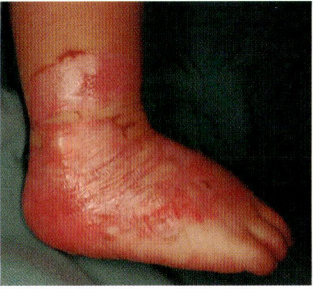

受傷後11日にはほぼ上皮化が得られ，受傷後15日で上皮化が完了した。

ここに着目！
小範囲の熱傷でもトキシックショック症候群が発症することを念頭において創管理を行う

トキシックショック症候群（toxic shock syndrome：TSS）は，黄色ブドウ球菌の外毒素（TSST-1）によって発症し，短時間で劇症化する。抗TSST-1抗体価陽性率が低い小児に，TSSの発症が多い。

後処置

瘢痕の肥厚化や色素沈着を防止するための圧迫や遮光などの後療法が必要である。

局所治療：熱傷の焼痂切除術

山元康徳／川上重彦

焼痂組織を切除する

熱傷創の焼痂切除術とは

保存的に治癒が期待できないⅢ度熱傷（DB）や深達性Ⅱ度熱傷（DDB）に対し，感染源となり得る焼痂壊死組織を除去する手技である。

本法のコツ＆ピットフォール

- 焼痂切除を行う時期により以下のように分類される。
  ①超早期切除（受傷後48時間以内）
  ②早期切除（受傷後2週間以内）
  ③晩期切除（受傷後2週間以降）
- 30% TBSA以上の広範囲熱傷に対しては，受傷後2週間以内にすべて，もしくは90%までの焼痂切除を行う早期手術が推奨される[1]。
- 1回の切除術は，範囲を20～30%以内にとどめ，時間は2時間以内を心がけるべきである。

手順

準備　処置の前に

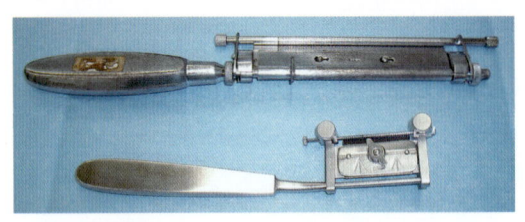

フリーハンドとシルバーナイフ
壊死組織を，明らかな出血点を認める層まで連続分層切除（sequencial excision）をする際に用いる。

■用意するもの
- 10～20万倍希釈エピネフリン添加生理食塩水およびそれを含浸させたガーゼ
- ナイフ類（free hand knife，humby knife，silver knife など）
- 電気メス

筋膜上切除（fascial excision）

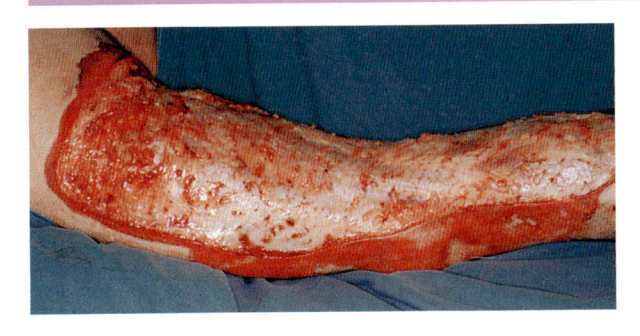

　救命を優先する広範囲のDBが良い適応である。壊死組織とともにその下の脂肪組織を含めてメス（特に電気メス）や鋏を用いて筋膜上で切除する。後述する切除法より，手技は容易で出血量は少なく短時間で行えるという利点があるが，組織の犠牲が大きく術後醜状変形や拘縮を来たすという欠点がある。

連続分層切除（sequential excision）

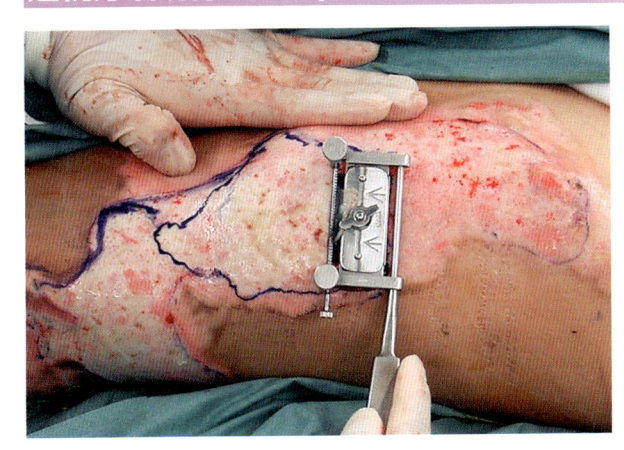

　DDBが良い適応である。明らかな出血点を認める層まで，フリーハンドナイフやシルバーナイフを用いて壊死組織を切除する。手技は煩雑で出血量が多くなるが，組織の犠牲を少なくすることができる。

> **ここに着目！**
> **広範囲熱傷の手術時は，体温低下に気をつけること**
> 広範囲に行う場合，著しく体温が低下することがある。手術室の室温は高めに設定し，輸液や含浸させたガーゼは温めておく。

山元康徳／川上重彦

局所治療：熱傷の植皮術

焼痂切除後に，植皮を行う

熱傷創の植皮術とは

　焼痂切除後の創面を速やかに創閉鎖する手技である。遊離全層植皮は，整容的にも機能的にも優れ，露出部や関節部に好んで用いられる。しかし，良好な移植

I 急性創傷
熱傷：局所治療：熱傷の植皮術

床を必要とし採皮部位や範囲が限定されることから，創閉鎖を目的とした熱傷創の植皮法としては適当とはいえない。ここでは自家遊離分層植皮について述べる。

本法のコツ & ピットフォール

分層植皮片の形状により以下のように分類される。

①シート状植皮（sheet skin graft）：採皮した分層植皮片をそのまま移植する。後述する網状植皮やパッチ植皮より整容的にも機能的にも優れ，顔面や手背などの露出部が良い適応である。

②網状植皮（mesh skin graft）[2]：採皮した分層植皮片を，メッシュデルマトームを用いて網状にして移植する。採取した植皮片より広い範囲の創を閉鎖することができる。また，ドレナージに優れ，生着しやすいという利点がある反面，網目状の痕が残る。

③パッチ植皮（patch skin graft）[3]：薄目植皮片を切手大の大きさとして植皮する。採皮部の犠牲を最小限とし，広い面積を植皮することができるため，創閉鎖を目的とした広範囲熱傷に良い適応がある。植皮片間は瘢痕治癒となるため，整容的にも機能的にもシート状植皮より劣る。

手順

手順① 分層植皮片を採皮する

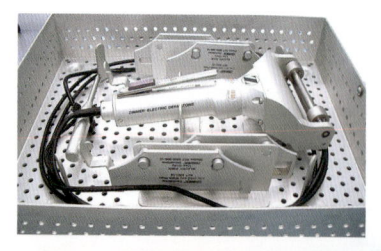

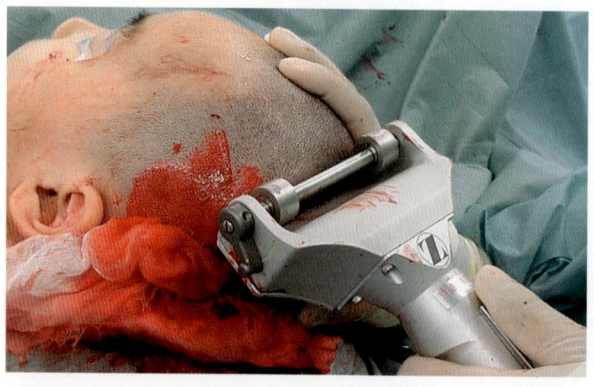

■用意するもの
- 動力式ダーマトーム（電動式・気動式）
- メッシュデルマトーム
- スキンステープラー

動力式ダーマトームを用いて分層植皮片を採皮する。動力式ダーマトームは，熟練を要さずに一定した厚さで，短時間で多量の採皮が行える。広範囲熱傷の創閉鎖に行う採皮には最適である。頭部採皮創は上皮化が早く，採皮痕が目立たないことから，好んで用いられる[4]。

手順② 採皮創を被覆する

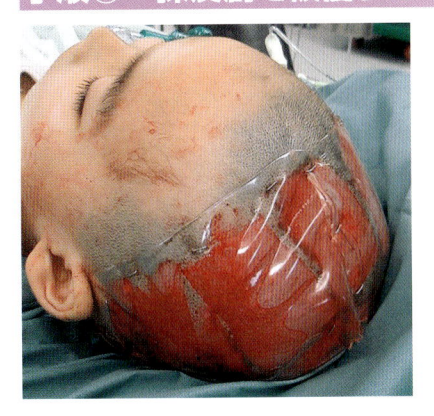

創傷被覆材を貼付する。今回はハイドロゲル型創傷被覆材（ビューゲル®，大鵬薬品）を用い，スキンステープラーで固定した。

手順③ 網状植皮片を作製する

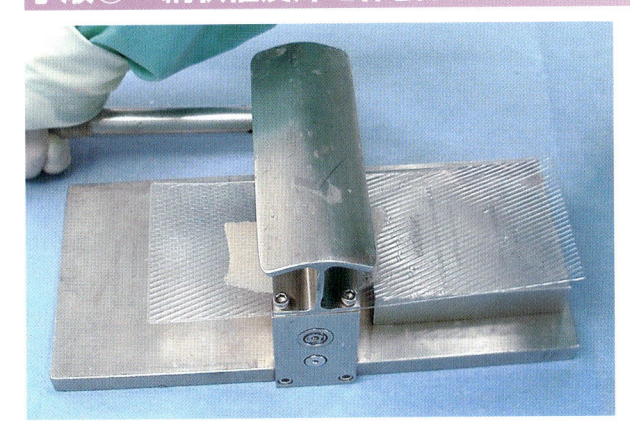

メッシュデルマトームを用いて，採皮した分層植皮片を網状にする。網状にすることで植皮片の1.5倍や3倍の面積に拡大する。

手順④ 植皮片を固定する

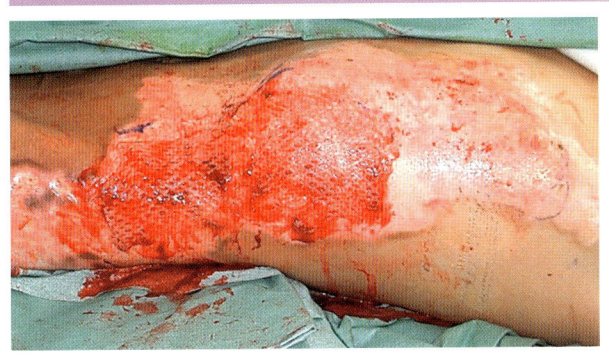

スキンステープラーまたは縫合糸によって網状植皮片を固定する。

後処置

上層のガーゼ交換のみとし，植皮片の安静を図る。採皮創は翌日から洗浄を行い，清潔に保つ。

TOPICS

自家培養表皮ジェイス®（ジェイテック）が，自家植皮のための採皮面積が確保できない重篤な広範囲熱傷で，かつ，受傷面積としてDDBおよびDBの合計面積が体表面積の30％以上の熱傷に対して保険適用となった。

ここに着目！

移植部の感染に注意を払う

植皮片の安静は重要であるが，感染を疑われた場合は，躊躇せずガーゼを除去し洗浄を行う。

I 急性創傷

櫻井裕之

4．熱傷

低温熱傷
moderate temperature burn

低温熱傷は小範囲であっても深達性熱傷となることが多い

低温熱傷とは

- 通常なら熱傷を来たさない程度の熱源であっても，長時間同一部位に接触することにより深達性熱傷を生じることがあり，このような熱傷を低温熱傷という[1]。
- 寒冷時に電気アンカ，ホットカーペット，湯たんぽなどの器具を用いながら，熟睡してしまった場合に生じる場合が多い。
- 受傷直後の局所所見は，皮膚発赤，水疱形成などの浅達性熱傷の印象を与えるが，一般的に深達性熱傷に移行することが多く，創治癒が遷延し，時に植皮術が必要な場合もある。

診断のポイント

- 病歴から，診断は比較的容易である。就寝時の暖房器具使用の有無を確認することが大事である。糖尿病などで末梢知覚神経障害を伴っていたり，意識障害のある患者などでは，本人が暖房器具の使用と創傷の因果関係を自覚していない場合もあり，注意深い病歴聴取が必要である。
- 深達度の判定には時間を要する場合が多く，初診時の局所所見のみで安易に判断せず，経過観察を行うべきである。
- 感染を併発することで深達度が増す場合もあり，周囲の発赤や滲出液の量・性状に関しても注意深く観察する。

病態

- 皮膚への血流は局所における温度上昇に対して熱放散作用を果たすが，糖尿病や動脈疾患など

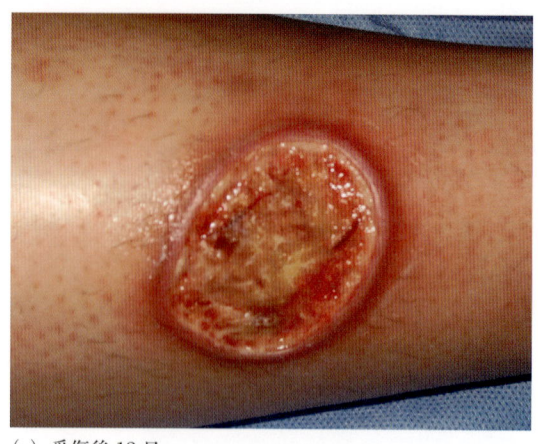

(a) 受傷後 12 日
潰瘍底の脂肪変性が強い。

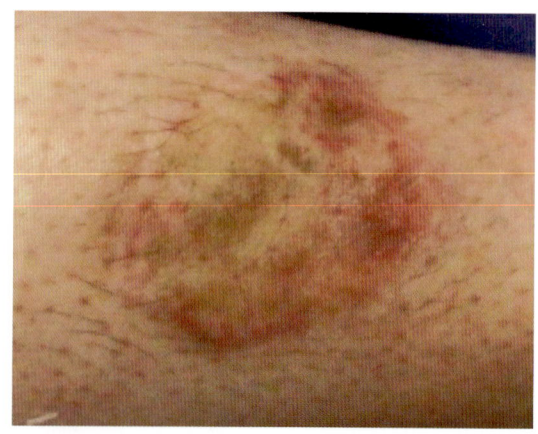

(b) 術後
受傷後 25 日に鼠径部からの全層植皮術を行い治癒した。
図　臨床所見
29 歳，女性，湯たんぽによる下腿低温熱傷

により血流障害を来たしている患者においては，低温熱傷を受傷しやすい。また，健常人であっても，就寝時，酩酊時に電気アンカ，ホットカーペット，湯たんぽなどの器具を用いていた場合，その熱源が疼痛刺激を惹起するほどの高温でないため低温熱傷を生じやすい。さらに，接触部分に圧迫が加わることにより，局所の血流低下からさらにうつ熱状態となり低温熱傷が進行する。したがって，受傷部位としては，足部，下腿などが非常に多い。
- 皮膚は，真皮内・真皮下の血管網が発達しているため比較的血流が保たれるが，皮下脂肪層に

おける血管網はこれに比べ疎なため，蛋白変性が進み皮下組織の障害が高度となる（図）。これが，受傷直後は比較的軽度の皮膚障害として見過ごされやすい大きな要因である。

行うべき検査

- 基礎疾患として，糖尿病や末梢動脈疾患(peripheral arterial disease：PAD) の有無に関して検査を行うべきである。
- 臨床検査所見で特異的な所見はないが，感染併発を疑った場合は炎症所見（CRPなど）をチェックし，創部培養を提出すべきである。

治療

- 治療以前に，患者への啓蒙・生活指導が大事である。冷え性，末梢神経障害，末梢循環障害などで，低温熱傷を繰り返す患者も多い。
- 深達度が明らかになるまでは，ステロイド含有軟膏などでしばらく経過観察する。水疱は感染徴候がなければ，温存する。
- 深達性であることが明らかとなった時点で，局所麻酔下に焼痂切除を行う。この際，潰瘍底の状態を観察し脂肪変性に陥った皮下組織を認めた場合は，可及的にこれも除去する。
- 小範囲であれば，湿潤環境下に創を管理し肉芽形成，上皮化を促進し自然治癒を期待する。
- 創治癒が遷延するようであれば，植皮術を行う場合もある。

ここに着目！
受傷早期では，深達度判断は困難である

初診時の局所所見から安易に深達度を判定すると，創傷治癒遅延に対して患者からの不信感を招くこともある。十分な経過観察が必要であることを，初療時に説明すべきである。

I 急性創傷

5. 特殊な外傷

電撃傷
electric injury

受傷部位の深達度が判定しにくいので要注意

電撃傷とは

- 電撃傷とは，①生体内に電流が通過する際に生じる熱（ジュール熱）による組織の直接傷害，②高電圧で生じるスパークによる熱傷，③衣類の燃焼による熱傷の3つの項目で定義されており，①が臨床上最も問題となる[1]。
- 傷害の程度については，直流より交流の方が3倍程度危険とされている[2]。
- 生体組織の電気抵抗の大きさは，骨＞脂肪＞腱＞皮膚＞筋肉＞血管＞神経の順である。
- 皮膚の湿潤度が高いと電気抵抗が減り，大量の電流が体内を流れるため，組織傷害が大きくなる[3]。
- 電流が電気抵抗の大きな皮膚を通過し，体内で分散したのち再度皮膚を抜け出ていくため，電流の入口部と出口部では深達度の深い熱傷となる。
- 皮下組織，血管および筋肉などの深部組織が傷害されることで，経時的に壊死範囲が拡大することが多い。
- 電気抵抗の大小にかかわらず，通電量および電圧の大きさや電流が通過する組織によって多彩な傷害が出現する[3]。
- 局所症状が軽度であっても，心臓，神経系，腎臓などに傷害を来たすことがあるので，厳重な全身管理が必須である。

診断のポイント

- 通電部位，経路，全身の合併損傷の有無を確認する。
- 大人では，接触部の多くは上肢に見られるが，接地部は下肢・体幹など複数に見られる。このため，電流が分散し，接地部の方が接触部に比べ傷害が軽度なことが多い（図1）。

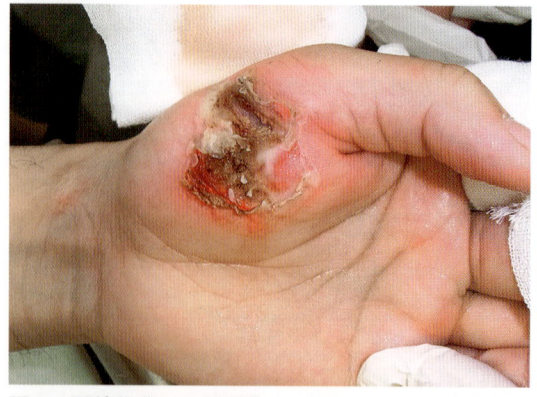

図1　配線作業での電撃傷

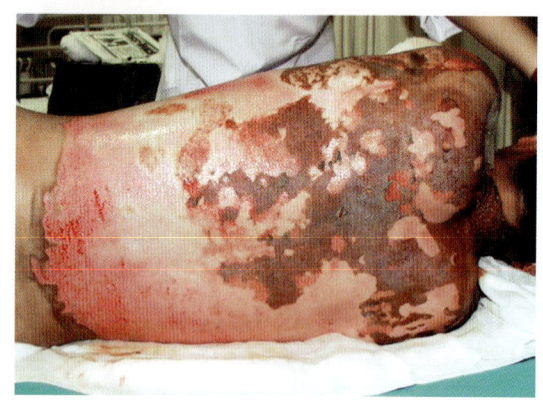

図2　線路構内作業での電撃傷（2万ボルト）

- 子供では口唇の電撃傷が多く，深達性であることが多い。
- 通電は，皮下組織，筋肉および血管に損傷を与え，深達性壊死および進行性壊死を来たす。このため，初期の段階では壊死組織の範囲が明らかではない（図2）。
- 筋肉の損傷では，循環不全や浮腫を来たすためコンパートメント症候群を呈する。
- 循環系の障害では，心室細動による伝導障害，不整脈などの調律異常および血管壁の損傷（動脈瘤形成，出血，血管内の閉塞や狭窄）が認められる。
- 神経系の障害では，中枢神経症状（受傷直後の意識消失，痙攣発作，呼吸停止），脊髄神経症状（運動・知覚麻痺），末梢神経症状（知覚異常・疼痛）などが認められる。しかし，多くは一過性であり重大な後遺症は残さない。
- 病態が挫滅症候群（crush syndrome）に類似

し，筋組織の崩壊による急性腎不全を来たす可能性が高い。
- 他の合併症としては，頻度は少ないが，白内障などの眼球損傷，腹壁損傷や腹腔内臓器の損傷も報告されている[1]。
- 急性障害だけでなく，多彩な遅発性障害（頭痛，痙攣，末梢神経障害，精神異常，動脈瘤破裂など）が出現する可能性もある。

病態

- 心臓や脳への直接的な傷害と，生体内で発生するジュール熱に起因した間接的な傷害がある。
- ジュール熱による臓器や組織の損傷は，遅発性の二次的障害（動脈壁の脆弱化による動脈瘤破裂や消化管壊死による穿孔など）も来たすことがある[2]。

行うべき検査

- 受傷直後は，循環器系（心室細動，不整脈）や脳神経系（意識障害，呼吸停止）の症状が出現するため，バイタルサインのチェックおよび心電図の検査を速やかに行う。
- 頭部外傷，胸腔・腹腔内出血および骨折や脱臼などの合併損傷を見逃さぬよう適宜検査を行う。
- 四肢の関節の自動運動の可否，浮腫の進行，末梢のチアノーゼ，ドップラー血流計による動脈の血流の確認，血清生化学検査（GOT，LDH，CPK，ミオグロビンなどの筋組織からの逸脱酵素の値）などを時間をおって検査し，コンパートメント症候群の有無を確認する。
- 四肢では，壊死の範囲がまばらになることがあるため，CTやMRIによる皮膚や軟部組織，血管および骨などの評価，さらに必要に応じて血管造影による主幹動脈の評価などを行う。
- 急性腎不全に対しては，病態が挫滅症候群に類似しているため，血清生化学検査による筋組織からの逸脱酵素のチェックのほか，BUNやCrなどの腎機能評価および尿量測定や尿検査（ミオグロビン尿やヘモグロビン尿）を経時的に行う。

治療

- 心肺蘇生の必要な患者では，ただちに心電図をモニタリングし，心室細動が持続していれば除細動を行う。
- 筋肉など深部組織の損傷が正確に判定できないため，体表の見かけ上の熱傷をもとに公式を用いて輸液量を算定することは危険である[3]。
- 1.5〜2 ml/時・kgの尿量を指標に，通常の熱傷の輸液量より多めに十分な輸液を行う。また，マンニトールやグリセリンなどの浸透圧利尿剤を使用して利尿を図り，尿をアルカリ性に保つことが重要である[3]。
- 四肢のコンパートメント症候群が疑われる場合，24時間以内に減張切開を行う。また，重度の場合は切断が必要となることもある。
- 深達性であり壊死の範囲が拡大することから，正確な壊死の範囲を判断するのが困難である。創部の観察を頻回に行い，随時デブリードマンを適宜追加する。デブリードマンを行う際は，血管壁の損傷による出血に十分注意する。
- 動脈壁の変性や血栓の脱落などによる後出血が起こることが報告されており[3]，注意を要する。
- 壊死の進行が止まり，創部の深達度が明らかになった段階（受傷後10〜14日）で，デブリードマンを行ったうえで wound bed preparation を開始する。創の部位，欠損範囲，深達度，神経や腱ならびに大血管などの重要臓器の創面への露出の有無に応じて，植皮および有茎皮弁や遊離皮弁による再建を検討する。

> **ここに着目！**
> **通常の熱傷と電撃傷では病態が違うことに注意！**
> 熱傷の小項目の中に電撃傷が位置づけられていることが多いが，病態はまったく異なるものである。小範囲の電撃傷であっても，心肺停止や急性腎不全など全身状態が急激に重症化する可能性がある。そのため電撃傷の治療を行う際には，十分にその病態を理解したうえで，厳重な全身管理や局所管理を行うことが求められる。

I 急性創傷

5. 特殊な外傷

雷撃傷
lightning injury

局所所見は，電撃傷より軽症であることが多い

雷撃傷とは

- 平成22年度警察白書によると，平成17年から平成21年の過去5年間の雷撃傷患者は64名（死亡14名，負傷50名）であった。
- 落雷は，電流や電圧が極めて大きく，通電時間が極めて短いのが特徴である。
- 落雷の衝撃電流の刺激がさまざまな生体反応を起こす。
- 電撃傷との違いは以下の7つである
① 死亡の大部分は即死で，遷延死はまれである。
② 生存者の大部分は速やかに回復し，後遺症はまれである。
③ 頭部通電による一過性意識障害がしばしば発生する。
④ 電紋はしばしば認められるが，筋肉損傷および進行性壊死はまれである。局所損傷の深さは，浅達性Ⅱ度熱傷までに留まっていることが多い。
⑤ 受傷後早期の低K血症が遷延することがある。
⑥ 時に神経痛が遷延することがある。
⑦ 年齢・性別には無関係に受傷し，一落雷で多数が受傷することがある[1]。
- 落雷地点近傍でも，雷電流の誘導や，放電およびその爆風などによって雷撃傷を来たすことがある[1]。

診断のポイント

- 死亡の大部分は，落雷現場での心停止・呼吸停止による即死である（**図1**）[2]。
- 現場で心拍が再開した例では，救命することが可能である。頭部通電による一過性意識障害が頻発するが，後遺症はまれである[2]。
- 文献の報告として，心電図に一過性のST・T

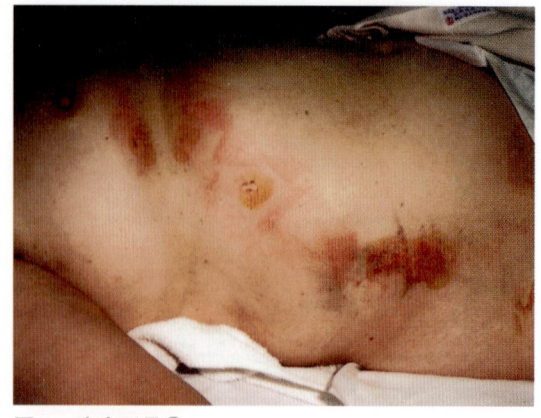

図1 臨床所見①
57歳，女性，落雷が直撃し受傷し，心肺停止状態にて搬入された。

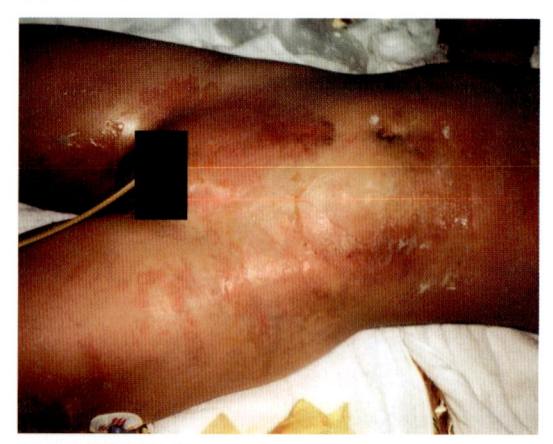

図2 臨床所見②
10歳，男児，3m離れた木に落雷があり受傷した。

の変化を来たした例[3]，一過性の低K血症による心電図T波の平坦化を伴った例[4]，受傷3時間後に急速に肺水腫を来たした例[5]などがある。
- 雷撃傷麻痺（keraunoparalysis：KP）は，受傷直後の四肢に見られる。特に下肢に多く，強い虚血を伴うことがある。その原因としては，頭蓋内に続く脊柱管内を流れる雷電流が，胸腰髄移行部への主動脈 A. radiculomedularis anterior magma（Adamkiewicz）に虚血を起こすためと考えられている[1]。
- 白内障や聴覚障害を合併することもある[1]。
- 皮膚表面を流れる雷電流の放電火花によって，枝分かれ状または放射線状などの模様をしたⅠ度～浅達性Ⅱ度熱傷を来たすことが多い（図

2)．
- 電撃傷のようなジュール熱による組織損傷は少ないが，コンパートメント症候群や急性腎不全の可能性については考慮しておく必要がある．

病態

- 通電経路は，頭部と下肢の間の身長方向であることが多い[6]．
- 大部分の電流は，体表面を放電火花となって流れる体外電流である．体内電流は電撃傷に比べ非常に少なく，体内でのジュール熱の影響は少ない[6]．

行うべき検査

- 受傷直後は循環器系（心停止）や脳神経系（意識障害，呼吸停止）に症状が出現するため，バイタルサインのチェックを速やかに行う．
- 速やかに行う検査は，①循環・呼吸状態の監視（血液ガス分析，心電図，胸部X線写真），②意識障害（頭部CT，脳波），③血算，血液生化学（電解質・肝腎機能障害など），④検尿である．
- 頭部外傷，胸腔や腹腔内出血および骨折や脱臼などの合併損傷を見逃さぬよう適宜検査を行う．

- 全身状態が安定した後に，聴力検査（鼓膜穿孔），眼科的検査（白内障）および神経痛などの精査を行う．

治療

- 心肺蘇生の必要な患者では，ただちに心電図をモニタリングし，心室細動が持続していれば除細動を行う．
- 乳酸化リンゲル液輸液および尿道カテーテル留置（1.5〜2 ml/kg 最低毎時尿量のチェック）を行い，厳重な輸液管理を行う．
- 重症度については，①意識の消失・混濁，脈拍・呼吸の異常，②頭頸部・胸背部のⅠ度熱傷か浅達性Ⅱ度熱傷，③四肢の運動・知覚の障害，④ショック状態の4点のうち1点でも認めた場合，重症と判定し十分な経過観察を行う必要がある．
- 落雷地点付近で受傷した場合でも，症状が改善していなければ入院，検査および経過観察を行う必要がある[1]．
- 局所処置としては，通常の熱傷に準じた治療を行う．
- 急性腎不全や四肢のコンパートメント症候群など，電撃傷と類似の症状が出現した場合には，電撃傷に準じた治療を開始する．

ここに着目！

落雷地点近傍の雷撃傷患者にも注意する

雷電流の電磁誘導による直接の受傷，人または木に直撃したのち分岐する電流による間接的な雷撃傷，放電による熱傷や爆風による受傷，落雷によって転倒した物が直撃するなどの二次的被害による外傷など，落雷地点近傍も非常に危険である．そのような近傍の雷撃傷患者も，医療機関での診察を受ける必要がある．

I 急性創傷

王丸陽光／清川兼輔

5. 特殊な外傷

化学損傷
chemical injury

接触した化学物質によって損傷の程度が異なる

化学損傷とは

- 化学損傷とは，化学物質に接触することによって起こる皮膚や粘膜の障害である（図1）。
- 全熱傷患者の1.6〜3.3％を占め，労災事故によるものが多い[1]。
- 化学損傷を引き起こす物質を大別すると，①酸，②アルカリ，③芳香族化合物，④脂肪族炭化水素，⑤金属およびその化合物，⑥非鉄金属およびその化合物，などがある[2]。
- 付着した化学物質が不活化されるか除去されていない限り，傷害が進行していく点が通常の熱傷と異なる。
- 損傷の程度は，化学物質のpH，毒性，濃度，量，接触時間および温度などによって決定される[2]。
- 化学物質は，一般的に容易には除去できず傷害作用時間も長くなるため，深達度の診断が困難であり，組織傷害が見た目以上に深部にまで及ぶ場合もある。
- 化学損傷の特徴として，①組織破壊の持続時間が長い，②症状の発現が遅れることがある，③初期には損傷深度の判定が困難である，④全身的な中毒症状を呈することがある，⑤輸液量が不足しやすい，⑥損傷部位は上半身が多い，などがある[3]。

診断のポイント

- 使用していた薬品，物質，受傷時の状況および現場で行われた処置などを聴取し，合併損傷を推定することが重要である。
- 同時に受傷した外傷などの合併症の有無，吸入や嚥下による気道や上部消化管の損傷，また眼球損傷などの可能性を考慮しておくことが必要である。
- 広範囲症例や長時間暴露症例では，創面からの吸収による中毒などの全身的影響を考慮しておくことが必要である。
- 化学物質特有の着色や化学物質と蛋白が反応することによる色調の変化により，初期の段階での深達度の評価が困難である。
- 化学物質が残存していると皮膚損傷が進行していくため，リトマス試験紙や尿試験紙などで

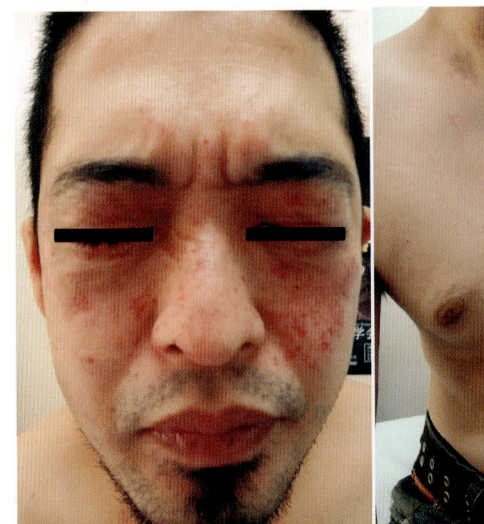

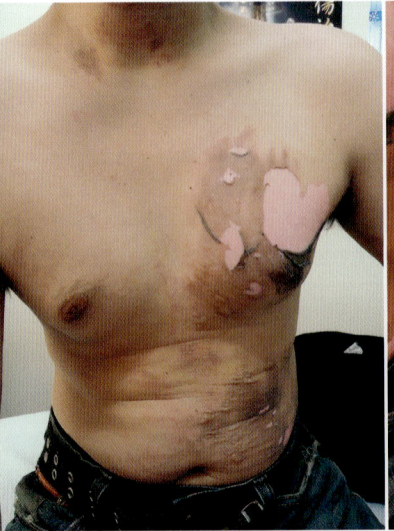

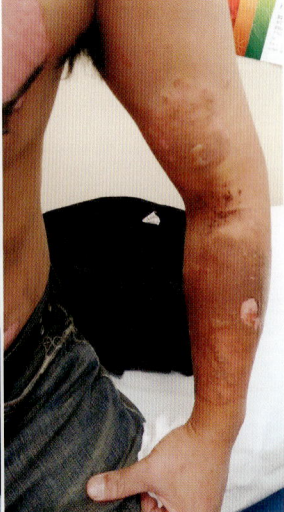

図1　臨床所見
35歳，男性，水酸化ナトリウムの洗剤液にて受傷した。

- pHのモニタリングを行いながら，頻回の局所観察を行う必要がある。
- 化学物質の種類によっては，受傷直後は局所症状を認めず，数時間を経過してから症状が出現してくることがあるので注意する。
- アルカリのように低濃度では自覚症状が出現しなかったり，フェノールなどの局所麻酔作用があるものでは疼痛が生じない場合もあるので，自覚症状がないからといって治療の開始が遅れないようにする。

病態

- 酸では，蛋白と結合し吸水性の高い酸アルブミンに変化することで組織が乾性壊死を来たす[2]。
- アルカリでは，①吸水作用による細胞内脱水，②鹸化作用による反応熱の発生，③蛋白と結合しアルカリアルブミンを形成することによる組織融解，の3つの作用により，酸より組織損傷が重度である[2]。
- 芳香族化合物や脂肪族化合物では，蛋白変性が生じ，主に皮膚や粘膜の凝固壊死を起こす[2]。
- 金属およびその化合物では，水と反応することで高熱を発生したり，強酸・強アルカリへの変化が生じる[2]。
- 非金属では，酸化による強酸への変化や高熱が生じる[2]。

行うべき検査

- 化学物質の種類によって予後が異なるため，受傷時の状況など詳細に問診をとる。
- 熱傷に準じた損傷面積の算定を行い，皮膚以外の損傷（眼，上部消化管，気管・肺など）も精査する。
- 化学物質の重篤な症状として，低カルシウム血症（フッ化水素酸），不整脈・突然死（リン），不整脈・中枢神経毒（フェノール），腎毒性や心毒性（クロム酸），上気道障害や多臓器不全（灯油），溶血・肝腎障害（酢酸）などがあり，物質の種類により多彩な症状を来たすため，厳重なモニタリングが必要である。
- 受傷初期での深達度の診断が困難であるため，治療経過中にpH計測，pin prick testおよび生検などを行いつつ，創部を頻回に観察する。

治療

- 初期治療としては，流水による長時間の大量洗浄が必須である。
- 流水による洗浄後に，中和剤（フッ化水素酸の受傷に対するカルシウムグルコネートの投与など）を使用することもある。
- 化学損傷の特殊性を理解したうえで，熱傷に準じた全身管理とその後に起こり得る合併症に対しての治療を行う。
- 皮膚損傷に関して，頻回に経過観察および検査を行い，壊死組織が生じた場合には適宜デブリードマンを行う。
- クロム酸では，経皮吸収が早く重症化しやすいことから，早期にデブリードマンを行う場合もある。
- 化学物質を取り扱う企業内での受傷の場合は，厚生労働省より労働安全衛生法により化学物質などの安全データシート（MSDS）の常備が義務づけられているため，化学物質のデータや人体に及ぼす影響および対処方法などの情報を得やすい[4]。
- また，大阪中毒110番（tel：072-726-9923），つくば中毒（tel：029-851-9999），独立行政法人労働者健康福祉機構産業中毒ホームページ（http://www.research12.jp），財団法人日本中毒情報センター（http://www.j-poison-ic.or.jp）からの情報収集も行う[4]。

ここに着目！

皮膚損傷の深達度の判定が難しいため注意する

化学物質が完全に除去または中和されない限り皮膚損傷は進行する。また，浅達性II度熱傷に相当する皮膚損傷であっても水疱形成を認めず，さらに化学物質により損傷皮膚の色調が変化することもあるため，特に初期の段階で深達度を判定することが困難である。そのため，頻回の検査および局所評価が必要である。

I 急性創傷

5. 特殊な外傷

凍傷
frostbite, cold injuries

正しい初期治療と深度判定が重要である

凍傷とは

- 凍傷とは，氷点（通常－0.55℃）以下の環境下に曝露されることにより，四肢末梢，耳，鼻などの組織が氷結することによる障害である。
- 1812年，ナポレオンのモスクワ遠征からの撤退の際，兵士の多くが凍傷に罹患したが，その後も，第一次世界大戦，朝鮮戦争，またフォークランド紛争など寒冷地を戦場とする兵士に多く発生した歴史がある。
- 近年では，スキーなどのウィンタースポーツ，雪山登山などの野外活動などにより一般市民の受傷例が主体である。また，経済不況を背景に，ホームレスやアルコール・薬物中毒，精神異常者などの間でも凍傷が発生する。

診断のポイント

- 熱傷同様，凍傷も深度判定が極めて重要である。なぜならば，その深度に応じて，その後の治療経過が大きく異なるからである。凍傷の深度は，Ⅰ～Ⅳ度までの4段階に分けられる。
- Ⅰ度凍傷は，中央部分の白斑と周囲の発赤を呈し，しびれや灼熱感を伴う。
- Ⅱ度凍傷は水疱形成を伴うが，その内容は透明もしくはミルク色を呈している。Ⅱ度の凍傷は水疱除去後上皮化が得られる（図）。
- Ⅲ度凍傷は，同様に水疱形成を来たすが，その内容液は血液成分を伴っているのが特徴的である。2週間を過ぎると固い焼痂様組織に変質し，結局皮膚全層壊死に陥る（図）。
- Ⅳ度凍傷の場合は，障害が筋肉，骨にまで及んでおり，切断が必要である。

病態

- 寒冷環境下では，深部体温を保つための防御機構として皮膚への血管は収縮するが，長時間持続することにより血行不全に陥り，凍傷を生じる。
- 凍傷による皮膚障害のメカニズムは2つの異なる要素がある。1つは細胞外液の氷結による直接的な細胞膜障害および浸透圧変化に伴う細胞内脱水によるものであり，もう1つは再加温の際に生じる皮膚血流障害による進行性壊死である。

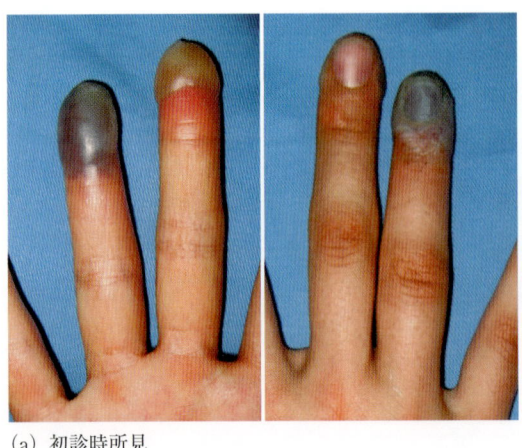

(a) 初診時所見

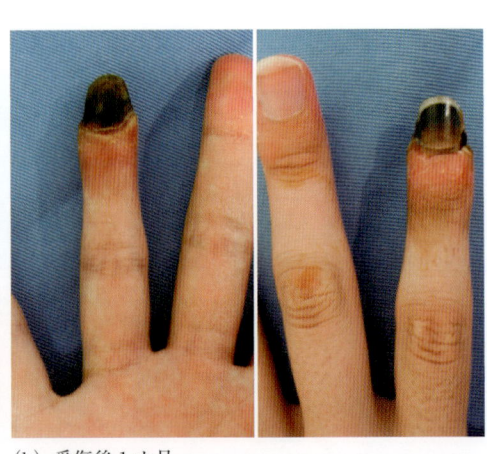

(b) 受傷後1カ月
環指指先部は壊死に陥っているが，中指は上皮化している。

図　臨床所見
21歳，女性，雪山登山の際，右中指（Ⅱ度），環指凍傷（Ⅳ度）を受傷した。

行うべき検査

- 基礎疾患として，糖尿病や末梢動脈性疾患（peripheral arterial disease：PAD）の有無に関して検査を行うべきである。
- 臨床検査所見で特異的な所見はないが，感染併発を疑った場合は炎症所見（CRPなど）をチェックし，創部培養を提出すべきである。

治療

凍傷の治療としては，
① プレホスピタルケア（病院搬送前の野外）
② 加温解凍
③ 解凍後の治療

と3つに分けて考えるべきである。

1）プレホスピタルケア

野外で凍傷の可能性がある患者が発生した場合，できるだけ速やかに専門医療機関に搬送すべきである。その待機中に行うべきことは，患部の安静・保護に努めることのみである。この時期に患部を暖かい手でこすったりすることは，血流増加の効果がないばかりか，機械的損傷を招く可能性もあり推奨されない。また，解凍と再氷結を繰り返すことにより組織障害はさらに増大するため，専門施設に搬送するまでの間の処置は，毛布などに包み患部の安静を図ることのみに留め，不用意な加温は慎むべきである。

2）加温解凍

専門施設に搬送された後は，温かい場所に収容し，凍傷部位を40～42℃の湯に浸し急速に加温する。加温は完全に解凍するまで15～30分継続し，それが不可能な状況なら，凍傷に冒されていない人の皮膚に接触させて温める。これは患部に知覚と運動機能が戻るまで続けるが，この過程で神経が解凍されるに伴ってしばしば激しい痛みが生じる。凍傷部位に含まれる氷の結晶が周囲の組織を傷つけるおそれがあり，決して凍傷部位をこすったり，叩いたり，振ったりしてはならない。温める処置は一定時間継続して行わなければならない。

3）解凍後の治療

熱傷と同様に凍傷による損傷部位は易感染性であり，破傷風予防と抗生剤による感染予防が必要である。解凍により組織内氷結に伴う組織障害はただちに改善するが，その後に生じる進行性皮膚壊死を免れるわけではない。進行性皮膚壊死を最小限に留めるための治療として，低分子デキストラン，抗凝固療法，血管拡張剤，交感神経ブロック，高圧酸素療法などの報告はあるが，いずれもその効果に関して一定の見解は得られていない。

壊疽に至った凍傷部位は，黒変しミイラ化するので壊死域が確定した時点で，切断やデブリードマンが必要となる。鼻が壊死した場合は，整容目的に顔面形成術を行う場合もある。

ここに着目！

特に血性の水疱形成を認めた場合，深い凍傷であることを予測する
切断に至る可能性があることを患者に説明しておくべきである。

I 急性創傷

5. 特殊な外傷

医原性創傷：
点滴漏れ（血管外薬剤漏出）
extravasation injury

点滴漏れは早期の発見と対応が重要である

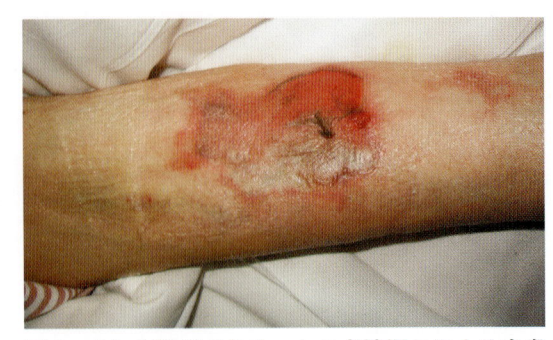

図1 メシル酸ガベキサートの点滴漏れによる皮膚障害
水疱を伴った紫斑性変化を認める。

点滴漏れとは

- 薬剤の副作用ではなく，血管外に漏れた薬剤による医原性の組織障害である．
- 多くの薬剤の点滴漏れは保存的治療で自然治癒し問題とならないが，炎症や壊死を惹起する性質をもつ抗癌剤のような薬剤では障害を生じる．
- 血管外へ漏れた薬剤の性質により浸透圧や直接細胞毒による組織障害，内皮細胞障害，局所循環障害が周囲組織に発生し，一般的に薬剤の濃度と漏出量に比例した障害を生じる．

診断のポイント

- 血管外へ漏出した薬剤によっては対応が異なるため，その薬剤の把握が大事である．医療従事者および当事者から情報収集を行い，発生時の状況から薬剤の種類とその漏出量を把握する．
- 漏出量が少ない場合は，初期には臨床所見が乏しいことがあるので注意が必要である．抗癌剤やメシル酸ガベキサートは1カ月以上経過ののちに潰瘍形成を呈することがある．
- 点滴は肘窩付近や手背に行われていることが多く，近辺に神経，腱などの重要組織が存在するため，初診時に臨床所見が乏しくても後に重度の後遺症を残し得ることを視野にいれた診断・対応が望ましい．

病態

- 血管外に漏出した薬剤によりその機序は異なる．浸透圧性の障害を与えるもの，直接細胞障害毒をもつもの，内皮細胞障害毒性をもつもの，局所循環不全を来たすものに大別される（表1）．
- 抗癌剤は少量の漏出でも水疱性皮膚壊死を生じ，難治性潰瘍を惹起しやすい起壊死性抗癌剤と，多少漏れてもほとんど炎症反応を起こさない起炎症性抗癌剤，その中間で局所での炎症は起こすが潰瘍まではほとんど進展しない炎症性抗癌剤に大別される（表2）．

行うべき検査

- 頻回に患部を観察する．
- 四肢の点滴漏れでは，疼痛による運動低下および腱，神経，筋などの軟部組織へ不可逆性な変化を起こし，拘縮などの機能障害を残すことがあるので早期より機能評価を行っておく．

治療

■初期治療

- 点滴を即時中止し，抜針の前にそのまま3〜5mlの血液を吸出する．
- 漏出薬剤が抗癌剤以外であれば，患部を15分程度保温することで血管拡張および漏出薬剤の吸収拡散を行い，その後に冷却を行う．
- 漏出薬剤が抗癌剤の場合は当初より患部の冷却を行う．ただし，ビンカアルカロイド系では冷却は増悪させるとされ，温湿布が推奨されている．また，オキサリプラチンでも冷却は行わない（表2）．また，対応に悩んだ場合には薬剤

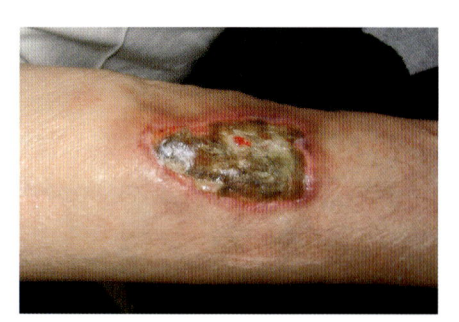

図2 図1の症例の1カ月後
患部の皮膚に壊死を生じている。

表1 組織障害を生じる主な薬剤

1) 浸透圧性障害
   高張ブドウ糖液，マンニトール，アシクロビル，造影剤など
2) 直接細胞毒
   抗癌剤など
3) 血管内皮細胞障害
   メシル酸ガベキサートなど
4) 局所循環不全
   ドーパミン，ノルエピネフリンなど

(Robijns BJ, et al : Localized bullous eruptions caused by extravasation of commonly used intravenous infusion fluids. Dermatologica 182 : 39-42, 1991 より一部引用改変)

表2 血管外漏出における抗癌剤の組織障害に基づく分類

起壊死性抗癌剤	炎症性抗癌剤	起炎症性抗癌剤
ドキソルビシン	シスプラチン	L-アスパラキナーゼ
ダウノルビシン	シクロホスファミド	ブレオマイシン
イダルビシン	ダカルバジン	シタラビン
エピルビシン	エトポシド	メトトレキサート
アムルビシン	フルオロウラシル	ペプロマイシン
マイトマイシンC	ゲムシタビン	エノシタビン
ミトキサントロン	チオテパ	トシリズマブ
ビンブラスチン（保温）	イホスファミド	ベバシズマブ
ビンクリスチン（保温）	アクラルビシン	セツキシマブ
ビンデシン（保温）	カルボプラチン	トラスツズマブ
ビノレルビン（保温）	ネダプラチン	パニツムマブ
パクリタキセル（保温）	イリノテカン	リツキシマブ
ドセタキセル（保温）	ラニムスチン	
ゲムツズマブオゾガマイシン	ニムスチン	
	オキサリプラチン（保温）	

（保温）と記載のあるものは初期対応で冷却が望ましくないものを示す。

の添付文書に記載してある文献請求先に問い合わせてみるのも手である。
● 患肢の挙上を行う。
● 漏出薬剤によっては解毒剤の局注が有効との報告[2]もあるが，これらの解毒剤は試薬であることに留意して適応を決定することが望ましい。
● 漏出薬剤が起壊死性抗癌剤の場合は，ステロイドおよび麻酔薬を漏出範囲より大きく範囲をとって皮下へ注入する。その後，ステロイド軟膏を同部に塗布する（ただし，ビンカアルカロイド系薬剤の漏出に際しては，ステロイドの局注は増悪させるとの報告があり，禁忌とする報告

が多い）。翌日以降，紅斑や疼痛が増強する場合は，ステロイドの皮下注を反復するとともにステロイドの内服を開始する。

処方例）デカドロン®4〜8 mg＋1％キシロカイン®4〜8 ml
患部およびその周囲の皮下へ注入
デルモベート®軟膏　適量外用

処方例）セレスタミン®1日6錠

■ 慢性期治療
● 四肢の機能障害の予防目的に理学療法を行い，そのほか疼痛などの症状には対症療法を行う。
● 患部に壊死を生じて潰瘍を形成した場合にも医原性の傷害であることに留意し，まずは積極的な外科的処置は行わず，デブリードマン程度にとどめて保存的治療を行う。保存的治療で治癒を見込めない場合や，主疾患の治療のために早期の創閉鎖を必要とする場合には，植皮や皮弁による創閉鎖を図る。

ここに着目！

手背部の点滴漏れには要注意

肘窩，前腕，手背部は日常よく点滴の刺入部として用いられている。中でも手背部は皮下組織が薄く，疎な結合組織でなり，その直下には伸筋腱が存在する。そのため，この部位での点滴漏れでは炎症・感染が起こると手指の機能に影響しやすい。患部の安静を長期に強いると指の関節拘縮が起こり，また，同部の壊死を来たすと腱露出や腱の癒着・感染の原因ともなるので注意が必要である。

医原性創傷：
粘着テープによる皮膚炎

貼付による皮膚の浸軟状態が第1の要因

粘着テープによる皮膚炎とは

- 粘着テープを貼付することにより生じる皮膚炎。
- 粘着テープの貼付により皮膚の不感蒸泄が阻害され、角質層の水分が過剰になり浸軟状態となる。この状態で、剥離という物理的刺激によって角質・表皮剥離が生じる。また、粘着テープ辺縁の皮膚・テープの伸縮によって生じる緊張性水疱、化学的刺激による一次刺激性接触皮膚炎、アレルギー性接触皮膚炎、細菌繁殖による感染などが生じる[1)2)]。
- 角質・表皮剥離とは、テープ剥離の繰り返しにより角質や表皮が剥離し、紅斑やびらんになることである（図1）。
- 緊張性水疱とは、テープを引き伸ばして貼付した際に、表皮にテープの張力がかかり水疱を形成する（図2）。
- 一次刺激性接触皮膚炎とは、テープの原材料ならびにテープを貼付する前に付着していた物質が、テープを貼付することで皮膚に浸透して起こった皮膚炎を指す。テープの貼付部に紅斑、水疱、かゆみ、疼痛を伴う[3)]。粘着テープによる皮膚障害の約70％が接触皮膚炎である[4)]（図3）。
- アレルギー性接触皮膚炎とは、テープ材料の物質のアレルギー反応によって起こった皮膚炎を言う。
- 感染とは、テープ貼付による浸軟状態と毛嚢が塞がれることによる毛嚢の細菌繁殖である。かゆみや痛みを伴う炎症を生じる。

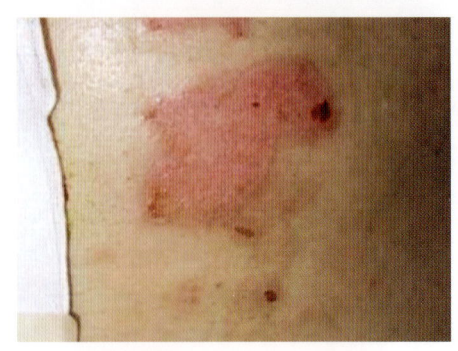

図1　表皮剥離

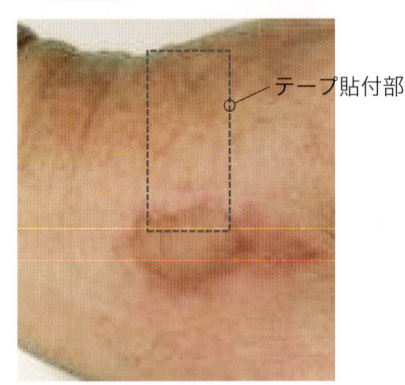

図2　緊張性水疱
　静脈ラインのテープ固定により、テープ辺縁に水疱を生じた。

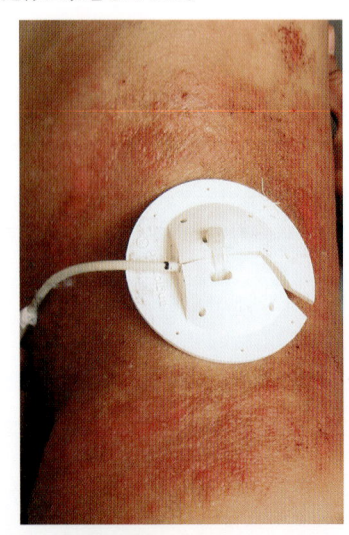

図3　接触皮膚炎
　腎瘻の固定のために粘着テープで固定していたところ、同一部位に皮膚炎を生じた。

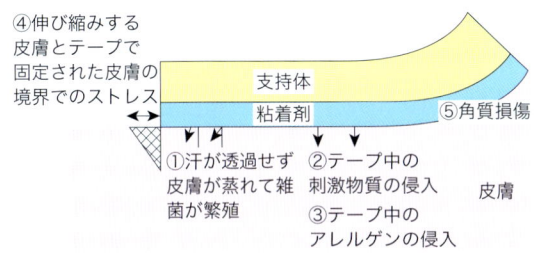

図4 粘着テープによる皮膚障害を引き起こす要因
(木之下隆士ほか：医療用粘着テープの知識．日本創傷・オストミー・失禁ケア研究会誌4：1-8，2000より引用)

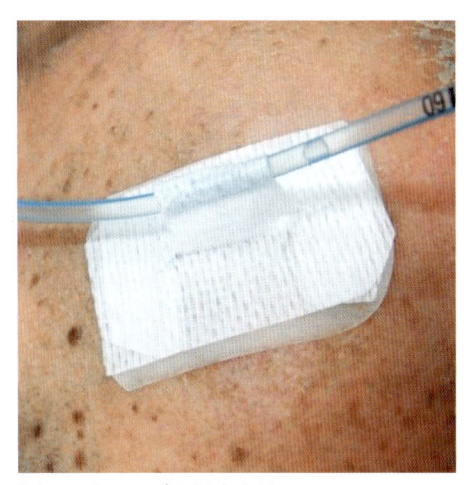

図5 チューブの固定方法
チューブを固定するために，薄型のハイドロコロイド材を貼付し，その上から粘着テープで固定する．

診断のポイント

- 粘着テープ貼付部に一致，あるいは体の動きにより皮膚が伸縮する場合，貼付部の辺縁に出現する．
- 粘着テープの種類（粘着剤，支持体）は何か．
- 粘着剤には，ゴム，アクリル，ゲル，シリコンゲルなどがある．支持体の基材には，紙，不織布，布，プラスチック，伸縮布などがある．粘着テープの水分透過性によって，皮膚の浸軟の程度が変わる．
- 伸縮性があるテープの場合，貼付時に引き伸ばして貼付したか．
- 圧迫固定時にテープを引き伸ばして生じることが多い．また，可動性のある部位（関節付近，体動により皮膚が伸縮する部位）に生じやすい．
- 粘着テープの貼付時間，剥離の回数とその頻度．
- 同一部位に何度もテープの貼付・剥離を繰り返すことで，角質層が剥離され損傷を受けやすくなる．
- テープを貼付する前に皮膚の清潔ケアが実施されたか．
- 皮膚に刺激物質（薬品，排泄物など）が付着した状態でテープを貼付した場合には，皮膚炎を引き起こしやすくなる．
- 低栄養，局所の循環不全，浮腫，高齢者，抗がん剤投与，GVHDなど，皮膚（表皮・真皮の結合）が脆弱な場合は，皮膚の感受性が高くなり，皮膚炎が出現しやすい．

病態

- 粘着テープを貼付することにより皮膚の不感蒸泄が阻害され，皮膚の角質層の水分が過剰になり浸軟状態になる[1]．浸軟状態では皮膚表面の弱酸性の環境が崩壊し，角化細胞が傷害され，リソゾームや各種サイトカインが放出され皮膚のバリア機能が破綻し，物理的刺激に脆く粘着テープの剥離で容易に角質が剥がれ，細菌の繁殖，化学物質の侵入が容易となり，皮膚炎を起こす（図4）．
- 粘着テープを引き伸ばして貼付すると，テープの張力により辺縁部の皮膚に緊張が生じ，表皮と真皮の境界部が剥離し水疱が形成されやすくなる．また，水分蒸散量はテープの中央部分よりも辺縁部分に上昇する傾向にある[5]ため，皮膚の透過性が上昇し損傷を受けやすくなる．
- アレルギー性接触皮膚炎は，原因物質が表皮のランゲルハンス細胞によって捕獲され所属リンパ節に移動しT細胞へ抗原情報を伝え，T細胞はリンパ節で増殖し感作が成立する．感作成立後に原因物質が侵入した際に，感作T細胞が活性化して各種サイトカインを放出し，迅速に炎症反応が惹起され皮膚炎となる[6]．

I 急性創傷
特殊な外傷：医原性創傷：弾性ストッキングによる損傷

行うべき検査
- パッチテストによって原因物質を同定する。

治療
- アレルギー性接触皮膚炎の場合は，アレルゲンを含むテープの使用を禁忌とし，ステロイド外用薬を使用する。
- 感染がない場合は，真皮に至る創傷に使用する創傷被覆材（ハイドロコロイドドレッシング，ポリウレタンフォーム）を貼付し，その上から粘着テープを使用する（図5）。
- 脆弱な皮膚の患者の場合には，粘着テープを使用する際にあらかじめ貼付部位に皮膚被膜材を使用するか，あるいは粘着剤がシリコンゲルのテープを使用し，角質の剥離を最小限にする。また，テープ剥離の際，剥離材を使用し，剥離刺激を軽減することもある。

> **ここに着目！**
> **固定するという目的を達成できるように**
> 粘着テープは，治療上必要なものを身体に固定するために使用するが，皮膚障害を起こしてしまった場合には，使用できなくなることがある。この場合には皮膚障害部位を改善しつつ，「固定」する方法を考えることも重要である。

寺師浩人

医原性創傷：弾性ストッキングの装着による損傷

DVT予防のための一律の弾性ストッキング装着は危険である

　図1の3症例はいずれも手術時のDVT（深部静脈血栓症）予防のための弾性ストッキング装着による損傷である。いずれの症例も末梢動脈性疾患や糖尿病などの末梢神経障害のある患者の足である。

DVT予防のための弾性ストッキングの装着による損傷とは

- 2004年に発刊の肺血栓塞栓症/深部静脈血栓症（静脈血栓塞栓症）予防ガイドラインと肺血栓塞栓症予防管理料の算定から，各病院で予防対策が始まった。
- すべての入院（手術）患者に静脈血栓症が起こる可能性があり，周術期はエコノミー症候群の約100倍の危険性がある。
- その予防骨格は，①早期離床と積極的な運動，②弾性ストッキング（ES），③間欠的空気圧迫法（IPC），④抗凝固療法，である。

診断のポイント
- 末梢動脈性疾患や糖尿病などの末梢神経障害をもつ患者に対して，手術時に弾性ストッキング装着によって，足部の骨突出部位（足背の第1楔状骨部位，第I趾内側MTP関節部位，第V趾外側MTP関節部位，第V趾外側中足骨近位粗面部位）に水疱，血疱，表皮剥離を認める。知覚があれば疼痛がある。弾性ストッキングのよれや捻れがあると生じやすい。

病態
- 弾性ストッキングによる褥瘡である。
- 末梢動脈疾患（peripheral arterial disease：PAD）や末梢神経障害をもつ患者へ装着することで生じる弾性ストッキングの圧迫による医原性損傷である。

行うべき検査
- 手術を行うすべての患者に対して，術前に脚の

末梢血管を触知することをルーチン化する。また，糖尿病などの末梢神経障害をもつか否かを確かめる。

予防対策

- 患者の足背動脈，後脛骨動脈を触知し，PADがないことを確認する。
- PADがある場合，弾性ストッキングを使用しない。
- 下肢神経障害，糖尿病などにより皮膚潰瘍が生じる可能性がある場合にも弾性ストッキングを使用しない。

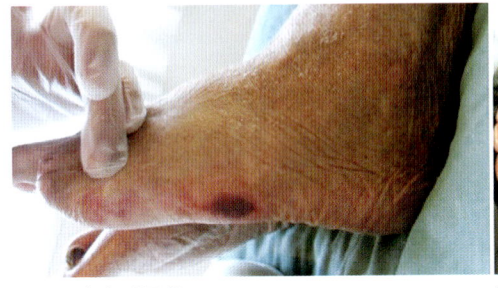

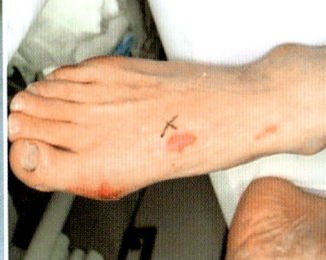

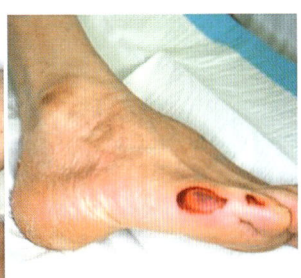

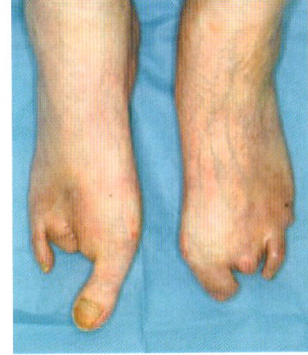

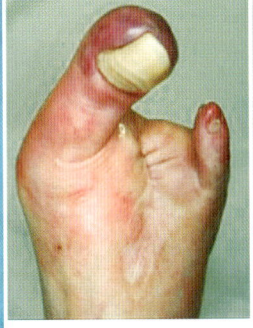

図1　臨床所見①　　臨床所見②　　臨床所見③

図2　弾性ストッキング使用により足切断に陥った症例
白内障術後2週間　　3カ月経過　　9カ月経過＋手術

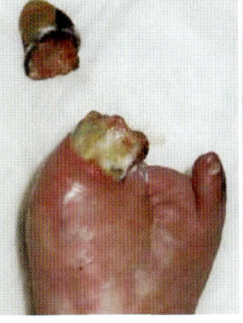

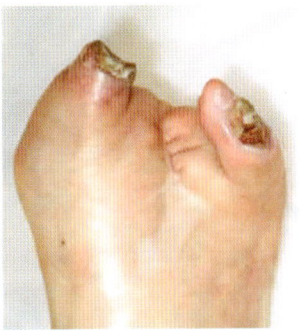

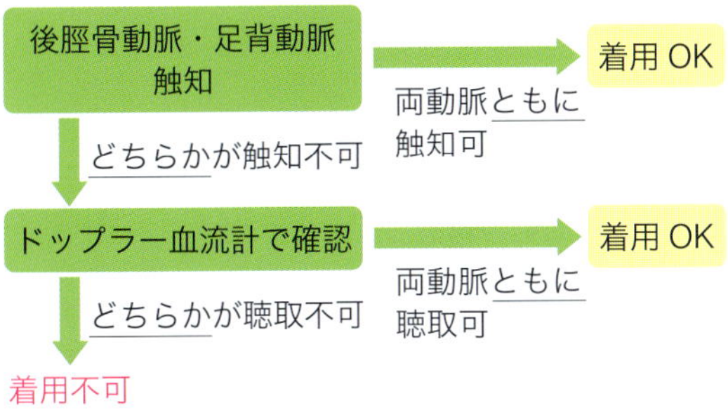

図3　弾性ストッキング着用基準

ここに着目！

一律なDVT予防対策では弾性ストッキング装着による褥瘡が生じる
すべての患者にDVT予防対策は病院として必要であるが，患者の脚を一律に扱ってはいけない。

I 急性創傷

1. 急性創傷治療の基本　　（小浦場祥夫）

1) Collins NC : Is ice right? ; Does cryotherapy improve outcome for acute soft tissue injury? Emerg Med J 25 : 65-68, 2008
2) Kuppermann N, Holmes JF, Dayan PS, et al : Identification of children at very low risk of clinically-important brain injuries after head trauma ; A prospective cohort study. Lancet 374 : 1160-1170, 2009
3) 日本外傷学会編：重症頭部外傷治療・管理のガイドライン（第2版）．医学書院，東京，2007
4) Hollander JE, Singer AJ : Laceration management. Ann Emerg Med 34 : 356-367, 1999
5) Fernandez R, Griffiths R : Water for wound cleansing. Cochrane Database Syst Rev 23 : CD003861, 2008
6) Tanner J, Norrie P, Melen K : Preoperative hair removal to reduce surgical site infection. Cochrane Database Syst Rev 11 : CD004122, 2011
7) Singer AJ, Dagum AB : Current management of acute cutaneous wounds. N Engl J Med 359 : 1037-1046, 2008
8) Lloyd JD, Marque MJ 3rd, Kacprowicz RF : Closure techniques. Emerg Med Clin North Am 25 : 73-81, 2007
9) Farion K, Osmond MH, Hartling L, et al : Tissue adhesives for traumatic lacerations in children and adults. Cochrane Database Syst Rev 3 : CD003326, 2002
10) Hock MO, Ooi SB, Saw SM, et al : A randomized controlled trial comparing the hair apposition technique with tissue glue to standard suturing in scalp lacerations (HAT study). Ann Emerg Med 40 : 19-26, 2002
11) Chen E, Hornig S, Shepherd SM, et al : Primary closure of mammalian bites. Acad Emerg Med 7 : 157-161, 2000
12) A World Union of Wound Healing Societies Initiative : Minimising pain at dressing-related procedures : "Implementation of pain relieving strategies"- Evidence Informed Practice (http://www.wuwhs.com/pdfs/final%20pain%20supplement.pdf)
13) Vermeulen H, Ubbink D, Goossens A, et al : Dressings and topical agents for surgical wounds healing by secondary intention. Cochrane Database Syst Rev 2 : CD003554, 2004
14) Cummings P, Del Beccaro MA : Antibiotics to prevent infection of simple wounds ; A meta-analysis of randomized studies. Am J Emerg Med 13 : 396-400, 1995
15) Medeiros I, Saconato H : Antibiotic prophylaxis for mammalian bites. Cochrane Database Syst Rev 2 : CD001738, 2001
16) Gosselin RA, Roberts I, Gillespie WJ : Antibiotics for preventing infection in open limb fractures. Cochrane Database Syst Rev 1 : CD003764, 2004
17) Schaser KD, Stover JF, Melcher I, et al : Local cooling restores microcirculatory hemodynamics after closed soft-tissue trauma in rats. J Trauma 61 : 642-649, 2006
18) Schaser KD, Disch AC, Stover JF, et al : Prolonged superficial local cryotherapy attenuates microcirculatory impairment, regional inflammation, and muscle necrosis after closed soft tissue injury in rats. Am J Sports Med 35 : 93-102, 2007
19) Mangram AJ, Horan TC, Pearson ML, et al : Guideline for prevention of surgical site infection, 1999. Hospital Infection Control Practices Advisory Committee. Infect Control Hosp Epidemiol 20 : 250-278, 1999
20) Berman B, Perez OA, Konda S, et al : A review of the biologic effects, clinical efficacy, and safety of silicone elastomer sheeting for hypertrophic and keloid scar treatment and management. Dermatol Surg 33 : 1291-1302, 2007

2. 急性創傷の分類

■挫滅創　　（岩澤幹直）

1) 浜中孝臣：新鮮外傷の診断．新鮮外傷の処理，森口隆彦編，p23-28，克誠堂出版，東京，1991
2) 漆原克之，森口隆彦：創傷形態からみた処置法　3) 挫滅創　剥脱創．形成外科 49：S63-S66，2006
3) 佐々木健司，竹内正樹，磯野伸雄：急性創傷の分類と診断．形成外科 51：S39-S46，2008

■剥脱創・皮膚欠損創　　（岩澤幹直）

1) 新鮮外傷の処理．森口隆彦編，p23，克誠堂出版，東京，1991
2) 漆原克之，森口隆彦：創傷形態からみた処置法　3) 挫滅創　剥脱創．形成外科 49：S63-S66，2006
3) 佐々木健司，竹内正樹，磯野伸雄：急性創傷の分類と診断．形成外科 51：S39-S46，2008
4) 百束比古，小川令：剥脱性損傷，轢過損傷．外傷形成外科，菅又章編，p203，克誠堂出版，東京，2007
5) 百束比古，大久保正智，秋元正宇ほか：Arterializationによる足の不全デグロービング外傷の救済例．形成外科 36：1342-1344，1993

■手指切断創　　　　　　　　　　　　（沢辺一馬）
1）小松重雄，玉井進：完全切断母指再接着の経験―歴史的論文紹介―．整形外科 MOOK 48, pp5-9, 金原出版，東京，1987
2）津下健哉：後療法．手の外科の実際（第6版），pp500-501, 南江堂，東京，1992
3）草野望，吉津孝衛：腱損傷．手の外科診療ハンドブック，pp168-176, 茨木邦夫ほか編，南江堂，東京，2000
4）沢辺一馬：手指再接着後のリハビリ．整形外科看護 16：613-616, 2011

■動物咬創　　　　　　　　　　　　　（木村　中）
1）Stefanopoulos P, Karabouta Z, Bisbinas I, et al：Animal and human bites；Evaluation and management. Acta Orthop Belg 70：1-10, 2004
2）Patronek GJ, Slavinski SA：Animal bites. J Am Vet Med Assoc 234：336-345, 2009
3）Smith PF, Meadowcroft AM, May DB：Treating mammalian bite wounds. J Clin Pharm Ther 25：85-99, 2000

3. 特殊部位の急性創傷

■顔面軟部組織損傷　　　　　　　　　（石田有宏）
1）Jelks GW, Smith BC：Reconstruction of the eyelids and associated structures. Plastic Surgery, edited by McCarthy JG, pp1671-1784, W.B.Saunders, Philadelphia, 1990
2）Manson PN：Facial injuries. Plastic Surgery, edited by McCarthy JG, pp867-1141, W.B.Saunders, Philadelphia, 1990

■顔面骨折　　　　　　　　　　　　　（石田有宏）
1）Jordan DR, Allen LH, White J, et al：Intervention within days for some orbital floor fractures；The white-eyed blowout. Ophthalmic Plast Reconstr Surg 14：379-390, 1998

■手指外傷　　　　　　　　　　　　　（沢辺一馬）
1）吉津孝衛，牧裕，田島達也ほか：早期運動療法のための新しい屈筋腱縫合法の試み．日手会誌 13：1135-1138, 1997
2）津下健哉：屈筋腱の新鮮損傷．手の外科の実際（改訂第6版），pp268-286, 南江堂，東京，1992
3）石黒隆，伊藤恵康，内西兼一郎ほか：骨片を伴った mallet finger に closed reduction の新法．日手会誌 5：444-447, 1988
4）石黒隆，橋爪信晴，井上研次ほか：指基節骨および中手骨骨折に対する保存的治療；MP 関節屈曲位での早期運動療法．日手会誌 8：704-708, 1991

5）沢辺一馬，石川浩三：腱損傷；屈筋腱新鮮開放性損傷．PEPARS 40：1-7, 2010
6）大井宏之，斎藤英彦，高橋勇二ほか：切断指再接着後の後療法；指伸展機能に着目して．日本マイクロ会誌 16：330-334, 2003
7）木野義武，服部順和，近藤喜久雄ほか：陥没骨折を伴った指 PIP 関節脱臼骨折の治療．日手会誌 12：149-153, 1995
8）斎藤英彦：骨・関節損傷．手の外科診療ハンドブック，pp122-150, 茨木邦夫ほか編，南江堂，東京，2000

4. 熱傷

■熱傷の診断　　　　　　　　　　　　（池田弘人）
1）佐々木淳一：熱傷初期診療におけるシミュレーション学習による標準化　Advanced Burn Life Support（ABLS）コース．PEPARS 47：1-7, 2010
2）Palao R, Monge I, Ruiz M, et al：Chemical burns；Pathophysiology and treatment. Burns 36：295-304, 2010

■病院受診までの応急処置　　　　　　（池田弘人）
1）Graham HE, Bache SE, Muthayya P, et al：Are parents in the UK equipped to provide adequate burns first aid? Buns 38：438-443, 2012
2）Bartlett N, Yuan J, Holland AJ, et al：Optimal duration of cooling for an acute scald contact burn injury in a porcine model. J Burn Care Res 29：828-834, 2008
3）Cuttle L, Kravchuk O, Wallis B, et al：An audit of first-aid treatment of pediatric burns patients and their clinical outcome. J Burn Care Res 30：1028-1034, 2009
4）Cuttle L, Kempf M, Kravchuk O, et al：The optimal temperature of first aid treatment for partial thickness burn injuries. Wound Repair Regen 16：626-634, 2008

■全身熱傷の輸液の基礎　　　　　　　（池田弘人）
1）Kahn SA, Schoemann M, Lentz CW：Burn resuscitation index；A simple method for calculating fluid resuscitation in the burn patient. J Burn Care Res 31：616-623, 2010
2）Malic CC, Karoo RO, Austin O, et al：Resuscitation burn card；A useful tool for burn injury assessment. Burns 33：195-199, 2007
3）松村一：重症度評価と初期輸液．形成外科 53：491-500, 2010

創傷のすべて 文献

■局所治療　　　　　　　　　　　　　（山元康徳）
1）日本熱傷学会学術委員会編：熱傷診療ガイドライン（第1版）．pp37-54，2009
2）Tanner JC, Vandeput J, Olley JF : The mesh skin graft. Plast Reconstr Surg 34 : 287-292, 1964
3）Gabarro P : A new method of skin grafting. Br Med J 1 : 723-724, 1943
4）Berkowitz RL : Scalp in search of perfect donor site. Ann Plast Surg 7 : 126-127, 1981

■低温熱傷　　　　　　　　　　　　　（櫻井裕之）
1）Page EH, Shear NH : Temperature-dependent skin disorders. J Am Acad Dermatol 18 : 1003-1019, 1988

5. 特殊な外傷

■電撃傷　　　　　　　　　　　　　　（王丸陽光）
1）田中克己：特殊な熱傷・損傷の診断と治療（圧挫熱傷，電撃傷，化学損傷など）．熱傷の治療 最近の進歩，百束比古編，pp85-98，克誠堂出版，東京，2003
2）岩崎泰昌：電撃症・雷撃症；熱傷治療ガイド 2007．救急医学 7：850-851，2007
3）安藤正紀：電撃傷．最新の熱傷治療，pp397-405，克誠堂出版，東京，1994

■雷撃傷　　　　　　　　　　　　　　（王丸陽光）
1）安藤正紀：電撃傷．最新の熱傷治療，pp397-405，克誠堂出版，東京，1994
2）岩崎泰昌：電撃症・雷撃症；熱傷治療ガイド 2007．救急医学 7：850-851，2007
3）Stanley L, Suss RA : Intracerebral hematoma secondary to lightning stroke ; Case report and review of literature. Neurosurgery 16 : 686-688, 1985
4）大橋正次郎，細見保男，藤城保男：雷撃傷におこる一過性の低K血症；臨床調査と動物実験．熱傷 7：279-284，1982
5）Kleiner JP, Wilkin JH : Cardiac effects of lightning stroke. J Amer Med Ass 240 : 2757-2759, 1987
6）田中克己：特殊な熱傷・損傷の診断と治療．熱傷の治療 最近の進歩，百束比古編，pp85-98，克誠堂出版，東京，2003

■化学損傷　　　　　　　　　　　　　（王丸陽光）
1）山元修：職業性皮膚疾患．皮膚科の臨床 47：539-549，2005
2）岡田芳明：化学損傷．最新の熱傷臨床，平山峻ほか編，pp422-427，克誠堂出版，東京，1994
3）Sawhney CP, Kaushish R : Acid and alkali burns ; Considerations in management. Burns 15 : 132-134, 1989
4）迎伸彦，野中大樹：化学熱傷；熱傷治療ガイド 2007．救急医学 7：852-854，2007

■凍傷　　　　　　　　　　　　　　　（櫻井裕之）
1）Murphy JV, Banwell PE, Roberts AHN, et al : Frostbite ; Pathogenesis and treatment. J Trauma 48 : 171-178, 2000

■医原性創傷：点滴漏れ　　　　　　　（草竹兼司）
1）Robijns BJ, de Wit WM, Bosma NJ, et al : Localized bullous eruptions caused by extravasation of commonly used intravenous infusion fluids. Dermatologica 182 : 39-42, 1991
2）Ignoffo RJ, Friedman MA : Therapy of local toxicities caused by extravasation of cancer chemotherapeutic drugs. Cancer Treat Rev 7 : 17-27, 1980

〈抗癌剤の組織障害に基づく分類に関する参考文献〉
●国立がん研究センターがん対策情報センター（http//ganjoho.ncc.go.jp/）

〈治療に関する参考文献〉
●柳川茂：薬剤の血管外漏出による皮膚障害；最新皮膚科学体系（第1版），16巻，玉置邦彦ほか編，pp361-369，中山書店，東京，2003

■医原性創傷：粘着テープによる皮膚炎　（佐藤 文）
1）日本看護協会認定看護師制度委員会創傷ケア基準検討会編著：スキンケアガイダンス．pp91-103，日本看護協会出版会，2002
2）木之下隆士，白井文哉：医療用粘着テープの知識．日本創傷・オストミー・失禁ケア研究会誌 4：1-8，2000
3）田澤賢次，安田智美，水上由紀ほか：スキンケアと創傷ドレッシング．臨床看護 25：1272-1280，1999
4）Konya C, Sanada H, Sugama J, et al : Skin injuries caused by medical adhesive tape in older people and associated factors. J Clin Nurs 19 : 1236-1242, 2010
5）矢森晃：粘着テープの皮膚刺激性の評価（その3）．日皮協ジャーナル 33：306-316，2011
6）清水宏：あたらしい皮膚科学（第2版），pp106-109，中山書店，東京，2011

創傷のすべて Q&A

I 急性創傷

2. 急性創傷の分類

■切創・裂創・擦過創　　　　　　（寺師浩人）

Q きずがきれいになりますか？

A きずあとは残りやすい傾向にあります。

解説：外傷の場合は，RSTL（きずあとの目立たない解剖学的ライン）や皺線に沿っておらずシャープな創でないことが多いためです。

■挫滅創　　　　　　　　　　　　（岩澤幹直）

Q 挫滅創でのデブリードマンはどこまで施行しますか？

A 顔面では組織の不足は形態，機能に大きな障害を残すので，傷んだ組織のデブリードマンは最小限に行います。

解説：四肢では顔面より血行が悪いので，挫滅組織は壊死になりやすいです。このため出血が認められない部分は感染予防のため確実に切除します。

■剥脱創・皮膚欠損創　　　　　　（岩澤幹直）

Q 剥がれた皮膚の壊死の判断や処置はどうするのですか？

A 皮膚の色調や創断端からの出血などで判断しますが，後になって壊死となることもあり，現在のところ信頼性の高い方法はありません。

解説：うっ血部分の改善に，剥脱組織を乾燥させない処置が重要で，プロスタグランジン含軟膏などは効果があるとされています。まれに，剥脱組織の損傷が限局的で，皮膚穿通枝などが残っていれば，動脈・静脈と吻合することで，生着することもあります。

■手指切断創　　　　　　　　　　（沢辺一馬）

Q 切れた指はつながりますか？

A 良い条件であれば8〜9割が生着率します。

解説：鋭い刃物で切れた場合と，機械などで引き抜けた場合では生着率も機能や整容も異なります。また，年齢や性別，職業などによっては再接着以外の治療をした方がよい場合もあります。リハビリも非常に重要です。

■動物咬創　　　　　　　　　　　（木村　中）

Q 咬傷は予防的抗生剤が必要でしょうか？

A 整容面とカプノサイトファーガ感染を考慮し，使用を勧めます。

解説：感染率が有為に下がる（抗生剤がよく効く）のはヒト，ネコ，手の咬傷のみです。死亡率の高いカプノサイトファーガ感染は小さい傷のため医療機関を受診しなかった症例に多いこと，少しの感染でも整容面に問題が生じることを考えると使用すべきです。

3. 特殊部位の急性創傷

■顔面軟部組織損傷　　　　　　　（石田有宏）

Q 1カ月前に，顔面裂創を受傷して救急センターで縫合してもらいましたが，きずあとが赤く盛り上がって突っ張っています。大丈夫でしょうか？

A きずの治癒経過として最初の1〜3カ月は赤くなって盛り上がるのは通常の経過です。

解説：通常は6カ月程度かかってきずは成熟し落ち着いてくることがほとんどですが，きずの方向によっては突っ張りが改善せず，手術できずの方向を変えたりする場合もあります。いずれにせよ数カ月経過してきずが落ち着いてから手術を考えるのが良いので，形成外科を受診して下さい。

85

創傷のすべて Q&A

Q 頬に深い裂創を受傷し，口が下がっています．主治医からは顔面神経の損傷の可能性がありますが，しばらく経過をみようと言われました．このまま良くなる可能性はあるのでしょうか？

A 顔面神経頬筋枝の損傷が考えられます．

解説：頬筋枝は多数の枝があり，互いに吻合しているため，一部の損傷があっても吻合枝を介した神経再生のため元通り回復することが多いので，しばらくは経過をみるのがよいと考えられます．

■顔面骨折 （石田有宏）

Q 顔面骨折で手術を受けることになりましたが，顔面のきずあとが心配です．

A できる限り目立たないところを切開します．

解説：形成外科で顔面骨折の手術をするときには，結膜切開，口腔内切開，頭皮切開など外表から見てできる限り目立たないところを切開します．眼窩へのアプローチで皮膚切開が必要な場合も，美容外科で用いる眼瞼の切開などを用いると通常はほとんど目立つことはありません．

Q 頬骨骨折と眼窩底骨折で手術を受けることになりましたが，主治医から術後の視力障害のリスクがあると説明されました．どのようなリスクがあるのでしょうか？

A 危険性はゼロではありません．

解説：眼窩底骨折で眼窩内に手術操作を行った場合，術後出血を来たし眼球のうしろで血腫を作る可能性があります．視神経や網膜を栄養する血行を圧迫して，早急に血腫除去や減圧手術を行わないと失明を起こす危険があり，実際に報告されています[*]．頻度としては1％以下でかなりまれです．そのために術後は経時的に視力をチェックして，すぐに緊急処置ができるような体制をとっています．

(*Girotto JA, Gamble WB, Robertson B, et al : Blindness after reduction of facial fractures. Plast Reconstr Surg 102 : 1821-1834, 1998)

■手指外傷 （沢辺一馬）

Q スポーツはいつから復帰できますか？
（基節骨骨折の患者さん）

A 6週くらいからトレーニングを再開し，3カ月で完全復帰をめざしましょう．

解説：順調に経過して完全に骨癒合が得られるのに3カ月を要します．筋力低下も生じており，レントゲン上骨癒合が得られていてもいきなり全開の運動はさけ，徐々に負荷をかけていくのがよいでしょう．

4. 熱傷

■熱傷の診断 （池田弘人）

Q やけどは何科の医者にかかればいいのでしょうか？

A 外科，皮膚科，形成外科，救急科，プライマリーケア医などです．

解説：いずれにしても治った後のフォローアップも含め長期的視点で診療が可能な医師が望ましいと考えます．ただし，30％ TBSA を超える広範囲の熱傷や重症気道熱傷を合併した熱傷の全身管理が可能で，そのうえ最新の手術治療であるスキンバンク皮膚と培養皮膚を用いた植皮術ができる熱傷専門治療施設は全国でも限られています．

■病院受診までの応急処置 （池田弘人）

Q アロエを塗ってはダメですか？

A おすすめできません．

解説：アロエベラの成分には抗炎症作用を有するものがあるようですが，それを塗ることで熱傷が早く治った，痛みがなくなった，などの証明が十分でないのでおすすめできません．ただし，アロエを含め，インターネットや雑誌などでさまざまな対処法が推奨され，実際に行われているのも事

実です．もし，2週間経って逆に痛みがひどくなった，出血する，いやなにおいがしてきた，などの場合はそのままにしておかず医療機関を受診してください．

■ 全身熱傷の輸液の基礎　　　　　　（池田弘人）

Q やけどをしたときに生じる水分不足はスポーツドリンクを飲んで補うのでは不十分？

A 輸液が必要不可欠な場合があります．

解説：Ⅱ度以上の熱傷が全身の15％未満なら輸液は不要といわれます．20％を超えると24時間で4L以上の水分補給が必要になる計算になります．そのうえ，広範囲の熱傷では急激に血圧が低下しショックに陥りやすく，その場合，腸管血流は制限され機能が停止します．よって，水分を飲んでも吸収されなくなってしまいます．輸液法が十分に浸透していなかった時代には，広範囲熱傷患者の多くがのどの渇きを訴え，大量に飲水するけれども癒えず，ショック死していたと伝わっています．

■ 局所治療　　　　　　　　　　　　（山元康徳）

Q 強力な抗菌作用をもつポビドンヨードゲル（イソジンゲル10％®）をⅢ度熱傷に用いてもよいのですか？

A あまりおすすめできません．

解説：ポビドンヨードゲルは血漿や滲出液に触れると抗菌力が失活します．また，創面からのヨードの吸収があるので，広範囲の熱傷創には推奨できません．

Q Ⅱ度熱傷の水疱はどうしますか？

A 創傷被覆材を用いるならば除去もOKです．

解説：Ⅱ度熱傷創に見られる水疱の処理は，議論のあるところです．水疱膜を温存し生物学的被覆材として利用した方がよいとの考えがある一方，ゲル化した水疱内容が創傷治癒をかえって遅らせるなど水疱を温存することの不利益も報告されています．また，水疱内容を穿刺吸引し，水疱膜を圧着するのがよいとの考えもあります．創傷被覆材による湿潤療法を前提とするならば，著者は水疱膜の温存に固執する必要はないと考えています．

Q 早期接線切除術（early tangential excision）とはどのような切除法ですか？

A 連続分層切除術（sequential excision）に含まれます．

解説：DDBは受傷後経時的に壊死が進行することが知られています．この進行性壊死に陥る前に凝固帯を切除し，残された健常な皮膚を温存することを目的とする切除法です．受傷後5日までに連続分層切除を厳密に行います．手背や関節などの機能的部位の熱傷創が良い適応です．

■ 低温熱傷　　　　　　　　　　　　（櫻井裕之）

Q 低温熱傷と凍傷とは同じですか？

A まったく異なる病態です．

解説：低温熱傷は，通常では熱傷を来さない程度で，体温より高い温度により生じる創傷です．氷点下で生じる凍傷とはまったく異なる病態です．

5. 特殊な外傷

■ 電撃傷　　　　　　　　　　　　　（王丸陽光）

Q デブリードマンの進め方とは？

A 明らかに壊死している組織のみを切除しながら，少しずつ進めていきます．

解説：電撃傷では壊死が進行することがあり，安易に行うと出血が多くなり，重要な血管や神経を損傷する可能性があります．したがって，明らか

創傷のすべて Q&A

な壊死組織のみを切除しながら少しずつ進めていく方が安全であると考えられます。

■雷撃傷　　　　　　　　　　　　　（王丸陽光）

Q 雷撃傷における局所処置のポイントは？

A 比較的浅い熱傷ですので，まずは保存的治療を行います。

解説：雷撃傷は電撃傷のようにジュール熱による組織損傷は少なく，Ⅰ度～浅達性Ⅱ度熱傷であることが多いようです。そのため，まずは軟膏などによる保存的治療を進め，必要に応じてデブリードマンなどの処置を追加していく方がよいでしょう。

■化学損傷　　　　　　　　　　　　（王丸陽光）

Q 受傷直後の洗浄時間はどのくらいですか？

A pHが中性になるまで洗浄を続けます。

解説：報告によると，酸では1～2時間，アルカリでは12時間の持続洗浄が必要であると言われています*。受傷後の初期対応としては，できるだけ大量の流水で長時間洗浄し，原因となった化学物質を速やかに除去することが重要です。

(*大浦武彦, 大岩彰：化学（的）損傷. 図説潰瘍の診断と治療, 大浦武彦監, pp173-180, 羊土社, 東京, 1987)

■凍傷　　　　　　　　　　　　　　（櫻井裕之）

Q しもやけは凍傷の軽いものですか？

A しもやけは凍瘡と呼ばれ，凍傷とは成因も症状も異なる疾患です。

解説：しもやけは，気温が5℃前後の寒さにより皮膚の血流が悪くなり生じる炎症であり，氷点下で組織の氷結による障害である凍傷とは異なります。

■医原性創傷：点滴漏れ　　　　　　（草竹兼司）

Q どのタイミングで専門医にコンサルトするべきですか？

A 薬剤により対応が異なります。まずは初期対応とともに情報収集を行ってください。

解説：多くの施設では緊急対応マニュアルが作成されています。マニュアルには院内採用薬ごとの対応が記載されていることもあります。マニュアル化されていない場合には漏出した薬剤が起壊死性抗癌剤である場合には，少なくとも翌日には専門医にコンサルトして下さい。

■医原性創傷：粘着テープによる皮膚炎
　　　　　　　　　　　　　　　　　（佐藤　文）

Q 一度，テープでかぶれると，次もまたかぶれますか？

A テープによるかぶれ（皮膚炎）の原因を探る必要があります。

解説：テープによる皮膚炎は，テープの物質によるアレルギー，皮膚の浸軟によるもの，テープの伸縮によるものがあります。アレルギー以外は，皮膚の清潔と貼付時や剥離時に愛護的なケアを実施すると皮膚炎を予防することができます。

■医原性創傷：弾性ストッキングによる損傷
　　　　　　　　　　　　　　　　　（寺師浩人）

Q PADがあればDVT予防はしない方がいいですか？

A 弾性ストッキングを使用せず，間欠的空気圧迫法をする必要があります。

解説：PADがあれば，弾性ストッキングで虚血肢がさらに進行します。また，糖尿病などによる末梢神経障害や下半身麻痺患者では，圧迫されていても疼痛の訴えがありませんので要注意です。

II

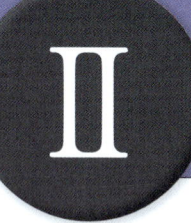

慢性創傷

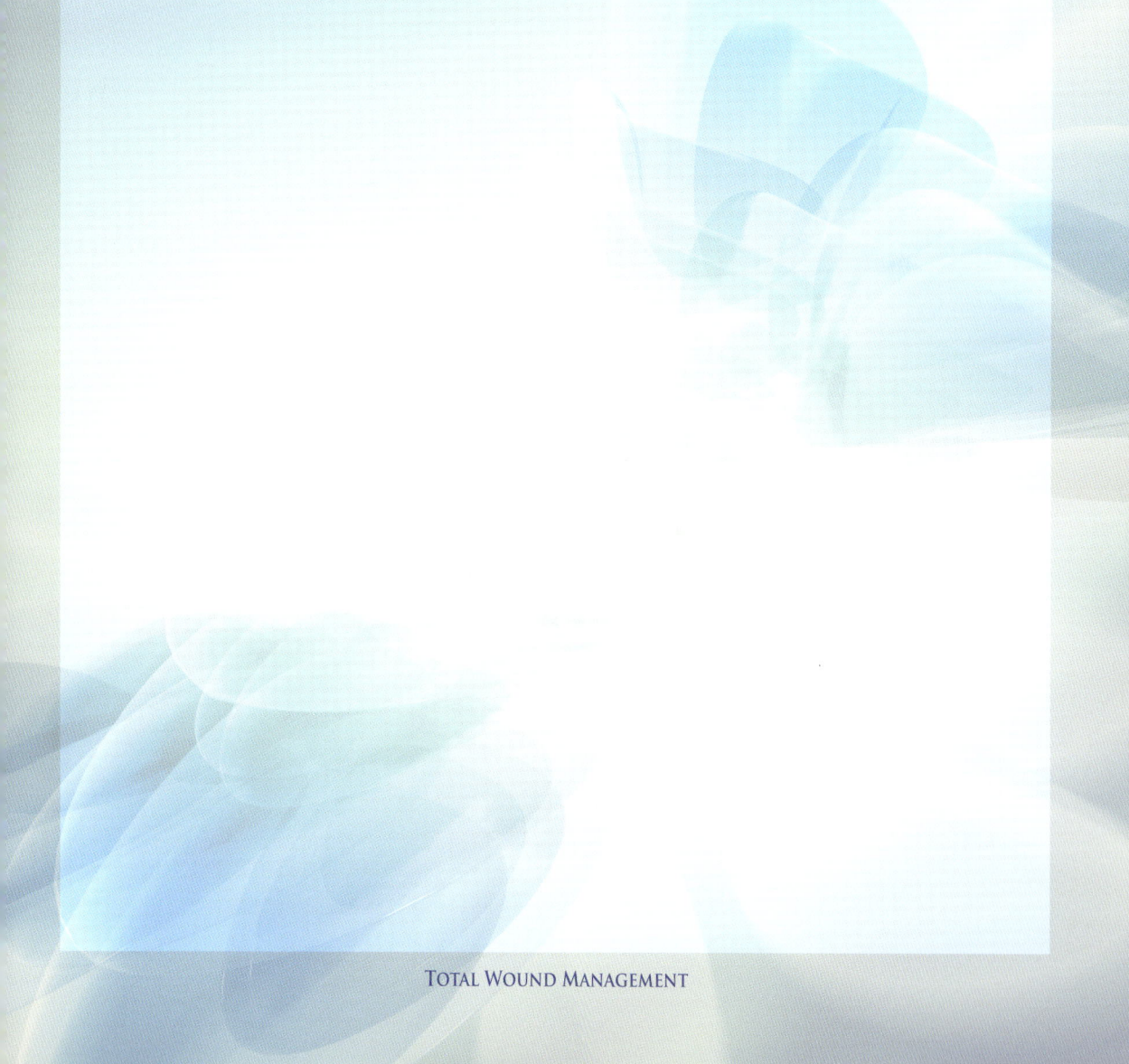

TOTAL WOUND MANAGEMENT

1. 慢性創傷の分類
chronic wounds

慢性創傷とは

　創傷とは，外部からの作用により，皮膚・皮下組織および粘膜に解剖学的な非連続性が引き起こされた状態と定義される。創傷に対する生体の防御・修復反応が創傷治癒というメカニズムであり，その治癒過程により急性創傷と慢性創傷に分類される。急性創傷は創傷治癒のメカニズムが開始から完了まで順調に経過し治癒するものであり，創傷治癒における理想的な姿である。一方，**慢性創傷とはさまざまな原因により，創傷治癒の秩序立ったメカニズムが停滞した状態のものを言う**[1]。別の表現を用いれば適切な期間内に治癒しない，つまり治り難い創傷とも表現できる[2]。

慢性創傷の分類

　創傷治癒が円滑に進むためには，止血や創清浄化のために必要な血液成分，細胞活動や細胞外マトリックス（extracellular matrix：ECM）構築に必要な酸素や栄養，創治癒に必要な要素を円滑に届ける正常な循環経路が求められる。すなわち，これらが障害される要因が，創傷治癒を遅延させる因子となり慢性創傷を引き起こす。その疾患分類も含めて慢性創傷を引き起こす因子別に慢性創傷を分類した[3]（表）。慢性創傷を引き起こす因子は全身因子と局所因子に大別される。

表　慢性創傷を引き起こす因子

全身因子	栄養：低蛋白，低アルブミン，ビタミン欠乏（A，B，C，E，K群など），微量元素欠乏（Fe，Zn，Cu，Mn，Caなど） 各種疾患　代謝性疾患：糖尿病，腎不全，肝硬変，甲状腺機能低下症など 　　　　　血液疾患：貧血症，血小板減少症，血液凝固異常を引き起こす疾患など 　　　　　循環器疾患：末梢動脈疾患，静脈うっ滞，心不全，多血症など 　　　　　炎症性疾患：骨髄炎，血管炎など 　　　　　悪性腫瘍：消耗性による低栄養，抗癌剤の使用，皮膚腫瘍など 　　　　　薬剤：ステロイド，抗癌剤，免疫抑制剤，抗炎症薬など 　　　　　その他：加齢，肥満，喫煙，ストレス，低体温，低酸素など
局所因子	感染，異物，壊死組織，血腫，局所の血行障害（浮腫，圧迫），外力（過剰な圧，ずれ力，摩擦），刺激，乾燥，冷却，死腔，放射線照射，その他（不適切な手術手技，創傷処置）

■全身因子

1．低栄養による慢性創傷

　栄養状態は，創傷治癒が適切に進行するための主要な因子であり，低栄養は慢性創傷を引き起こす原因となる。低蛋白血症は線維芽細胞の働きや，リンパ球産生やマクロファージの機能を抑制する。低アルブミン血症による浮腫が局所の微

(a) 糖尿病性潰瘍　　(b) 虚血性潰瘍　　(c) 静脈うっ滞性潰瘍

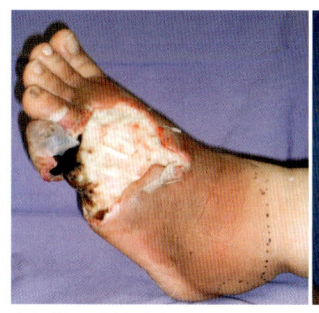

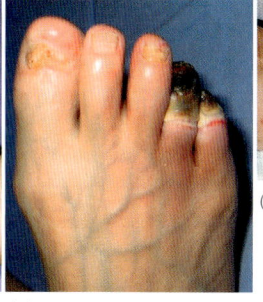

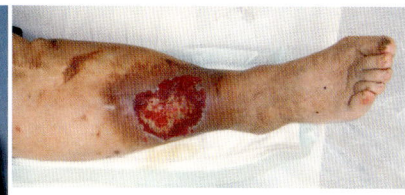

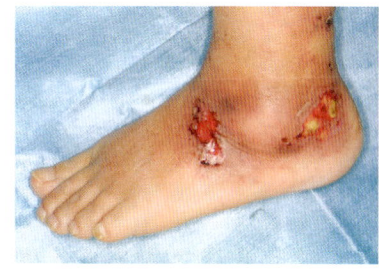

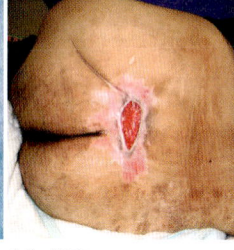

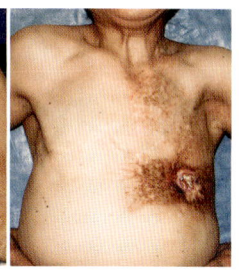

(d) 自己免疫疾患に伴う潰瘍　　(e) 褥瘡　　(f) 放射線潰瘍

図　代表的な慢性創傷

小血管を圧迫することで創傷治癒を遅延させる。また，各種ビタミン（A，B，C，E，K 群など）や微量元素（Fe，Zn，Cu，Mn，Ca など）はコラーゲン合成に必要とされ，正常な創傷治癒に極めて重要である。

2. 各種疾患による慢性創傷

糖尿病に代表される各種代謝性疾患（肝硬変，甲状腺機能低下症，腎不全，膠原病など），凝固異常や貧血を引き起こす各種血液疾患，循環障害を引き起こす末梢動脈疾患（peripheral arterial disease：PAD）や静脈うっ滞などが代表的である。また，疾患そのものの病態が要因とならずとも，悪性疾患に対する抗癌剤の使用や消耗による低栄養状態，膠原病による長期のステロイド使用，脳梗塞や不整脈による抗凝固剤の使用なども創傷治癒遅延の因子となる。

特に糖尿病は糖尿病性潰瘍という言葉に代表されるように，動脈硬化による血管障害，高血糖およびインスリン利用障害による血球機能異常や ECM 構築阻害など，創傷治癒に必要なさまざまな因子が障害され，しばしば慢性創傷の代表的疾患となる。局所の外力により引き起こさせる褥瘡，静脈うっ滞性潰瘍，糖尿病性潰瘍は，慢性創傷の代表的疾患であり全体の約 7 割を占める[4]。

■局所因子

創傷の局所環境悪化は褥瘡を代表とする慢性創傷を引き起こす。また，感染や異物の存在は創傷の炎症反応を持続させ，創傷治癒のメカニズムを停滞させる。また，創傷局所の循環障害を引き起こす基礎疾患（PAD，静脈うっ滞，放射線など）や物理的要因（圧迫やずれ），不適切な手術手技，創傷処置や点滴漏れなどによる医原性の慢性創傷にも注意を要する。

2. Wound bed preparation：慢性創傷を治癒に導く指針

慢性創傷の治療では，治癒を妨げる要因に着目する

Wound bed preparation とは

- そもそもは，培養細胞が組み込まれているような「先進治療材料を使う際には，あらかじめ製品に適した状態に創面（wound bed）を準備（preparation）しておかなければ治療効果は得られない」という提言に端を発する[1)2)]。その後，提言に従って wound bed preparation を行うと，先進治療材料を使わなくても治癒する症例が少なくないことが注目された[2)]。
- そのため現在では，前述の提言と「生体がもつ内因性の創傷治癒力を最大限に活用するための包括的創傷管理」の両者をさす[2)]。

Wound bed preparation の基本概念

- 原疾患の治療と並行して，創傷治癒を妨げる局所要因を取り除く。
- 具体的には以下の阻害要因を適正化する。
  - Tissue non-viable or deficient：活性のない組織の存在あるいは組織欠損
  - Infection or inflammation：感染あるいは炎症
  - Moisture imbalance：湿潤のアンバランス

  この3項目が適正化されれば，創の収縮や上皮化など創縁での変化が見られるので，治療効果を評価するための項目として「創縁の観察」が基本概念に加えられている。
  - Edge of wound-non advancing or undermined：創縁での上皮化と収縮の不良あるいは皮下断裂

  以上の4項目の視点で慢性創傷を治療するのが wound bed preparation の principle（原則）である。
- 4項目は，それぞれの頭文字から TIME と呼ばれる[2)]（表）。

Wound bed preparation に基づいた慢性創傷の治療アルゴリズム

- 慢性創傷の治療は，患者アセスメントから始まる。
- 患者アセスメントでは全身（患者）要因と局所（創傷）要因を評価する。
  - 患者要因：全身疾患の治療状況，投薬内容，QOL を考慮のうえ，全人的な視点で評価する。
  - 創傷要因：疾患の慢性度，創傷の状態，疼痛を評価する。

表　TIME—Principles of Wound Bed Preparation

創傷の状態	考えられる病態	治療法	治療効果	アウトカム
Tissue non-viable or deficient 活性のない組織の存在あるいは組織欠損	マトリックスの欠損と細胞残屑による創傷治癒の障害	デブリードマン ・自己融解の促進 ・外科的デブリードマン ・酵素製剤によるデブリードマン ・物理的デブリードマン ・生物学的デブリードマン(マゴット・セラピー)	・創面の改善 ・細胞外マトリックスを構成する蛋白の機能回復	創面の健常化
Infection or inflammation 感染あるいは炎症	・細菌数が多いまたは炎症の遷延 ・炎症性サイトカイン↑ ・蛋白分解酵素活性↑ ・成長因子活性↓	感染巣の排除 ・抗生剤 ・抗炎症薬など	・細菌数の減少または炎症の改善 ・炎症性サイトカイン↓ ・蛋白分解酵素活性↓ ・成長因子活性↑	病的細菌バランスからの改善と炎症の軽減
Moisture imbalance 湿潤のアンバランス	・乾燥による表皮細胞の遊走障害 ・過剰な滲出液による創縁の浸軟	・湿潤環境に配慮した創傷被覆材の使用 ・圧迫や陰圧などによる滲出液の排除	・表皮細胞の遊走 ・乾燥(−) ・浮腫や滲出液量の改善 ・浸軟(−)	良好な湿潤環境
Edge of wound - non advancing or undermined 創縁での上皮化と収縮の不良あるいは皮下断裂	・表皮細胞の遊走(−) ・創傷治癒を促進する細胞(−) ・細胞外マトリックスの異常 ・蛋白分解酵素活性の異常	治癒遷延の原因と治療法を再検討 ・デブリードマン ・植皮 ・バイオ医療製品 ・各種補助療法	・表皮細胞や創傷治癒に関与する細胞の遊走 ・蛋白分解酵素活性の正常化	創縁の治癒促進

(Schulz GS, et al : Wound bed preparation and a brief history of TIME. Int Wound J 1 : 19–32, 2004 より引用改変)

- ●患者アセスメントをふまえて wound bed preparation を行う。
- ●Wound bed preparation の原則である TIME に準じて治療と評価を繰り返す（図1）。
- ・「T：活性のない組織」に対して，自己融解の促進，外科的デブリードマン，酵素製剤によるデブリードマン，物理的デブリードマン，生物学的デブリードマンによる治療を選択する。
- ・「I：感染や炎症」には，抗生剤，抗炎症薬などを使用する。
- ・「M：湿潤のアンバランス」には，創傷被覆材や皮膚保護剤の使用，圧迫療法の施行を検討する。
- ・これら3項目に対する治療効果を，「E：創縁」の状態から判定する。その結果をT，I，Mにフィードバックすることによって治癒へと導く[2)～4)]（図2）。

II 慢性創傷
Wound bed preparation：慢性創傷を治癒に導く指針

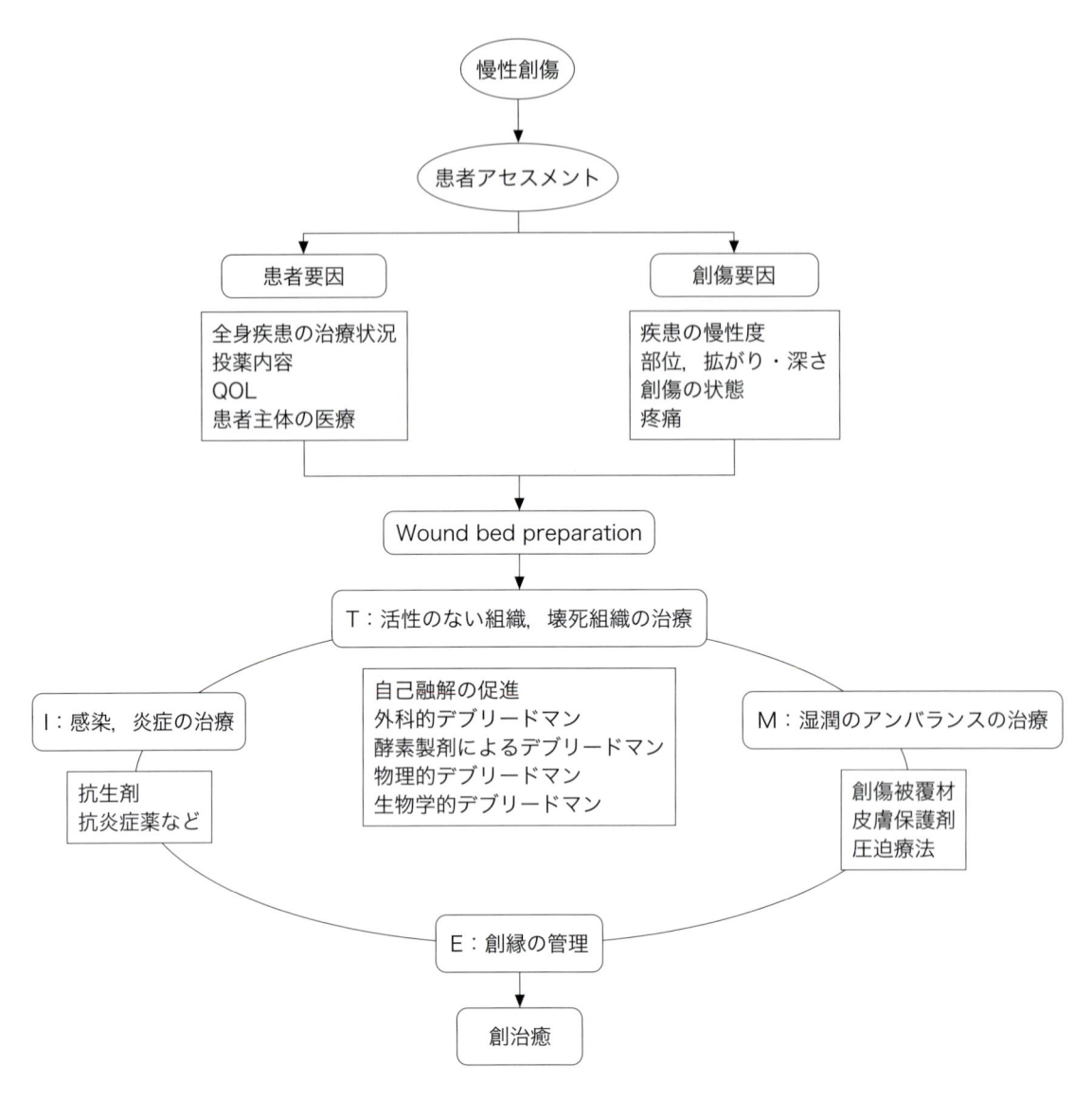

図1　Wound bed preparation アルゴリズム
（Flanagan M：The philosophy of wound bed preparation in clinical practice. Smith & Nephew Medical Ltd, pp1–34, 2003 より引用改変）

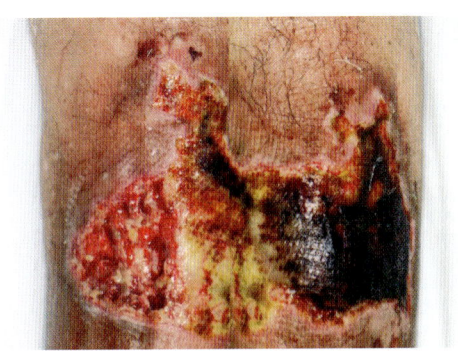

(a) 左下腿圧挫熱傷後の皮膚壊死（79歳，女性）の初診時所見
　脳出血後左不全片麻痺の既往により疼痛はなかった。

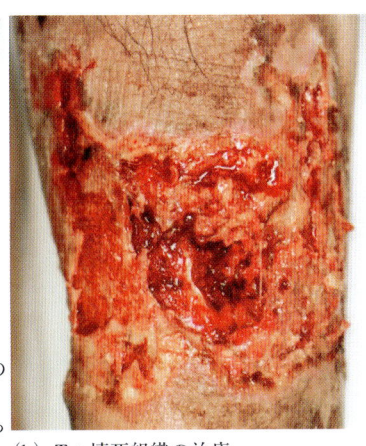

(b) T：壊死組織の治療
　出血を生じない程度に，壊死組織の外科的デブリードマンを施行した。

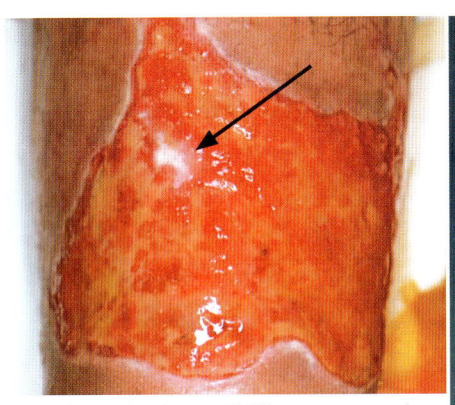

(c) I（感染，炎症）とM（湿潤のアンバランス）に対する治療効果をE（創縁）で評価する
　創傷被覆材による局所治療で，創縁の段差は改善し創面が平坦になった。周囲に比べて損傷が軽度だった部位（矢印）と創縁で上皮形成が見られる。Wound bed preparationにより植皮術を行える状態になったが，視床出血を生じたため手術治療が遅れた。

(d) 植皮術後6週
　手術当日までに下腿内側は上皮化したので，外側に植皮し治癒した。

図2　TIMEに基づいた創傷治療
（松崎恭一：創傷被覆材の材質で考える熱傷の局所治療．小児科 53：191-200, 2012 より引用）

ここに着目！

Wound bed preparation＝TIME ではない！

慢性創傷の治療は TIME の4項目にだけ着目すればよい，という誤解が時にみられる。TIME は慢性創傷一般に対する治療指針である。糖尿病や膠原病による潰瘍であれば原疾患の治療が，褥瘡では体圧分散や"ずれ"への対策が不可欠である。個々の病態に対応したうえで TIME を導入することが包括的創傷管理につながる。

II 慢性創傷　　　　　　　　　　　　　　　　　　　　　　　　　　　　　　小山　勇

3. 手術に伴う創傷

手術部位感染
surgical site infection（SSI）

予防が重要。治療は早期の創開放と感染の制御がポイント

手術部位感染とは

- 1999年のCDCガイドラインにて「手術部位感染」が定義された。手術部位感染には、皮下脂肪織までの感染の「表層性（superficial）SSI」、筋膜以下の腹壁の感染の「深部（deep）SSI」、腹腔内や縦隔膿瘍などの「体腔・臓器（organ/space）SSI」の3つがある。縫合糸膿瘍はSSIには含まれない。（従来からいわれてきた術後創感染のほとんどは表層性SSIにあたるため、以下は主として表層性SSIについて述べる）
- 手術は手術創の汚染の程度から「清潔手術（clean）」、「準清潔手術（clean contaminated）」「汚染手術（contaminated）」、「感染手術（infected）」の4つに分けられるが、SSIの発生は手術創の汚染度に応じて多くなる。
- 原因の多くは、術中の汚染による。

診断のポイント

- 表層創感染（superficial SSI）は以下の3つをすべて満たしたときに診断する。
  - （a）術後30日以内に発生すること
  - （b）手術創の皮膚または皮下組織のみに感染が起こっていること
  - （c）次のうち最低1つ
    1）表層創からの膿性滲出（細菌学的検査は不要）
    2）表層創から無菌的に得られた液または組織の培養から細菌が検出されること
    3）培養陰性でない限り、疼痛、圧痛、腫脹、発赤、熱感のうち1つと、外科医により表層創が開けられたこと
    4）外科医や他の医者により表層創感染と診断されること

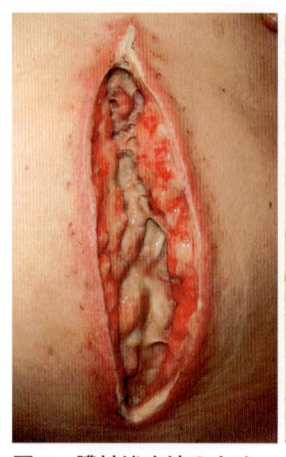

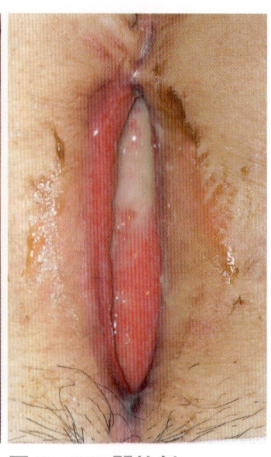

図1 膿性滲出液のために開放した直後のSSI創

図2 SSI開放創
創底、創面から肉芽形成が見られる。

- SSIの診断が確定してから創を開放しても、すでに感染は創周囲の皮下組織に進行していることは珍しくない。
- 膿が排出されるまで待つのではなく、蜂窩織炎の存在、あるいは疼痛、圧痛、腫脹、発赤、熱感のうちの複数項目があれば創を開放するという早期発見、早期開放の考えが重要である。

病態

- 閉鎖した創において感染が成立するには$10^{5\sim6}$個/g組織以上あたりの<u>菌量</u>、組織の血流および血液や異物の存在などの<u>創環境</u>、そして全身の<u>生体防御能</u>の3つの因子が関係する。
- 感染の成立には菌力より菌量が最も大きな寄与因子になる。
- 手術創の皮下の異物の存在では、より少ない菌量でもSSIを引き起こすことが知られている。凝血塊や縫合糸などの異物の残存を少なくすることが重要である。
- 滲出液の貯留は細菌増殖の誘因になるため、皮下の死腔をできる限り少なくする。
- 感染は術中の汚染菌によることが多い。したがって、清潔手術では皮膚の常在菌であるブドウ球菌などのグラム陽性球菌、消化器手術では腸内細菌のグラム陰性桿菌や嫌気性菌などが原因菌となることが多い。

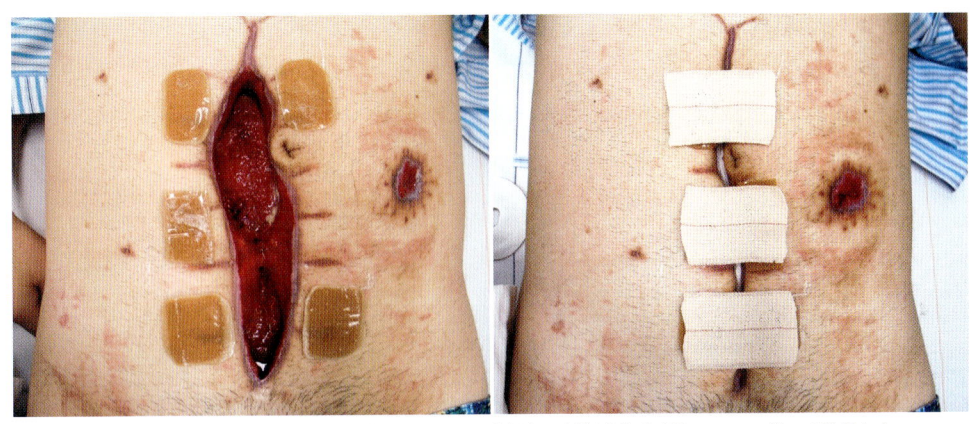

すでに感染が鎮静化し，良好な肉芽が見られる。　遷延一次治癒をめざし，テープにて閉鎖した。

図3　創閉鎖による遷延一次治癒

行うべき検査

- 起因菌の同定のために創の培養は重要である。
- すでに開放されている創からの培養は起因菌同定には有効ではない。
- 創の開放時に膿を無菌的に採取するか，あるいは創面の組織片を培養する。
- 綿棒で組織に圧をかけながらローリングして検体を採取するLevine法も有効である。

治療

- 早期診断および早期の創開放ドレナージがその後の創傷治癒期間の短縮に直結する。
- 創開放では，コメガーゼなどの挿入はせずに完全に開放することを第1とする。
- 創開放ドレナージ後，創の細菌数を減らすことを主眼に，壊死組織のデブリードマンや異物除去，間欠的創洗浄を行う。
- 創洗浄は水道水で十分である。持続洗浄は効果が少なく，間欠的な高圧洗浄が有効である。
- 細菌感染が高度で，肉芽形成より細菌の制御が重要な時期では，銀やヨードなどを含む被覆材の使用も考慮されることがある。しかし，通常は創開放ドレナージ，デブリードマン，創洗浄により細菌の制御は可能である。
- 局所の抗菌薬投与は一般に有効でないばかりか，耐性菌の問題もあり，推奨できない。
- 汚染手術あるいは感染手術など術後のSSI発生率が高いと予想される場合には，創を閉鎖しないで開放のままにし，4～5日目に閉鎖する遷延一次治癒（delayed primary closure）を考慮する。
- 感染が創周囲に広がる蜂窩織炎の状態となって，発熱などの全身反応がある場合には起因菌に有効な抗菌薬の全身投与を考慮する。
- 洗浄やデブリードマンにより感染が制御でき，感染のある黄色創から肉芽形成の赤色創に移行したら，積極的に創傷被覆材を用いて湿潤環境を保ち，肉芽形成を促す。
- SSI創をきれいに治癒させるためには，肉芽形成が良好で，創縁の炎症が消失し，創底が浅くなれば，創の閉鎖による遷延一次治癒を考慮する（図3）。

> **ここに着目！**
> **SSI創は二次治癒にせずに遷延一次治癒をめざす**
> SSIの治療の第1歩は創を開放することである。この開放創を肉芽形成と瘢痕および上皮化による二次治癒にもっていくと，整容上，目立つ瘢痕となる。早期に細菌を制御し，良好な肉芽が形成された後は，上皮化を待つことなく創を閉鎖する遷延一次治癒で治すことが，早く，きれいに治すポイントである。

II 慢性創傷

3. 手術に伴う創傷

縫合糸膿瘍
stitch (suture) abscess

膿瘍形成の原因となる縫合糸の除去が原則となる

縫合糸膿瘍とは

- 外傷治療や手術時に，抜糸を行わないことを前提に筋膜や皮下組織，真皮などの縫合に使用した縫合糸が原因となり，生じた膿瘍をさす。
- 後述するように，膿瘍形成には必ずしも細菌感染が原因とはならず，縫合糸の異物反応が原因となる場合もあり，臨床像は類似するが厳密には異なる。
- 発症は術後早期から，数年後までさまざまである。
- Monofilament 糸の方が braid 糸よりも縫合糸膿瘍の形成は少ない。
- 吸収糸の方が非吸収糸よりも縫合糸膿瘍の形成は少ない。

診断のポイント

- 縫合線上に発症することが多い。
- 炎症が遷延した場合，隣接する縫合糸へと伝播することがある。
- 鑷子やモスキート鉗子などを膿瘍の開口部より挿入し，縫合糸を先端で感知する。
- 深部に存在する縫合糸が原因となる場合，膿瘍部は浮腫状の肉芽が充満していることが多い。

病態[1)2)]

- 縫合糸には非吸収性素材を原料とするものと吸収性素材を原料とするものがある。また，1本の線維から形成されるもの (monofilament) と多数の線維を撚り合わせて形成されるもの (braid) とがある。
- 吸収性素材は素材により異なるが一般に数週間から数カ月のうちに抗張力が半減する。また，その多くは1年以内には分解・吸収され，消失する。この時，分解産物が免疫反応を惹起し炎症を生じる場合がある。
- 非吸収性素材は分解されないため，同様のメカニズムでの炎症は生じないが，異物反応を発生する場合がある。
- Braid 糸は monofilament 糸に比して同一径であっても表面積が大きくなり，また，線維の間に溝をもつため，細菌の定着率は高くなる。また，マクロファージなどが浸潤しにくいため，定着した細菌が増殖しやすい。
- 結紮回数が増えれば結紮部分はより複雑に入り組んだ形態をとり，細菌が潜む隙を与える。

行うべき検査

- 炎症・感染の程度が強い場合には細菌培養検査を行う。

治療

- 感染創における異物（人工物）は除去することが治療の原則である。縫合糸膿瘍の場合も同様に，異物である縫合糸は摘除を基本とする。ただし，腹壁を縫合している場合など，抜糸することが極めて困難な場合も少なくない。吸収性の monofilament 糸では洗浄処置を続けている間に肉芽に埋入され，創治癒に至ることがある。
- 吸収糸の分解産物による炎症が疑われる場合，時に排膿を認めても無菌性であることがある。この場合，一種の生体による拒絶を背景とするため，除去を基本とする。ただし，この時期の縫合糸はすでに分解が進んでおり，極めて脆く，除去には注意を要する。
- 除去後の創は小さな浅い瘻孔状となることが多く，時として内容に浮腫状の肉芽を伴うが，原因となる異物が除去されるとヨード系抗菌外用薬（イソジンシュガーなど）の塗布で速やかに治癒することが大半である。

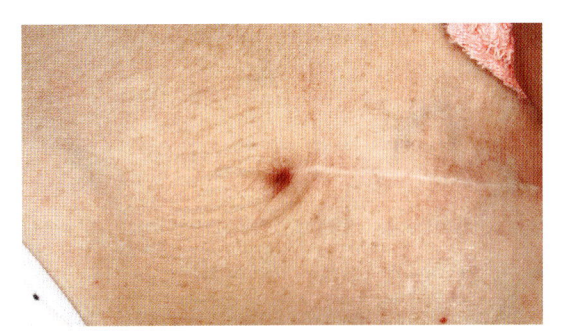

図1 Monofilamentナイロン糸により生じた縫合糸膿瘍

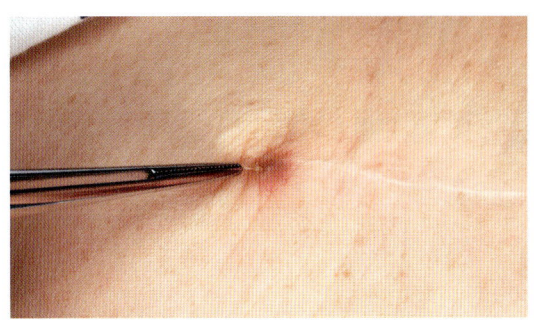

図2 鑷子を用いて縫合糸を探り牽引した

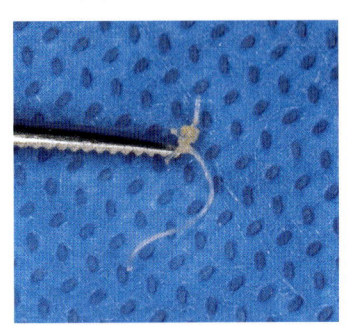

図3 摘出した縫合糸

TOPICS

縫合糸膿瘍をはじめとする創部のSSI（surgical site infection）を予防するために，抗菌剤をコーティングした吸収性braid糸（Vicryl Plus®）が開発された。頭頸部ではSSI抑制効果は認められなかったが，腹部では有意に抑制したとする報告がある[3)4)]。

ここに着目！

原因糸が除去されなくても創が治癒することもあるが，膿瘍形成が再燃する場合が多い

一般に体内に埋入された異物は血行を持たないため抗生剤や白血球などの作用が及びにくい。そのため，いったん感染が成立すると，原因を除去しなくてはなかなか保存的には治癒が困難となる。縫合糸も例外ではない。

II 慢性創傷

3. 手術に伴う創傷

縦隔炎・胸骨骨髄炎
mediastinitis / sternum osteomyelitis

早期診断と適切なデブリードマンが生命予後を左右する

縦隔炎・胸骨骨髄炎とは

- 縦隔内に発症した感染をさす。
- 本項では頸部感染に起因する下降性壊死性縦隔炎は含まないこととする。
- 広義には縦隔炎に胸骨骨髄炎が含まれる場合が多いが、個別に診断を行う方が適切な治療につながる。
- 開心術後の合併症に起因することが多い。
- かつては極めて生命予後が悪く、致死率が50％にも上るとされていたが、近年、治療法の変遷とともに大幅に救命率が上昇した。

診断のポイント

- 開心術後にSSI（surgical site infection）として発症するものが大半を占める。統計上、開心術の1～2％に発症する[1]。
- 発症のリスクファクターとして、糖尿病、肥満（BMI 30以上）、喫煙、両側内胸動脈の使用、長時間に及ぶ人工呼吸器装着、術後早期の再開胸などが挙げられる[2)3)]。
- 開心術後早期の急激な熱発は縦隔炎を鑑別に挙げる。
- 前胸部の発赤、熱感、疼痛などの一般的な感染徴候に加え、縫合部の離開に伴い、排膿を認めることがある。
- 末梢血液検査では、白血球値およびCRPの急激な上昇を認める場合が多い。
- 血液培養では細菌陽性となる場合が多い。
- CT撮影は必須であり、ワイヤーのたるみや破折による左右の胸骨のずれ、胸骨裏面の液貯留やガス像を認める。

病態

- 縦隔：左右の肺、胸骨、胸椎により囲まれている範囲をさす。
- 前面から背面へと3つの区画に分類される（前縦隔、中縦隔、後縦隔）。
- 開心術後の縦隔炎の大半は、前縦隔および一部は中縦隔に発症する。
- 起炎菌の多くは黄色ブドウ球菌である。次いでグラム陰性桿菌の検出率が高い[4]。まれにカンジダが起炎菌となる場合があり、細菌性縦隔炎に比べて真菌性縦隔炎は生命予後が悪い[5]。

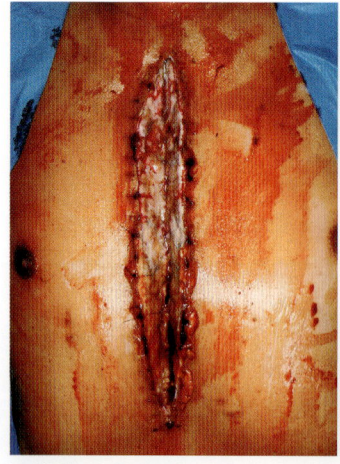

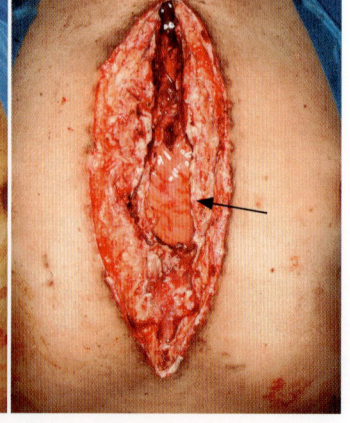

（a）皮下組織から胸骨にかけて感染性壊死 白く見えているのが壊死組織。
（b）デブリードマン後 胸骨も一部切除した。右室壁が見えている（➡）。

図1　臨床所見

- 開心術後の左右の胸骨の動揺により縦隔炎の発症率は高くなる。
- 胸骨骨髄炎を併発する場合，胸骨のデブリードマンを必要とし，後に胸壁再建を要する場合があるため，胸骨骨髄炎の評価は必要となる。
- 発症後，デブリードマンのタイミングを逸した場合や急激な感染の広がりを認めた場合，縦隔→胸骨→胸鎖関節→鎖骨へと感染が波及する場合がある。また，同様に肋軟骨を経由し，肋骨へと感染が波及する場合もある。

行うべき検査

- 一般血液検査：血算，凝固，生化学
- 血液培養
- CT：膿瘍形成，ガス像の判別
- MRI：胸骨骨髄炎の評価
- 骨シンチグラフィー（必須ではないが有用であるとの報告がある）：胸骨骨髄炎の評価

治療

- 可及的早期にデブリードマンを行う。デブリードマンの時期と予後は相関する[6]。
- 感染が疑われる組織は可能な限り切除する。また，胸骨固定ワイヤーやフェルトなどの人工物もできる限り取り除く。
- 胸骨骨髄炎が疑われる場合，胸骨のデブリードマンが必要となる。デブリードマンの範囲は現時点で明確な指標はなく，経験的に出血が認められるまで，とされている。内胸動脈が温存されている場合，残される胸骨の血流維持のために損傷は避けたい。胸骨のデブリードマンを行うにあたり，骨膜剥離子などを用いて，特に胸骨の裏面を骨膜下に丁寧に剥離を行ってから愛護的にリュエルなどで病変部の切除を行う。肋軟骨のデブリードマンも同様に，軟骨膜をメスで切開したのち，剥離子で軟骨膜下に剥離を行い，周囲の軟部組織損傷を避けて切除を行う。
- 感染巣を密閉することは避けたい。一方で縦隔炎に対する局所陰圧閉鎖療法（negative pressure wound therapy：NPWT）の有効性を示す報告は多い。持続洗浄型NPWTは半閉鎖式であり，縦隔炎に対して有効である。
- 胸壁の再建にあたり，縦隔内に死腔を残すことは感染の再燃に繋がる。死腔の充填には大網や筋弁を用いる。
- 胸壁の軟部組織欠損が著しい場合，両側の皮下剥離などを行い無理に閉鎖すると拘束性の呼吸障害を生じる場合がある。また，過度の張力は創縁の血流不全を来たし，部分的な皮膚壊死に繋がる。したがって，広背筋皮弁や腹直筋皮弁などによる閉鎖が必要となる。胸骨骨髄炎での胸骨切除後の死腔充填としても筋弁は有用である。
- 胸壁の硬組織欠損例における硬性再建の要否，人工血管置換例における再置換の要否については現時点でコンセンサスは得られていない。

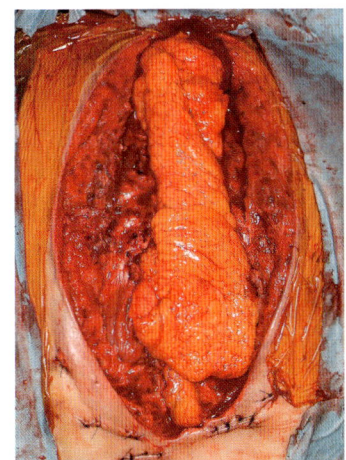

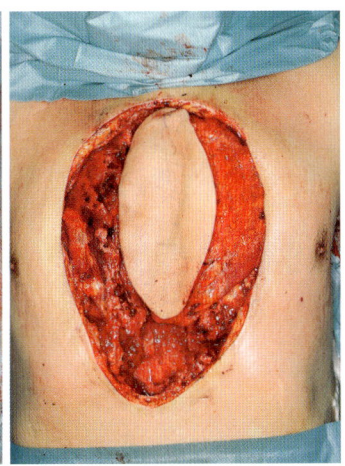

図2 大網弁を充填した例　　図3 広背筋皮弁を充填した例

TOPICS
NPWTの導入により治療成績が飛躍的に向上した。持続洗浄を組み合わせたNPWTの利用も有用である。

ここに着目！

集学的治療が治療成績のカギを握る

一般的なSSIでは，感染巣を開放し局所処置が行われる場合，必ずしも抗生剤の投与を行わないが，縦隔炎については適切なデブリードマンに加えて適切な抗生剤の選択が求められる。

II 慢性創傷

3. 手術に伴う創傷

瘻孔を伴う腹部離開創
abodominal wound

消化管手術後の創が離開し，腸管と交通する瘻孔が存在することにより創から消化液が漏出するため周囲皮膚に発赤やびらんを発生しやすい

瘻孔とは

以下のいずれかに該当する創と定義される[1]。
- 病的に発生した中空臓器間の交通路で正常では見られないもの
- 中空臓器と体表の間の交通路で正常では見られないもの⇒病的瘻孔（術後発生，自然発生）
- 栄養，還流，術後の排液などの目的で作られたもの⇒目的的瘻孔
- 腫瘍や悪性腫瘍によってできた膿瘍腔などの排液のある創（draining wound）

診断のポイント

唇状瘻か管状瘻か区別する。
① 唇状瘻
　腸管が完全に上皮で覆われた皮膚面に内蔵の粘膜が見える瘻孔で，創部周囲に形成した腸瘻でも皮膚面に腸粘膜が見える場合は唇状瘻である。唇状瘻は粘膜上皮が癒合することはなく自然閉鎖することはない。
② 管状瘻
　皮膚面に内蔵の粘膜が見えない瘻孔。離開創の中にできた腸瘻やドレーンの先にできた腸瘻のほとんどが該当する。創の治癒が進むとともに肉芽で閉鎖して自然閉鎖する可能性がある。

病態

- 瘻孔を疑う場合，消化管造影とドレーンチューブからの造影を行い，他臓器との関連を把握する。
- 大腸の縫合不全を疑う場合は，注腸造影所見より把握する。

行うべき検査

- 理学的所見：脈拍，血圧，体温の変化を見逃さない。

　患者が不穏状態になったり，意識状態の変化がないかを観察をする。このような状態が起こった場合，危険な徴候と言える。

　感染が起こると，循環動態更新状態（hyperdynamic state）となり，脈拍が速く，血圧上昇，発熱傾向がみられる。この状態が進むと敗血症から循環動態低下状態（hypodynamic state）となり，シ

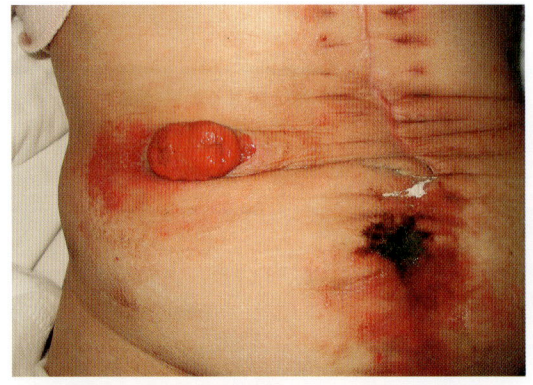

図1　体表と腸管とが交通している瘻孔
創口が小さく創腔が狭く創底が深い細長いトンネルから，腸液が流出される。

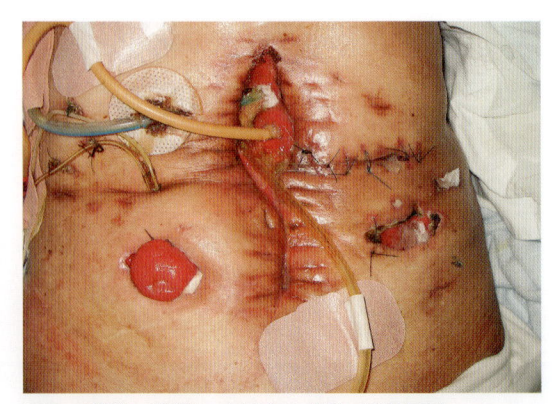

図2　膵臓・膵管に交通する瘻孔（膵液瘻）
膵臓および膵管にかかわる手術創の治癒過程において排液に膵液が含まれる。健常皮膚に排液が接触することで，皮膚は紅斑⇒びらんに至る。時に強い痛みを訴える。

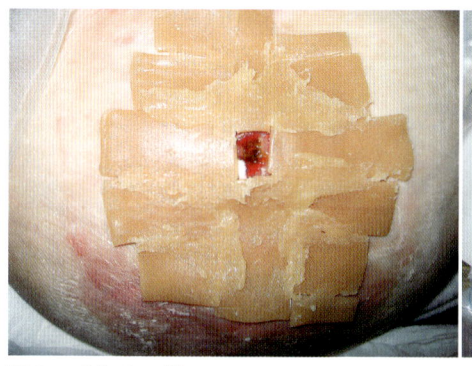

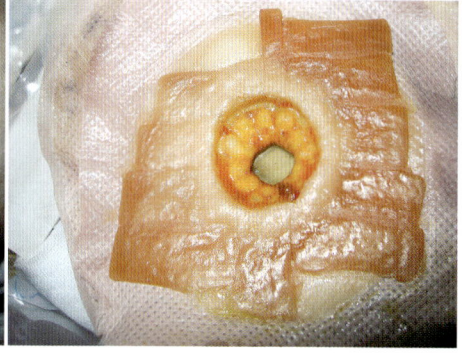

図3　パウチング
　図1の症例に対して，皮膚保護ウェハーの切片を創より2mmほどの位置に細かく貼付し，隙間を皮膚保護ペーストで埋め，瘻孔より5mmほど大きくカットしたストーマ袋などを貼付している。

ョックの直前症状である。
● 血液データ：感染の有無や程度を知る。
(1) 白血球の上昇（瘻孔部での細菌の増殖に対する生体反応）　基準値 39～86
　細菌感染が持続すると血液中に骨髄からの幼弱な好中球が増え（左方移動と呼ぶ），感染が重篤化しているサインであるとされる。さらに感染が進むと，骨髄での白血球の産生抑制が起こり，白血球はむしろ減少に転じる場合がある。
(2) CRP　基準 0.3未満 mg/dl
　細菌増殖により炎症が起こると12時間以内に急激に増加し，炎症の消退とともに迅速に正常に復する。
● ドレーン排液の検査所見
● 画像所見（CT，超音波，MRIなど）

治療

以下①～③で手術が必要か否かを予測する。
① 唇状瘻か管状瘻か区別する
　自然閉鎖する可能性の有無を予測する。
② 造影検査でどこと交通しているかを確認する

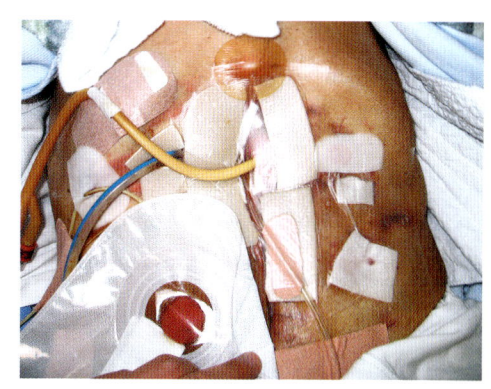

図4　陰圧閉鎖
　図2の症例に対して，創部，瘻孔周囲に皮膚保護剤を貼付し，カテーテルを瘻孔位置に添うように固定してポリウレタンフィルムでカバーしている。

　上部消化管ほど消化液の量が多く刺激性があり，厳重な局所管理，水分，電解質管理が必要となる。特に膵液瘻は，強い刺激性で皮膚炎が起きやすいため，創傷管理などで皮膚を保護する工夫が必要である（図4）。
③ 肛門側に通過障害がないか確認する
　通過障害がある場合は難治性で，手術を要することが多い。

> **ここに着目！**
> **瘻孔からの排液により皮膚障害が起こりやすい**
> パウチングや密閉療法など，可能な限り患者にとって苦痛のない方法が選択されるような医師の指示を受ける。パウチング法などの基準は，排液量が100ml/日を超える瘻孔，またはガーゼ交換3回/日以上，量が少なくても悪臭がする場合など，または，排液量を正確に測定したい場合や瘻孔の近くにある創が汚染されるリスクがある場合などである。

II 慢性創傷

3. 手術に伴う創傷

瘻孔を伴わない腹部離開創
abodominal wound

稲田浩美

感染のコントロールと洗浄が重要

瘻孔を伴わない腹部離開創とは

- 手術部位感染（surgical site infection：SSI）は，感染の部位により「表層切開創」「深部切開創」「臓器/体腔」に分けられる。感染した創は速やかに開放創として管理するが，創が深いほどwound bed preparation（WBP）に時間を要し慢性化しやすい。
- 離開創の治し方には，離開創のまま瘢痕収縮で治癒させる二次治癒と，WBPが整った時点で創を閉鎖し治癒させる三次治癒がある。後者は遷延一次治癒ともいう。

診断のポイント

- 急性期には創周囲に疼痛や発赤，腫脹，熱感を伴い，身体所見として発熱を伴う場合もある。感染創を開放することにより，膿の流出を認め，創の深さは筋膜・筋層，体腔に至る場合もある。

病態

- 創底は脂肪壊死や縫合糸，血塊または壊死組織が付着している。
- 感染による炎症反応がある場合は滲出液の量が多い。
- 「臓器・体腔」に至る場合は，消化管と瘻孔を形成する場合がある。排液の色，臭いの観察に注意が必要である。

行うべき検査

- 膿の貯留，滲出液の臭いが強い場合は細菌培養検査を実施し，菌を特定する。深部に及ぶ感染や，敗血症により全身性に感染症状を認める場合は，抗生剤の全身的な投与を行う。

治療

- 創面は壊死組織を伴う場合もあり，創傷治癒を進めるにあたっては，壊死組織などを外科的に除去し，創の清浄化を図ることが優先される。
- 壊死組織や膿苔が創面に付着している，滲出液が多い，創面の肉芽の色が不良である，過剰な滲出液が見られる場合は，創感染やクリティカルコロナイゼーションを考慮し，洗浄の強化と消毒薬，カデックス軟膏などの抗菌薬を使用する。
- 洗浄は多量の生理食塩水または微温湯で連日施行し，可能であればシャワー浴により大量のお湯で洗浄することが望ましい。
- 滲出液が多い場合は，適度な湿潤環境を保持するために創傷被覆材を用いる（図1）。アルギン酸塩ドレッシングやハイドロファイバーを用いることで滲出液のコントロールを図り，適度な湿潤環境を保持することで創の清浄化を図ることができる。
- 陰圧閉鎖療法は滲出液のコントロールと創の浮腫を軽減し新生血管の増殖を図り，肉芽形成の促進につながる（図2）。人工肛門やその他の瘻孔が創に隣接する場合は，離開創内が汚染しないよう管理する方法としても効果がある。

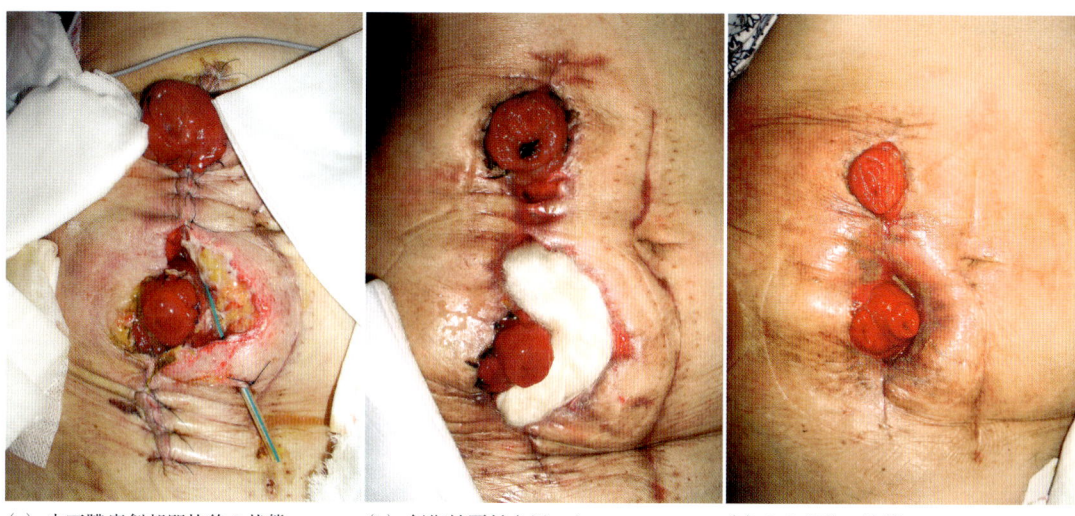

(a) 皮下膿瘍創部開放後の状態　(b) 創傷被覆材を用いた　(c) 2カ月後の状態

図1　創傷被覆材を用いて治療した例

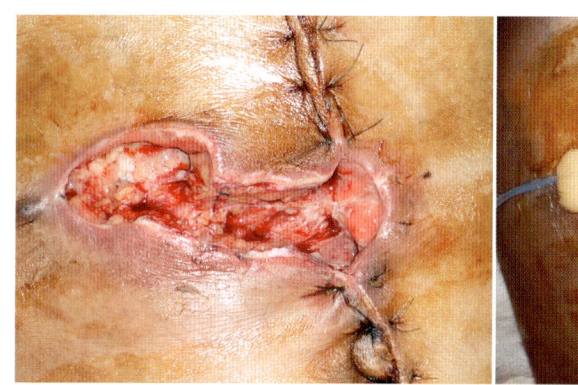

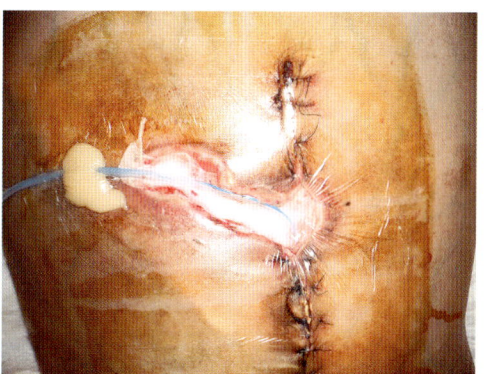

(a) 創を開放した　(b) Jバックを用いた陰圧閉鎖療法を行った

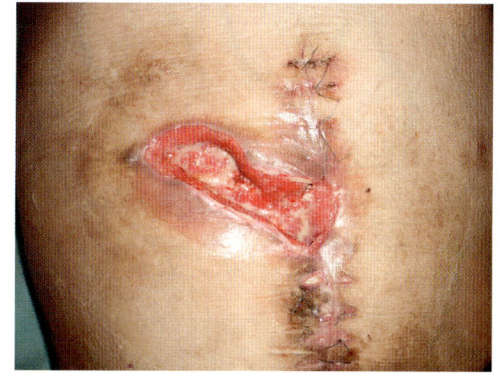

(c) 2週間後の状態

図2　陰圧閉鎖療法を行った例

ここに着目！

銀含有創傷被覆材の使用は慎重に

アクアセル®Ag，アルジサイト®銀など，銀イオンを含有し抗菌作用を示す創傷被覆材があるが，明らかな臨床的創感染を有する患者には，消毒薬や抗菌薬による感染コントロールを優先し創傷被覆材は慎重に使用すること。銀含有の創傷被覆材はクリティカルコロナイゼーションの状態に適応する。

II 慢性創傷

八巻 隆

4. 静脈うっ滞性潰瘍

静脈うっ滞性潰瘍の分類と診断
venous leg ulcer

診断

静脈うっ滞性潰瘍は内果あるいは外果上方の下腿に好発し，潰瘍周囲にヘモジデリン沈着を認める。外見上，下肢静脈瘤を伴っている場合も多く，診断は比較的容易である。

分類

CEAP（C：Clinical manifestation, E：Etiology, A：Anatomic distribution, P：Pathophysiology）分類の C_5（治癒潰瘍：healed ulcer）および C_6（活動性潰瘍：active ulcer）にあたる[1]。静脈うっ滞性潰瘍の病因は大きく3つに分けられる。
- 先天性（congenital）
- 一次性（primary）
- 二次性（secondary）

二次性は深部静脈血栓後遺症（post-thrombotic syndrome）とも呼ばれる。

潰瘍形成の原因

■静脈不全

図1　一次性静脈不全症におけるCEAP C_6 症例

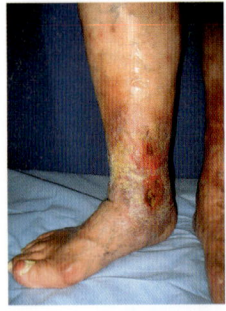

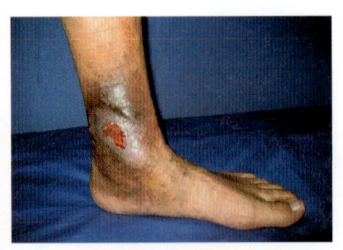

図2　二次性静脈不全症におけるCEAP C_6 症例

表在静脈，深部静脈および穿通枝不全のいずれにおいても静脈うっ滞性潰瘍が起こり得る。いずれも静脈圧高値が潰瘍形成に関与する。先天性では，クリッペル・トレノーネー症候群（Klippel-Trenaunay syndrome）において側方巨大静脈（lateral megavein）の逆流が潰瘍形成の原因となり得る。一次性静脈不全症では表在静脈の弁不全が原因となることが多い（図1）。一方，二次性静脈不全症では，深部静脈血栓症における血栓の再開通に伴う深部静脈弁不全や穿通枝不全が，潰瘍形成の原因となる（図2）。

■静脈閉塞

深部静脈血栓症において血栓の早期再開通が得られず，慢性静脈閉塞症となった場合，静脈圧高値から潰瘍形成の原因となり得る。

画像診断法

無侵襲な画像診断法が中心となる。形態的診断法と機能的診断法に大別される。

■形態的診断法

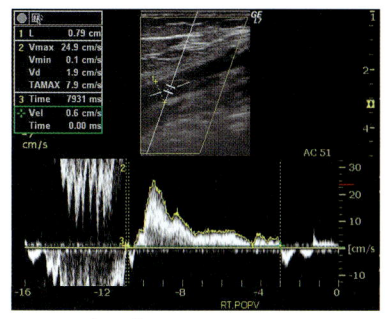

図3 デュプレックス・スキャンによる静脈の逆流評価法

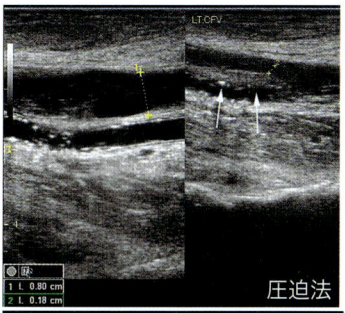

逆流時間0.5秒（S）以上（横軸）で逆流ありと診断する。

図4 デュプレックス・スキャンによる静脈の閉塞評価法

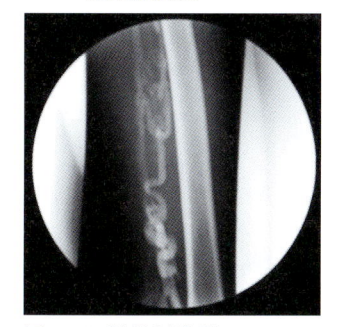

探触子による圧迫法（向かって右側）で，深部静脈が虚脱しない場合，閉塞ありと診断する。

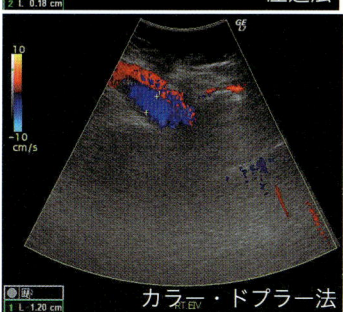

静脈血流（青色のシグナル）を確認し，閉塞の有無を確認する。

図5 下肢静脈造影

1. 超音波検査（ultrasonography）

静脈不全および静脈閉塞のいずれも診断可能であり，下肢静脈疾患評価の gold standard である。弁不全評価の場合，デュプレックス・スキャン（duplex scan）で，逆流時間が0.5秒（S）以上の場合逆流ありと診断する（深部静脈の場合は1.0秒（S）以上）。解剖学的な逆流部位（表在静脈，深部静脈，穿通枝）および逆流範囲（全長，部分的）の診断ができるとともに，逆流部位ごとの逆流速度や逆流量の算出も可能である（図3）。静脈うっ滞潰瘍症例では，最大逆流速度が速く，逆流時間が短い傾向を示す[1]。

一方，慢性静脈閉塞の有無は B-mode における圧迫法，あるいは圧迫が不可能な骨盤内はカラー・ドプラー（color doppler）法で評価する（図4）。

2. 静脈造影検査（venography, phlebography）

かつては診断の gold standard であったが，侵襲性の高い検査のため，特別な場合を除き行われなくなった。骨盤内の閉塞病変や二次性静脈不全症における側副血行路評価に有用であるが（図5），MR venography や CT でほぼ代用可能である。

3. MR venography（magnetic resonance venography）

MR venography は骨盤部から下肢全長にわたる静脈の描出に適しており，特に静脈閉塞病変の描出に役立つ。

4. CT（computed tomography）

骨盤内から大腿，膝窩までの深部静脈における閉塞病変の描出に適している。また，三次元 CT は表在静脈の描出に優れており，クリッペル・トレノーネー症候群において側方巨大静脈の評価などに役立つ。

107

II 慢性創傷
静脈うっ滞性潰瘍：分類と診断

■機能的診断法

1. 空気容積脈波（air plethysmograhy）

下腿に sensing cuff を装着し，下腿の圧変化を容量変化に変換することにより，下腿静脈機能を定量的に評価可能である．慢性静脈不全症の検査では，静脈充満量（venous volume：VV），静脈充満率（venous filling index：VFI），駆出率（ejection fraction：EF）および残存容積率（residual volume fraction：RVF）の4つのパラメータを計測する．重症慢性静脈不全症では，VFIおよびRVFが高くなり，特に二次性静脈不全症で顕著である[3]．

> **ここに着目！**
>
> **原疾患や日常生活にも目を向ける必要がある**
>
> 神経疾患で下腿筋ポンプ作用が著明に低下している場合や，歩行困難例で，終日坐位での姿勢を強いられる場合，静脈不全や静脈閉塞の所見がないにもかかわらず，下腿潰瘍を含む重症慢性静脈不全症の症状を来たすことがある（機能的静脈不全症）．

II 慢性創傷

八巻 隆

4. 静脈うっ滞性潰瘍

静脈に対する治療

圧迫療法（compression therapy）

　静脈うっ滞性潰瘍に対する必須の予防・治療法である。代表的な圧迫療法としては，弾性ストッキング（compression stockings）および弾性包帯（compression bandages）がある。下肢静脈瘤では足関節圧30〜40mmHgの圧迫圧を基本とし，潰瘍などの皮膚障害を有する場合は40〜50mmHgの圧迫圧が用いられる。

硬化療法（sclerotherapy）

　外来で行うことが可能な，低侵襲な治療法である。下肢静脈瘤の治療では洗浄性硬化剤（detergent solutions）が主に使用され，わが国では2006年にポリドカスクレロール™〔一般名：ポリドカノール（polidocanol）〕が薬価収載され，唯一下肢静脈瘤治療に使用できる硬化剤となっている。

　静脈性潰瘍症例では逆流が強いため，通常の液状硬化療法では再疎通を来たすことが多い。そのため，硬化療法は臨床的重症度の低い静脈瘤の治療として行われてきた。しかし，フォーム硬化療法の導入により治療成績が向上した（図1）。また，逆流を呈する大伏在静脈にデュプレックス・ガイド下本幹フォーム硬化療法を行うと，より効果的である（図2）[1]。

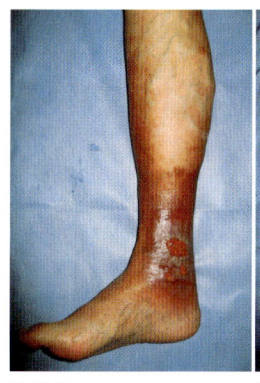

治療前　　　治療後3カ月
図1　硬化療法の効果

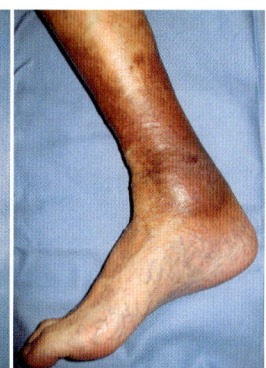

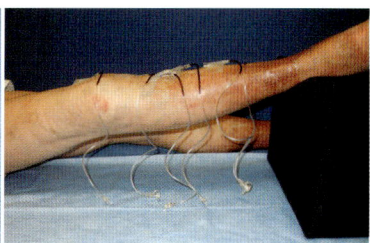

硬化療法
23Gの翼状針を静脈瘤に穿刺し3%ポリドカノールを注入した。

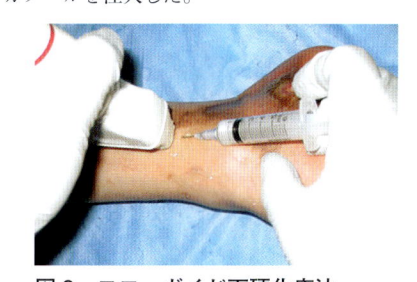

図2　エコーガイド下硬化療法

手術療法

■ストリッピング手術（stripping operation）

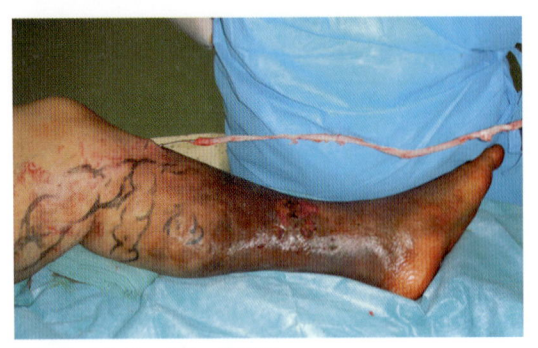

一次性静脈不全症における，伏在型静脈瘤に対する手術である．腰椎麻酔あるいは全身麻酔下に行うが，低濃度大量浸潤麻酔（tumescent local anesthesia：TLA）でも手術が可能である．術前に伏在静脈の逆流範囲および静脈瘤をマーキングし，選択的ストリッピング手術を行う．通常は同時に小切開からの瘤切除術（stub avulsion）を行う．潰瘍の原因となっている不全を有する伏在静脈を選択的に抜去することにより，潰瘍は速やかに治癒する．

選択的ストリッピング手術
ストリッパーを大伏在静脈に挿入し，鼠径部から膝下部まで大伏在静脈を抜去する．

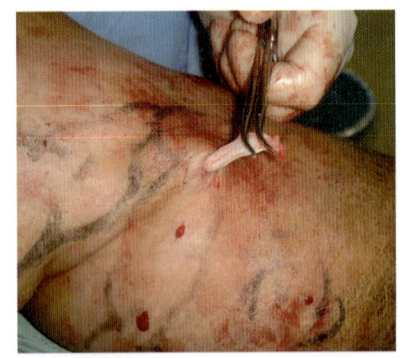

Stub avulsion
下腿の静脈瘤に対し，小切開より瘤切除術を行う．

■内視鏡的筋膜下穿通枝結紮術（subfascial endoscopic perforator surgery：SEPS）

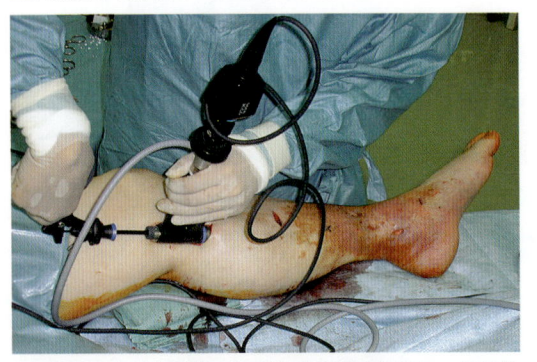

皮膚病変のない健常部位から不全穿通枝にアプローチする方法である．腰椎麻酔あるいは全身麻酔下に行う．一次性静脈不全症では表在静脈不全が病変の主体となるためSEPSの使用頻度は非常に低いが，二次性静脈不全症では穿通枝不全の治療に有用な場合がある．

健常皮膚より下腿筋膜下に硬性内視鏡を挿入し，穿通枝を結紮する．

血管内治療

■静脈内焼灼術（endovenous ablation）

　　　　　　伏在型静脈瘤に対する新しい治療法で，現在高周波焼灼術（radiofrequency ablation：RF）および静脈内レーザー治療（endovenous laser treatment：EVLT）の2種類がある。高周波焼灼術はVNUS社がClosure Systemを開発し，1998年より欧州で，1999年より米国で使用が開始された。一方，静脈内レーザー治療は2001年Navarroらによる良好な治療成績が発表されて以来，海外で急速に普及し，多くの静脈内レーザー治療装置が開発されている。

　わが国では，静脈内焼灼術としては，唯一CeramOptec GmpH社の発振波長980nm，ELVeSレーザーが2010年6月14日付で薬事承認され，2011年1月より保険適用となった。

TOPICS

二次性静脈不全症において，腸骨静脈領域の閉塞に対し流出路を確保する方法として静脈ステントが注目されており，その優れた治療成績が報告されている。

ここに着目！

静脈性潰瘍は再発を来たすことがあることを銘記する

メタアナリシスによる治療法の比較では，32カ月の経過観察で，ストリッピング78％，フォーム硬化療法77％，高周波焼灼術84％，静脈内レーザー治療94％で良好な成績が得られている[2]。しかし，特に二次性静脈不全症では一次性静脈不全症と比較し，再発率が高い。下肢静脈不全症はフォローアップが重要である。

II 慢性創傷

4. 静脈うっ滞性潰瘍

創傷に対する治療

橋本一郎／柏木圭介

創傷治癒の阻害因子である炎症や感染を除去する

静脈うっ滞性潰瘍に対する創傷治療とは

　静脈うっ滞性潰瘍の局所に対する治療のうち，ここでは保存的治療について述べる。前項の「静脈に対する治療」による静脈うっ滞の改善に加え，創面の状態に応じた適切な局所処置を行うことが重要である。うっ滞性潰瘍では表面に壊死組織やフィブリン膜が固着し，慢性炎症を伴って治癒を遷延させていることが多い[1]。毎日の洗浄やデブリードマンにより創面を清浄化させることが治癒の促進につながる。

本法のコツ & ピットフォール

- 潰瘍面に付着している壊死組織や菌塊を含むフィブリン膜を除去しながら，大量の生理食塩水や水道水（シャワー）で洗浄する。
- 外用剤や創傷被覆材は潰瘍の状態（感染や壊死組織の有無，肉芽の有無，滲出液量）に応じて選択する。
- 適度な圧迫を効果的に加えることで潰瘍の改善が期待できる。
- 慢性潰瘍では創面に外用剤や消毒薬が繰り返して直接触れるため，接触皮膚炎や自家感作性皮膚炎を合併しやすく，注意が必要である。

手順

手順① 洗浄，デブリードマンを行う

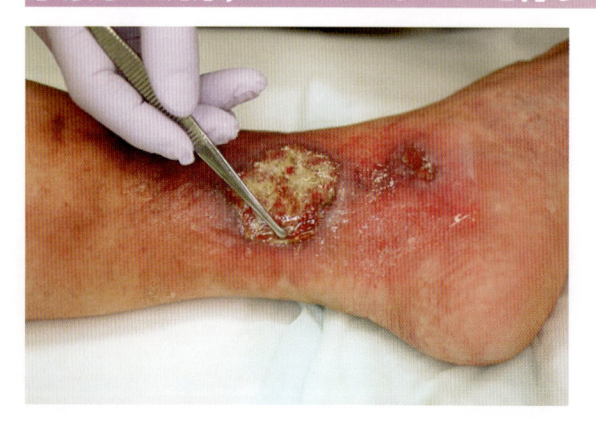

　多量の生理食塩水あるいは水道水で洗浄する。自宅での処置の場合はシャワーによる洗浄を指導する。消毒薬やボディソープなどを用いた場合は残らないようによく洗い流す。付着している壊死組織やフィブリン膜を，鋭匙や鑷子，剪刀などを用いてできる限りデブリードマンするが，痛みが強くデブリードマンが困難なことも多い。洗浄処置は最低でも1日1回，感染・炎症が強い場合や滲出液が多い場合は2回以上行うのが望ましい。

手順② ドレッシングを行う

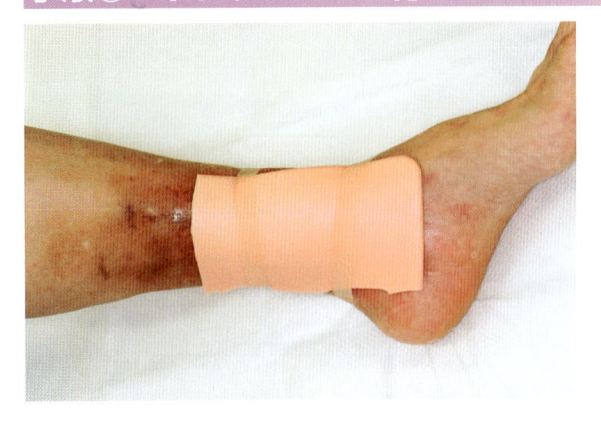

　うっ滞性潰瘍では滲出液が多量で創面が浮腫状であることが多く，ポリウレタンフォーム（ハイドロサイト®，スミス・アンド・ネフェー社）被覆材などの滲出液を吸収しやすいものが適している。ガーゼで被覆する場合は創面が乾燥しないように白色ワセリン，スルファジアジンAg製剤（ゲーベン®クリーム，田辺三菱製薬），バシトラシン／フラジオマイシン製剤（バラマイシン®軟膏，小野薬品）などの外用剤を厚く塗布する。外用剤による潰瘍の悪化が疑われた時はただちに中止して他剤へ変更する。

手順③ 潰瘍面を圧迫する

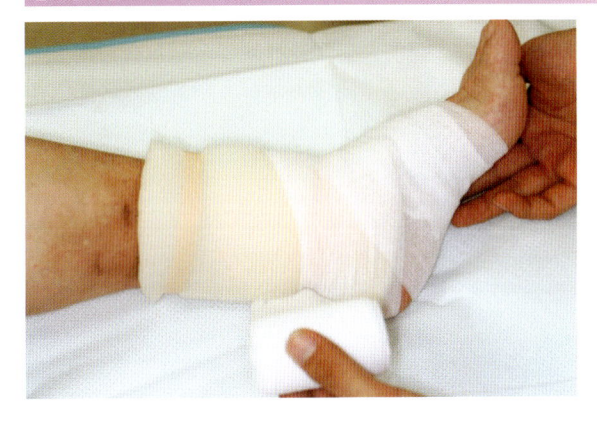

　潰瘍の局所に適度な圧迫を加えることにより，静脈うっ滞を軽減させることが潰瘍の改善あるいは治癒後の再発予防に有用である。ドレッシング後に弾性ストッキングを着用する方法や，スポンジを置いたうえで包帯を巻く方法などがある。ただし，過度の圧迫は潰瘍を悪化させる危険性があり，注意が必要である。また，動脈性虚血を合併している症例では圧迫により虚血を助長して潰瘍を悪化させる危険性がある[1〜3]。

TOPICS
静脈うっ滞性潰瘍に対する外科的治療としては遊離植皮が一般的であるが，血管吻合による遊離組織移植を施行し長期的に再発を認めなかったという報告もある[5]。

ここに着目!
接触皮膚炎に注意する
うっ滞性潰瘍は刺激性の強い消毒薬や感作能をもつ外用薬などの影響を受けやすく，接触皮膚炎に注意すべきである。接触皮膚炎には，薬剤による直接の接触により発症する刺激性接触皮膚炎と，薬剤に繰り返し触れることにより免疫システムが反応するアレルギー性接触皮膚炎がある[1)4)]。

II 慢性創傷　　　　　　　　　　　　　　　　　　　　　　　　　　辻　依子

4．静脈うっ滞性潰瘍

深部静脈血栓症
deep venous thrombosis（DVT）

肺梗塞を合併すると致命的となることもある。また，血栓後症候群による下腿潰瘍は難治性である

深部静脈血栓症とは

- 下肢の筋膜下の静脈である深部静脈に血栓症が生じた状態である。
- 原因として，外科手術後，骨折後，ロングフライト症候群などによる静脈のうっ滞，抗リン脂質抗体症候群，妊娠などの血液凝固異常，脈管疾患や化学療法による静脈壁の障害が挙げられる。
- 深部静脈血栓症の危険因子[1]
  - 60歳以上
  - 広範な手術（年齢，静脈瘤，肥満，手術時間で術後のリスクは増す）
  - 静脈血栓の既往
  - 術前術後の長期臥床
  - 整形外科の大手術（股関節手術や膝の大手術）
  - 骨盤，大腿骨，脛骨骨折
  - 悪性腫瘍の手術
  - 重症の内科系疾患（心不全，炎症性腸疾患，敗血症，心筋梗塞など）
- 症状として，急性期には下肢の腫脹，疼痛，浮腫，表在静脈拡張などを認める。発症時に適切な抗凝固線溶療法を施行しないと下肢静脈還流障害が持続し，続発性静脈瘤，難治性の皮膚潰瘍，皮膚炎，色素沈着といった血栓後症候群が残る（図1）。
- 血栓の飛散による肺塞栓を起こし致死的となることがある。

診断のポイント

- 急性期であれば，Homans徴候（足関節の背屈により腓腹筋部に疼痛を訴える）やBancroft's

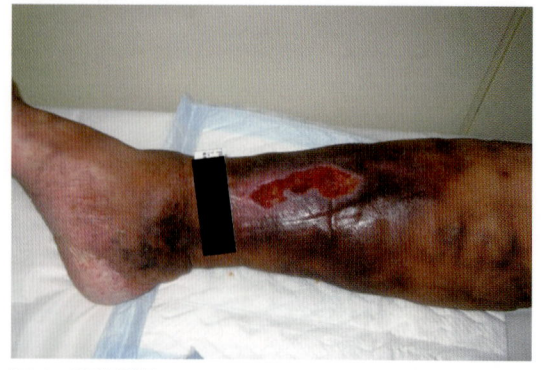

図1　臨床所見
血栓後症候群による下腿潰瘍。下腿浮腫，色素沈着，続発性静脈瘤を認める。

徴候（下腿前後から圧迫したときに圧痛が生じるが，下腿を両側から圧迫したときには疼痛が生じない）などの理学的所見が現れるが，慢性期になると表在静脈のうっ滞との鑑別が困難となる。
- 血栓後症候群と表在性静脈うっ滞との鑑別点として，下肢の周囲径の左右差がある，広範囲な潰瘍などが挙げられるが，確定診断にはかならず超音波検査を施行する。

病態

- 血流のうっ滞，血管（静脈）障害，血液凝固能亢進の3つの因子（Virchowの3主徴）によって静脈内腔に血栓が形成される[2]。
- 血流うっ滞は，長期臥床や妊娠による下大静脈の圧排，ギプス固定に伴う下腿筋ポンプ作用の低下，旅行などの長時間坐位（ロングフライト症候群），下肢麻痺などの状況下において起こりやすい。血流うっ滞は，静脈弁のポケット（弁尖部）や下腿のヒラメ筋静脈洞で著明で，血栓の好発部位である。特殊な病態として，腸骨静脈圧迫症候群（iliac compression syndrome）が挙げられる。これは左総腸骨静脈が椎体と右総腸骨動脈の間に挟まれ，動脈拍動による圧迫を受け，慢性的に同部位に狭窄，閉塞性変化を来たしDVTを発症するものである[3]。
- 血管壁の障害は，非愛護的手術操作あるいは長時間の血流うっ滞による低酸素状態や化学療法

などで引き起こされる。血管内皮細胞が機械的あるいは化学的に損傷を受けると血栓形成が始まる。
- 血液凝固系が先天性あるいは後天性の亢進した状態では血栓が形成されやすい。先天性凝固異常としては，アンチトロンビンⅢ，プロテインCなどの欠損症，後天性凝固異常としては抗リン脂質抗体症候群が挙げられる。その他，血栓性素因以外にも凝固系の亢進を来たす病態として，手術，悪性腫瘍，妊娠，ピルの常用，ホルモン補充療法，感染，脱水などが挙げられる。
- 以上述べた3つの因子が単独で血栓症の誘因・原因となることは少なく，複合し血栓形成に関与する。

行うべき検査

- 急性期では，血液検査でD-ダイマーが高値となる。ただし，その他の疾患でもD-ダイマーは高値となることが多く，また慢性期ではD-ダイマーでは高値とならないため，鑑別診断が必要となる。
- 確定診断には超音波検査が有用である。静脈内血栓エコーと圧迫所見（圧迫しても静脈が圧縮されない）があればDVTと確定診断できる（図2）。新鮮血栓は低エコーで血栓が静脈に充満して静脈径が動脈径より大きい。また，静脈径が動脈系よりも小さく，輝度が高く内部エコーが不均一の場合は慢性血栓を疑う[2]。
- 鼠径部より中枢側や肺梗塞の診断に造影CTが有用である。

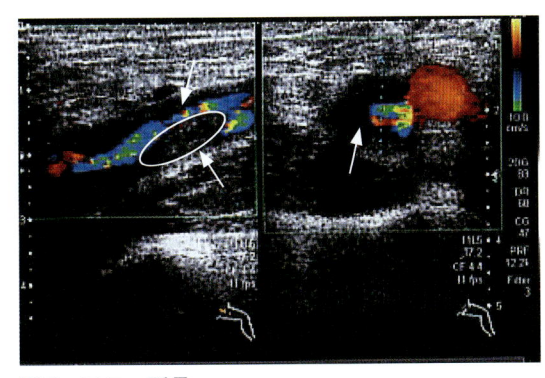

治療

- DVTの早期治療目的は，①肺塞栓の予防，②静脈うっ滞の改善，③血栓後後遺症の予防であり，まずは血栓の除去，縮小が必要である。
- 抗凝固線溶療法
  急性期：ヘパリンの持続的全身投与　5,000～10,000単位/日
  PT-INR 1.5～2.5に調整する。
  慢性期：5～7日ヘパリン持続投与後，ワーファリン内服に切り替える。
  ワーファリン1錠/日から開始し，PT-INR 1.5～2.0に調整する。ワーファリンの内服は，通常3～6カ月の長期投与が必要である。
- 圧迫療法
  急性期で，大腿～腸骨静脈の広範囲に血栓が存在する場合は，血栓の遊離を防ぐため症状安静，下肢挙上とする。発症後1週間を過ぎた頃から弾性ストッキングあるいは弾性包帯を着用し，歩行を開始する。
- 血栓後症候群
  圧迫療法が必須である[4]。創を形成すると，表在静脈のうっ滞性潰瘍と同様，難治性となるため，圧迫療法に加え，適切な軟膏処置，創傷被覆材の使用が必要となる。続発性静脈瘤に対し，侵襲的な操作は行ってはいけない。

図2　エコー所見
→静脈内血栓　低エコー領域
血栓により静脈内の血流が一部欠損している。

ここに着目！
抗凝固線溶療法施行時には，出血性基礎疾患の有無に注意する

抗凝固線溶療法施行時には，出血性基礎疾患（消化管出血，胃潰瘍など）の有無に注意する。出血がある場合は，原則として禁忌である。

II 慢性創傷

伊藤孝明

4. 静脈うっ滞性潰瘍

圧迫療法
compression therapy

静脈うっ滞性潰瘍では，最も大切な治療法

圧迫療法とは

　弾性包帯や弾性ストッキングを用いて行う静脈うっ滞性潰瘍の治療法である．外用薬での処置や植皮をしても，静脈うっ滞性下腿潰瘍は，その原因である「静脈うっ滞」を治療しなければ，外用だけでは治らないか治癒後再発し，植皮した皮膚は脱落する．

　そのため，手術適応のある一次性静脈瘤なら静脈瘤手術を計画すべきである．

　しかし，静脈うっ滞性潰瘍の治療で最も大切なことは，診たらその日から，すぐに圧迫療法を説明・指導して始めることである．

本法のコツ & ピットフォール

- 静脈うっ滞性潰瘍には，この治療が最も大切であることを説明する．
- 潰瘍を清潔にし，外用薬塗布か人工被覆材で覆い，弾性包帯で巻く．
- 弾性ストッキングは圧迫圧が十分かかるサイズを選ぶようにする．
- 圧迫療法は，起床時にすぐに装着し，入浴前か就寝前まで行う．
- 就寝時は，膝から足部までを10～15cm（座布団2枚分）挙上する．
- 立位や椅子坐位では圧迫療法しながら，歩行や爪先立ち運動する．
- 圧迫により潰瘍が痛む場合は，10％アミノ安息香酸エチル軟膏（アミノ安息香酸エチル軟膏10％　丸石製薬）を外用する．
- 圧迫療法がつらい場合は，少しゆるめでも，しないよりよいと説明する．

手順

準備　弾性包帯による圧迫療法

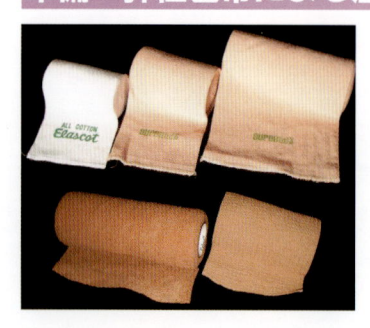

　下腿潰瘍の部分は，きずを綺麗にして，非固着性ガーゼか軟膏を塗ったガーゼ，または人工被覆材で潰瘍を覆う．

　静脈性下腿潰瘍の圧迫療法に使える弾性包帯には種々の製品があり，よく用いられる製品としては，エラスコット™，サポーテックス™や自着性のあるコーバン™やサポート™などの製品がある．

手順①　まず足関節上から

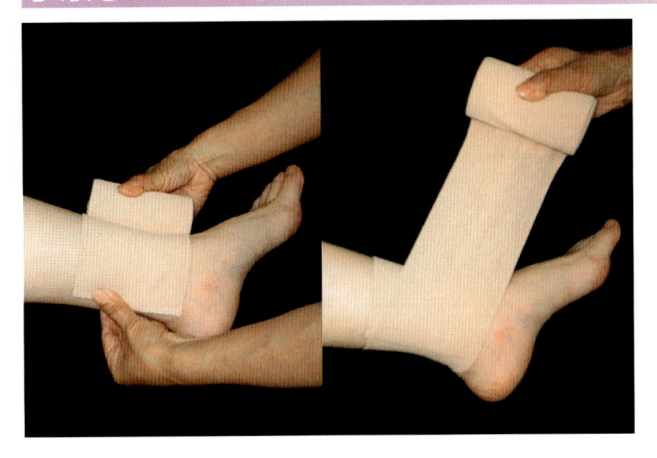

　圧迫療法を確実に行うには，均一に巻いていく必要がある。患者さんには，歩行や運動によって緩んだりずれたりしにくい巻き方を実際に巻きながら説明するのがよい。
　巻き初めは下肢の内側から外側に巻く。まず足関節上部で引っ張りながら1周巻いて巻き初めを確実なものにする。

手順②　足部の圧迫

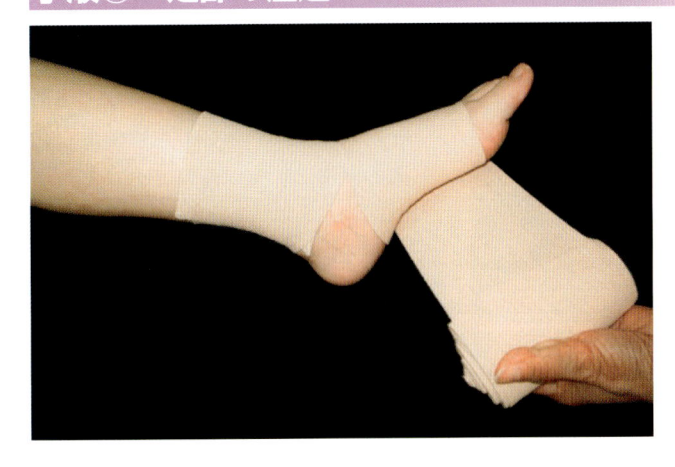

　足関節上部で1周巻いたあと，足部で2周巻く。普通は踵部を圧迫しなければならないことは少なく，むしろ空けておいた方が，ずれにくく歩きやすい。踵近傍に潰瘍のある場合は圧迫する必要がある。趾部も通常圧迫は必要ないが，MP関節部までは圧迫するのがよい。

手順③　再び下腿に

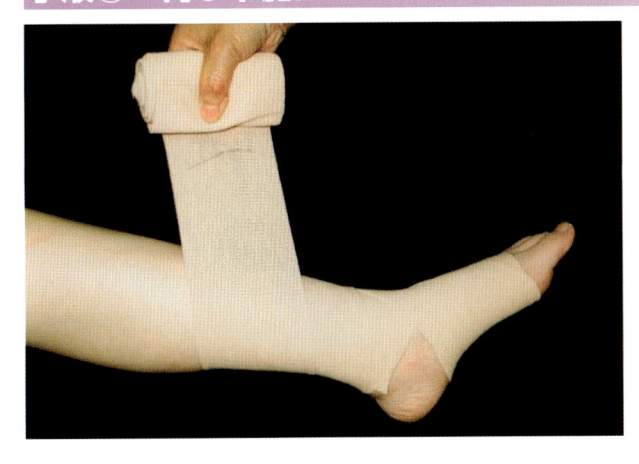

　弾性包帯を引っ張りながら，足部から足関節を越えて下腿に巻き進める。下腿潰瘍の好発部位は，大伏在型静脈瘤では内果上部に，小伏在型では外果に生じることが多い。これら下腿の下1/3の部位に確実に圧迫圧がかかるように巻く。圧迫により潰瘍の痛みが強い場合は，外用薬として10％アミノ安息香酸エチル軟膏を使用しておく。

手順④　包帯の幅の半分が重なるように巻く

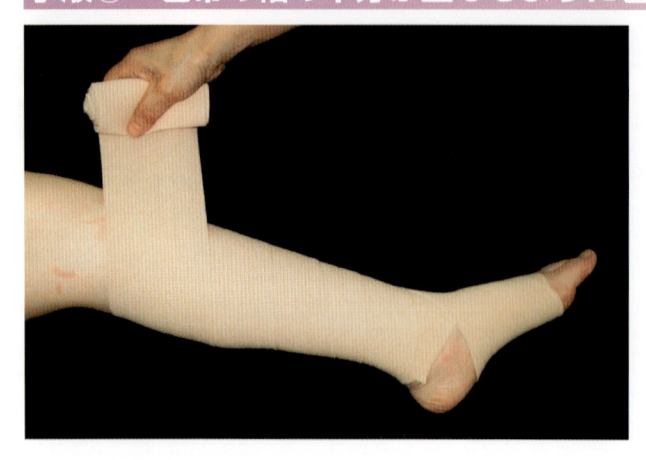

　弾性包帯を引っ張りながら下腿部を包帯の幅の半分が重なるように巻いていく。弾性包帯には，どの製品にも4インチ幅，6インチ幅などの仕様があり，足部から膝までの圧迫には4インチ幅のものを，大腿基部まで圧迫するには6インチ幅の製品を用いるとよい。

手順⑤　膝を越えて巻く

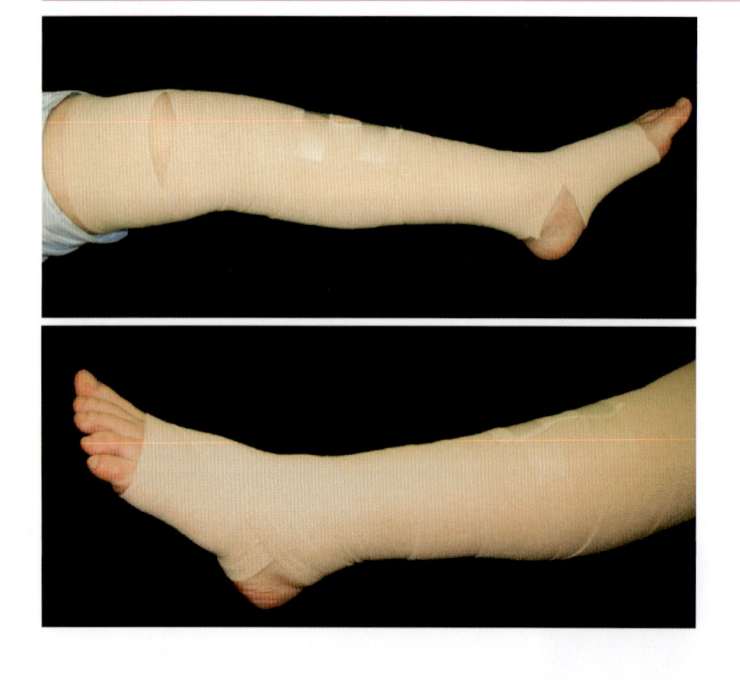

　足関節部と同様で，膝関節も歩行・運動で緩みやすいので，下腿部分のみの圧迫の場合でも膝関節を越えて大腿部も1周巻いておくのがよい。

　上の写真は，下腿の弾性包帯を巻き終えてテープで止めた状態を内側から見たものである。下の写真は，外側から見た状態である。

　ただし，巻いた直後は落ち着いていても，歩行や下肢の運動によりずれることがある。特に大腿部まで弾性包帯を巻いた場合で大腿基部の太い下肢ではずれやすい。この場合は弾性包帯を巻いた後に大腿用の圧迫スリーブを装着するとずれ予防に効果的である。

弾性ストッキングによる圧迫療法

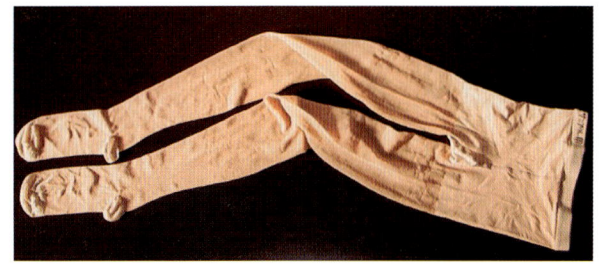

パンスト型の弾性ストッキング

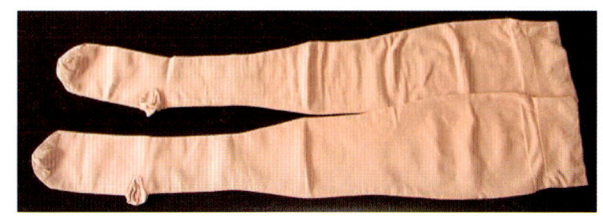

ストッキング型

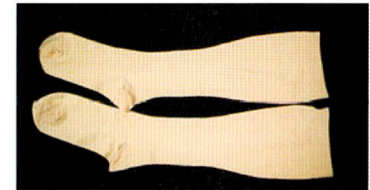

ハイソックス型 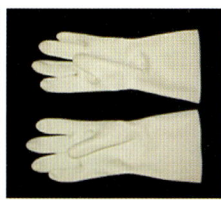　　ゴム手袋

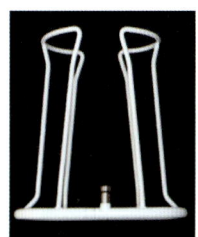

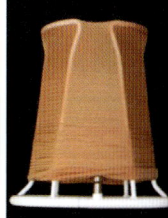

ストッキング装着用の器具

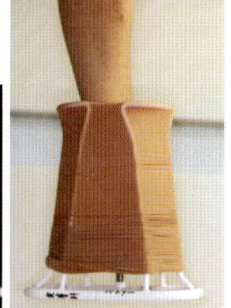

下腿潰瘍が治癒してきたら，弾性包帯より弾性ストッキングの方が便利であることが多い．各社から発売されており，パンスト型，ストッキング型，ハイソックス型に大別される．それぞれにサイズ（S，M，Lなど）があり，下肢の太さに合わせて適切に選択しなければならない．

静脈うっ滞性下腿潰瘍の原因となる静脈瘤は，伏在型（本幹型）の静脈瘤か，深部静脈血栓症後遺症（DVT後の二次性静脈瘤）として生じるものが多いため，潰瘍が内果上部や下腿前面にある場合（大伏在静脈瘤による）や，下腿全周性または内果上・外果上の両方に潰瘍がある場合（DVT後静脈瘤に多い）は，パンスト型かストッキング型がよい．一方，外果上のみに潰瘍がある場合は，小伏在型の静脈瘤であることが多く，この場合はハイソックス型でもよい．

しかし，弾性ストッキングの装着は難しく，手指に力のない患者では装着しにくいため，ゴム手袋を用いたり，専用の装着器具を用いるのもよい．

圧迫療法により下腿潰瘍は治癒しても，やめると再発するため，一次性静脈瘤では，静脈瘤手術を計画するのがよい．DVT後では，厳格に圧迫療法を続けなければならない．

TOPICS

空気脈波（APG）で測定すると，爪先立ち運動を1回行うと筋ポンプ作用により，下腿静脈血の約半分が，心臓向きに押し上げられるのがわかる．圧迫療法しながらの歩行や爪先立ち運動は，静脈還流にとても有効．

ここに着目！

下肢虚血を合併しているときの圧迫療法は要注意！

重症虚血肢では圧迫療法は禁忌である．軽症の動脈閉塞（ABIが0.8程度まで）を伴った静脈うっ滞性潰瘍では圧迫圧に十分注意する．圧迫包帯，ストッキングを装着する前に，趾腹部にドプラ聴診器のプローブをおいて動脈音を確認しておいて，装着後にも同様に動脈音が聴取できることを確認するのがよい．

II 慢性創傷

5. 虚血性潰瘍

虚血性潰瘍の分類と診断
peripheral arterial disease（PAD）

遠藤將光

分類：臨床症状の重症度分類と，解剖学的な動脈病変程度による治療指針の分類がある

- 重症度分類にはFontaine分類とRutherford分類がある（表）。
  重要なのは，2つの分類にともに無症候があることで，動脈病変があっても症状がない症例もあることを認識すべきである。

表　PADの重症度分類

Fontaine分類		Rutherford分類	
I度	無症候	0群	無症候
II度	間欠性跛行	1群	軽度の跛行
		2群	中等度の跛行
		3群	重症の跛行
III度	安静時疼痛	4群	虚血性安静時疼痛
		5群	小さな組織欠損
IV度	潰瘍，壊死	6群	大きな組織欠損

Fontaine分類は無症候から潰瘍，壊死までを4段階に分けているが，Rutherford分類ではFontaine分類よりより細かく全体を6群に分類している。間欠性跛行を3群に，潰瘍・壊死などの組織欠損を小さなものと大きなものに分けている。

A型病変
- CIAの片側あるいは両側狭窄
- EIAの片側あるいは両側の短い（≦3cm）単独狭窄

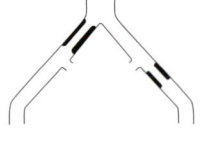

B型病変
- 腎動脈下部大動脈の短い（≦3cm）狭窄
- 片側CIA閉塞
- CFAには及んでいないEIAでの3〜10cmの単独あるいは多発性狭窄
- 内腸骨動脈またはCFA起始部を含まない片側EIA閉塞

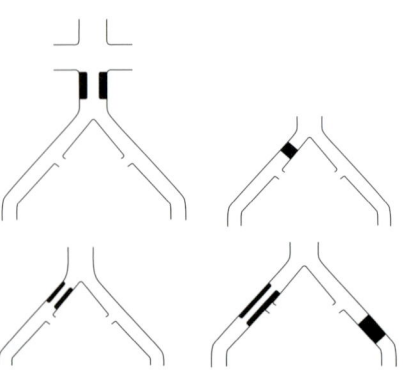

図1　大動脈腸骨動脈病変のTASC分類①
CIA：総腸骨動脈，EIA：外腸骨動脈，CFA：総大腿動脈
（TASC II Working Group/日本脈管学会訳：下肢閉塞性動脈硬化症の診断・治療指針II．日本脈管学会編，pp1-109，メディカルトリビューン社，東京，2007より引用）

- 動脈病変の解剖学的な程度による治療方針の分類には TASC (Trans Atrantic Inter-Society Consensus) 分類がある (図1〜4)。全世界で PAD の診断・治療を統一する目的で作成された。現在では 2007 年に改定・発表された TASC II[1]が用いられている。一般的には病変範囲の短いあるいは狭い TASC A, B 病変 (図1, 3) には血管内治療が, 病変が広範囲に及ぶ C, D 型 (図2, 4) にはバイパス手術が推奨されているが, 各医療機関の技術向上や経験から病変長の長い症例にも血管内治療が選択される傾向にある。

診断：初診での動脈拍動の触診が極めて重要

　　　　　虚血性潰瘍は急激に悪化する場合がある。初診時の視診で色調変化, 聴診で血管雑音を捉え, 皮膚温・動脈拍動の触知を確認する。同時に足関節部での血圧を測定する。最近では自動的に四肢の血圧を同時に測定し, 足関節上腕血圧比 (ankle brachial index : ABI) を算出する機器が普及し有用である。動脈拍動を触知せず下肢血圧が低下していれば虚血性潰瘍を疑い, PAD 治療を専門とする医療機関を受診させる。血管治療の専門医を早急に受診させることは TASC の推奨事項にも挙げられている。

C 型病変
- 両側 CIA 閉塞
- CFA には及んでいない 3〜10cm の両側 EIA 狭窄
- CFA に及ぶ片側 EIA 狭窄
- 内腸骨動脈および/または CFA 起始部の片側 EIA 閉塞
- 内腸骨動脈および/または CFA 起始部あるいは起始部でない, 重度の石灰化片側 EIA 閉塞

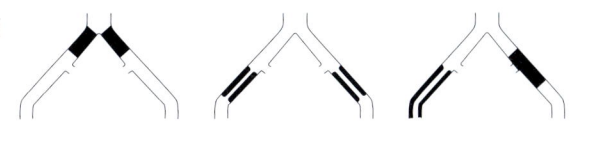

D 型病変
- 腎動脈下部大動脈腸骨動脈閉塞
- 治療を要する大動脈および腸骨動脈のびまん性病変
- 片側 CIA, EIA および CFA を含むびまん性多発性狭窄
- CIA および EIA 両方の片側閉塞
- EIA の両側閉塞
- 治療を要するがステントグラフト内挿術では改善がみられない AAA 患者, あるいは大動脈または腸骨動脈外科手術を要する他の病変をもつ患者の腸骨動脈狭窄

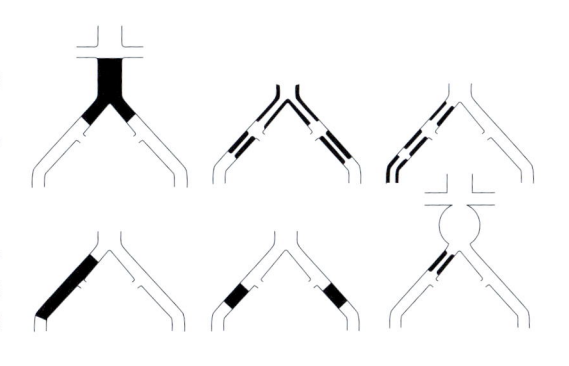

図2　大動脈腸骨動脈病変の TASC 分類②
　CIA：総腸骨動脈, EIA：外腸骨動脈, CFA：総大腿動脈, AAA：腹部大動脈瘤
　(TASC II Working Group/日本脈管学会訳：下肢閉塞性動脈硬化症の診断・治療指針 II. 日本脈管学会編, pp1-109, メディカルトリビューン社, 東京, 2007 より引用)

II 慢性創傷
虚血性潰瘍：分類と診断

A 型病変
- 単独狭窄≦10cm 長
- 単独狭窄≦5cm 長

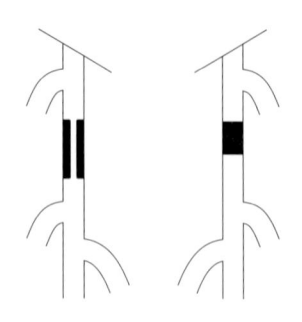

B 型病変
- 多発性病変（狭窄または閉塞），各≦5cm
- 膝下膝窩動脈を含まない≦15cm の単独狭窄または閉塞
- 末梢バイパスの流入を改善するための脛骨動脈に連続性をもたない単独または多発性病変
- 重度の石灰化閉塞≦5cm 長
- 単独膝窩動脈狭窄

図3 大腿膝窩動脈病変のTASC分類①

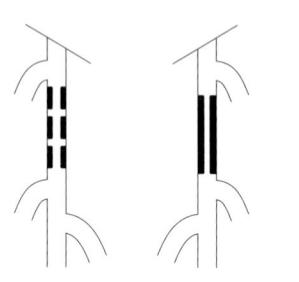

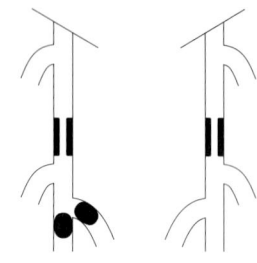

C 型病変
- 重度の石灰化があるかあるいはない，全長＞15cm の多発性狭窄または閉塞
- 2回の血管内インターベンション後に，治療を要する再発狭窄または閉塞

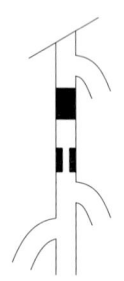

D 型病変
- CFA または SFA（＞20cm，膝窩動脈を含む）の慢性完全閉塞
- 膝窩動脈および近位三分枝血管の慢性完全閉塞

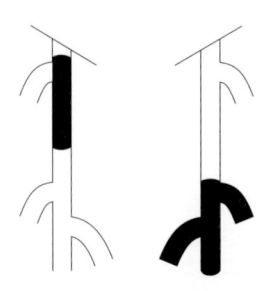

図4 大腿膝窩動脈病変のTASC分類②
CFA：総大腿動脈，SFA：浅大腿動脈

(TASC II Working Group/日本脈管学会訳：下肢閉塞性動脈硬化症の診断・治療指針II．日本脈管学会編，pp1-109，メディカルトリビューン社，東京，2007 より引用)

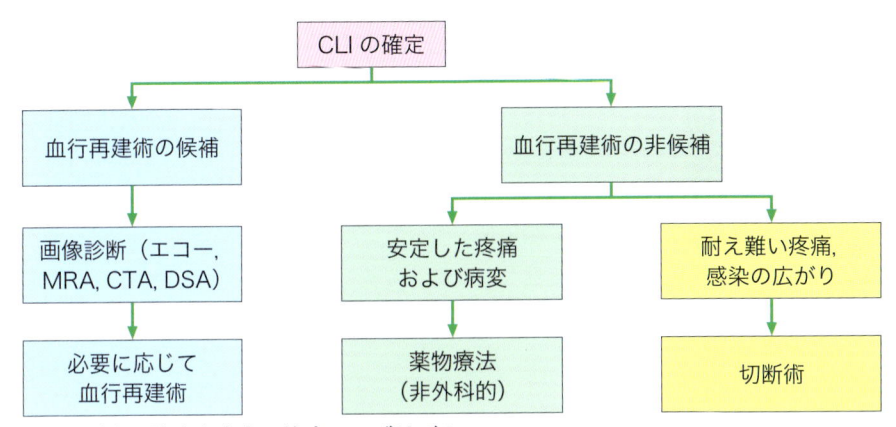

図5 重症下肢虚血患者の治療アルゴリズム
(TASC II Working Group/日本脈管学会訳:下肢閉塞性動脈硬化症の診断・治療指針II. 日本脈管学会編, pp1-109, メディカルトリビューン社, 東京, 2007 より引用)

治療方針の決定:SPP が有用である

■バスキュラー・ラボ

血管治療専門の医療機関ではPADの検査部門(vascular laboratory)を擁し,より専門的な血管エコー,足趾血圧,経皮的酸素分圧などの検査で,総合的に下肢虚血の重症度を診断している.特に皮膚灌流圧(skin perfusion pressure:SPP)は血行再建の候補か非候補かの決定に有用で,30mmHg以上なら保存治療で80%以上が治癒するとされている(図5).逆にそれ以下であれば潰瘍治癒の可能性は低く,早期に血行再建が必要である[2].

画像診断は低侵襲化している

動脈病変の解剖学的な診断には血管エコー,MRA,CT angio,DSAなどがある.DSAはカテーテルを動脈内に挿入するが,それ以外の検査は点滴程度で外来でも可能で,検査の侵襲が低くなってきている.

■血管エコー

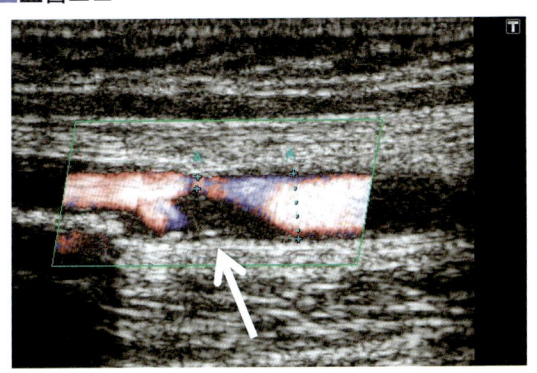

手軽に繰り返し外来でも病棟でもできる.血行再建後の経過観察にも有用である(図6).

白矢印の部位に狭窄が認められる.
図6 大腿動脈血管エコー:浅大腿動脈の縦断面

II 慢性創傷
虚血性潰瘍：分類と診断

■MRA

磁気を利用した検査で，ペースメーカー，人工弁その他，体内に鉄分を含んだ金属がある場合には利用できない（図7）。

■DSA（digital subtraction angiography）

X線画像をコンピュータ解析し，骨や組織など血管以外のものを処理して血管を見やすくできるため，少量の造影剤で良好な血管造影が期待できる。診断的な造影検査から血管内治療まで応用できる（図8）。

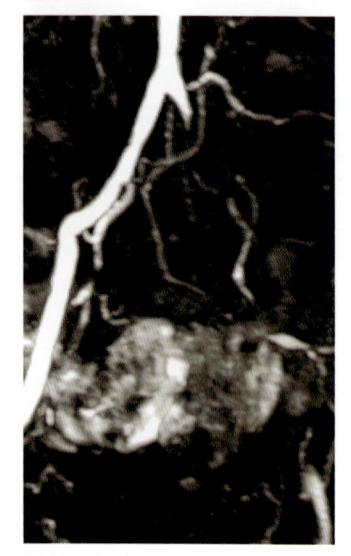

図7　MRA
　左総腸骨および外腸骨動脈に閉塞が認められる。

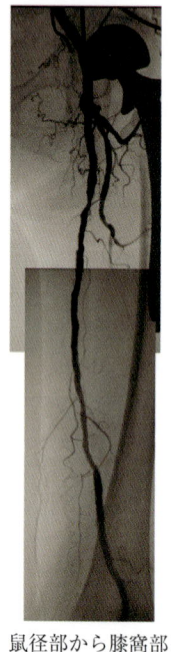

図8　左下肢DSA
鼠径部から膝窩部
膝窩部　白矢印の間が閉塞している。
下腿から足部

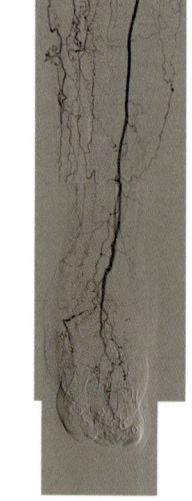

足だけ診るな，全身を診ろ

診断で最も重要なのは，足趾潰瘍だけを治療するのではなく，全身の動脈硬化疾患に目を配ることである。PADは下肢の動脈硬化が原因だが，下肢動脈に病変がある患者では，虚血性心疾患や脳血管障害，腎動脈狭窄など，全身の他の臓器にも動脈硬化性疾患が並存する可能性が高く，足だけに固執せず全身に気を配ることを忘れてはならない[3]。

> **ここに着目！**
> **重症度は下腿病変の有無に大きく左右されるので，膝上病変の程度と臨床症状は必ずしも一致しない**
> 動脈の狭窄・閉塞が解剖学的に広範囲であっても症状は跛行だけのこともあるし，逆に動脈病変が軽度であっても壊死・潰瘍に至る場合がある。

II 慢性創傷　　　　　遠藤將光

5. 虚血性潰瘍

動脈に対する治療

血行再建には血管内治療とバイパス術がある

動脈に対する治療—血行再建とは

　前項で述べたように，虚血性潰瘍を治癒させるために十分な血流が必要と判断された場合，閉塞している動脈に対して血流を再開させる必要がある。
これが閉塞した動脈に対する治療—血行再建—である。
　血行再建手技には経皮的血管形成術（percutaneous transluminal angioplasty：PTA）とバイパス手術（以下 BS）の2つがある。

手順

経皮的血管形成術（PTA）

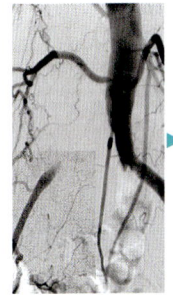

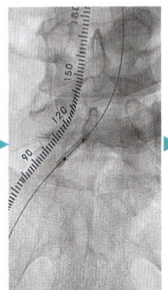

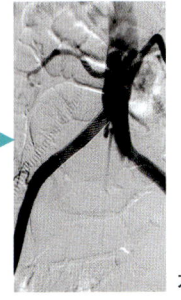

右総腸骨動脈閉塞 PTA

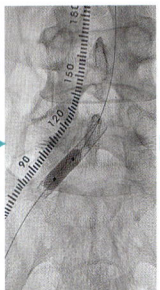

(a) 術前造影　(b) 前拡張　(c) ステント留置＋後拡張　(d) PTA後造影

■PTAの基本術式（右総腸骨動脈閉塞症例で示す）
①右総大腿動脈を局所麻酔し逆行性に穿刺する。
②6〜7 Fr のイントロデューサーシースを動脈内に挿入し，親水性0.0035インチガイドワイヤーを進め，病変部を通過させる。
③点滴路から全身にヘパリンを 50〜70 IU/kg 投与する。
④至適径に拡張する前に4 mm ほどの小径バルーンで前拡張する。これでステントが通過でき，後拡張の際に病変部がステントとともに拡張するため末梢塞栓が軽減できる（b）。
⑤マーカー，血管内超音波で血管径を測定する。
⑥ステントを留置し狭窄が残らないよう至適径のバルーンで後拡張するが，動脈損傷を防ぐため過剰な拡張は厳に慎むべきである（c）。
⑦血管内超音波，血管造影で結果を最終確認する（d）。

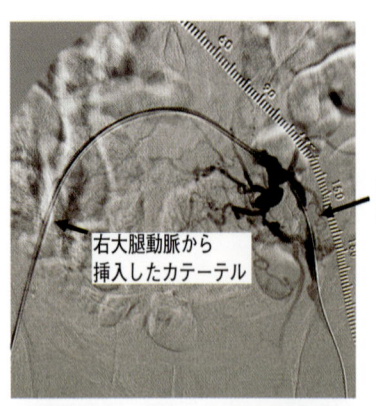

II 慢性創傷
虚血性潰瘍：動脈に対する治療

初期成功率は対側大腿動脈や上腕動脈からの到達法を組み合わせることにより向上し，狭窄病変ではほぼ100％，閉塞では80％前後である。低侵襲だが動脈穿孔，末梢塞栓などの危険性がある。遠隔期開存率は5年で90％前後と良好である。

■大腿動脈領域について

TASC IIでは限局性病変にはPTAを推奨し，病変長が伸びるに従い再狭窄率が高くなるとしている。初期成功率は閉塞でも85％以上と良好だが，再発率は高く1年一次開存率は40％程度で術後の経過観察が重要である。

左外腸骨動脈狭窄
右大腿動脈から挿入したカテーテル

対側アプローチによる腸骨動脈PTA

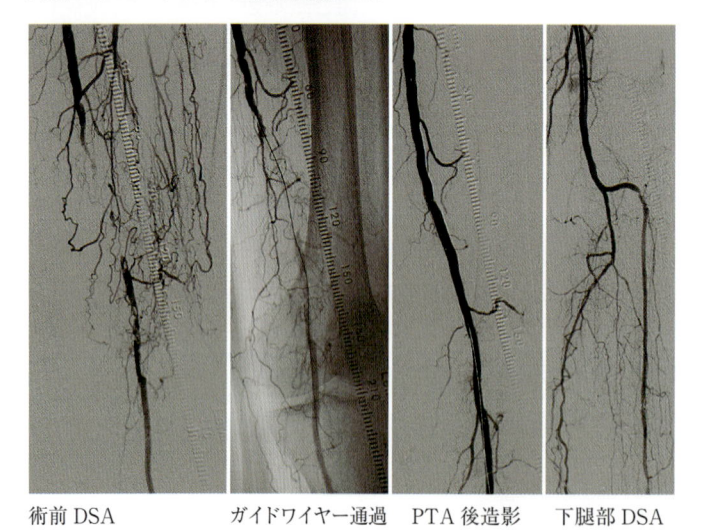

術前DSA　ガイドワイヤー通過　PTA後造影　下腿部DSA

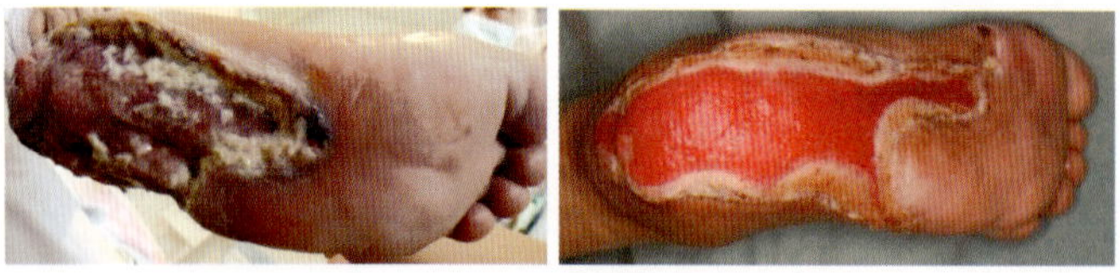

術前　　　　　　術後
左大腿膝窩動脈閉塞（TASC C）に対する血管内治療
（写真は金沢医科大学形成外科　島田賢一先生より）

ここに着目！
non-stenting zone には，絶対にステントを留置してはならない

ステントは外部からの力学的なストレスに弱いため，総大腿動脈や膝窩動脈など圧迫・屈曲等が大きな場所には挿入してはいけない。この場所をnon-stenting zoneと呼んでいる。

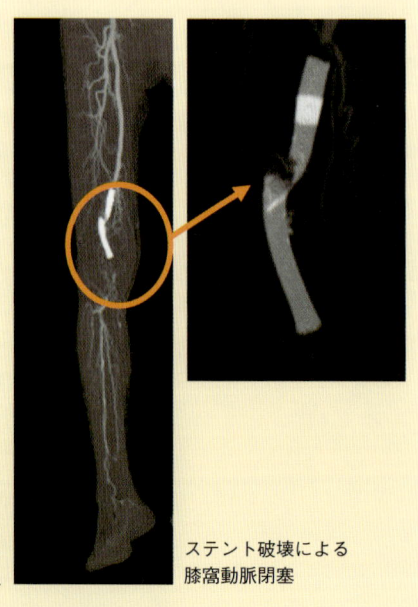

ステント破壊による膝窩動脈閉塞

> **ここに着目！**
>
> **下腿動脈病変へのPTAには慎重を期するべきである**
>
> 近年，欧米ではステントやレーザーが導入されPTAを推奨する論文が増えているが[1]，わが国ではいまだこれらの器具は認可されておらず，欧米の結果を鵜呑みにはできない。ステントが使えずPTAに伴う解離や急性閉塞に対応できないため，当院ではバイパスができない症例に限定している。

バイパス術（BS）

近年，大動脈−腸骨動脈領域に対する開腹でのBSはPTAの導入や大腿−大腿動脈バイパスを併用することで少なくなった。ここでは鼠径靱帯以下の自家静脈を使用したバイパス術式を提示する。

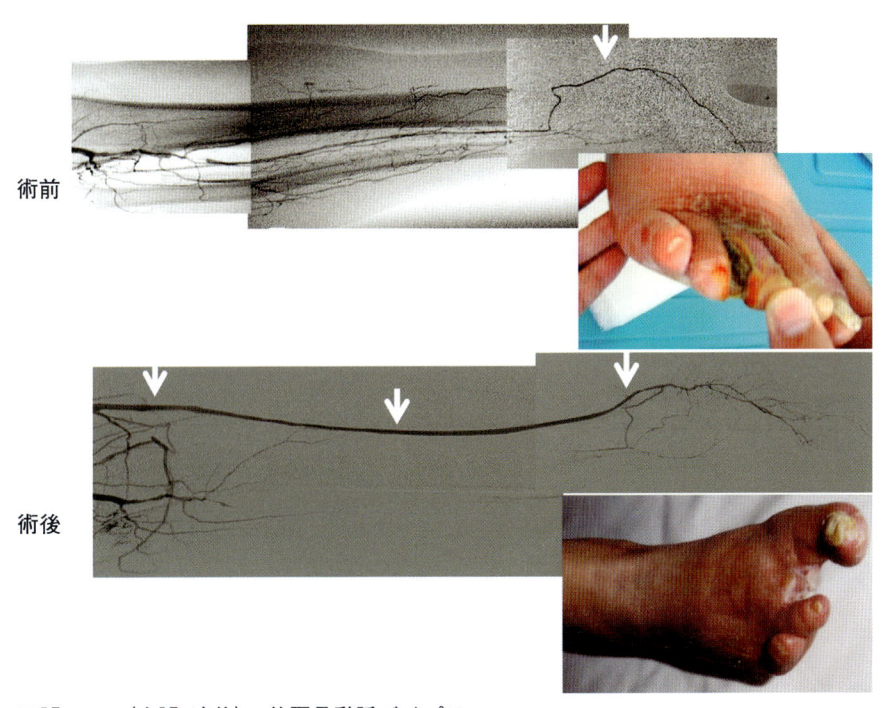

術前

術後

下腿DSA（大腿−遠位）　後脛骨動脈バイパス
本症例の浅大腿動脈は膝窩部まで閉塞し膝窩動脈の一部がわずかに開存していた。下腿も主幹動脈はすべて閉塞し，側副血行路から後脛骨動脈の遠位部がわずかに開存していた（矢印）。術後は鼠径部から矢印で示した自家大伏在静脈が開存良好で，趾切断端も良好である。

> **ここに着目！**
>
> **血行再建後も再発は必発と考えて入念な経過観察を行う**
>
> PADはほとんどが動脈硬化疾患であり，病変の進行，再発は必発と考えるべきである。そのためPTAでもBSでも血行再建した後，特に2年間は綿密な血管エコーによる経過観察が重要である。病変が早期に発見されればPTAで容易に改善できる場合が多い[2]。

II 慢性創傷

5. 虚血性潰瘍

創傷に対する治療

寺師浩人

虚血性潰瘍の治療では，局所血流を把握することが重要である

本法のコツ＆ピットフォール

- 血流が不十分な場合は壊死組織のデブリードマンができない（図1, 2）[1]。
- 手術的加療が可能か否かを SPP や TcPo$_2$ で判断する（図2）[1]。
- 血流が十分であっても血流を遮断させる手術は勧められない（図3）。
- 創傷治癒機転が働かなくなった際は血流の途絶を疑い，血流不全が再発したならば積極的に末梢血行の改善に努める。
- 耐え難い疼痛を有する場合には大切断の適応になる。

不十分な SPP 値の時には，長期間の保存的治療をする

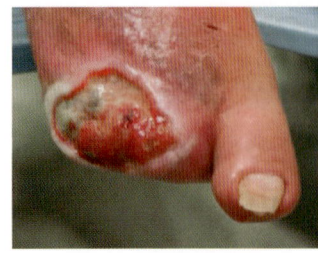

(a) 足趾切断部の虚血性潰瘍

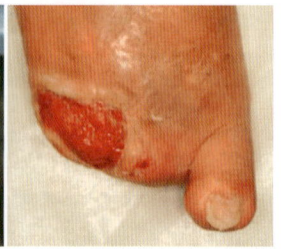

(b) 保存的治療を行い，wound bed preparation が整った状態。

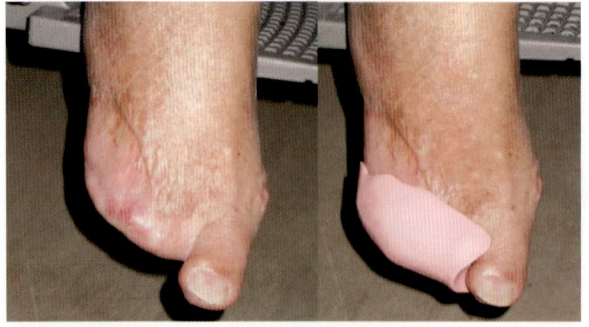

(c) 5カ月後に治癒した状態。簡易なフットウェアを装着し，残趾保護に努めている。

図1 重症下肢虚血（糖尿病合併）（89歳，男性）

終戦時，列車から転落し右前足部が切断された。60年経ち同部に潰瘍が形成された。SPP値は足背部15mmHg，足底部30mmHgのために末梢血行再建術の適応だが，施行できず保存的治療となった。毎日の洗浄と moist wound healing に努め，壊死組織が除去され wound bed preparation が整った後，5カ月間 bFGF と白色ワセリン軟膏塗布で瘢痕治癒した。シリコン性フットウェアを装着し，3年間再発はない。

SPP 値が十分ではない時には，再度末梢血行再建術を依頼する

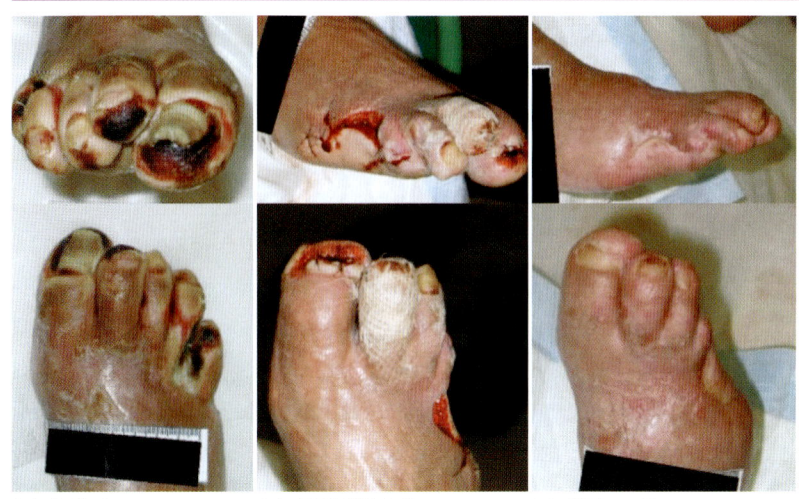

(a) 初診時　　　(b) 局所手術直後　　　(c) 術後 11 日

図2　重症下肢虚血（65 歳，男性）

　　　　近医循環器内科で，右外腸骨動脈に末梢血行再建術（ステント留置）が施行され，リスフラン切断術の依頼を受けたが，SPP 値が十分ではない（足背部 30mmHg）ために，再度末梢血行再建術を依頼した。再末梢血行再建術後，SPP 値が足背 50mmHg，踵部 70mmHg となり，その3週間後に局所手術を施行した。局所手術後 11 日で治癒した。結果的に足趾の切断で治癒した。

SPP 値を低下させない modified TMA 手術

　循環器内科で，末梢血行再建術が施行された後（SPP 値は足背 45mmHg，足底 45mmHg），arterial-arterial connection を残す modified transmetatarsal amputation[3)4)]を適応した。

　本術式は，末梢の血流保持のために工夫された手術術式である。中足骨をできる限り残すことが術後の歩行を可能にする。

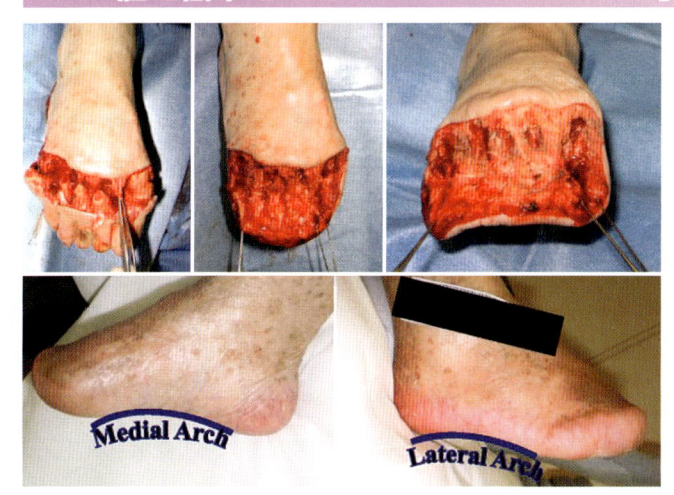

図3　重症下肢虚血（80 歳，女性）

ここに着目！
創傷へ流れる血流量と血流の方向を考慮した局所手術が重要である

虚血性潰瘍を有する脚は，血流が単に乏しくなっているのみならず，血流分布が変化している。血流量と脚が落ちいっている血流分布を把握し，切開線を決定し局所手術にて SPP を低下させない配慮が必要である。

II 慢性創傷

辻 依子

5. 虚血性潰瘍

歩行の意義

重症下肢虚血患者においては，機能面および生命予後の面から，中足骨を残した小切断が望まれる

切断による歩行機能の変化

　下肢虚血性潰瘍は，足部の切断あるいは下腿切断や大腿切断などの下肢切断が必要となることが多い。

　下肢切断レベルによって切断後の歩行機能は影響される[1]。足部の切断を足趾レベル（足趾切断術，趾列切断術），中足骨レベル（modified transmetatarsal amputation：TMA[2]），踵骨レベル（ショパール離断術），足関節より中枢の切断を，足関節から膝下のレベル（下腿切断術），膝上から股関節のレベル（大腿切断術）の5つのレベルに分け，歩行機能維持率（切断後歩行可能/切断前歩行可

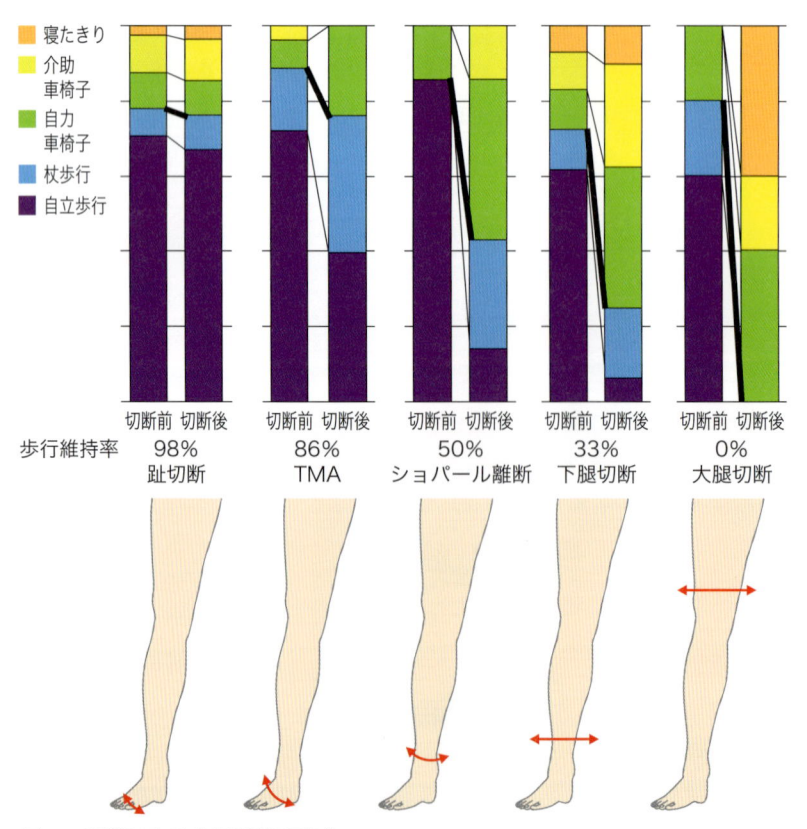

図1　切断による歩行機能の変化
　歩行維持率＝切断後歩行可能/切断前歩行可能
　（辻依子ほか；重症下肢虚血患者における下肢切断レベルによる歩行機能への影響．日形会誌 30：670-677, 2010 より引用，一部改変）

能）を比較すると，足趾レベルでは 98％，中足骨レベルでは 86％であるのに対し，踵骨レベルでは 50％，下腿切断では 33％，大腿切断では 0％と著明に低下する（**図 1**）。足関節以上での切断を行うと，歩行のためには義足が必要となる。しかし，血行障害を有する場合，義足装着によるエネルギー消費は健常者と比較し，下腿切断では 62％，大腿切断では 120％の増大となるため，高齢で心血管系疾患をもつ重症下肢虚血患者では義足装着による歩行獲得の成功率が低くなる[3]。

また，足部切断において，中足骨を温存した場合と比較し，踵骨のみを温存した場合では著明に歩行維持率が低下する。安定した歩行機能の維持には足底のアーチや足関節の可動域が良好に保たれている必要があるが，ショパール関節で離断すると，アーチは破壊され，足関節の可動域が制限される。さらに足関節は内反し，歩行機能は低下する。歩行機能を維持するためには中足骨を温存する必要がある。

切断による生命予後の変化

重症下肢虚血患者における小切断（足部の切断）と大切断（足関節以上の切断）の生命予後についての報告を比較すると，大切断において生命予後が悪くなる。小切断後の 5 年生存率が 43〜62％であるのに対し，大切断後では 29％と低い。また，下腿切断と大腿切断後の生命予後を比較すると，大腿切断で低くなる[4]。

切断レベルにより生命予後が異なる理由として，切断後の歩行機能の低下が挙げられる。重症下肢虚血患者は心血管系疾患を有することが多く，歩行機能の低下による運動量の減少が引き金となり，心機能が低下し生命予後が悪化すると考えられる。

II 慢性創傷

6. 糖尿病性潰瘍

糖尿病性潰瘍の病因と病態
diabetic ulcer

寺師浩人

病因：大きく3つに分けられる

- 神経障害（peripheral neuropathy：PN，自律神経，運動神経，感覚神経）
- 血管障害（peripheral arterial disease：PAD，いわゆる虚血性潰瘍 →虚血性潰瘍を参照）
- 感染症（infection）

潰瘍の病態は上記3つの病因の複合病変と考えられる（図1）。

潰瘍形成の成り立ち

それぞれの病因が創傷治癒を遅延させる。

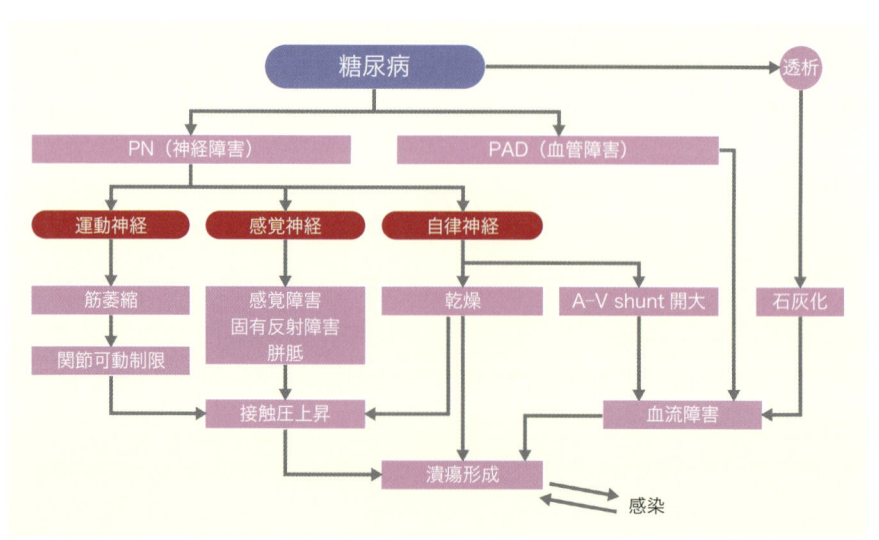

図1

自律神経障害：A-V shunt 開大のため皮膚の血流↓，皮下の血流↑，骨の血流↑の結果，骨の吸収↑（→Charcot 変形：図2, 3）

運動神経障害：中足骨間の虫様筋と骨間筋の麻痺で Hammer/Claw toe 変形（図4）や**外反母趾や内反小趾変形**（図5）となり，歩行時踏み返し部である中足骨遠位端の圧分布↑と Helloma molle の原因ともなる（図6）。

感覚神経障害：足底圧分布異常で胼胝が形成されても痛くなく，潰瘍形成（→Black heel：図5；胼胝下の出血痕）や，温風ヒーター，ストーブ，あんかで低温熱傷を起こす（図7）。

糖尿病性末梢神経障害の有病率は50％である。

■Charcot 変形（急性期）

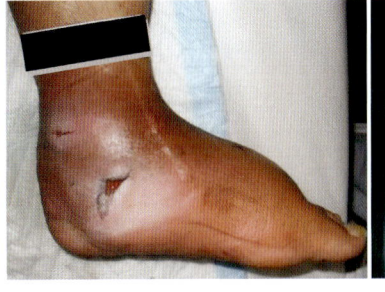

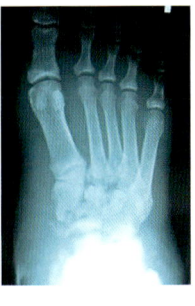

自律神経障害に加え固有反射障害が関与するが，いまだ解明されていないことも多い。皮膚温度の上昇（熱感），発赤，腫脹のため蜂窩織炎や化膿性リンパ管炎との鑑別を要すが，**X線写真**で骨折を認めれば容易に診断可能である。局所安静，固定，荷重防止が治療となる。

図2

■Charcot 変形（慢性期）

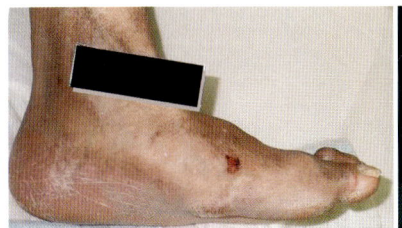

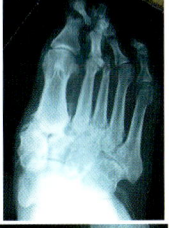

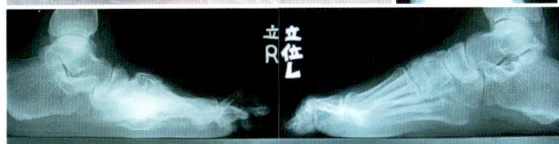

慢性期になれば，関節周囲に硬化・骨化が現れて関節の可動域がなくなり，多くは土踏まずが消失し，足底中心部が変形により隆起してくることが多い。X線写真は**立位での撮影**がわかりやすい。図では患側の足根骨部分のリスフラン関節が消失しているのに対して，健側では関節を有し足底の縦アーチが見られる。足底の圧分布の異常のため，**予防的足底板の絶対的適応**で，多くは靴まで処方する必要がある。

図3

■Hammer/Claw toe 変形

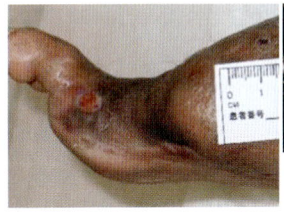

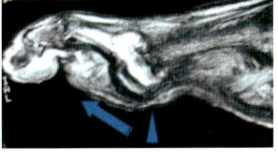

足底中足骨遠位端の脂肪層が，歩行時の踏み返し動作により遠位に移動して衝撃吸収のパッドとしての役割がなくなっている。

図4

■外反母趾・内反小趾変形

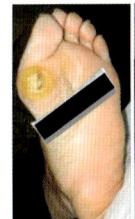

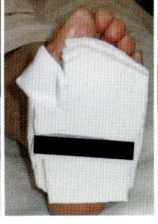

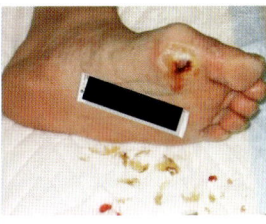

第Ⅰ趾中足骨遠位端に black heel（**出血痕**）を伴う胼胝形成がある。胼胝をけずり潰瘍を露呈させ感染予防をとる。ガーゼを上乗せせず，周囲を底上げして創部への圧迫を回避させる。

図5

II 慢性創傷
糖尿病性潰瘍：病因と病態

■ Helloma Molle

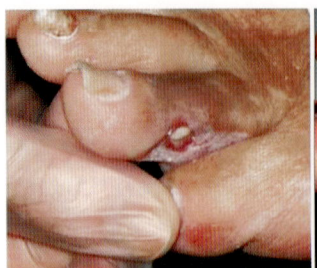

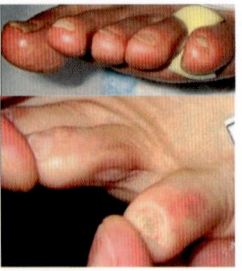

趾間部の**軟鶏眼**（soft corn）で内反小趾のため第Ⅳ趾外側が多く，浸軟し潰瘍を形成しやすい。圧を分散させる工夫をする。

図6

■ 低温熱傷

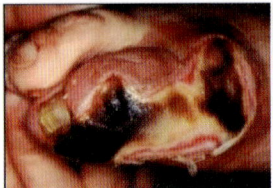

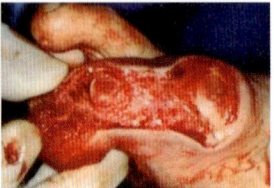

痛みがないため，骨や関節まで壊死となることも多い。

図7

PADのある糖尿病性潰瘍の治療アルゴリズム

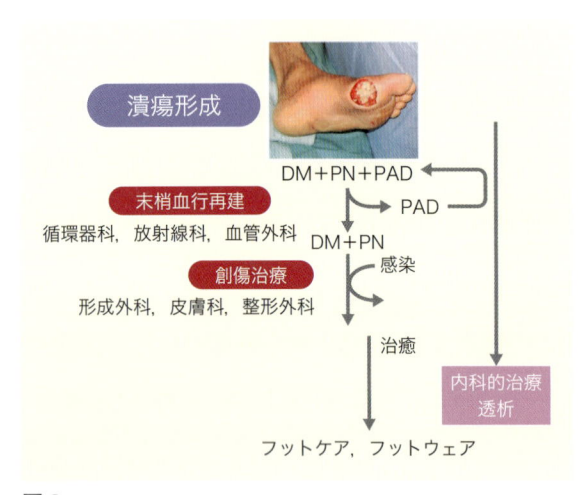

図8

末梢血行再建：局所治療可能な血流確保が重要なため，**血流改善を最優先**〔局所血流の客観的評価に，皮膚灌流圧（skin perfusion pressure：SPP）や経皮的酸素分圧（transcutaneous oxygen tension：TcPO$_2$ が有用〕とする。

創傷治療：血流が改善されれば，創部に栄養が施され細菌の活動性が上がるため感染の機会が増す。感染を回避しながらフットケアとフットウェアを武器に毎日の局所治療を行う。腱や腱膜に沿って感染が上行するため，**運動禁と足浴禁**で，シャワー浴が奨励される。感染症がなければ血行再建が優先される。PADのある患者の場合には，PADの治療が優先される。

糖尿病性足潰瘍の分類（神戸分類）[3)4)]

3つの病因をもとに4つの病態に分けると治療が進みやすい。
Type Ⅰ：神経障害を主とする潰瘍
Type Ⅱ：血管障害を主とする潰瘍

　　　　　TypeⅢ：感染症を主とする潰瘍
　　　　　TypeⅣ：神経障害，血管障害，感染症の混合する複雑な病態を呈する潰瘍
　これまで，欧米ではWagner分類，Texas大学創傷分類がなされてきたが，糖尿病に早くなりやすく，透析率が高い，肥満者の少ないアジアでは，複雑な分類とアルゴリズムは困難であるため，より簡便で理解しやすい神戸分類が提唱された．

Type別治療の基本

　　　　　TypeⅠ：足の形態や歩行癖に合わせたフットウェア
　　　　　TypeⅡ：SPPに基づいた末梢血行再建術と局所手術
　　　　　TypeⅢ：積極的デブリードマン
　　　　　TypeⅣ：末梢血行再建術とデブリードマンを施行するがその時期設定が重要
　　　　　　　　　（チームワークが重要）

ここに着目！

糖尿病性足潰瘍ではまず動脈を触れることが重要

足に潰瘍や壊疽が生じた糖尿病患者の最初の診療では，まず足の血管（足背動脈，後脛骨動脈，膝窩動脈，大腿動脈）を触れることから始めなければならない．血流があってはじめて創傷の治療が成り立つ．

II 慢性創傷

6. 糖尿病性潰瘍

創傷に対する治療

田中嘉雄

感染と血行障害の程度に応じた治療を行い，下肢長の温存に努める

局所治療とは

　局所治療は，潰瘍，感染，壊死に行われる。ここでは，神経障害型で感染を伴っている場合の局所治療について述べる。既存血管の温存に配慮しながら感染・壊死組織を可及的に切除する。壊死性筋膜炎，ガス壊疽を疑う場合には，手術室で確実にデブリードマンし，感染のコントロールを行う。組織欠損部位は一時的に創傷被覆材で被覆し，感染の沈静化を確認してから二期的に創閉鎖する。創閉鎖方法には，①断端形成，②植皮，③遊離筋皮弁移植などがある。

本法のコツ＆ピットフォール

- 感染が腱組織に沿って近位に拡大しているので，展開して可及的に感染組織を切除する。
- 安易な切開・ドレナージは，壊死性筋膜炎（necrotizing fasciitis），ガス壊疽を招く。
- 嫌気性菌と好気性菌の混合感染であることが多く，感染のコントロールにはヨードホルムガーゼが有用である。
- デブリードマン後の大きい組織欠損には，組織移植（遊離広背筋皮弁など）を行うことが望ましい。
- 神経障害型と虚血型との鑑別が重要。後者は，デブリードマンを先行すると組織壊死の拡大を招くので血行再建を優先する。

手順

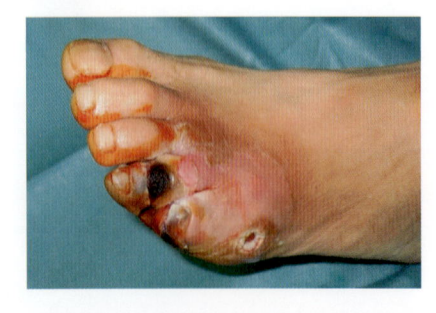

　神経障害型糖尿病性足潰瘍で局所感染を伴っている例で説明する。

■**体位**：仰臥位で両膝下に枕を挿入し，膝関節軽度屈曲位
■**用意するもの**
- 駆血帯（出血が予想される場合は用いる。エスマルヒを用いず，患肢を5分くらい挙上してから駆血）
- バイポーラ凝固止血器　・形成外科切縫セット
- リューエル（円のみ鉗子），ヤスリ，鋭匙
- 創傷被覆材（人工真皮など）

手順① デブリードマンをする

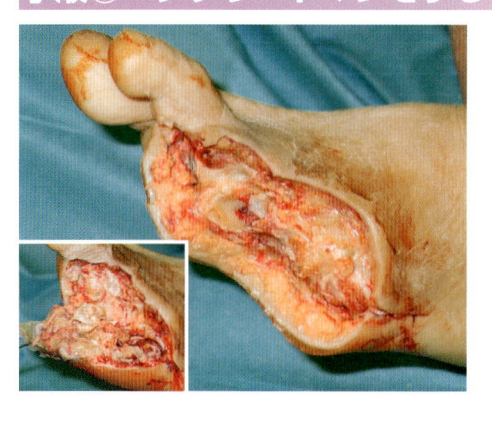

1. 感染・壊死組織を切除し，組織の一部を細菌培養検査に提出する。
2. 骨は脆弱なところは切除する。露出した腱はできるだけ近位で切除する。
3. 創部を洗浄し，感染の遺残が疑わしいときはヨードホルムガーゼを添付し，感染を沈静化させる。
4. 感染が沈静化すれば創傷被覆材を添付し，肉芽増生を待つ。人工真皮にbFGFあるいは多血漿板血漿（PRP）を含浸して用いる方法もある。

手順② 遊離広背筋皮弁移植で創閉鎖を行う

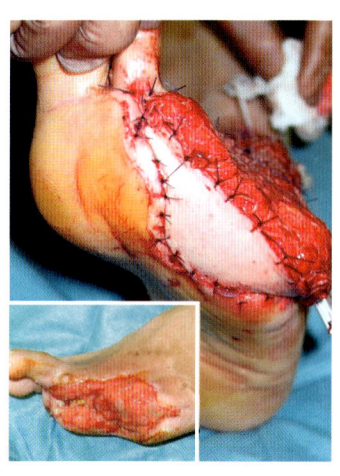

1. 体位：側臥位または仰臥位
2. デブリードマンを追加して創部を新鮮化する。
3. 足関節部で前脛骨動静脈を露出し創部まで切開を延長する。
4. 切開に沿った皮膚を剥離して筋弁の移植部とする。
5. 広背筋皮弁を挙上する。皮弁の大きさはモニター程度とし，メッシュ植皮する。
6. 血管吻合は，肩甲下動脈と肩甲回旋動脈を前脛骨動脈の間にflow-through吻合する。肩甲下静脈は伴行静脈と端々吻合する。

手順③ 術後療法

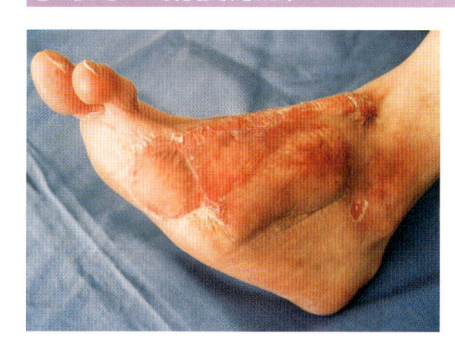

1. 患肢を挙上位にして4日間ベッド上安静とする。
2. 抗凝固療法（ヘパリン，プロスタンディン，低分子デキストランなど）を行う。
3. 4日目から車椅子を使った移動。2週目から免荷歩行とし徐々に制限を解除する。
4. 約6カ月後に筋体が萎縮した時点で修正術を行い，靴型装具を作製する。
5. 外来通院で経過観察とフットケアを行う。

ここに着目！

糖尿病性足潰瘍の遊離筋皮弁移植術では抗凝固療法が必須である

糖尿病患者では，血糖のコントロールが悪いと血液粘稠度の増加と血液凝集能の亢進が見られる。また，創部に感染などを伴っていると下腿の静脈圧が高くなっていることがある[1]。このため，糖尿病性足潰瘍の遊離筋皮弁移植術では抗凝固療法を行った方がよい。

II 慢性創傷

丹波光子

6. 糖尿病性潰瘍

フットケア
foot care

糖尿病による神経障害，血管障害の評価に基づいて潰瘍発生原因を探り，治療的・予防的フットケアを行う

次の順で，フットケアを行う。
①局所と全身のアセスメント
②血流の評価，神経障害の評価
③汚染物の除去
④潰瘍の発生要因の除去（胼胝・鶏眼，角質の肥厚，爪・足白癬）
⑤患者・家族指導

手順

必要物品

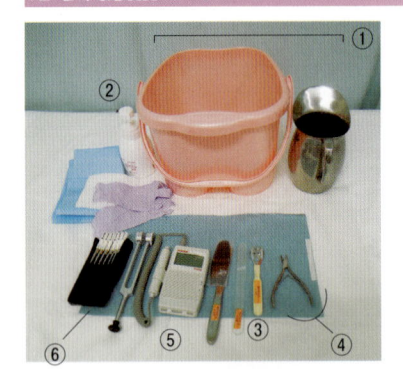

①足全体が入る大きさのバケツ，38℃ぐらいのお湯，または洗浄ボトル
②皮膚の刺激の少ない石鹸
③胼胝・鶏眼を処置するコーンカッターまたは15番メス，または電気やすり
④爪処置用のニッパー，爪やすり
⑤血流評価のためのドプラー計測器
⑥神経障害の程度を把握するモノフィラメント
⑦創部の処置に必要な薬剤や被覆材

手順① 局所と全身のアセスメント

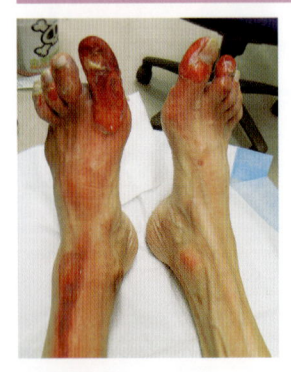

ストーブによる熱傷。左右の第Ⅰ～Ⅳ趾にびらん，水疱あり，周囲の発赤・腫脹はあるが熱感・疼痛はない。滲出液は透明で悪臭はない。炎症はあるが感染徴候は認められていない。

処置は滲出液の吸収と感染予防目的でカデックス®軟膏塗布，ガーゼ処置を行った。創部が両側に及んでおり足の安静が図りにくい状況のため，翌日入院となった。

手順② 血流の評価，神経障害の評価

　血流の評価：皮膚温を確認し，足背動脈・後脛骨動脈の触知，ドプラーABIの測定や必要時皮膚灌流圧（SPP）や経皮酸素分圧を測定する。
　神経障害の評価：足の変形，モノフィラメント（5.07）
　その他，全身状態のアセスメント：血糖のコントロールやセルフケア状況について問診を行う。

手順③ 汚染物の除去

　粘稠性の高い滲出液（バイオフィルム）などは創面に強く固着して洗浄液のみでは取り除くことが困難なため石鹸を使用し，十分泡立て創部をやさしく洗浄する。その後，洗浄ボトルやシャワーを使用して微温湯で石鹸分を洗い流す。壊死組織がある場合は圧を加えて，十分な量を用いて洗浄する。

手順④ 潰瘍の発生原因の除去

■胼胝・鶏眼のケア

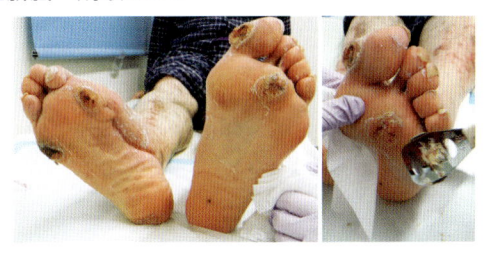

　6年前に糖尿病壊疽により右第Ⅰ趾切断，その後，免荷装具を使用していなかった。痛みを伴わず合わない靴を長時間履き続けたことから胼胝や鶏眼が発生している。胼胝の下に，皮下出血や潰瘍が発生していた。進行すると潰瘍部から感染を起こすため，やすりなどで胼胝や鶏眼を処置する。一時的に潰瘍部を免荷する一方で，靴の調整や履き方，歩き方なども見直す。

■ドライスキン

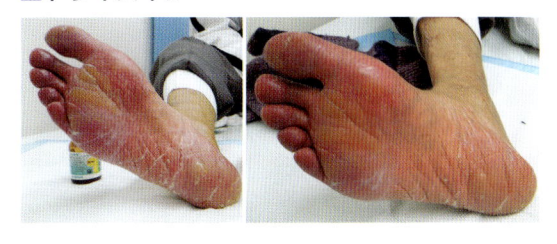

　糖尿病の自律神経障害により発汗が低下していることが考えられる。ドライスキンの状態では水分が蒸発されやすいことから，細菌などが侵入しやすく，傷ができやすいため十分に保湿する。保湿剤を塗布したのちラップフィルムで30分間経過した状態で効果が見られた。1日2回同処置をするように指導した。

II 慢性創傷
糖尿病性潰瘍：フットケア

■角質の肥厚，亀裂

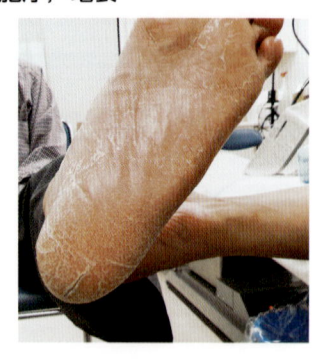

　自律神経障害により発汗が減少し，足が乾燥して亀裂が深くなると感染を起こす場合がある。コーンカッターややすりで角質の除去を行い，その後，保湿剤を使用し乾燥を予防する。足浴後は皮膚が浸軟し保湿剤が浸透しやすいため効果的である。亀裂部は創傷被覆材や軟膏を用いる。

■爪のケア

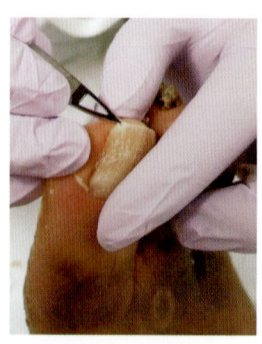

　陥入爪や爪周囲炎，深爪など日常の不適切な手入れなどで潰瘍を生じる場合がある。ニッパーや爪やすり，電動やすりで厚みをとる。白癬が原因の場合も多く，抗生剤の内服や薬液で治療することもある。

■足白癬のケア

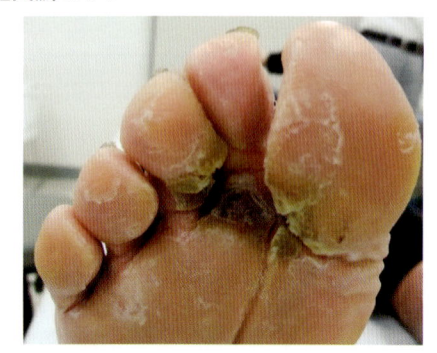

　糖尿病患者では足白癬を伴っていることが多い。足趾の間や足全体に白癬症による皮膚のびらんが発生する。抗真菌薬は足の裏から足趾間など全体的に塗布し，1日2～3回塗布する。

ここに着目！

糖尿病患者にはセルフケアが重要

患者のセルフケア能力（視力，処置時の姿勢，四肢の巧緻性など）を評価し，指導する。創部が見えにくいようであれば，鏡を使うよう勧める。患者が自分で行うことができない場合は，家族や訪問看護師に依頼する。

II 慢性創傷

6. 糖尿病性潰瘍

治療用装具と治療用フットウェア

免荷療法とは

　糖尿病性や虚血性の足部の創傷の治療において，免荷療法は，「Wound Healing Society の糖尿病性潰瘍予防・治療のガイドライン」[1]にも表記されている代表的な保存的治療方法の1つである。基本は「患部に荷重を掛けない，圧を分散させる」ということである。中でも装具やフットウェアを使用する免荷，足底圧の分散（以下免荷）は，治療時間を短縮することに貢献するだけでなく，患者のQOL低下や廃用予防など，他の方法と比較して有効である。また，創傷の再発防止（以下二次予防）においても，免荷が重要となる。

　「免荷」は患部を浮かすというイメージが強いと思われるが，浮かすだけでは効率の良い免荷は得られない。創傷位置や関節可動域（ROM）によっては，患部の近・遠位の両関節の固定や制限を行わなければ，効率の良い免荷ができない。そして足部の免荷は室内外などあらゆる場面を想定して行うべきである。

治療用フットウェア

治療用フットウェアとは

　一次・二次予防が必要な足に対して，足病先進国の米国では，治療用フットウェアをより細かく分け，足底装具をフットオーソティックスディバイス，処方靴をセラピュティックシューズと称し，ディバイスとして処方されている。それらは治療の一環として，継続的に経過観察や状態を確認するプログラムとして行われ，効果を発揮している。また，このプログラムを医療スタッフ（チーム医療）が患者に説明し理解してもらうことで，よりディバイスとしての機能が活かされ，再発リスクを低くすることができる。

固定用装具やギプスを使用する免荷方法

Total-contact cast（TCC）を使用した方法

　TCCは，フェルトやウレタンなどを使用し，創傷部位の免荷，骨突起部の圧の分散ができるように足部や下腿部に貼り，骨折時にギプス包帯を巻くように下腿部を覆い，関節の動きを固定する方法である。この方法は，重度の足底部の潰瘍や急性期のCharcot変形などに使用される。

■利点
- 患者自身で脱着が不可能
- 免荷時間が長く保たれる
- 関節，筋などが良肢位に保たれる
- 創傷の治癒スピードが速い

■欠点
- ギプス包帯を巻く技術を要する
- 浮腫の増減により，ギプス包帯の巻き直しの可能性が高い
- 新たな創管理
- 患者自身による創傷管理が不可能
- 患者が精神的に諦めてしまうことが多い
- 装着時の工夫が必要（入院時から行うなど）

PTB免荷短下肢装具（PTB装具）を使用した方法

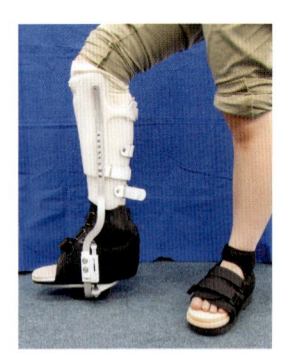

Patella Tendon weight Bearing（PTB）装具は，膝蓋骨靭帯で体重を支持し，下腿部や足部の免荷を行う時に使用するオーダーメイドの短下肢装具である。

PTB免荷短下肢装具

■利点
- 適切に装着できれば，完全免荷が可能
- 患者自身で脱着が可能
- 患者自身で創傷管理が可能

■欠点
- 着脱に時間がかかる
- 重量があり見た目が大きい
- 持続的に装着ができない患者も多い
- 膝蓋靭帯や膝窩部，下腿部などに新たに創を形成することがある
- 装具製作に時間がかかる

instant Total Contact Cast（iTCC）

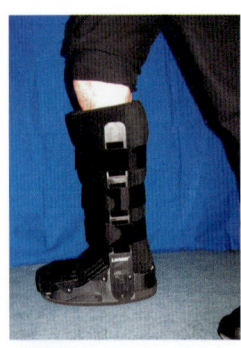

iTCCは，TCCを装着する時に使用したギプス包帯を使用せず，レディーメイドのウォーカータイプの短下肢装具を使用した方法で，フェルト，ウレタンなどはTCCと同様の目的で貼り，装着する短下肢装具である。

iTCC

■利点
- 早期の装着が可能
- 患者自身で着脱が可能
- 患者自身で創傷管理が可能

■欠点
- 装着しない
- 著しい変形，特殊な手術後で細かな適合には不可
- 見た目が大きい

Charcot restraint orthotics walker（CROWブーツ）

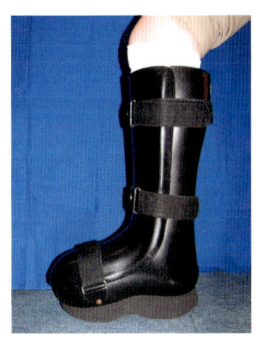

CROWブーツ

CROWブーツは，TCCとiTCCの利点を採用したオーダーメイドで製作する短下肢装具である。この装具は，治療が必要な進行中のCharcot変形などの，足部の変形や潰瘍の免荷療法に使用されることが多い。図の通り，足の形に成形されたプラスチックで，前後から挟み込むように装着し，下腿部を全面接触させることと，関節可動域を制限することで，安定感のある効率のよい免荷，圧の分散ができる。

■利点
- 患者自身で着脱が可能
- 創傷管理が患者自身で可能
- 著しい変形，特殊な手術後で細かな適合も可能

■欠点
- 装着しない
- 重量があり見た目が大きい
- 極端な浮腫の増減には対応が不可
- 装具製作に時間がかかる

専用フェルト

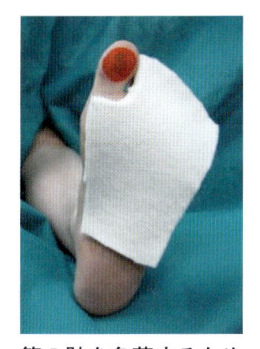

第Ⅰ趾を免荷するためのフェルト

約6mm厚の専用のフェルトロール（WOOL & RAYON材）を足裏形に切り抜き，創傷部分より5mmほど大きく切り取り，足底部に直接貼る方法である。

■利点
- 加工が容易
- 外来での対応が可能

■欠点
- 長期間の使用は困難
- フェルトが滲出液を吸収し，他の部分が浸軟してしまうことがある
- 歩行時において，フェルトがずれる恐れがある（テープでフェルトを固定する必要がある）

専用サンダル

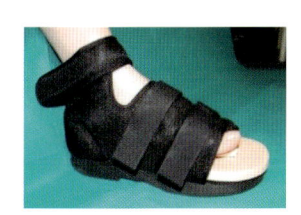

専用サンダル

専用サンダルは足底部がゴム系の素材とシャンク（芯材）で硬く製作されている。これは歩行時に踏み返し制限をかけることで，創傷の免荷につなげることを目的としている。またベルトは，フェルトや包帯を使用した足部にも対応が可能なように任意でカットできる。

■利点
- 早期に装着が可能

■欠点
- 長期的な使用は不可

II 慢性創傷
糖尿病性潰瘍：治療用装具と治療用フットウェア

フットウェアのための下肢の検査

フットディバイスを製作するにあたり，足の検査，評価を必ず行い，足の状態を把握する。

■検査項目

- 足部・足趾の変形
- 循環障害（バイパスも含む）
- 切断有無，部位
- 皮膚病変（胼胝・鶏眼など）
- 神経障害
- 創傷の有無，治癒後の状態
- 下肢の関節可動域
- 脚長や四肢の麻痺など

フットオーソティックス（足底装具）

フットオーソティックスは下記2種類のタイプがある。それらの選択は，先の検査で得られた評価をもとにリスクと目的別に分けられ製作される。

■ファンクショナル（機能性重視）タイプ

痛み・変形の原因となる骨・関節の配列の崩れを中立位（骨，関節の配列が崩れていない位置）に近づけることで，正常な動きに近づける。このような働きにより足・下肢の機能を改善させ，機能性を活かすことにより，症状の緩和から個々がもつパフォーマンス維持を目的とする。

■アコモデイティブ（適合性重視）タイプ

変形や部分切断などの機能改善を望めない足や関節可動域が減少している足に対して，病態に合わせて免荷，症状の緩和，足底圧の分散を目的に処方される。

セラピュティックシューズ（therapeutic shoes）

医師の処方の下に，足病変の患者に対し製作・適合を行い，予防・治療に用いるために使用される処方靴のことで，レディーメイドとオーダーメイドの2種類がある。

■レディーメイドシューズ（ready made shoes）

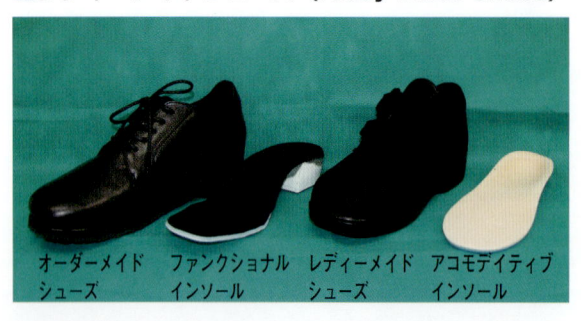

軽・中度の変形や神経障害の足部・足趾に対して，適合と圧の分散を目的とし，オーソティクスを挿入し，必ずカスタマイズして使用する。

オーダーメイドシューズ　ファンクショナルインソール　レディーメイドシューズ　アコモデイティブインソール

■オーダーメイドシューズ（ordermade shoes）

重度神経障害の下垂足やCharcot変形や関節リウマチをはじめとする重度の足部・足趾の変形に対しては，オーダメイドシューズが適応となる。

7. 自己免疫性疾患に伴う潰瘍

関節リウマチ
rheumatoid arthritis

関節リウマチによる皮膚潰瘍（血管炎など）であるか，関節リウマチの治療による皮膚潰瘍（感染症）であるかの鑑別に要注意

- 局所療法では治らないので，速やかな診断，治療を要する疾患である。
- 関節リウマチはさまざまな免疫抑制療法にて治療され，特に近年は生物学的製剤の使用が奏効してきている。しかしながら，それに伴う感染症の増加もみられ，壊死や潰瘍を呈する重症感染症と悪性関節リウマチとの鑑別が重要である。

関節リウマチとは

- 変形性・破壊性の多発性関節炎を臨床的特徴とする慢性炎症性疾患である。朝のこわばり，関節炎，皮下結節，リウマトイド因子，関節X線像により診断される。
- 関節リウマチにはさまざまな皮膚症状を伴うことが知られている[1]が，リウマトイド結節に代表される類壊死性病変と壊死性血管炎に基づくrheumatoid vasculitisによる皮膚症状がある。創傷としてみるべきは，後者のrheumatoid vasculitisによる皮膚症状であり，わが国では血管炎および難治性もしくは重篤な関節外症状を伴う関節リウマチを悪性関節リウマチと定義されている[2]。
- 悪性関節リウマチは厚生労働省の特定疾患治療研究疾患事業の対象疾患である。

診断のポイント

■悪性関節リウマチ

- 関節リウマチ患者の0.6～1％にみられ，リウマトイド因子が高力価で検出される。
- 全身血管炎型と末梢性動脈型がある。
- 下腿下1/2から，足関節周囲，肘などに潰瘍が好発し，辺縁の鋭利な深い潰瘍が単発または多発し難治となる（図1-a）。紫斑や網状皮斑を呈することも多い。
- 指趾の梗塞や爪上皮出血斑がみられる（図1-b）。これらは初発症状のことがあり注意を要する。

■関節リウマチの治療による潰瘍

- 免疫抑制療法が治療の主体であるため，易感染性となるが，特に生物学的製剤には特徴的な副作用があり，注意を要する。

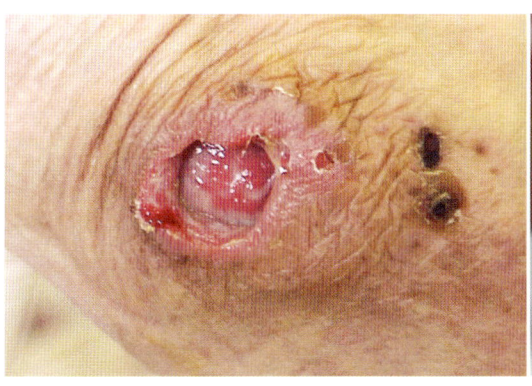

(a) 60歳代，男性，20年前より関節リウマチにて治療中。肘に境界明瞭な穿掘性の潰瘍を認め，周囲に痂皮を伴う潰瘍が散在している。
（島根大学医学部附属病院膠原病内科　角田佳子先生より提供）

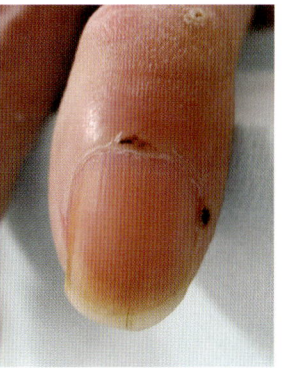

(b) 爪上皮に出血斑を認める。

図1　臨床所見①

II 慢性創傷
自己免疫性疾患に伴う潰瘍：関節リウマチ

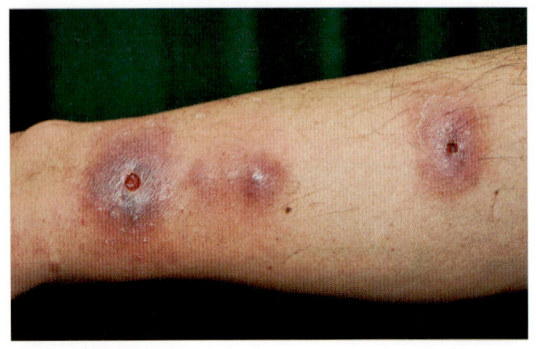

図2　臨床所見②
40歳代，男性，アダリムマブ投与後6カ月で生じた右上肢の膿瘍。一部は自壊して潰瘍となっている。*Mycobacterium marinum* が検出された。

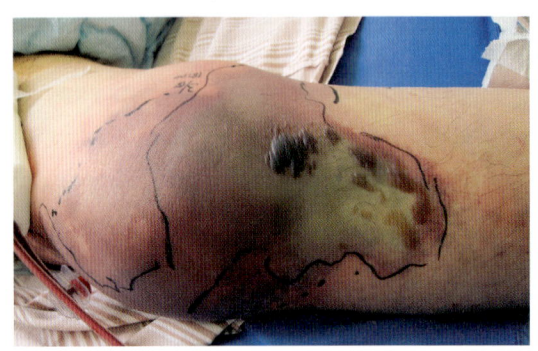

図3　臨床所見③
60歳代，男性，トシリズマブ投与中に発症した右膝関節を中心とした壊死性軟部組織感染症。入院時は紫斑であったが，2日後には皮膚壊死となった。

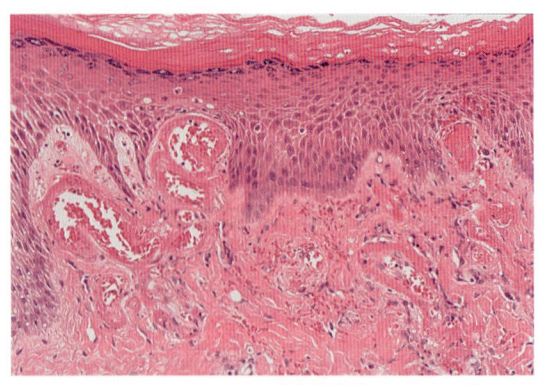

(a) Rheumatoid vasculitis の病理組織像（HE染色弱拡大）
赤血球の血管外漏出，血管壁の肥厚がみられる。

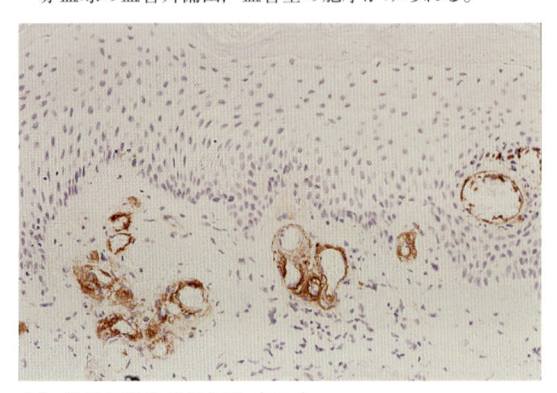

(b) 免疫組織化学染色像（IgM）
血管壁にIgMの沈着がみられる（茶色に発色している部分）。

図4　病理組織学的所見

- 抗TNFα抗体（アダリムマブ，インフリキシマブ）では結核，非結核性抗酸菌症の発症，再燃に注意を要し，難治性の皮膚潰瘍では抗酸菌感染も念頭に精査が必要である（図2）。
- 抗IL-6受容体抗体（トシリズマブ）では細菌感染症に罹患してもCRPの上昇がみられないことがあり，重篤な感染症となることに留意する（図3）。

病態

- Rheumatoid vasculitis では中小動脈から細静脈に至るまでの種々の太さの血管が障害され得る（図4-a）。動脈炎の場合は全層性の血管炎を呈し，血管壁にリウマトイド結節様の変化を伴う特異な壊死性血管炎を呈する。血管壁にはIgG，IgM（図4-b），C3の沈着がみられる。細静脈炎では好中球浸潤とその核破壊像を特徴とする leukocytoclastic vasculitis の形をとる。
- 関節リウマチでは壊疽性膿皮症，Sweet症候群の合併例がある。同じ好中球性皮膚症の範疇である rheumaotid neutrophilic dermatitis は重症の関節リウマチ患者にみられ，紫紅色局面，丘疹，小水疱，膿疱が左右対称性に四肢や，殿部に生じる。持久性隆起性紅斑と鑑別が困難な場合もある。

行うべき検査

■悪性関節リウマチ
- 赤沈亢進，CRP陽性および白血球・血小板増加などの典型的な炎症所見を認める。通常の関節リウマチではこれらに加えて活動期に血清補体値が増加する傾向にあるが，本症では免疫複

合体の出現とともに低下する。血清学的所見では高γグロブリン血症に加え，リウマトイド因子高値陽性となり，60％以上の症例でRAHAが2,560倍以上となる。
- 間質性肺炎，肺線維症は通常緩徐に進行するが，診断には胸部X線写真，CTに加え，聴診における乾性ラ音や呼吸機能検査が早期診断に有用である。

■ 関節リウマチの治療による潰瘍
- 局所感染症状に留意し，細菌培養，組織培養，抗酸菌PCR検査，クオンティフェロンなどの感染症ワークアップが必要である。
- 抗IL-6受容体抗体（トシリズマブ）では炎症のマーカーであるCRPの上昇を抑制するため，CRPに依存せず，白血球の推移に注意して感染症をチェックする[3]。
- いずれの場合においても，局所の組織検査（皮膚生検）が有用であることが多い。

治療

- 悪性関節リウマチの場合では病型や重症度により異なるが，原則ステロイドの大量投与に免疫抑制剤として，シクロフォスファミド，アザチオプリン，シクロスポリンなど効果をみながら併用する。生物学的製剤の投与も有効である[4]。リウマチ専門医もしくはリウマチ登録医による治療が望ましい。治療による感染性の潰瘍の場合は，感染症に応じた治療となる。

ここに着目！

その潰瘍の原因は関節リウマチか？

関節リウマチに伴った潰瘍であるか，関節リウマチの治療に伴った感染症による潰瘍であるかを的確に見極めないと，治療はまったくの逆効果となる。臨床経過が不良であった場合は原病の悪化であることが多く，良好であったにもかかわらず悪化した場合は感染症であることが多い。臨床経過を的確に把握することが重要である。

II 慢性創傷

7. 自己免疫性疾患に伴う潰瘍

膠原病
collagen disease

長谷川　稔

傷の治癒には，原疾患のコントロールはもちろん薬物治療や生活指導が重要

膠原病の皮膚潰瘍とは

■全身性エリテマトーデス
（systemic lupus erythematosus：SLE）
- 皮膚や腎臓をはじめとする諸臓器に炎症などを引き起こす膠原病である。
- 血管炎をはじめとする循環障害，皮膚石灰沈着，脂肪織炎などで皮膚潰瘍を生じる場合がある。

■皮膚筋炎（dermatomyositis）
- 皮膚と筋肉を主体とした炎症を生じる膠原病で，間質性肺炎や悪性腫瘍を伴うこともある。
- 皮膚潰瘍を引き起こす原因としては，血管炎をはじめとする循環障害，皮膚石灰沈着，脂肪織炎などがある。

■全身性強皮症（強皮症，systemic sclerosis）
- 皮膚や内臓臓器の線維化と血管障害を主徴とし，膠原病の中でも皮膚潰瘍・壊疽を最も生じやすい疾患の1つである。
- 皮膚潰瘍や壊疽は，末梢循環障害を基盤に指趾

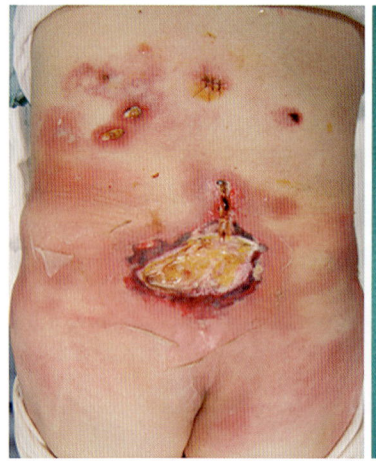

（a）全身性エリテマトーデス患者にみられた脂肪織炎に伴う潰瘍

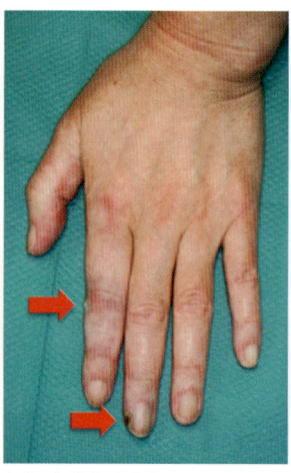

（b）皮膚筋炎患者にみられた血管炎による潰瘍（矢印）

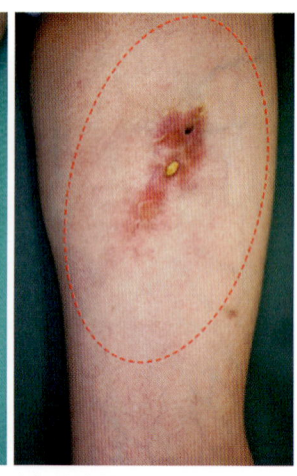

（c）全身性エリテマトーデス患者にみられた皮下の板状の石灰沈着（点線）とその一部が自壊してできた潰瘍

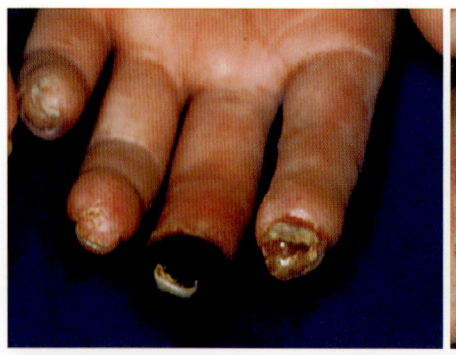

（d）全身性強皮症患者にみられた指先端の潰瘍や壊疽

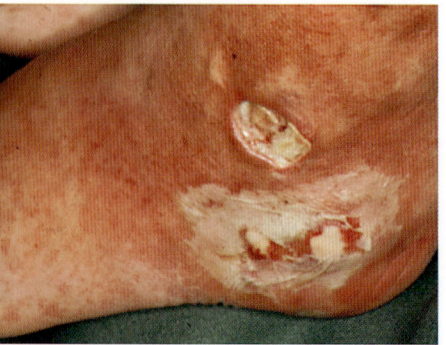

（e）抗リン脂質抗体症候群患者にみられた足の潰瘍

図1　臨床所見

先端部に生じることが多いが，皮膚硬化で屈曲した指関節背面にも皮膚潰瘍が生じやすい。

■ **抗リン脂質抗体症候群**
(antiphospholipid syndrome：APS)
- 血液中に抗リン脂質抗体が存在し，血栓症や妊娠不育症を呈する自己免疫疾患で，SLEなどの膠原病で合併が多い。
- APSでは，皮膚の栄養血管の血栓により，網状皮斑，皮膚潰瘍，壊疽など多様な皮膚症状を呈し得る。

診断のポイント

■ **SLE**
- 蝶型紅斑（図2-a），円盤状皮疹（DLE，図2-b）などの特徴的な紅斑と，特異的な自己抗体（抗2本鎖DNA抗体，抗Sm抗体など）の存在などから，SLEと診断する。
- SLEの症例に他の原因が明らかでない潰瘍を生じた場合には，SLEに伴う血管炎，石灰沈着，脂肪織炎などによる潰瘍を疑う。確定診断に組織検査を要することもある。
- SLEでは抗リン脂質抗体が比較的高率に検出され，これによる血栓で潰瘍が生じる症例もある。

■ **皮膚筋炎**
- ヘリオトロープ疹（図3-a），ゴットロン徴候（図3-b）などの特徴的な皮膚症状と筋炎の存在（筋炎がみられない症例もあり）から診断する。
- 皮膚筋炎の症例に，原因不明の潰瘍を生じた場合には，皮膚筋炎に伴う血管炎などの循環障害，石灰沈着，脂肪織炎などによる潰瘍を疑う。確定診断に組織検査を要することもある。

■ **強皮症**
- レイノー現象と四肢の末端から始まる皮膚硬化（図4-a）が少なくとも指背に認められ，重症例では体幹にも拡大する（図4-b）。
- 皮膚硬化の存在は，皮膚を指でつまんだときに，正常よりも厚ぼったく触れる，あるいはつまみ上げにくいことから判断するが，確認には組織検査が必要になることがある。
- 抗トポイソメラーゼI抗体，抗セントロメア抗体，抗RNAポリメレース抗体などが陽性である。
- 食道の硬化による嚥下障害や逆流症状，間質性肺炎などが比較的高率に認められる。
- 強皮症症例の手足などの末端に潰瘍が生じた場合には，強皮症の末梢循環障害による皮膚潰瘍を考える。
- 他の膠原病と同様に，石灰沈着部に潰瘍を生じることもある。

■ **APS**
- 循環障害によると思われる皮膚潰瘍を認めた場

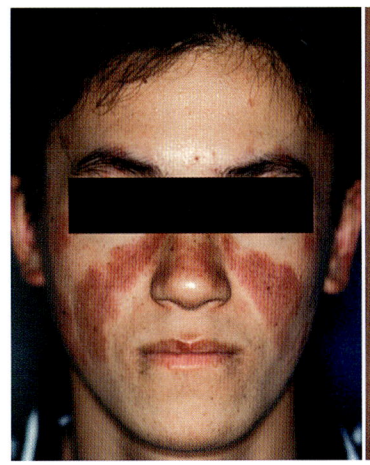

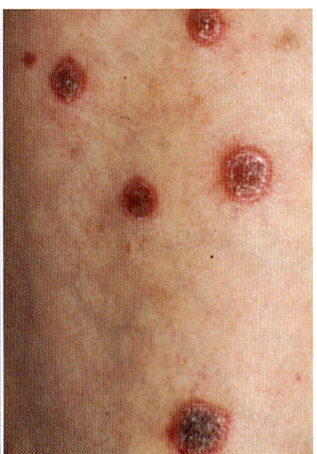

(a) 蝶型紅斑　　　　　　　　(b) 円盤状皮疹
図2　全身性エリテマトーデス患者にみられる症状

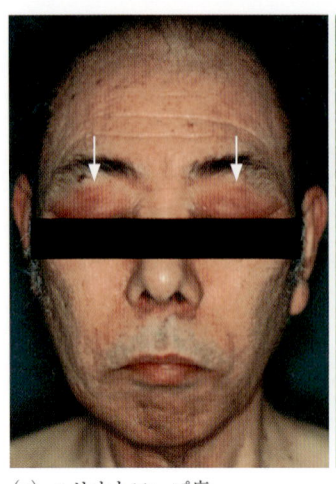

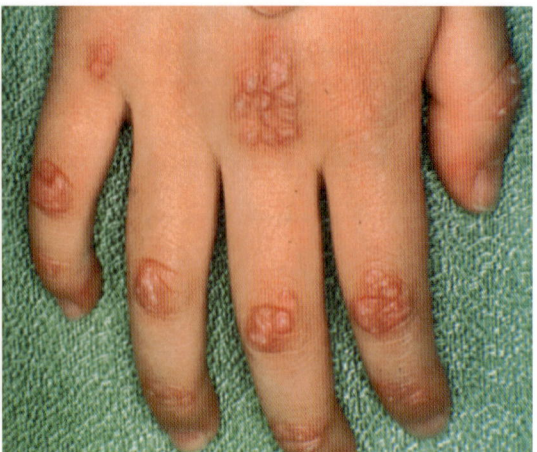

II 慢性創傷
自己免疫性疾患に伴う潰瘍：膠原病

(a) ヘリオトロープ疹　　(b) ゴットロン徴候
図3　皮膚筋炎患者にみられる症状

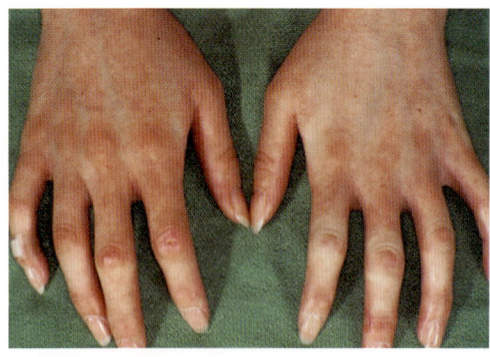

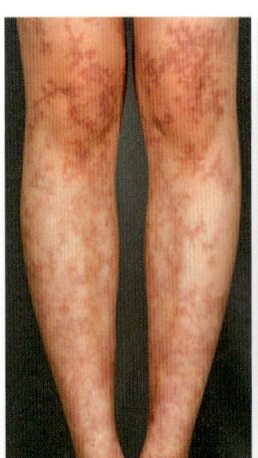

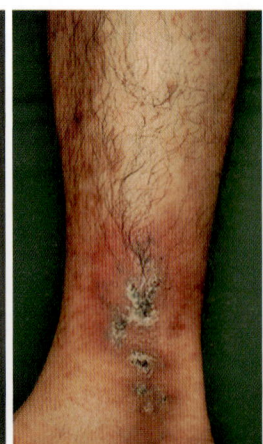

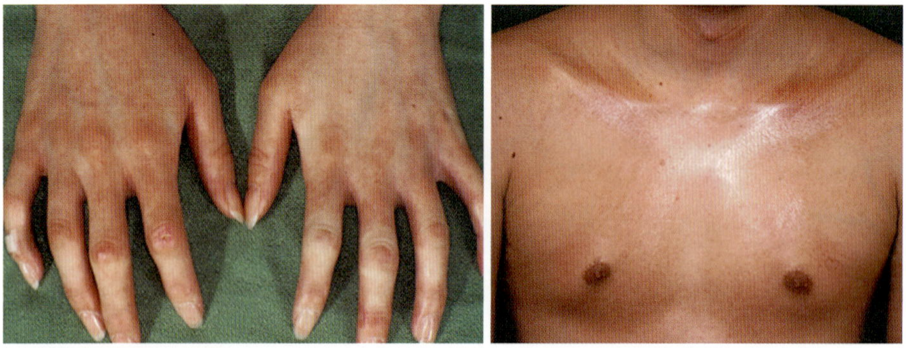

(a) 四肢末端の皮膚硬化　　(b) 体幹の皮膚硬化
図4　強皮症患者にみられる症状

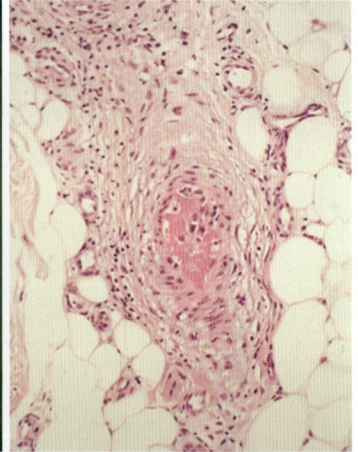

(a) 網状皮斑　　(b) 潰瘍・紫斑　　(c) 皮下組織の小動脈にみられる血栓
図5　APS患者にみられる症状

合には，抗リン脂質抗体（ループス抗凝固因子，β2グリコプロテインI依存性抗カルジオリピン抗体，抗カルジオリピン抗体）を測定する。
- これらのいずれかの抗体が明らかに陽性で，皮膚以外の血管にも血栓がみられる場合には本症の可能性が高い。
- 皮膚症状としては，網状皮斑（図5-a）の頻度が最も高く，他に皮膚潰瘍，紫斑（図5-b）など多彩な皮膚症状を呈する。
- 組織学的には，炎症細胞浸潤を伴わない血栓を認める（図5-c）。
- 血栓は，動脈，静脈，毛細血管のいずれにも生じ得る。
- 通常は，全身症状や血液検査などでの炎症所見はみられない。

病態

- 膠原病の病態はいまだ明らかではないが，先天的な素因に加え，何らかの環境因子が誘因となって発症すると考えられている。
- 一部のSLE，皮膚筋炎では，病勢の悪化時などに血管炎を伴い，それによる潰瘍が認められる。
- 一部のSLE，皮膚筋炎では，皮下脂肪織炎を生じると，皮下組織の壊死を生じて潰瘍を形成することがある。
- 膠原病では，皮膚や皮下に石灰沈着（機序は不明）を伴うことがあり，それが自壊すると潰瘍を生じる。
- 強皮症では，血管の狭小化と寒冷刺激による攣縮などで，指趾に難治性潰瘍が生じやすい。
- 強皮症の屈曲拘縮を生じた関節背面は，循環障害に加えて，外的刺激を受けやすく，潰瘍が難治性であったり，再発しやすい。
- 抗リン脂質抗体は，内皮細胞や血小板に作用することにより，血栓を生じる可能性が示唆されている。

行うべき検査

- 膠原病の診断には，自己抗体の測定が大変有用である（表）。
- 膠原病の診断や，膠原病の診断がついていても，その潰瘍の病態を明らかにする場合に，皮膚生検による組織検査が有用な場合がある。ただし，潰瘍周囲の生検は潰瘍を拡大させる可能性があるので注意が必要である。
- 抗リン脂質抗体が陽性の場合には，他臓器の血栓症がないか，脳梗塞，深部静脈血栓などの有無を画像検査で検索する必要がある。

表　膠原病を診断するうえで必要な自己抗体の知識

自己抗体	関連する疾患	特記事項
抗Sm抗体	SLE	SLEの重症例で陽性
抗2本鎖DNA抗体	SLE	抗体価がSLEの病勢と相関
抗U1RNP抗体	MCTD，SLE，強皮症，皮膚筋炎	MCTDでは100%に検出され，他の膠原病でも一部に検出される
抗Jo-1抗体	多発性筋炎・皮膚筋炎	間質性肺炎を高率に合併する
抗セントロメア抗体	強皮症	軽症例に検出される
抗トポイソメラーゼI抗体	強皮症	重症例に検出され，皮膚潰瘍の頻度も高い
抗RNAポリメレース抗体	強皮症	重症例に検出される
ループス抗凝固因子	APS	測定可能な施設が限られる
抗β2グリコプロテインI依存性抗カルジオリピン抗体	APS	ループス抗凝固因子（活性）の主要な構成因子の1つである
抗カルジオリピン抗体	APS	上記の2つの抗体（検査）に比べて，血栓との相関は低い

SLE：全身性エリテマトーデス，MCTD：混合性結合組織病，APS：抗リン脂質抗体症候群

治療

潰瘍の形成機序によって，治療は異なる。

- 血管炎による場合は，膠原病自体の病勢をステロイドや免疫抑制剤などで十分に抑制することが最も重要である。
- 脂肪織炎は必ずしも膠原病の病勢と相関しないが，皮膚の炎症を抑制するために，ステロイドの増量などを考慮する。
- 石灰沈着に対する良い治療法はないが，小さなものであれば，外科的に摘出することもある。
- わが国では，強皮症の潰瘍に保険収載はされていないが，プロスタグランディン製剤の内服や注射がよく行われている。

    処方例）プロサイリン®　60μg 内服
    　　　　パルクス®　10μg 点滴静脈注射

- 強皮症の潰瘍は寒冷刺激で悪化するため，全身，特に手足の保温が大切である。
- APS の皮膚潰瘍の治療方針は確立されていないが，抗血小板剤，プロスタグランディン製剤，ワルファリンカリウムの内服などが行われるが，出血傾向には十分注意する。

    処方例）ドルナー®　60μg 内服
    　　　　バイアスピリン®　100mg 内服
    　　　　ワーファリン®　2mg 内服
    　　　　（INR 2 前後。他臓器血栓があれば INR 2〜3 にコントロール）

- 膠原病潰瘍の外用処置としては，基本的には通常の慢性創傷と同様でよい。

    処方例）アクトシン®軟膏適量外用
    　　　　フィブラスト®スプレー適量外用
    　　　　プロスタンディン®軟膏適量外用

- 血流の乏しい強皮症の難治性潰瘍については，重症虚血肢に準じて感染の防止を優先し，無理なデブリードマンは控え，時には湿潤環境よりもむしろ乾燥させることを考慮する。

    処方例）カデックス®軟膏適量外用
    　　　　ゲーベン®クリーム適量外用
    　　　　ユーパスタコーワ®軟膏適量外用

TOPICS

肺動脈性肺高血圧症に対してわが国でも使用されているエンドセリン受容体拮抗薬やホスホジエステラーゼ5阻害薬が，強皮症の皮膚潰瘍の予防やレイノー現象に対して有効との報告がみられる。欧州では，エンドセリン受容体拮抗薬の1つであるボセンタンが，強皮症の皮膚潰瘍の予防に認可されている。

ここに着目！

膠原病の潰瘍に，ステロイドが悪化要因となることがある！

血管炎や脂肪織炎による潰瘍には，ステロイドは有効な手段となる。しかし，石灰沈着による潰瘍，強皮症の潰瘍，APS の潰瘍では，通常はステロイドや免疫抑制療法は無効であり，局所感染の危険が増えたり，ステロイドによる凝固の亢進などのために，悪化要因となり得るので注意が必要である。

II 慢性創傷

7. 自己免疫性疾患に伴う潰瘍

血管炎
vasculitis

皮膚だけでなく，全身の血管にも炎症が及び症状が出現する可能性を常に念頭におくこと

血管炎とは

- 血管壁を炎症の場として発症した疾患であり，障害される血管の種類や深さによりさまざまな臨床症状を呈する。
- 病理組織学的には，壊死性血管炎と肉芽腫性血管炎に大別される。
- 壊死性血管炎には，結節性多発動脈炎，顕微鏡的多発動脈炎，Henocho-Schönlein 紫斑病，皮膚白血球破砕性血管炎，膠原病に伴う血管炎（悪性関節リウマチを除く）がある。
- 肉芽腫性血管炎として，高安動脈炎，側頭動脈炎，血管ベーチェット病が挙げられる。
- 両者の混在型として，Churg-Strauss 症候群，Wegener 肉芽腫症，悪性関節リウマチ，バージャー病がある。
- 原発性血管炎症候群では，炎症の起こる血管のサイズにより血管炎を分類した Chapel Hill Consensus Conference 分類（表）がある。この分類には，血管ベーチェット病，膠原病に伴う血管炎，バージャー病などが含まれていないため注意が必要である。

診断のポイント

- 血管炎症候群の場合，皮疹として紫斑，潰瘍，網状皮斑に注意する必要がある。Palpable purpura，炎症所見，疼痛を伴う潰瘍，網状皮斑を見た場合には常に血管炎を鑑別診断としてあげ，皮膚生検を積極的に行う。

■ Henocho-Schönlein purpura
①紫斑性皮疹，②関節痛・関節炎，③腹痛・腎炎，④小児発症が多い，④ IgA 抗体が関与する免疫複合体性血管炎，⑤上気道感染後の発症が多い（図1，3）。

■ 結節性多発動脈炎
① 2 週間以上続く発熱・体重減少，②高血圧，③急速に進行する腎障害などさまざまな臓器障害，④皮下結節潰瘍などの皮疹（図2，4）。

■ Churg-Strauss 症候群
①先行する気管支喘息，②末梢血および組織内の好酸球増加，③全身性壊死性血管炎と肉芽腫性炎症，④巣状壊死性糸球体腎炎，⑤多発単神経炎。MPO-ANCA が陽性のことが多い。

■ Wegener 肉芽腫症
①鼻，眼，耳，上気道および肺の壊死性肉芽腫性炎症，②全身の中小型血管の壊死性肉芽腫性血管炎，③腎の壊死性半月体形成性腎炎。PR3-ANCA 陽性のことが多い。

■ 顕微鏡的多発血管炎
①全身症状を伴う壊死性半月体形成性腎炎による急速進行性糸球体腎炎，②間質性肺炎・肺出血，③皮膚，神経，諸臓器の小血管の壊死性血管炎による症状，④肉芽腫形成がない，⑤ MPO-ANCA が高率に陽性。

■ バージャー病
20 歳代以降の男性に好発。喫煙男性の発症，喫煙習慣との強い相関が指摘。膝下末梢動脈の閉塞が認められ，繰り返し再発する表在性静脈炎がある。閉塞性動脈硬化症よりも末梢の動脈閉塞を来たすため，指趾潰瘍の発生率が高くなる。近年，歯周病菌との関連も指摘。

表　Chapel Hill Consensus Conference 分類

大血管の血管炎	巨細胞血管炎（側頭動脈炎） 高安動脈炎
中血管の血管炎	結節性多発動脈炎 皮膚型結節性多発動脈炎* 川崎病
小血管の血管炎	Wegener 肉芽腫症 Churg-Strauss 症候群 顕微鏡的多発血管炎 Henocho-Schönlein 紫斑病 本態性クリオグロブリン血症 皮膚白血球破砕性血管炎*

*皮膚限局性の血管炎

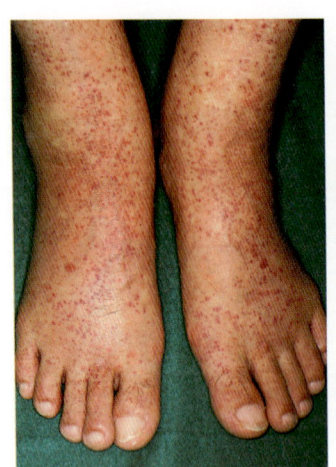

II 慢性創傷
自己免疫性疾患に伴う潰瘍：血管炎

図1 Henocho-Schönlein 紫斑病（アナフィラクトイド紫斑：anaphylactoid purpura）
下肢に点状の紫斑が散在している。触れると丘疹を触知することができる紫斑であることより，palpable purpura と表現される。

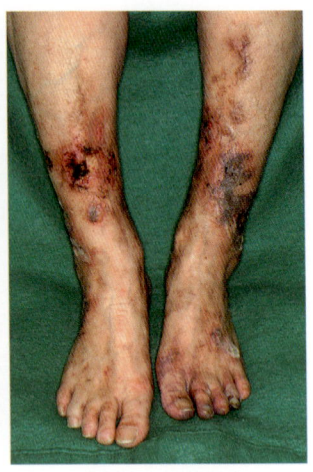

図2 結節性多発動脈炎（polyarteritis nodosa）
下腿前面〜足趾にかけて壊死を伴う潰瘍の形成を認める。

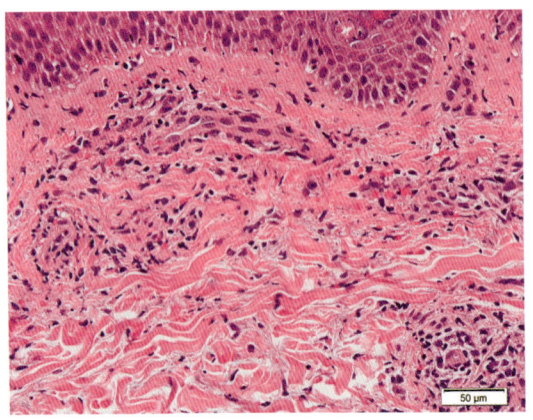

図3 アナフィラクトイド紫斑の病理像
真皮浅層を中心に好中球の破砕像である核塵や出血が多数認められる。血管外への赤血球の漏出（出血）も認められる。

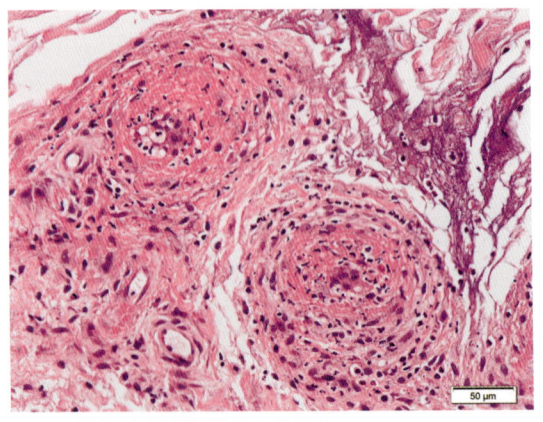

図4 結節性多発動脈炎の病理像
真皮深層の筋性血管の周囲に好中球主体の炎症細胞の著明な浸潤が認められ，核塵，フィブリノイド変性や壁の膨化が認められる。

病態

- さまざまな要因で生じた壊死性血管炎，肉芽腫性血管炎，もしくはそれらの混在した血管炎が生じた臓器によりさまざまな症状を呈する。
- Wegener 肉芽腫症，Churg-Strauss 症候群，顕微鏡的多発血管炎は病変となる血管のサイズ，腎組織，ANCA との関連における類似点から ANCA 関連血管炎ともいわれる。

行うべき検査

- 可能な限り皮膚生検を行う。皮膚生検により血管炎であるか否か，また，障害されている血管の深さや大きさなどを把握することができる。皮膚生検を行う部位に関しては，潰瘍形成がある場合には潰瘍部そのものの生検では，潰瘍により生じた二次的な変化により血管炎がわかりにくいことが多いため，潰瘍辺縁から外側に向かって生検を行った方がよい。

- 一般の血液・凝固系・生化学検査，抗好中球細胞質抗体（MPO-ANCA，PR3-ANCA），クリオグロブリン，抗カルジオリピン抗体，ループスアンチコアグラントなど．ただしANCA陽性の有無だけでは診断は確定できないため注意が必要である（図5）．
- 腎障害を伴うことも多く，尿検査も必要である．
- 血管造影，サーモグラフィー，皮膚灌流圧・血流量など．

治療

- 壊死性血管炎，肉芽腫性血管炎の治療には，副腎皮質ステロイド薬，免疫抑制薬の全身投与が必要になることが多いが，バージャー病に対しては抗凝固療法が主体となるなど治療法が大きく異なる．
- 腎障害に対しては，血液透析・血漿交換が必要になることもある．

- また，それぞれの血管炎に対しての治療法，予後などはさまざまであるため，各血管炎に対してのガイドラインや推奨治療を参照すること．

【例1】臓器病変を認めない結節性多発動脈炎
（皮膚型結節性多発動脈炎）

活動期　プレドニゾロン　30～40mg/day
維持期　プレドニゾロン　10～20mg/day 以後漸減．減量が難しければアザチオプリン50～100mg/day などの免疫抑制薬を併用

【例2】臓器病変を伴う結節性多発動脈炎
導入：メチルプレドニゾロンパルス療法＋プレドニゾロン 40～60mg/day
1カ月後：シクロフォスファミドパルス療法4～6クール＋プレドニゾロンを適宜減量

【例3】バージャー病
喫煙しているならまず禁煙
シロスタゾール200mg/日，分2　もしくは
ベラプロストナトリウム120μ/日，分3　もしくは
塩酸サルポグレラート300mg/日，分3

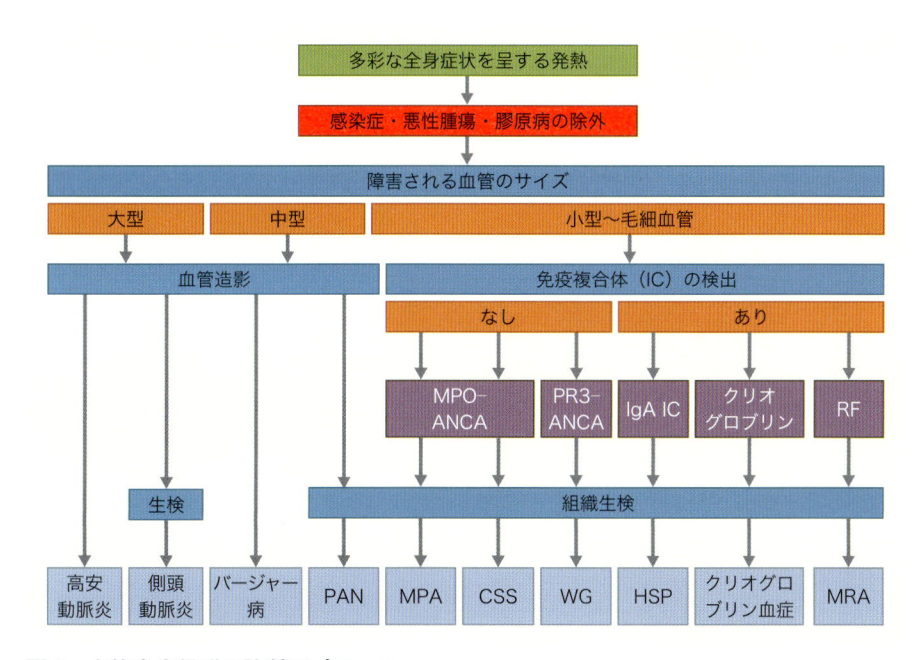

図5　血管炎症候群の診断アプローチ

PAN : polyarteritis nodosa, MPA : microscopic polyangiitis, CSS : Churg-Strauss syndrome, WG : Wegener's granulomatosis, HSP : Henocho-Schönlein purpura, MRA : malignant RA．（血管炎症候群の診療ガイドライン．Circulation Journal 72(Suppl. Ⅳ)：1253-1346. 2008 より一部引用改変）

ここに着目！
紫斑，潰瘍，網状皮斑をみたら必ず血管炎を念頭におくこと
皮膚だけでなく，全身の諸臓器にも障害が出る可能性を考えて，検査をする必要があります．

II 慢性創傷　　　　　　　　　　　　　　　　　　　　　　　　　　安部正敏

7. 自己免疫性疾患に伴う潰瘍

壊疽性膿皮症
pyoderma gangraenosum

通常の創治療では治らないので要注意

壊疽性膿皮症とは

- 通常の皮膚潰瘍の治療のみに終始してはならない潰瘍である。抗菌作用を有する外用薬で長期に治療してもさらに潰瘍が増悪傾向を呈する場合には本症を疑うべきである。本症の潰瘍治療には，副腎皮質ステロイド薬全身投与を要する例が多い。
- 本症は原因不明な皮膚潰瘍を来たす疾患。中年女性の四肢に好発し，軽快増悪を繰り返す。病名は膿皮症であるものの，疾患そのものは無菌性潰瘍である（ここに着目！）。
- 本症では，基礎疾患の精査が重要である。
- 臨床的に重要な所見は，①無菌性膿疱，②有痛性潰瘍，③急速に辺縁が隆起拡大する（24時間で1cm程度拡大することもある），④再発を繰り返す。以上4点である。

診断のポイント

- 中年女性の四肢に好発する。ただし，皮疹は全身どこにでも出現し得る。
- 軽微な外傷を契機に発症することがあり，詳細な病歴調査が重要である。
- 最初の皮疹は小丘疹として始まり，すぐに膿疱もしくは水疱化する（この段階で治癒に向かい，潰瘍形成に至らない場合もある）。その後急速に遠心性に拡大し，中央に潰瘍形成がみられる一方，辺縁には浸潤を触れる紅斑を伴う。有痛性であり，時に強い痛みを訴える（図1）。
- 潰瘍表面は，壊死性物質で覆われる場合も多い。また，深く穿掘することもあり，感染創と見誤らないように注意が必要である。通常多発し遠心性に拡大するとともに，融合して比較的巨大な局面を呈することもある。

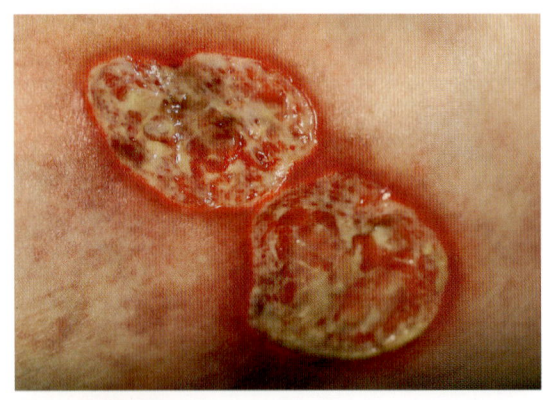

図1　臨床所見
潰瘍周囲に浸潤を触れる紅斑を有する。

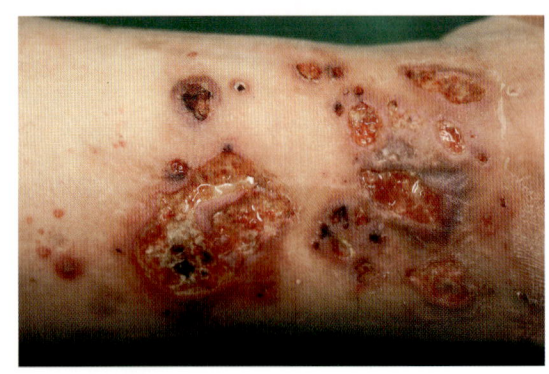

図2　臨床所見
新旧の皮疹が混在する。

- 次第に中心治癒傾向がみられ肉芽が形成され，瘢痕を残して治癒する。瘢痕治癒部では編み物様の外観を呈することがあり，本症に特徴的な所見である。
- 治療しない場合，皮疹は数カ月周期で再発を繰り返し，慢性に経過する（図2）。
- 初期では毛包炎や虫刺症，潰瘍形成時には深在性真菌症や抗酸菌感染症との鑑別が必要である。

病態

- 好中球が関与する皮膚潰瘍である（だから膿性に見える）。原因として，血管炎，感染アレルギー，免疫異常などが推定されているが，いまだ明らかではない。
- 大動脈炎症候群，潰瘍性大腸炎，クローン病，関節リウマチなど本症の3/4の症例に合併症が存在する。本症では必ず，これら疾患の合併を

精査すべきである。

行うべき検査

- 臨床検査所見では炎症反応（CRP上昇や血沈亢進）や好中球増多がみられるが特異的所見に乏しく，診断に直結しない。また，病変部は無菌性である。しかし，潰瘍形成時には二次感染を起こす場合があるため，培養検査で細菌が証明できても，本症を否定できない。
- 皮膚生検による病理組織学的所見は，鑑別診断に有用である。病理組織学的に，稠密な好中球浸潤とともに，単核球や巨細胞の出現がみられる（図3，4）。血管炎がみられる場合もあるが，診断に必須ではない。本症は時間的経過により，病理組織学的所見も変化することから，発症初期の皮疹を生検し，好中球の存在を確認することが重要である。

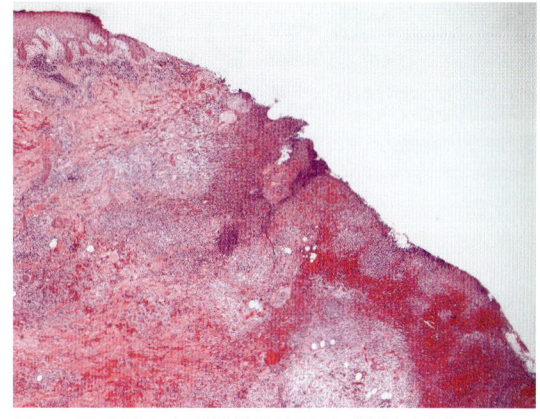

図3　潰瘍部の病理組織学的所見（弱拡大像）

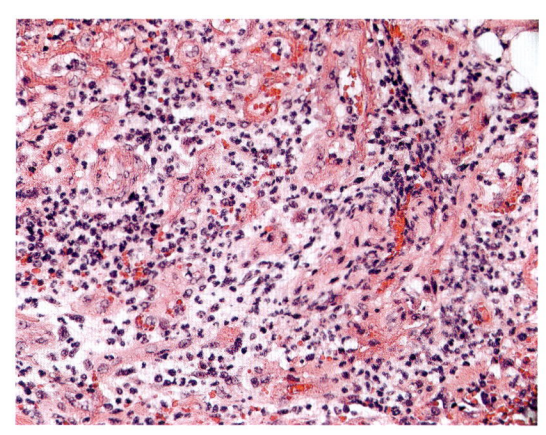

図4　病理組織学的所見（強拡大像）
　稠密な好中球浸潤，単核球や巨細胞の出現および出血が見られる。

治療

- 本症では，潰瘍の局所療法のみに終始してはならない！すなわち外科的デブリードマンや植皮術，皮膚潰瘍治療外用薬や被覆材を用いた局所療法だけでは治癒しない疾患である。
- 合併症を必ず検索し，合併症がある場合にはその治療を優先する。
- 合併症がなければ副腎皮質ステロイド薬を投与する。潰瘍部は二次感染防止のため抗生剤含有軟膏を塗布する。どうしても副腎皮質ステロイド薬が使えない場合にはDDSを試みる。
    処方例）プレドニン®0.5〜1.0mg/kg内服（症状に応じて漸減）
    フシジンレオ®軟膏適量外用
    処方例）レクチゾール®50〜100mg/kg内服
- 難治なら，ステロイドパルス療法やシクロスポリン内服を行う。
    処方例）メチルプレドニゾロン1,000mg 3日間経静脈投与
    処方例）ネオーラル®3.0mg/kg内服

TOPICS
近年，アトピー性皮膚炎治療薬であるプロトピック®軟膏の有効性が報告されており，試みる価値がある（保険適用外）。

ここに着目！
膿皮症と壊疽性膿皮症は違うことに注意！
膿皮症とは，細菌による皮膚感染症に対する病名である。壊疽性膿皮症とは，その皮疹の形態からつけられた病名であり，あくまで無菌性膿疱から生じるため，病名を誤解して漫然と抗生剤による治療を続けてはならない。皮疹をきちんと理解し，病理組織学的に確認することで，内臓疾患を見出せる皮膚疾患の1つである。わが国の皮膚科学は，ドイツからの記載皮膚科学として発展してきたため同様の例は多い。例えば「菌状息肉症」は皮膚のリンフォーマ，「乾癬」と「類乾癬」はまったく別疾患であるなど，正しい理解が求められる。

II 慢性創傷

7. 自己免疫性疾患に伴う潰瘍

ベーチェット病
Behcet disease

ステロイドなどによる炎症を抑える治療が必要

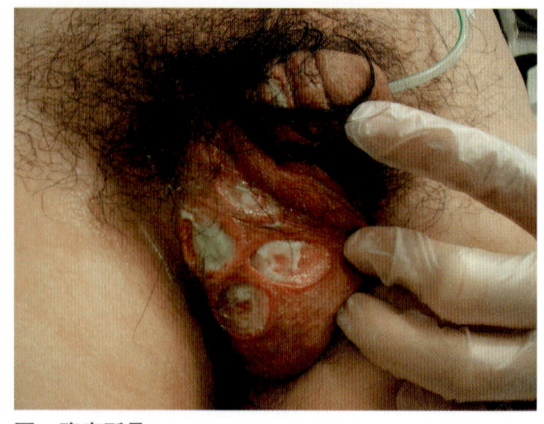

図　臨床所見
外陰部に生じた潰瘍

ベーチェット病とは

- 口腔粘膜の再発性アフタ性潰瘍，皮膚症状（結節性紅斑，皮下の血栓性静脈炎，毛囊炎様皮疹），眼症状，外陰部潰瘍を主症状とする症候群と考えるべき疾患。
- きずとして対応すべき症状は，再発性アフタ性潰瘍，結節性紅斑に伴う潰瘍，外陰部潰瘍である。通常の潰瘍治療では軽快しないこともあり，ステロイドの全身投与（内服あるいは，静注）により対応する場合がある。

診断のポイント

- すべての症状が同時期に出現しないこともあり，詳細な問診が必要。
- 鑑別疾患を除外することが重要である。
- 再発性アフタ性潰瘍：周囲に紅暈を伴う，粟粒大からエンドウ大までの白苔を付着した類円形の有痛性潰瘍が口唇粘膜，舌，口腔粘膜に単発ないし多発する。痛みを伴う。本症にほぼ必発の症状で，初発症状として最も頻度が高く，繰り返して起こることも特徴である。しかし，口腔粘膜症状のみしか認めない場合，本症と診断するには至らず，慢性再発性アフタ症を鑑別する必要がある。
- 皮膚症状では，結節性紅斑を認める。下肢に有痛性紅斑が出現する（本症における結節性紅斑では，病理組織学的に血管炎を伴うことがある）。通常の結節性紅斑では潰瘍を伴うことはまれだが，本症では潰瘍を形成することもある。毛囊炎様皮疹は紅暈を伴う無菌性膿疱で，針反応と同様に皮膚の被刺激性亢進を示す症状と考えられる。
- 外陰部潰瘍は，発症初期に生じることが多い。

陰茎，陰嚢，小陰唇，膣壁などに境界明瞭な潰瘍を生じる。有痛性であり，瘢痕を残して治癒することがある。Reiter病では，通常無痛性である。アフタ性潰瘍ほどの再発性はないが，女性ではしばしば性周期に合わせて増悪することがある。

病態

- 原因は不明である。何らかの遺伝的素因が基盤にあって，そこに病原微生物（細菌やウイルス）の感染が関与して，T細胞の異常反応により産生されたサイトカインが好中球機能（遊走能，活性酸素産性能）を亢進させ，本症の病態を形成すると考えられる。
- HLA-B51が高率に検出されることから，遺伝因子の関与が示唆される。
- 昨年，日本およびトルコ・米国共同研究チームのGWASにより，IL23R/IL12RB2，IL10が疾患感受性遺伝子であることを報告した。IL23R/IL12RB2はTh1，Th17の分化・活性化にかかわるサイトカインで，これらのT細胞サブセットの機能過剰をもたらす可能性が想定されている。また，IL10の疾患感受性アレルはIL10のlow producerを規定することから，IL10の産生不全による炎症制御低下がベーチェット病の炎症増幅につながっている可能性を示している。自己免疫的な側面についても新しいサブセ

ットであるTh17型細胞の役割などが検討されている。

行うべき検査

- 臨床検査所見では，炎症反応の上昇がみられるが，特異的所見に乏しく，診断には直結しない。
- 本症は無菌性の潰瘍を形成するが，二次感染を起こす場合があるため，培養検査で細菌が検出されても本症を否定できない。
- 各症状の出現のみでは，診断することは困難であり，診断基準を満たすことが重要である。

治療

- 一般的にベーチェット病の諸病態は，発作性，自然軽快の要素が強い。
- 軽症例では，以下に例を示す外用療法で十分だが，効果不十分の場合，ステロイドが著効する。ぶどう膜炎がないならば，断続的にステロイドを使用しても危険は少ないと考えられる。その他の内服薬として，コルヒチン，セファランチン，エイコサペンタエン酸などがある。

  処方例）コルヒチン：0.5〜2.0mg/day
  　　　　セファランチン：1.5〜2.0mg/day

■再発性アフタ性潰瘍

  処方例）ケナログ軟膏，アフタッチ，含嗽用ハチアズレ，温清飲（6.0〜7.5g/day）

  難治例では，ハイドロコーチゾン500mg程度のDIVが著効する

■結節性紅斑に伴う皮膚潰瘍

  処方例）リンデロンVG軟膏，ロキソニン（60mg）3錠3×，PGE_1点滴連日

■外陰部潰瘍

  処方例）リンデロンVG軟膏，
  　　　　難治例では，プレドニン20mg/day程度を短期間投与

TOPICS

ベーチェット病とインフリキシマブ

ベーチェット病による難治性網膜ぶどう膜炎に対して，インフリキシマブが適応となった。皮膚症状のみでは適応はないが，眼症状に伴う皮膚症状にも効果が期待される。

ここに着目！

鑑別疾患に注意

いずれの症状も，単発では本症と診断されない。結節性紅斑であればSweet病などを，外陰部潰瘍であればReiter病，感染症などを鑑別すべきである。もちろん，治療も異なるので注意が必要である。ただ，皮膚症状から眼症状を早期に見つけるきっかけとなることもあり，皮膚科医へのコンサルテーションが重要である。

II 慢性創傷

7. 自己免疫性疾患に伴う潰瘍

水疱症
―天疱瘡・水疱性類天疱瘡―
pemphigus, bullous pemphigoid

井上千鶴

多発する水疱・びらんを見たらこの疾患を念頭に

自己免疫性水疱症とは

- 患者血清中に皮膚の接着構造への自己抗体が存在する，自己免疫性疾患である．主に，天疱瘡と水疱性類天疱瘡について説明する．
- 自己抗体は，天疱瘡は表皮細胞間の接着部（デスモグレイン1や3）を，水疱性類天疱瘡は表皮基底膜部の接着部（BP180，BP230など）を自己抗原とする．
- 各部位の接着が障害され，天疱瘡では表皮内水疱が，水疱性類天疱瘡では表皮下水疱が生ずる．
- 実際の臨床像は，天疱瘡では皮膚や粘膜に破れやすい水疱や難治性のびらんが主として躯幹に，類天疱瘡では瘙痒を伴う紅斑と緊慢性水疱や血疱が主として四肢に散在，多発する．
- 本症は，病変部からの皮膚生検病理組織学的所見や蛍光抗体直接法所見，患者血清中の自己抗体の測定などをあわせて診断する．
- 疾患の種類によっては，皮膚ばかりでなく，口腔や食道粘膜，眼粘膜などにまで病変が及ぶものもある．それら病変の有無の確認と，病変があれば複数の科との診療連携が必要となる．
- 治療は基本的に副腎皮質ステロイド全身投与となる症例が多く，治療には長期間を要する．

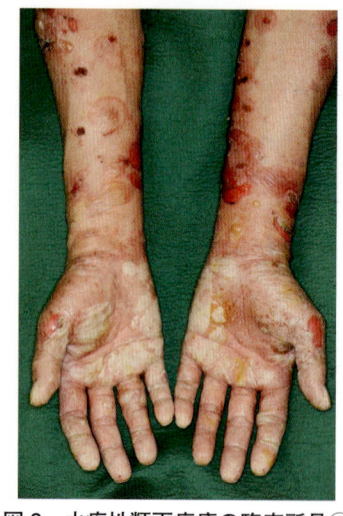

図2　水疱性類天疱瘡の臨床所見②
前腕屈側，手掌に水疱，びらんが多発する．

診断のポイント

- 天疱瘡の好発は中高年層である．水疱性類天疱瘡は高齢者に多く，自己免疫性水疱症の中でも頻度が高い．
- 天疱瘡の水疱は，弛緩性水疱で破れやすい．実際の臨床の場では，びらん面が多発した状態を診療することが多い．一見健常な皮膚を摩擦すると表皮剥離や水疱を生ずる（ニコルスキー現象が陽性）．
- 水疱性類天疱瘡では瘙痒を伴い，浮腫性紅斑や大小の緊慢性水疱が多発する（ニコルスキー現象は陰性）．
- 診断は，臨床症状，病変部皮膚生検での病理組織学的所見や蛍光抗体直接法，患者血清中の自己抗体測定などをあわせて行う．
- 天疱瘡では，組織学的に棘融解（表皮細胞相互の結合が失われること）や表皮内水疱の所見（図3）と，生検組織の蛍光抗体直接法で表皮細胞間に免疫グロブリンが沈着している（図4）ことなどをあわせて診断する．患者血清中

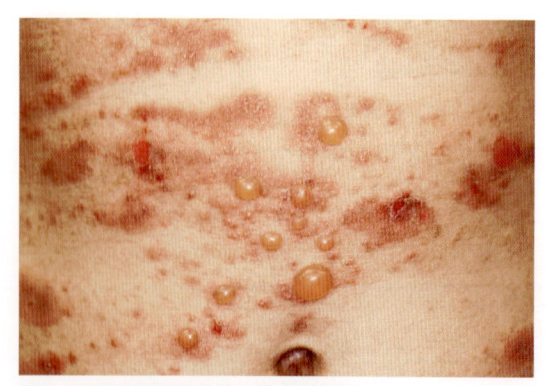

図1　水疱性類天疱瘡の臨床所見①
躯幹に紅斑，水疱，びらんが散在する．

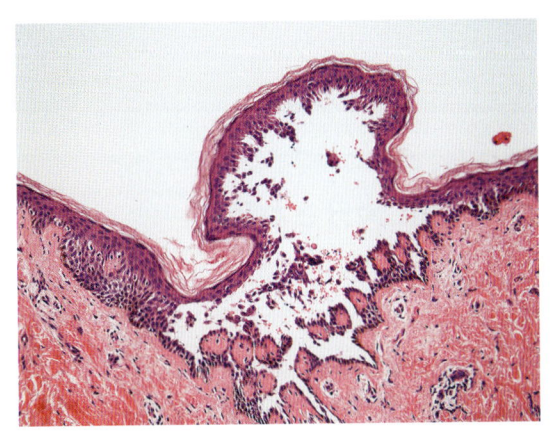

図3 病理組織学的所見
表皮基底細胞を1層残して，表皮内水疱あり。水疱内に棘融解細胞あり（尋常性天疱瘡）。

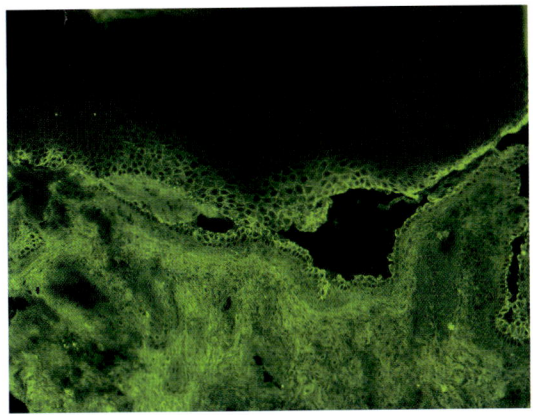

図4 蛍光抗体直接法
表皮細胞間に免疫グロブリンの沈着あり（尋常性天疱瘡）。

から，自己抗体（ELISA法により抗デスモグレイン抗体1や3）の陽性所見を確認する。
● 水疱性類天疱瘡では，組織学的に表皮下水疱や好酸球浸潤の所見と，生検組織の蛍光抗体直接法で表皮基底膜部への免疫グロブリンが沈着していることなどをあわせて診断する。患者血清中の自己抗体（ELISA法により抗BP180抗体）の陽性を確認する（類天疱瘡では抗BP230抗体やその他の場合もある）。

病態

● 患者血清中に存在する皮膚の接着構造への各種自己抗体が，皮膚の接着を障害し，障害されたレベルに応じて水疱が形成される（天疱瘡：表皮内水疱，類天疱瘡：表皮下水疱）。
● 悪性腫瘍や他の自己免疫性疾患などを合併することがある。

行うべき検査

● 臨床症状から自己免疫性水疱症を疑って皮膚生検を行い，病理組織学的所見と蛍光抗体直接法で患者皮膚に自己抗体の沈着を確認することが重要である。
● 自己免疫性水疱症を疑う皮膚生検では，なるべく新しい水疱病変を探し，水疱を形成していない周辺部分をかけて紡錘形に切開を加えて皮膚生検を行うのが理想的である（水疱の部分：HE標本用，水疱のない部分：蛍光抗体直接法用）。
● 患者血清中の自己抗体の陽性をELISA法で確認する（病勢の判定にもおおむね使用することができる）。
● 水疱性類天疱瘡では，末梢血で好酸球増多を示すことが多い。

治療

■**天疱瘡** 重症度判定を行い，重症度別に治療法の検討が必要である[1]。第1選択となるのは，ステロイド全身投与である。初期治療としてプレドニゾロン1.0mg/kg/日程度で2週間ほど経過をみて，症状に応じてその後ステロイドを漸減するか，効果不十分な場合は，免疫抑制剤や免疫グロブリン大量静注療法，血漿交換療法，ステロイドパルス療法などを併用する。

■**水疱性類天疱瘡** 好発が高齢者であり，治療による合併症も生じやすい。強力な治療法を選択せずに改善することもある。中等症以上の症状では，天疱瘡と同様なステロイド全身投与や各種治療を併用する[2]。

> **ここに着目！**
> **水疱部やびらん部だけが病気なのではないことに留意！** 皮疹部（水疱やびらん部）に外用後じかに絆創膏等を貼ると，周囲の一見健常だった皮膚が剥がすときに表皮剥離を起こしてしまう。自己免疫性水疱症は患者血清中の自己抗体による疾患であり，局所のみが病変でないことに留意が必要である。

II 慢性創傷

柏　克彦／小林誠一郎

8. 放射線潰瘍

放射線潰瘍の病因
radiation ulcer

電離放射線の被曝による皮膚障害であり，2つに大分される

- 急性放射線潰瘍（acute radiation ulcer）
- 慢性放射線潰瘍（chronic radiation ulcer）
  不可逆性，進行性の経過を辿り，難治性潰瘍の範疇に含まれる。

放射線潰瘍の成り立ち

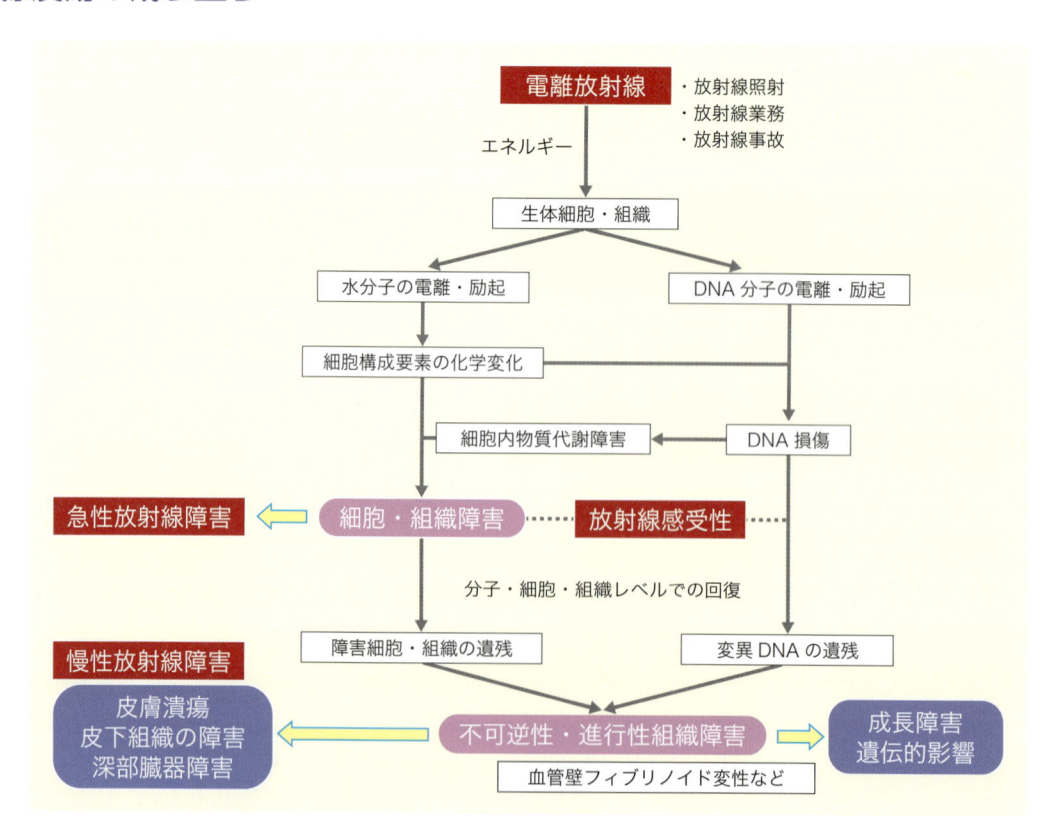

```
                        電離放射線      ・放射線照射
                                        ・放射線業務
                          │エネルギー    ・放射線事故
                          ▼
                       生体細胞・組織
                       ／        ＼
              水分子の電離・励起   DNA分子の電離・励起
                    │                    │
              細胞構成要素の化学変化        │
                    │                    │
                    ▼                    ▼
              細胞内物質代謝障害 ◄────── DNA損傷
急性放射線障害 ◄─ 細胞・組織障害 ┈┈┈ 放射線感受性
                    │
                分子・細胞・組織レベルでの回復
                    ▼
慢性放射線障害   障害細胞・組織の遺残     変異DNAの遺残
   ／                 ＼              ／          ＼
皮膚潰瘍            不可逆性・進行性組織障害      成長障害
皮下組織の障害  ◄────                    ────►  遺伝的影響
深部臓器障害         血管壁フィブリノイド変性など
```

電離放射線：放射線（広義には紫外線，赤外線を含む）の中で電離（イオン化）・励起を起こすもの（α，β，γ，x線など）。電離放射線は，生体を通過する際に細胞やDNAを損傷し，組織障害をもたらす。

放射線感受性：骨髄，リンパ組織，生殖腺，皮膚・粘膜，付属器の順に大きい。線種，線量，照射環境も影響の多寡を左右する。

急性放射線障害：短期間での大線量被曝により数時間から数週で現れ，皮膚では熱傷様の症状を伴う。

慢性放射線障害：数ヵ月から数年以上で出現する晩期障害で，多彩な症状を示

し，悪性化，成長障害などを来たす。
フィブリノイド変性（fibrinoid degeneration）：膠原病などで認めるフィブリン沈着を主体とする変性で，数十 Gy で生じる。
皮下組織の障害：軟部組織の萎縮，骨壊死・骨髄炎などがある。放射線照射は四肢リンパ浮腫の成因としても知られる。

■熱傷様症状（急性放射線障害）

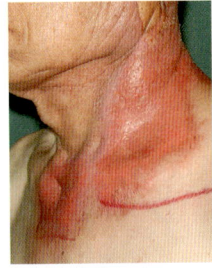

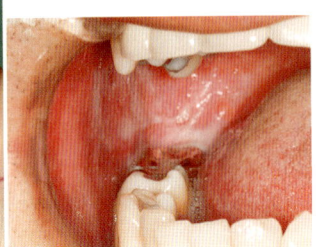

放射線治療時の皮膚・粘膜所見。浮腫，紅斑，水疱，びらん，壊死，潰瘍などを認め，しばしば疼痛を伴う。

■晩期的障害（乳癌治療後の慢性放射線障害）

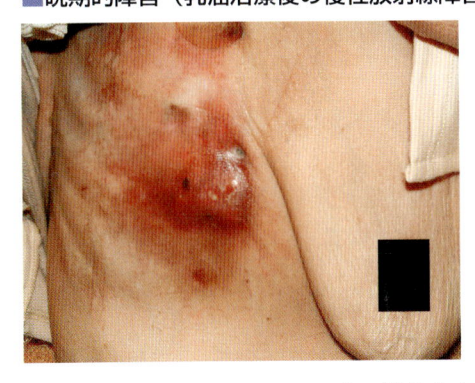

鱗屑，菲薄化，皮脂腺・汗腺の機能喪失，脱毛，角質増生，毛細血管拡張，色素沈着・脱失，萎縮，皮膚壊死，潰瘍形成などの皮膚症状を認める。

■悪性化・癌化

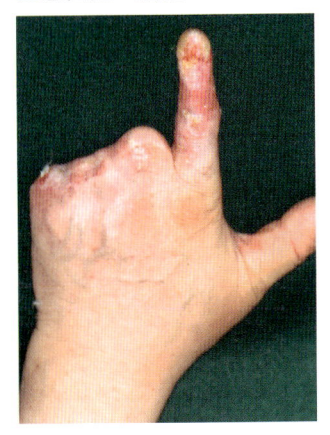

放射線業務従事者に見られた有棘細胞癌を伴う慢性放射線潰瘍。有棘細胞癌や基底細胞癌などの発生母地となり，その割合は 10〜55％との報告がある。

■成長障害

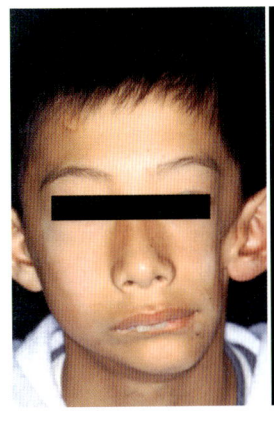

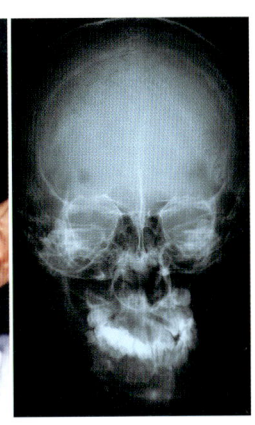

小児期の被曝では，組織の低形成（hypoplasia）や瘢痕，萎縮による変形を見ることがある。

> **ここに着目！**
> **放射線照射部位の創傷は思わぬ合併症をもたらす**
> 被曝組織では治癒が遷延し，皮膚壊死や創哆開による重要臓器の露出，瘻孔形成を来たしやすい。大血管の露出は壁の破綻による大出血にもつながり，早急かつ適切な対処を要する。

II 慢性創傷

柏 克彦／小林誠一郎

8. 放射線潰瘍

放射線潰瘍の治療

治療の目的は，創の閉鎖と，再発・悪性化の防止にある

治療の要点

　放射線障害は不可逆性，進行性であることから，保存療法での完治は難しく，慢性期は外科療法が原則となる。

■**保存療法**
　急性期や，慢性期でも症状が潜在性のもの，手術が困難な例では，熱傷に準じた処置が行われる。

■**外科療法**
　障害組織の切除と血行を有する筋皮弁，遊離皮弁による再建が原則。植皮（skin graft）は生着を母床血流に依存し深部臓器保護の役割をなし得ないため，適応は限定的である。

本法のコツ & ピットフォール

■**保存療法**
- 潰瘍拡大の予防として外的刺激からの保護や保湿，衛生管理を行う。
- 創処置は軟膏・創傷被覆材が主体となるが，病状に応じて各種の補助的療法も応用できる。
- 感染対策として抗生剤の全身・局所的投与が行われる。
- 本症は時に著明な疼痛を伴い，管理を要する。

■**外科療法**
- 病変の範囲・深度・血行動態の検索には，MRI，CT スキャン，シンチグラフィー，血管造影などが有用である。MRI T1 強調画像では軟部組織の変化や炎症が低信号領域，T2 強調画像では高信号領域として描出され，CT では骨吸収・破壊像，時に石灰化などの所見が得やすい。
- 手術では障害組織の完全切除が理想だが，皮下に体腔（胸腔，腹腔）や骨・関節，重要血管・神経・臓器が存在する部位ではその修復法も準備しておく必要があり，機能や生命に差しさわる場合には障害組織の遺残を余儀なくされることもある。
- 再建法の選択は，欠損の位置・大きさ，必要な組織の種類，量などを予測して行う。

手順

乳癌治療約10年後の胸部慢性放射線潰瘍例で説明する。

手順① 術前の検索

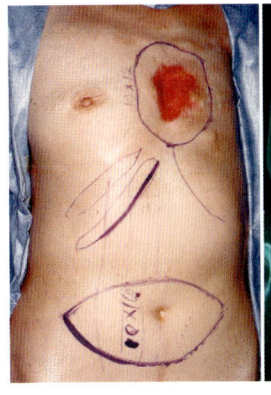

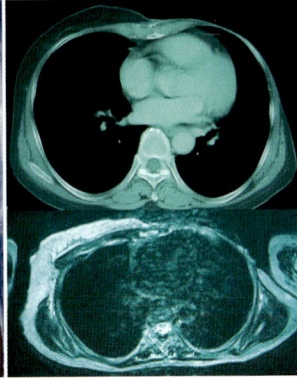

再発を伴う乳癌治療後の放射線潰瘍。CT，MRI，骨シンチを切除範囲の指標とする。

(柏克彦，小林誠一郎：硬組織に自家組織を用いた胸壁全層欠損の再建．PEPARS 53：18-28, 2011 より引用)

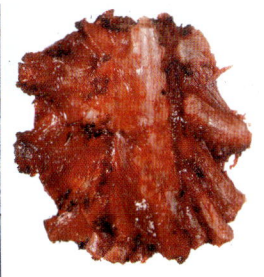

手順② 切除

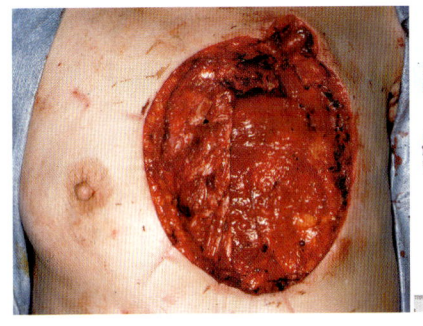

胸骨，肋骨を含む病変部の広範な切除により縦隔，胸腔の露出を認める。縦隔，胸腔内臓器との癒着は見られなかった。

手順③ 皮弁挙上と移動

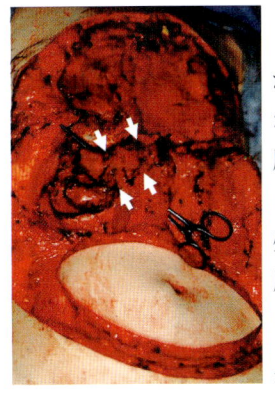

切除後も内胸動静脈が温存できたため，これを血管柄とする有茎腹直筋皮弁を術前計画に基づき作成する。胸壁の支持性を考慮し，肋骨・肋軟骨弁を複合し硬性再建に用いた。

矢印は血管柄の位置を示す。

手順④ ドレナージ・周術期管理

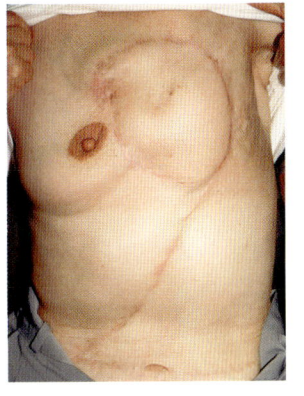

血液・滲出液の排出，死腔の軽減には，ドレーン留置が重要である。本例では術中胸腔が開放されたため胸腔ドレーンを用いた。

術後約1年の状態。

TOPICS
慢性放射線潰瘍や放射性骨壊死に対する補助療法として，高圧酸素療法が有用との報告があり，試みる価値がある。

ここに着目！
悪性腫瘍再発や悪性化を見逃してはならない
悪性腫瘍治療に起因した放射線潰瘍では，まず腫瘍の再発・遺残を疑うべきである。悪性腫瘍の既往がない場合でも，長期経過を有する潰瘍や病態の変化が著明なものでは，生検を考慮する必要がある。

褥瘡の分類と診断
pressure ulcer

褥瘡の分類・アセスメントツール

褥瘡の病態を把握する方法は大きく4つに分けられる（表）。

表　褥瘡の病態を把握する方法

1. 褥瘡の時間経過による分類
   - 急性期と慢性期
2. 褥瘡の病期による分類
   - 創傷治癒理論に基づく分類（炎症期・増殖期・成熟期）
   - 病理所見に基づく分類（炎症期・壊死期・肉芽形成期・上皮形成期）
   - 創面の色調に基づく分類（黒色期・黄色期・赤色期・白色期）
3. 褥瘡の深さによる分類
   - Shea 分類
   - ヨーロッパ褥瘡諮問委員会（European Pressure Ulcer Advisory Panel：EPUAP）グレード分類
   - 米国褥瘡諮問委員会（National Pressure Ulcer Advisory Panel：NPUAP）ステージ分類
4. アセスメントツール
   - PSST，PUSH，PUHP など
   - DESIGN（資料1，2）

褥瘡の深達度

褥瘡の深達度[1]分類には多種類あるが，その中でも NPUAP 分類は国内外で広く用いられている。従来はステージⅠ～Ⅳに分類されていたが，2007 年の改訂で，「DTI 疑い」と「判定不能」が加わった。DTI とは，(suspected) deep tissue injury の略で，圧迫，圧迫とずれにより深部の軟部組織が損傷したことによって生じた紫色，または栗色に変色した欠損していない限局した皮膚または血腫のこと（NPUAP；2007）である。

日本褥瘡学会では 2002 年版 DESIGN 分類の「深さ」d0 から D5 に至る 6 段階評価を採用し，2008 年改訂版の DESIGN-R において判定不能「DU」を追加した 7 段階評価に変更された（**資料1**）。

■DTI 疑い

「DTI 疑い」とは，初期の段階では表皮から判断すると一見 d1 や d2 といった軽度の褥瘡に見えるが，実際は皮下組織がすでに壊死しているものを指す[2]。
《DTI の特徴》
- 骨突出部に一致しない紅斑
- 深部の疼痛
- 硬結，ぶよぶよとした硬さの変化
- 栄養状態が良好で，脂肪組織や殿筋が発達している人に多い

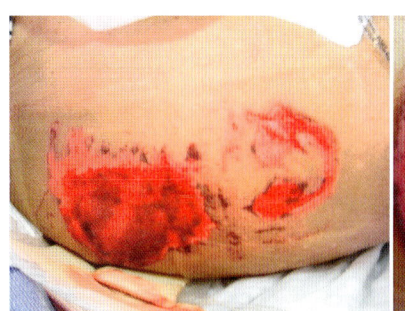

炎症期の状態
発生5日目で急性期であり深部の軟部組織の損傷は不明。

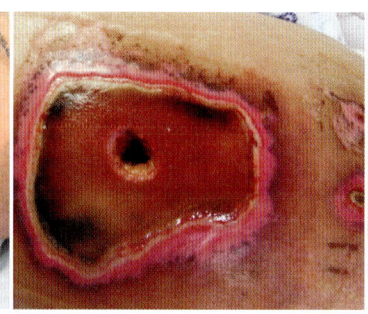

壊死期の状態
発生3週目。損傷は深部にまで及んでいる。

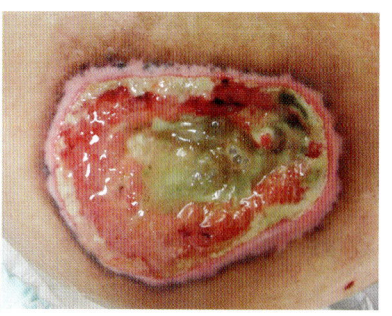

肉芽形成期の状態
発生6週目。壊死組織は軟化し、デブリードマンにより減少。肉芽が形成し始めている。

DTI疑い
初期の所見は浅い褥瘡に見えるが、壊死へ変化し、損傷は深部まで及んでいる。

　DTIを初期の段階において診断することは難しいが、サーモグラフィーや皮膚エコーを用いることは有用である。
- 皮膚エコーでは、低エコー領域に液体の貯留や浮腫が反映される。
- サーモグラフィーでは、DTIが顕在化してくる過程で褥瘡中心部の温度が上昇する。
- これらの方法で診断できない場合は、触診や問診などでDTIである可能性を考察する。問診では、持続的な圧迫を受けるような状況であったかどうかを確認する。

■NPUAP：ステージⅠ／DESIGN：d1　持続する発赤

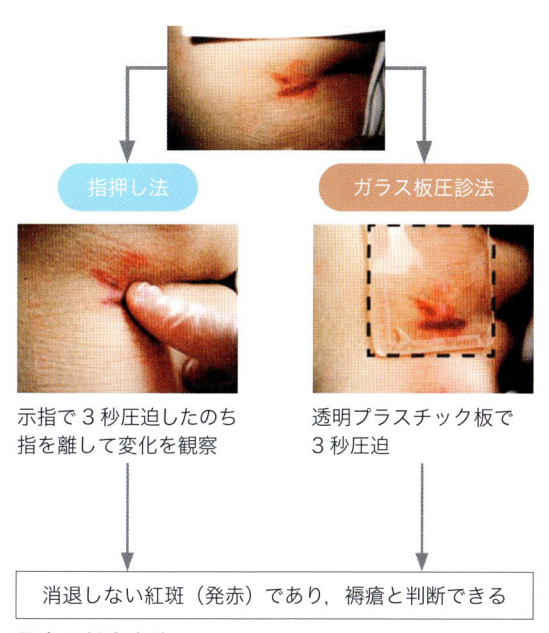

指押し法 / ガラス板圧診法

示指で3秒圧迫したのち指を離して変化を観察

透明プラスチック板で3秒圧迫

消退しない紅斑（発赤）であり、褥瘡と判断できる

発赤の判定方法

　褥瘡の発生初期は発赤という皮膚変化として観察されることが多いが、発赤が確認されてもすべてが褥瘡とは限らない。そのため、発赤が「一時的な発赤」なのか、「持続する発赤」なのかを見極める必要がある。一時的な発赤は、真皮深層の微小血管の拡張で、反応性充血である。

　発赤の判定方法には「指押し法」と「ガラス板圧診法」がある[3]。
- 指押し法：発赤部位を指で3秒圧迫し、指を離したときに発赤部分の皮膚色の変化を観察する。
- ガラス板圧診法：透明なガラス板（またはプラスチック板）で発赤部位を3秒圧迫し、その部位の皮膚色が白色に変化するか否かを見る。

II 慢性創傷
褥瘡：分類と診断

■NPUAP：ステージⅡ／DESIGN：d2　真皮までの損傷

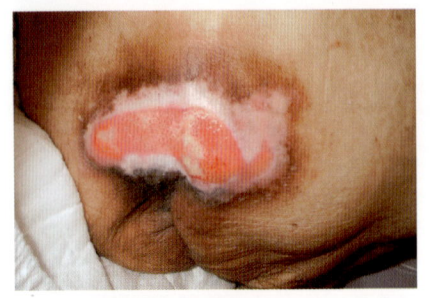

創縁と創底に段差がない。水疱は真皮までの損傷でありステージⅡに該当する。治癒過程にある褥瘡のDESIGNによる判定は，創縁と創底の段差がほぼなくなり，表皮細胞が見え始めることである。

真皮乳頭層が斑点状に観察される。

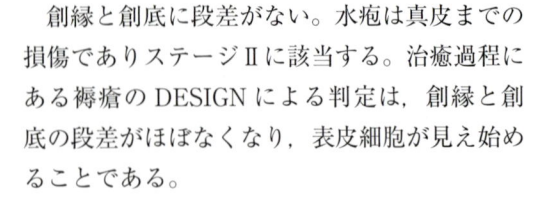

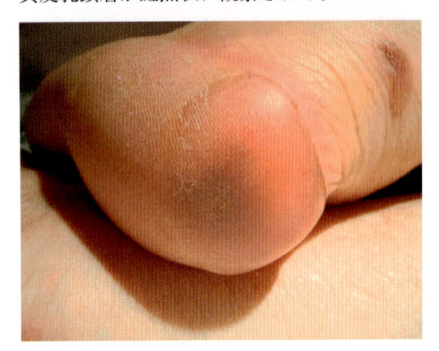

踵部の水疱

■NPUAP：ステージⅢ／DESIGN：D3　皮下組織までの損傷

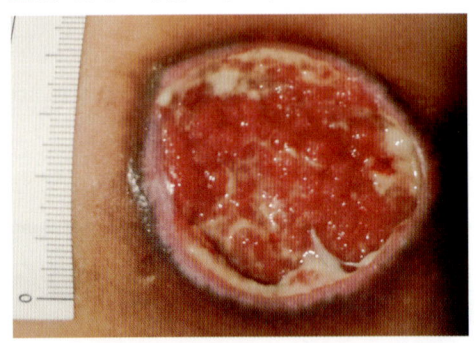

創縁と創底に段差がある。治癒過程にある褥瘡のDESIGNによる判定は，肉芽で充填されているが，まだ創底と創縁に段差が見られる状態である。

創縁と創底に段差がある。

■NPUAP：ステージⅣ／DESIGN：D4　皮下を越える損傷

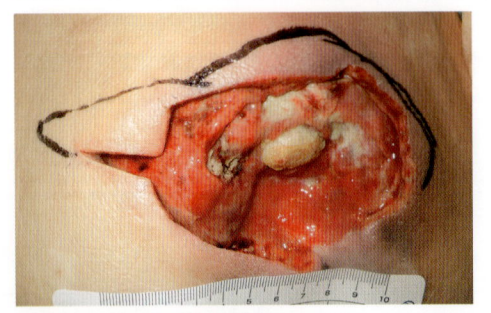

骨，腱，筋肉の露出を伴う。骨まで達している場合は，鑷子などを挿入すると硬い感覚を感じる。骨は白色や黄色に観察でき，腱は黄色で糸を引いたように見える。

皮下組織を越え，仙骨が露出している。

■NPUAP：ステージⅣ／DESIGN：D5　関節腔・体腔に至る損傷

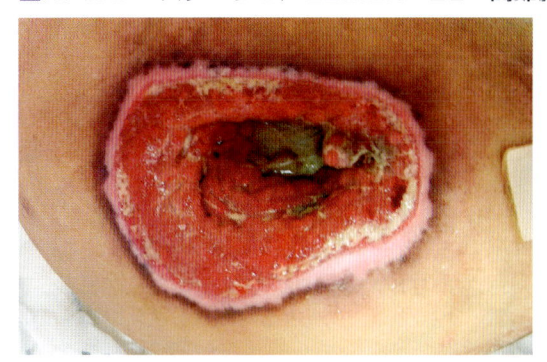

関節腔，体腔に至る。鑷子などを挿入すると体面と垂直に骨辺縁に入り込むような場合もある。

腱まで達し，関節腔まで通じている。

■NPUAP：判定不能／DESIGN：DU　深さが判定不能な場合

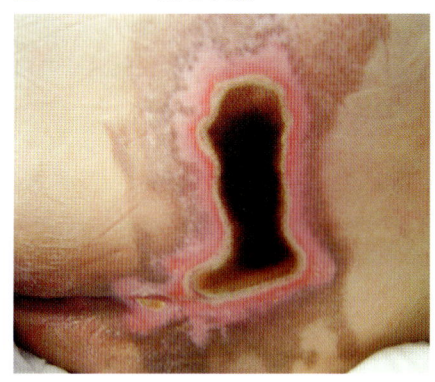

壊死組織で覆われ，深さが確認できない。

黒色部が壊死組織である。

褥瘡の重症度

　　　　　DESIGN 重症度分類では，軽度の場合はアルファベットの小文字，重度は大文字で表す（**資料2**）。

■深さ

　　真皮までの損傷は軽度，それより深い層への損傷を重度とする。毛包が残っている浅い褥瘡では，上皮化するための基底細胞が残っているため，創面からも辺縁からも上皮化が進む。一方，深い褥瘡の上皮化は創の辺縁のみから進むため，浅い褥瘡に比べ治癒に時間を要する。

■滲出液

　　1日1回以下のドレッシング交換を要するものを軽度，1日2回以上の交換を重度とする。

II 慢性創傷
褥瘡：分類と診断

■ サイズ

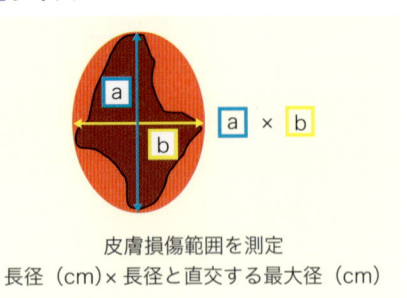

皮膚損傷範囲を測定
長径（cm）× 長径と直交する最大径（cm）

　皮膚損傷範囲の長径（cm）×短径（cm，長径に直交する最大径）を測定し，その値が100未満を軽度，100以上を重度とする。
　このサイズ測定方法では，数値は面積を示すものではない。

■ 炎症・感染

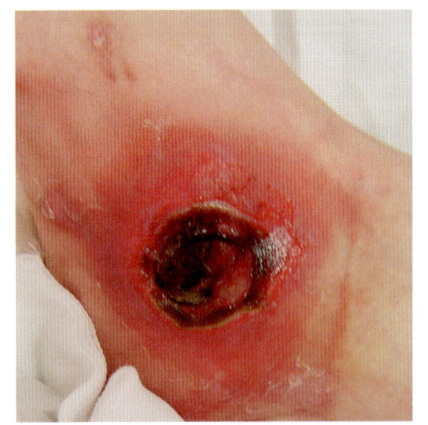

炎症徴候（発赤，腫脹，熱感，疼痛）がある

　局所の明らかな感染徴候がなければ軽度，感染徴候があれば重度とする。
　創感染は臨床症状で診断し，炎症の徴候や治癒の遅延，悪臭などから判断する。

■ 肉芽組織

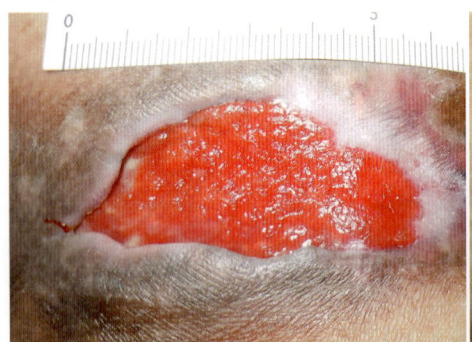

良性肉芽（牛肉色で鮮紅色） 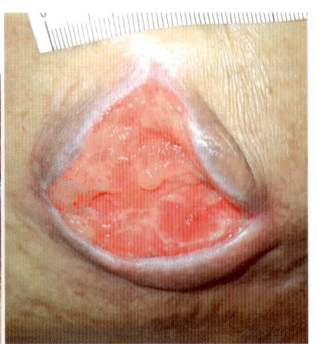　　　不良肉芽（貧血による淡紅色）

- 良性肉芽の割合が50％未満であれば重度となる。
- 良性肉芽：表面が細顆粒状で鮮紅色の外観を呈した増殖力旺盛な結合組織。肉芽の色は牛肉色に例えられる。
- 不良肉芽：表面が粗造で淡紅色，あるいは暗赤色の外観を呈する増殖力の低下した結合組織。

■壊死組織

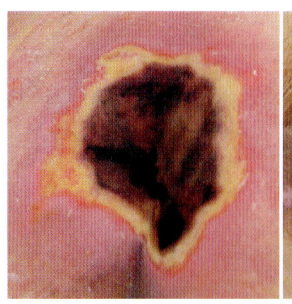

壊死組織があれば重度で，壊死組織の硬さによって点数が異なる。

《壊死組織の種類》
- エスカー（eschar）：乾燥した硬い壊死組織
- スラフ（slough）：水分を含んだ黄色調の柔らかい壊死組織

両方の壊死組織が混在している場合は，割合の多い方で判定する。硬さが見て判断できない場合は，鑷子で壊死組織を挟んで評価する。

硬い壊死組織（エスカー）　柔らかい壊死組織（スラフ）

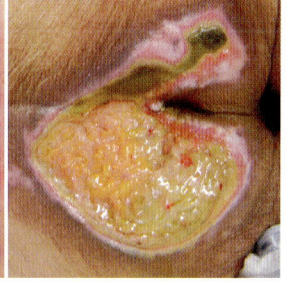

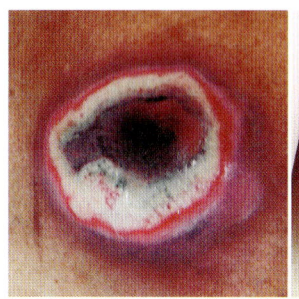

デブリードマン前　デブリードマン後

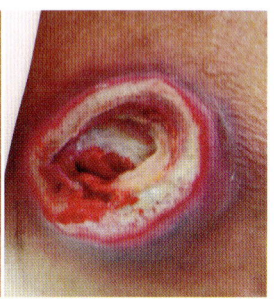

硬い壊死組織と柔らかい壊死組織が混在している例。デブリードマンが可能である。

■ポケット

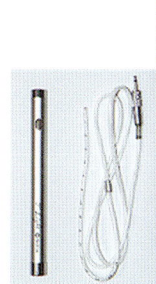

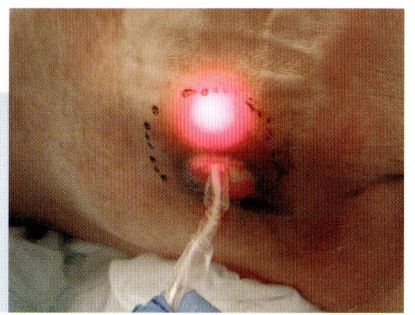

重症度分類は，小文字と大文字ではなくポケットの有無で評価する。ポケットの算出方法は，潰瘍面も含んだポケットの最大径とそれに直交する最大径から褥瘡の大きさで測定した数値を差し引いたものである。ポケットは，創を傷つけないようPライトを使用して測定する。

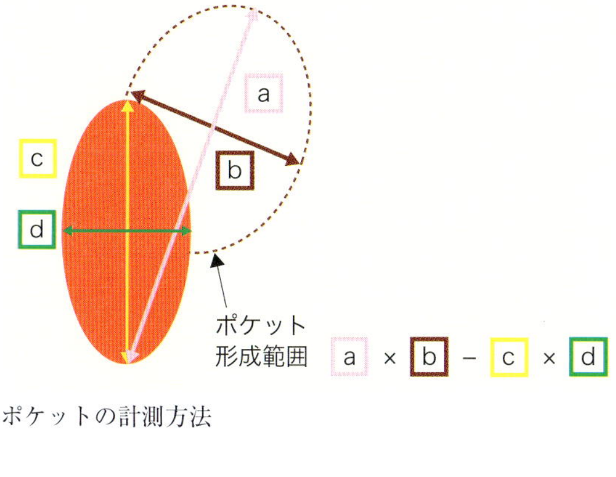

Pライトによる測定

ポケット形成範囲　a × b − c × d

ポケットの計測方法

ここに着目！

時間とともに深い褥瘡となるDTIの経過を褥瘡の悪化と判定しない

DTIは，初期の段階では一見d1やd2の浅い褥瘡に見え，時間の経過とともに潰瘍を形成し深い褥瘡となる。浅い褥瘡から深い褥瘡へ変化するため，褥瘡が悪化したと判断しがちであるが，褥瘡が発生した時点ですでに皮下組織に損傷を来たしているため，発生直後に適切なケアを提供したとしても深い褥瘡となる。

II 慢性創傷
褥瘡：分類と診断

資料1

DESIGN-R　褥瘡経過評価用

カルテ番号（　　　）
患者番号（　　　　　）
月日　／　／　／　／　／　／

Depth（深さ）創内の一番深い部分で評価し，改善に伴い創底が浅くなった場合，これと相応の深さとして評価する					
d	0	皮膚損傷・発赤なし	D	3	皮下組織までの損傷
	1	持続する発赤		4	皮下組織を越える損傷
	2	真皮までの損傷		5	関節腔，体腔に至る損傷
				U	深さ判定が不能の場合

Exudate（滲出液）					
e	0	なし	E	6	多量：1日2回以上のドレッシング交換を要する
	1	少量：毎日のドレッシング交換を要しない			
	3	中等量：1日1回のドレッシング交換を要する			

Size（大きさ）皮膚損傷範囲を測定：[長径（cm）×長径と直交する最大径（cm）]					
s	0	皮膚損傷なし	S	15	100 以上
	3	4 未満			
	6	4 以上　16 未満			
	8	16 以上　36 未満			
	9	36 以上　64 未満			
	12	64 以上　100 未満			

Inflammation/Infection（炎症/感染）					
i	0	局所の炎症徴候なし	I	3	局所の明らかな感染徴候あり（炎症徴候，膿，悪臭など）
	1	局所の炎症徴候あり（創周囲の発赤，腫脹，熱感，疼痛）		9	全身的影響あり（発熱など）

Granulation（肉芽組織）					
g	0	治癒あるいは創が浅いため肉芽形成の評価ができない	G	4	良性肉芽が創面の10%以上50%未満を占める
	1	良性肉芽が創面の90%を占める		5	良性肉芽が創面の10%未満を占める
	3	良性肉芽が創面の50%以上90%未満を占める		6	良性肉芽がまったく形成されていない

Necrotic tissue（壊死組織）混在している場合は全体的に多い病態をもって評価する					
n	0	壊死組織なし	N	3	柔らかい壊死組織あり
				6	硬く厚い密着した壊死組織あり

Pocket（ポケット）毎回同じ体位で，ポケット全周（潰瘍面も含め）〔長径（cm）×短径（cm）〕から潰瘍の大きさを差し引いたもの					
p	0	ポケットなし	P	6	4 未満
				9	4 以上 16 未満
				12	16 以上 36 未満
				24	36 以上

部位〔仙骨部，坐骨部，大転下部，踵骨部，その他（　　　）〕

合計

ⓒ日本褥瘡学会／2008

資料2

DESIGN　褥瘡重症度分類用　　　カルテ番号（　　　　）
　　　　　　　　　　　　　　　患者氏名　（　　　　　　　）　日時　| / | / | / | / | / | / |

Depth（深さ）創内の一番深いところで評価する			
d	真皮までの損傷	D	皮下組織から深部
Exudate（滲出液）ドレッシング交換の回数			
e	1日1回以下	E	1日2回以上
Size（大きさ）長径（cm）×短径（cm）			
s	100未満	S	100以上
Inflammation/Infection（炎症/感染）			
i	局所の感染徴候なし	I	局所の感染徴候あり
Granulation（肉芽組織）良性肉芽の割合			
g	50%以上　真皮までの損傷時も含む	G	50%未満
Necrotic tissue（壊死組織）壊死組織の有無			
n	なし	N	あり
Pocket（ポケット）ポケットの有無			
		-P	あり

部位〔仙骨部，坐骨部，大転子部，踵骨部，その他（　　　　）〕　　　　　ⓒ日本褥瘡学会／2002

II 慢性創傷

田中マキ子

9. 褥瘡

褥瘡予防・管理ガイドライン(第3版)

はじめに

　日本褥瘡学会は，臨床での"適切な決断を支援する"ために1997年「褥瘡予防・治療指針策定のための研究報告書」を発表し，EBM手法に則って2005年「科学的根拠に基づく褥瘡局所治療ガイドライン」，2009年「褥瘡予防・管理ガイドライン」と更新を続け，2011年「褥瘡予防・管理ガイドライン（第3版）」をまとめた。最新のガイドラインの見どころを紹介する。

ガイドラインの意義と役割

　診療ガイドラインとは「医療者と患者が特定の臨床状況で適切な決断を下せるよう支援する目的で，体系的な方法に則って作成された文書」といわれる[1]。この文書の作成方法は，国際的に標準的な方法とされている「根拠に基づいた医療（evidence-based medicine：EBM）」の手順に沿って作成することが指摘されており[2]，日本においても1996年頃よりEBMの考え方や手順を用いることが推奨されるようになった[3]。

　作成されたガイドラインは，医療者はもちろん患者にも公表されており，医療者側・患者側が合意のうえで診療にかかわる意思決定が行えるよう支援するものとして利用できることが望まれている。このことを中山[4]は「根拠に基づく診療ガイドラインは，最新で質の高い情報に基づいて，医療者からみれば，より良い医療を提供していくのに役立つ，そして患者の立場からすれば，そのような医療をうけるための意思決定の"素材"です」と述べており，医療者側と患者との情報の共有を目指すツールとして診療ガイドラインが位置づくことの重要性を指摘している。

　医療における意思決定は常に統合的に行われるべきものであることから，Minds[注1)]では「診療ガイドラインに記載されている最新の医学的知見に基づく推奨は，医療における意思決定を縛るものでは決してなく，意思決定を支援するものとして正しい位置づけを，医師と患者の双方が十分に理解する必要がある」と示している[5]。また，臨床上の意思決定に影響する要因として図1を挙げている。

　このことより，ガイドラインの意義と役割は，診療における意思決定を下す際の重要な要因であることである。

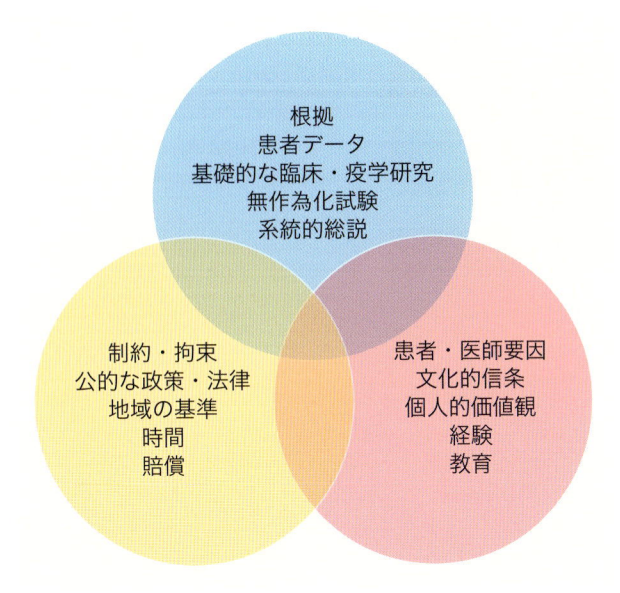

図1　臨床上の意思決定に影響する要因
（Minds ホームページより引用）

国際的な動向と褥瘡予防・管理ガイドライン2009年から2011年の変遷

　褥瘡に関するガイドラインの新しい動きとして，NPUAPとEPUAP[注2]が共同してガイドラインを作成したことが挙げられる。世界中の医療従事者が利用できる，エビデンスに基づいた褥瘡の予防と治療に関する推奨事項を作成することが本事業の目標におかれ，2009年に完成した。ガイドラインの推奨事項は，6大陸63カ国から登録されている903名の個人と146の学会や団体で利用できるようにしている[6]。注目する内容は，褥瘡分類を統一した点（**図2**）や，緩和ケアや超肥満患者のケアなどの視点を盛り込んでいる点である。

　日本褥瘡学会にあってもこの国際共同ガイドライン作成への参加を協議した経緯があるが，予防の観点を含めたガイドラインを作成中（2009年完成）であった点や，日本固有かつ世界に誇れるDESIGN-Rという褥瘡経過評価スケールを開発していたことから参加することを見送った。しかし，褥瘡治療・ケアに関する取組状況や発展は，決して国際的な動向に遅れをとるものではなく，むしろ進歩している面も多い。その1つがDESIGN-Rでもある。

　2009年～2011年ガイドライン変遷のポイントは以下にある。

■DESIGNの項目を全面に示した構成ではない

　2009年発刊の「褥瘡予防・管理ガイドライン」では，慢性期褥瘡の局所治療に関する内容では，「深い褥瘡（D）の場合：1. Nをnにする　壊死組織の除去」など，DESIGNに準拠した形でCQ[注3]を設定し推奨内容を展開する構成にしている。しかし，第3版ガイドラインでは，国際ガイドラインの発表も意識し，

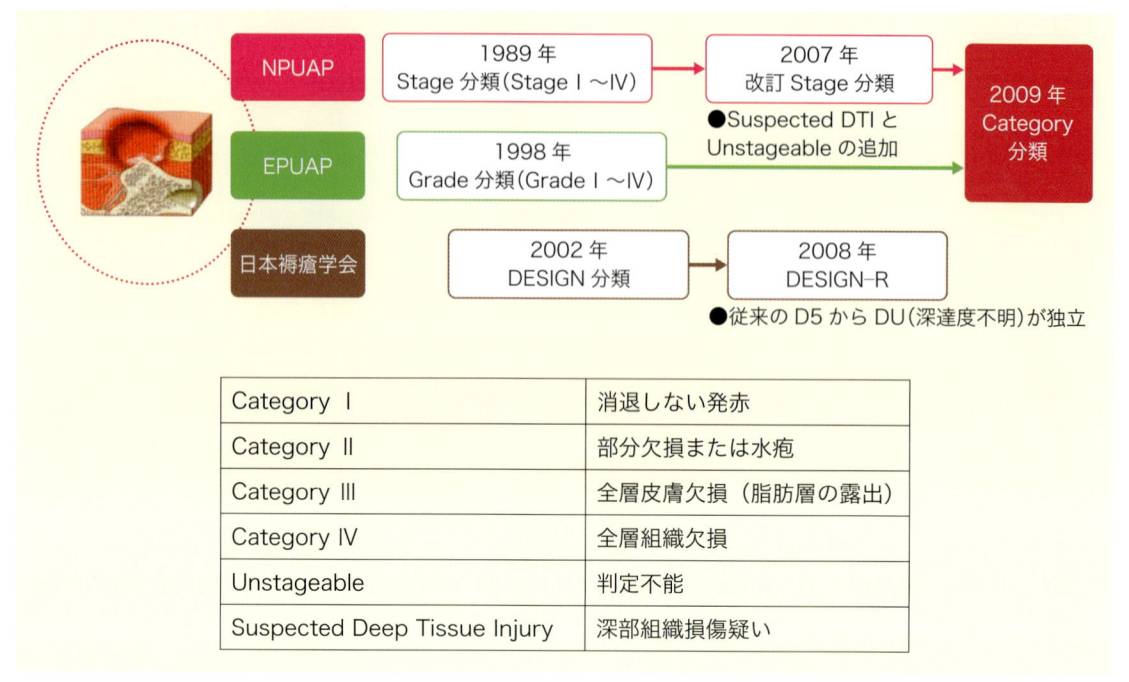

Category I	消退しない発赤
Category II	部分欠損または水疱
Category III	全層皮膚欠損（脂肪層の露出）
Category IV	全層組織欠損
Unstageable	判定不能
Suspected Deep Tissue Injury	深部組織損傷疑い

図2　世界的な褥瘡カテゴリ分類
（飯坂真司ほか：世界的な褥瘡カテゴリ分類の現状．Expert Nurse 26：13，2010 より引用）

DESIGN の項目を全面に示した構成をあえてとっていないことが特徴の1つである。

■ アルゴリズム（全体とパート）から CQ を立て，エビデンスの収集・吟味を行っている

いわば，論理的に褥瘡発生をとらえた次に臨床的側面としての現実に照らし，CQ の厳選を行っている。本ガイドラインの全体アルゴリズムを例示する（図3）。

■ データベース，ガイドライン，採択基準，エビデンスのレベルや推奨度は従来と同様

検索期間は，過去の文献（1980年以降）も検討しているが，基本は前回ガイドラインでの検索終了以降（2007年12月）から2011年6月までとしている。
CQ と推奨文の一部を掲載した（資料）。第3版ガイドラインでは，CQ も多く取りあげられ，これまで以上に内容が充実している。注目したい内容は，ラップ療法についての推奨が掲載されたことである。推奨度が「C1」であり，「行うことは考慮してもよいが，十分な根拠がない」との判断であるが，治療環境として種々の要因が影響する在宅褥瘡ケアなどにあっては，治療方法の選択肢の広がりにつながることだろう。

■ ガイドラインの閲覧はホームページ上のみで冊子体にならない

公表方法としては，第3版ガイドラインからは日本褥瘡学会誌での掲載ならびにホームページ上での閲覧となり，書籍などの発刊を行わないことになっている

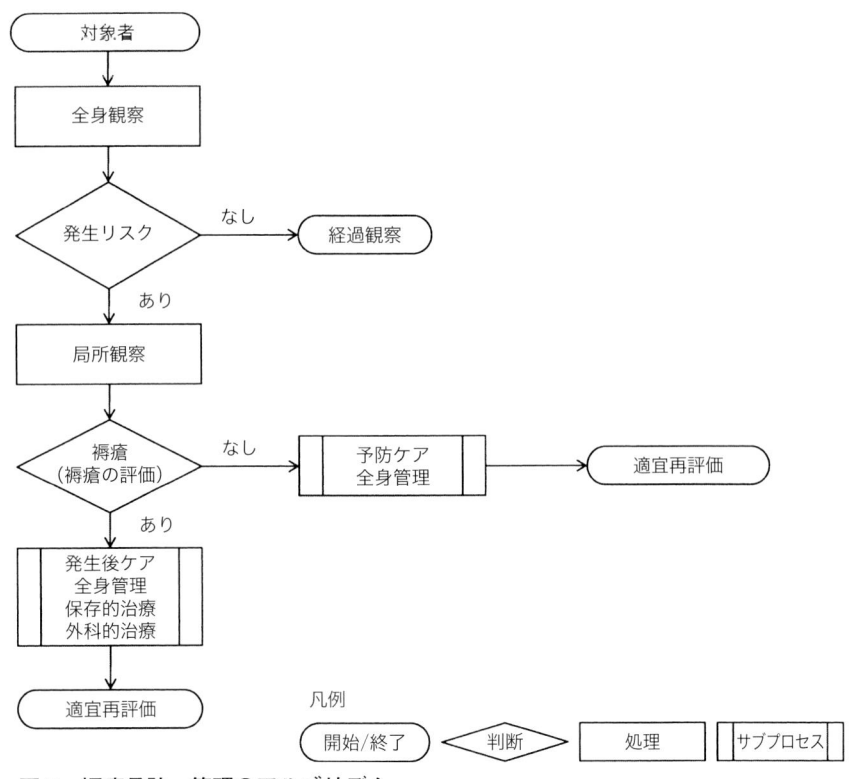

図3 褥瘡予防・管理のアルゴリズム

（ただし，ガイドラインが臨床診療に役立つようどのように活用するかについて具体的に解説したガイドブックの出版が企画されているので，是非参考にしていただきたい）。

　ガイドラインは，臨床判断を支援するものであることは先に述べた。このことは，医療者と患者側にあって，診療に関する考えや思いを十分にやり取りさせることができ有用と考える。ガイドラインを有効に活用し，褥瘡ケアの質向上を図りたいものである。

●注

注1) Minds（マインズ）とは，医療情報サービス事業をさし，日本医療機能評価機構が厚生労働省の委託事業により運営している医療情報サービスであり，厚生労働科学研究費補助金で平成14年度から準備を開始し，平成16年5月から一般公開を開始している。
（http://minds.jcqhc.or.jp/st/purpose.aspx より Oct.15.2011 ダウンロード）

注2) NPUAP は American National Pressure Ulcer Advisory Panel の略で米国褥瘡諮問委員会であり，EPUAP は European Pressure Ulcer Advisory Panel の略でヨーロッパ褥瘡諮問委員会のことを指す。

注3) CQ とは clinical question のことで，臨床上の疑問のことである。CQ には，患者：疾患/病態を含む（patient），予想因子：介入，危険因子（intervention/exposure），比較対照（comparison），アウトカム（outcome）を含むことから，各頭文字をとって PICO とも呼ばれる。

II 慢性創傷

褥瘡：褥瘡予防・管理ガイドライン（第3版）

> 資料

保存的治療　外用剤

Clinical Question		推奨度	推奨文
CQ1.1	急性期の褥瘡にはどのような外用剤を用いたらよいか	C1	酸化亜鉛，ジメチルイソプロピルアズレン，白色ワセリンなどの創面保護効果の高い油脂性基剤の軟膏やスルファジアジン銀を用いてもよい。
CQ1.2	深部損傷褥瘡（DTI）が疑われる場合，どのような外用剤を用いたらよいか	C1	毎日の局所観察を怠らないようにし，酸化亜鉛，ジメチルイソプロピルアズレン，白色ワセリンなどの油脂性基剤の軟膏を用いてもよい。
CQ1.3	発赤・紫斑にはどのような外用剤を用いたらよいか	C1	創面の保護が大切であり，ジメチルイソプロピルアズレン，白色ワセリンを用いてもよい。
CQ1.4	水疱にはどのような外用剤を用いたらよいか	C1	創の保護目的に白色ワセリン，酸化亜鉛を用いてもよい。
CQ1.5	びらん・浅い潰瘍にはどのような外用剤を用いたらよいか	C1	酸化亜鉛，ジメチルプロピルアズレンを用いてもよい。上皮形成促進を期待してアルプロスタジルアルファデクス，ブクラデシンナトリウム，リゾチーム塩酸塩を用いてもよい。
CQ1.6	疼痛を伴う場合に外用剤は有用か	C2	疼痛改善に関して外用剤を用いることには根拠がない。
CQ1.7	滲出液が多い場合，どのような外用剤を用いたらよいか	B	滲出液吸収作用を有するカデキソマー・ヨウ素，ポビドンヨード・シュガーを推奨する。
		C1	デキストラノマー，ヨウ素軟膏を用いてもよい。
CQ1.8	滲出液が少ない場合，どのような外用剤を用いたらよいか	C1	乳剤性基剤の軟膏を用い，感染創ではスルファジアジン銀，非感染創ではトレチノイントコフェリルを用いてもよい。
CQ1.9	褥瘡の洗浄はどのように行えばよいか	C1	十分な量の生理食塩水または水道水を用いて洗浄する。
CQ1.10	褥瘡部消毒はどのようにしたらよいか	C1	洗浄のみで十分であり通常は必要ないが，明らかな創部の感染を認め滲出液や膿苔が多いときには洗浄前に消毒を行ってもよい。
CQ1.11	褥瘡に感染・炎症を伴う場合，どのような外用剤を用いたらよいか	B	感染抑制作用を有するカデキソマー・ヨウ素，スルファジアジン銀，ポビドンヨード・シュガーを推奨する。
		C1	フラジオマイシン硫酸塩・トリプシン，ポビドンヨード，ヨウ素軟膏，ヨードホルムを用いてもよい。
CQ1.12	肉芽形成が不十分で肉芽形成を促進させる場合，どのような外用剤を用いたらよいか	B	肉芽形成促進作用を有するアルミニウムクロロヒドロキシアラントイネート，トラフェルミン，トレチノイントコフェリル，ポビドンヨード・シュガーを推奨する。
		C1	アルプロスタジルアルファデクス，ブクラデシンナトリウム，リゾチーム塩酸塩を用いてもよい。
CQ1.13	肉芽形成が不十分で臨界的定着が疑われる場合，どのような外用剤を用いたらよいか	C1	抗菌作用を有するカデキソマー・ヨウ素，ポビドンヨード・シュガー，ヨウ素軟膏もしくはスルファジアジン銀を用いてもよい。
CQ1.14	肉芽が十分に形成され創の縮小をはかる場合，どのような外用剤を用いたらよいか	B	創の縮小作用を有するアルプロスタジルアルファデクス，アルミニウムクロロヒドロキシアラントイネート，トラフェルミン，ブクラデシンナトリウム，ポビドンヨード・シュガーを推奨する。
		C1	酸化亜鉛，ジメチルプロピルアズレン，幼牛血液抽出物，リゾチーム塩酸塩を用いてもよい。
CQ1.15	壊死組織がある場合，どのような外用剤を用いたらよいか	C1	カデキソマー・ヨウ素，スルファジアジン銀，デキストラノマー，ブロメライン，ポビドンヨード・シュガーを用いてもよい。
CQ1.16	ポケットを有する場合，どのような外用剤を用いたらよいか	C1	ポケット内に壊死組織が残存する場合は，まず創面の清浄化を図る。また，滲出液が多ければポビドンヨード・シュガーを用いてもよい。滲出液が少なければトラフェルミン，トレチノイントコフェリルを用いてもよい。

保存的治療　ドレッシング材

Clinical Question		推奨度	推奨文
CQ2.1	急性期の褥瘡にはどのようなドレッシング材を用いたらよいか	C1	毎日の観察を怠らないようにし，創面保護を目的として，ポリウレタンフィルムや真皮に至る創傷用ドレッシング材の中でも貼付後も創が視認できるドレッシング材を用いてもよい。
CQ2.2	深部損傷褥瘡（DTI）が疑われる場合，どのようなドレッシング材を用いたらよいか	C1	毎日の局所観察を怠らないようにし，創面保護を目的として，ポリウレタンフィルムや真皮に至る創傷用ドレッシング材の中でも貼付後も創が視認できるドレッシング材を用いてもよい。
CQ2.3	発赤・紫斑にはどのようなドレッシング材を用いたらよいか	C1	創面保護を目的として，ポリウレタンフィルムを用いてもよい。また，真皮に至る創傷用ドレッシング材の中でも貼付後も創が視認できるドレッシング材を用いてもよい。
CQ2.4	水疱にはどのようなドレッシング材を用いたらよいか	C1	水疱は破らずそのままにし，創面保護を目的として，ポリウレタンフィルムを用いてもよい。また，真皮に至る創傷用ドレッシング材の中でも貼付後も創が視認できるドレッシング材を用いてもよい。
CQ2.5	びらん・浅い潰瘍にはどのようなドレッシング材を用いたらよいか	B	保険適用のある真皮に至る創傷用ドレッシング材のハイドロコロイドを用いることが勧められる。皮下組織に至る創傷用ドレッシング材のハイドロコロイドを用いてもよいが保険適用外である。
		C1	保険適用のある真皮に至る創傷用ドレッシング材のハイドロジェル，ポリウレタンフォームのシートタイプ，アルギン酸フォーム，キチンを用いてもよい。皮下組織に至る創傷用ドレッシング材のハイドロジェル，ハイドロポリマー，ポリウレタンフォーム，ポリウレタンフォーム／ソフトシリコン，アルギン酸塩，キチンを選択肢として考慮してもよいが保険適用外である。
CQ2.6	疼痛を伴う場合にドレッシング材は有用か	C1	ドレッシング材には創部の疼痛を除去する効果はないが，創面を適切な湿潤環境に保つことで疼痛を緩和できる。ドレッシング材を交換する際には，痛みのアセスメントを十分に行い，ハイドロコロイド，ポリウレタンフォーム，ポリウレタンフォーム／ソフトシリコン，ハイドロファイバー®，キチン，ハイドロジェルを用いてもよい。
CQ2.7	滲出液が多い場合，どのようなドレッシング材を用いたらよいか	B	過剰な滲出液を吸収保持するポリウレタンフォームを用いることが勧められる。
		C1	皮下組織に至る創傷用と筋・骨に至る創傷用ドレッシング材のアルギン酸／CMC，ポリウレタンフォーム／ソフトシリコン，アルギン酸塩，アルギン酸フォーム，キチン，ハイドロファイバー®，ハイドロポリマーを用いてもよい。
CQ2.8	滲出液が少ない場合，どのようなドレッシング材を用いたらよいか	B	ハイドロコロイドを用いることが勧められる。
		C1	ハイドロジェルを用いてもよい。
CQ2.9	褥瘡に感染・炎症を伴う場合，どのようなドレッシング材を用いたらよいか	C1	感染抑制作用を有する外用薬の使用を推奨する。もしくは，銀含有ハイドロファイバー®，アルギン酸 Ag を用いてもよい。
		C2	滲出液が多い場合には吸収性の高いアルギン酸塩が用いられることもあるが，感染抑制の機能はないため使用は勧められない。
CQ2.10	肉芽形成が不十分で肉芽形成を促進させる場合，どのようなドレッシング材を用いたらよいか	C1	アルギン酸塩，ハイドロコロイド，ハイドロポリマー，ポリウレタンフォーム，ポリウレタンフォーム／ソフトシリコン，キチン，ハイドロファイバー®を用いてもよい。
CQ2.11	肉芽形成が不十分で臨界的定着が疑われる場合，どのようなドレッシング材を用いたらよいか	C1	銀含有ハイドロファイバー®，アルギン酸 Ag を用いてもよい。
CQ2.12	肉芽が十分に形成され創の縮小をはかる場合，どのようなドレッシング材を用いたらよいか	B	銀含有ハイドロファイバー®，アルギン酸 Ag，アルギン酸塩を用いることが勧められる。
		C1	ハイドロコロイド，ハイドロジェル，ハイドロポリマー，ポリウレタンフォーム，ポリウレタンフォーム／ソフトシリコン，アルギン酸フォーム，キチン，ハイドロファイバー®，アルギン酸／CMC を創からの滲出液の程度により選択し用いてもよい。
CQ2.13	壊死組織がある場合，どのようなドレッシング材を用いたらよいか	C1	外科的デブリードマン，壊死組織除去作用を有する外用薬の使用が難しい場合には，皮下組織に至る創傷用ドレッシング材のハイドロジェルを用いてもよい。
CQ2.14	ポケットを有する場合，どのようなドレッシング材を用いたらよいか	C1	ポケット内に壊死組織が残存する場合は，まず創面の清浄化を図る。滲出液が多い場合はアルギン酸塩，ハイドロファイバー®（銀含有製材を含む），アルギン酸 Ag を用いてもよい。
CQ2.15	褥瘡治療に，いわゆるラップ療法は有用か	C1	医療用として認可された創傷被覆材の継続使用が困難な住宅等の療養環境において使用することを考慮してもよい。ただし褥瘡の治療について十分な知識と経験を持った医師の責任のもとで，患者・家族に十分な説明をして同意を得たうえで実施すべきである。

II 慢性創傷
褥瘡：褥瘡予防・管理ガイドライン（第3版）

外科的治療

Clinical Question		推奨度	推奨文
CQ3.1	感染・炎症がある場合に外科的デブリードマンを行ってよいか	C1	膿汁や悪臭，あるいは骨髄炎を伴う感染巣には，外科的デブリードマンを行ってもよい。
CQ3.2	壊死組織がある場合に，外科的デブリードマンはいつ行うか	C1	壊死組織と周囲の健常組織との境界が明瞭となった時期に外科的デブリードマンを行ってもよい。
		C1	感染が沈静化しているときに外科的デブリードマンを行ってもよい。
CQ3.3	ポケットがある場合，外科的に切開やデブリードマンを行ってもよいか	C1	保存的治療を行っても改善しないポケットは，外科的に切開やデブリードマンを行ってもよい。
CQ3.4	どのような場合に外科的デブリードマンの適応となるか	C1	保存的治療を優先するが，感染が鎮静化している時に，外科的デブリードマンを行ってもよい。
		C1	深さが皮下組織以上に及ぶときには外科的デブリードマンを行ってもよい。
		C1	外科的デブリードマンは局所の感染巣の局在，壊死組織の量および拡大範囲，創部の血行状態，痛みへの耐性に応じて適応を決定する。
CQ3.5	どのような場合に外科的再建術の適応となるか	C1	保存的治療に反応しない，皮下組織よりも深層に達した褥瘡に対して外科的再建術を行ってもよい。
		C1	創の周囲組織が陳旧化・瘢痕化している場合には外科的再建術を行ってもよい。
		C1	骨髄炎の治療として外科的切除・皮弁による外科的再建を行ってもよい。
CQ3.6	特に有用性の高い外科的再建術があるか	C1	外科的再建術に関してはさまざまな術式・閉鎖法が報告されている。一方，再建法ごとの治療成績については十分なエビデンスがなく，特定の再建術は支持されない。
CQ3.7	肉芽組織が少ない場合には，どのような物理療法があるか	C1	感染・壊死がコントロールされた創には陰圧閉鎖療法を行ってもよい。

全身管理

	Clinical Question		推奨度	推奨文
発生予防全身管理	CQ4.1	褥瘡発生の危険因子として，どのような基礎疾患を考慮すればよいか	C1	骨盤骨折，糖尿病，脳血管疾患，脊髄損傷などを考慮する。
	CQ4.2	低栄養患者の褥瘡予防には，どのような栄養介入を行うとよいか	B	蛋白質・エネルギー低栄養状態（PEM）の患者に対して，疾患を考慮したうえで，高エネルギー，高蛋白質のサプリメントによる補給を行うことが勧められる。
	CQ4.3	経口摂取が不可能な患者の栄養補給はどのようにすればよいか	C1	必要な栄養量を経腸栄養で補給するが，不可能な場合は静脈栄養による補給を行う。
	CQ4.4	褥瘡発生の危険因子となる低栄養状態を確認する指標には何があるか	C1	炎症，脱水などがなければ血清アルブミン値を用いてもよい。
			C1	体重減少率を用いてもよい。
			C1	喫食率（食事摂取量）を用いてもよい。
			C1	主観的包括的栄養評価（SGA）を用いてもよい。
			C1	高齢者にはMNA®（mini nutritional assessment）を用いてもよい。
発生後全身管理	CQ4.5	感染を有する褥瘡に対して，抗菌薬の全身投与が必要なのはどのような時か	C1	進行する蜂窩織炎・骨髄炎，壊死性筋膜炎，菌血症，敗血症を示す理学的所見および検査データが得られた場合，抗菌薬の全身投与を考慮する。なお，局所感染徴候のみの場合，抗菌薬の全身投与は考慮しない。
	CQ4.6	抗菌薬の全身投与が必要な感染褥瘡において，どのような抗菌薬の使用が適切か	C1	すみやかに想定される起炎菌に適応した抗菌薬の投与を考慮し，感受性試験の結果に基づき，より適切な抗菌薬を投与する。
	CQ4.7	褥瘡治療を遷延させる危険因子として，どのような基礎疾患を考慮すればよいか	C1	悪性腫瘍，心血管疾患などを考慮する。
	CQ4.8	褥瘡患者には栄養評価を行ったほうがよいか	C1	栄養評価を行い，必要な症例には栄養介入を行う。
	CQ4.9	褥瘡患者にはどのような栄養補給を行うのがよいか	B	褥瘡治療のための必要エネルギーとして，基礎エネルギー消費量（BEE）の1.5倍以上を補給することが勧められる。
			B	必要量に見合った蛋白質を補給することが勧められる。
	CQ4.10	褥瘡患者に特定の栄養素を補給することは有効か	C1	亜鉛，アルギニン，アスコルビン酸などが欠乏しないように補給してもよい。
	CQ4.11	褥瘡患者に対して栄養の専門職およびチームの介入は行ったほうがよいか	C1	管理栄養士や栄養サポートチーム（NST）の介入を行ってもよい。
	CQ4.12	褥瘡患者に栄養補給の評価に体重を用いてもよいか	B	浮腫，脱水がなければ，体重増加量を用いることが勧められる。

日本褥瘡学会ホームページ（www.jspu.org）より抜粋して掲載

II 慢性創傷

9. 褥瘡

褥瘡の手術的治療

田中克己／芳原聖司

褥瘡を形成している環境因子（原因）を除外もしくはコントロールして手術を行う

褥瘡の手術的治療とは

手術的治療は治療期間の短縮，治癒後のケアの質，さらには医療経済の面で良好な結果をもたらす。

褥瘡の手術的治療においては，患者背景，手術適応，手術に向けての全身および局所管理，wound bed preparation，手術時のデブリードマン，各手術部位に対する手術術式の選択，および周術期管理などについての検討が重要となる[1]。

【手術法の選択】

褥瘡の手術は大きく分けて，遊離植皮術と皮弁（局所皮弁，穿通枝皮弁，筋皮弁）があるが，それぞれの適応，特徴，利点・欠点を十分に理解し，適用することで効果的な治療法となる（**表1**）。

ここでは，仙骨部褥瘡に対する遊離植皮術と穿通枝皮弁について述べる[2]。

表1　遊離植皮術と皮弁の比較

	遊離植皮術	皮弁（局所皮弁，穿通枝皮弁，筋皮弁）
適応	感染がない 良好な肉芽組織で覆われている	感染がコントロールできている 明らかな壊死組織がない
特徴	仙骨部に適用	いずれの部位でも適用可能
利点	手術侵襲が小さい ベッドサイドでも可能 繰り返し行うことが可能	血流の良好な組織で被覆可能 感染に対する抵抗力が大きい 外的刺激に対して抵抗がある 再発した場合に保存的治癒が望める
欠点	感染に対する抵抗力が小さい 外的刺激に対して抵抗性がない	手術侵襲が比較的大きい 手術手技がやや煩雑である

本法のコツ＆ピットフォール

- 全身・栄養状態および日常生活動作の評価を行い，術前に貧血や低アルブミン血症などの補正を行う。
- 陰圧閉鎖療法やbFGF（basic fibroblast growth factor）の使用によるwound bed preparationを行う。
- 坐骨部の手術では，坐位を想定して，股関節屈曲位で行う。
- ポケットの完全な切除が重要であるが，ポケット直上の皮膚は血行や瘢痕の状態に応じて残す。
- 骨は突出や骨髄炎の程度に応じて，平坦化や切除を行う。

II 慢性創傷
褥瘡：手術的治療

● 皮弁の作図において，術後に縫合線が荷重部にかからないようにする。

手順

遊離植皮術

準備　デブリードマンを行う

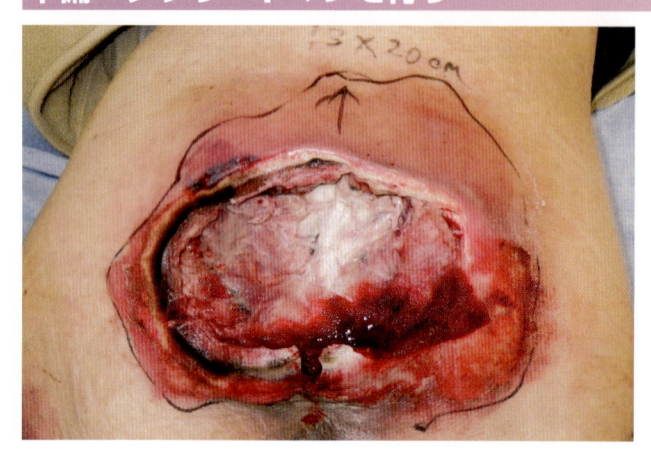

■ 用意するもの
- 局所麻酔薬（アドレナリン入り）
- メス・剪刀
- 止血・凝固装置（バイポーラー，電気メス）

■ 患者の体位
- 腹臥位，側臥位
- この患者は神経疾患による対麻痺のために，長期臥床中であった。仙骨部には広範囲に壊死組織が存在し，明らかな感染を伴っていた。また，ポケットも広く存在していた。そのため病室で可及的に壊死組織の切除と洗浄を行った。

手順①　wound bed prapartion を行う

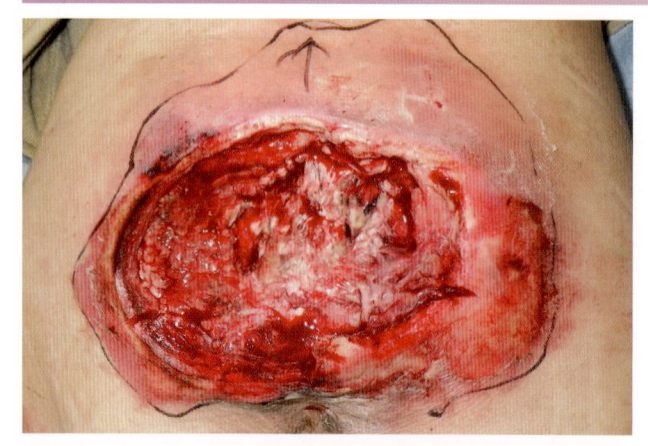

病室で洗浄とデブリードマンを続け，創を清浄化する。壊死組織がなくなり，感染が落ち着いた時点で，bFGFの投与や陰圧閉鎖療法（V.A.C.® therapy system）を開始した。

手順②　創表面の肉芽を新鮮化する

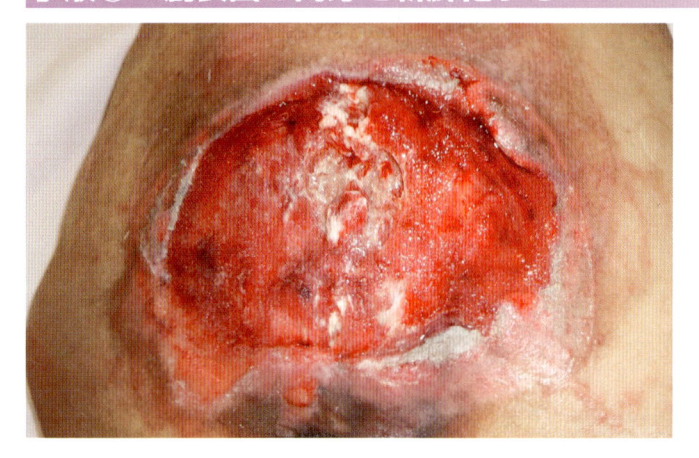

　創は清浄化されるにつれて，面積は縮小し，骨も良好な肉芽に被覆された。また，ポケットは縮小・消失し，創は平坦化した。この後，手術による被覆を行うが，その際には創表面の肉芽は軽度の shaving が必要となる。

手順③　遊離植皮術を行う

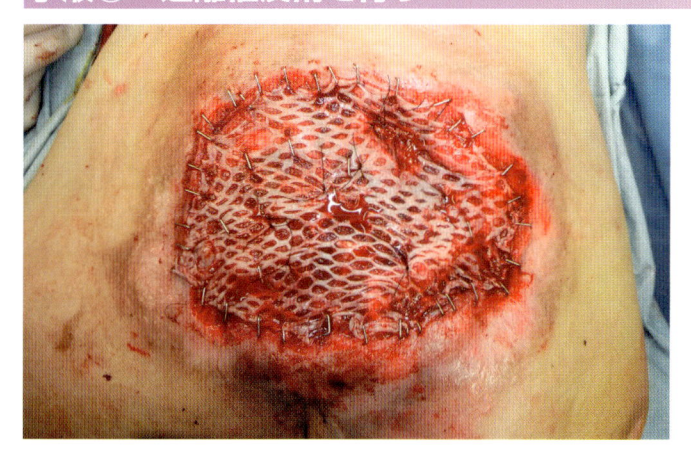

　全身状態などにより，遊離植皮術か，皮弁術などの手術法を選択する。この症例では，薄めの分層植皮片を採取し，メッシュスキングラフトとして移植した。植皮の生着不良な部分にはパッチスキングラフトを追加した。

後処置　術後の管理

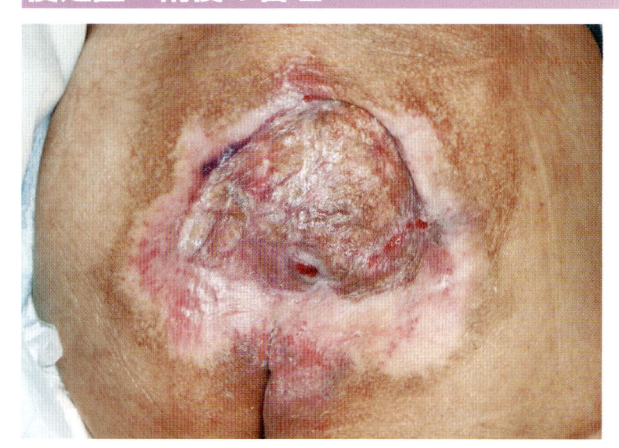

　手術後1カ月半で，ほぼ創閉鎖が得られ，近医に転院となった。栄養管理，体圧管理と併せて植皮部には保湿剤の塗布などの処置を継続して行っている。写真は退院後4カ月の状態である。

II 慢性創傷
褥瘡：手術的治療

穿通枝皮弁

手順① デブリードマンと皮弁の作図を行う

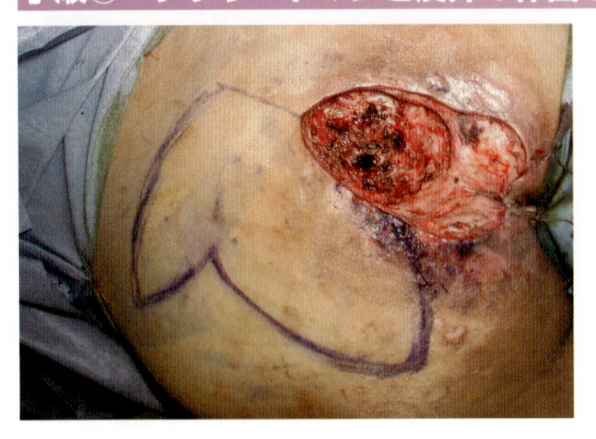

明らかに骨の露出が認められるような場合には，皮弁による閉鎖を行う。

この症例は下位胸髄損傷による対麻痺があるが，日常は車椅子乗車により活動している。デブリードマン後，仙骨部の中心に縫合線が来ないように皮弁の作図を行う。2つの皮弁の中央に穿通枝が含まれている。

手順② 皮弁を挙上・移動し，縫合する

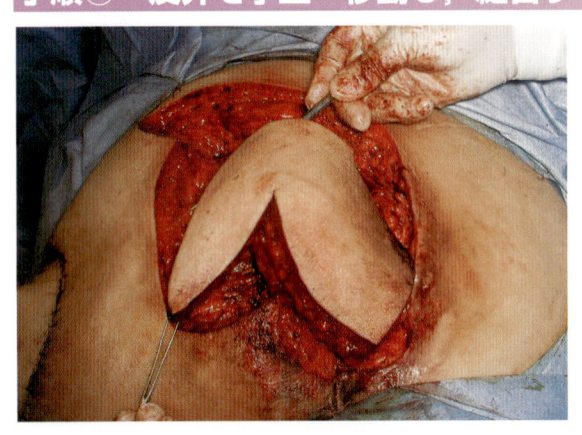

この症例では，傍仙骨部の穿通枝を確認し，皮弁を大殿筋から剥離・挙上した。このとき無理に穿通枝皮弁通枝だけの島状皮弁とすることは安全性の点でも必要ないと考える。穿通枝のねじれが生じないように皮弁を移動させ，欠損部に縫合する。閉鎖式の持続吸引ドレーンを挿入する。

後処置 術後の管理

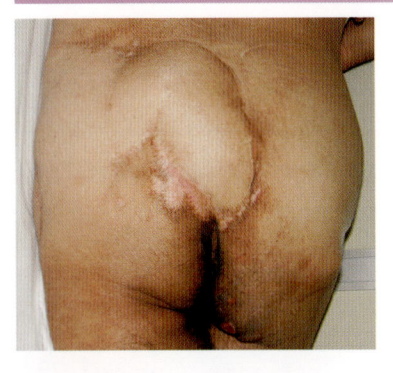

術後は全身管理と血腫，感染，瘻孔などに対する局所管理を厳重に行う。縫合時の過緊張に対する抜糸や感染に対する洗浄などは速やかな対応が必要である。術後3週頃から荷重を開始し，術前の生活への復帰を目指す。

TOPICS

現在，日本褥瘡学会の学術教育委員会を中心に，各部位において褥瘡の手術適応基準と周術期管理方法の統一化へ向けたレジストリー研究が行われている。

ここに着目！
手術後に全身状態が悪化しないような術前評価が重要である

手術治療は少なからず全身状態へ影響を及ぼす。安全に，効果的な手術治療を可能とするためには，術前の全身および局所の評価が必要である。患者の全身状態の生理学的評価と手術侵襲程度評価を反映したPOSSUM scoreは有用な方法と考えられる[3]。

II 慢性創傷

1. 慢性創傷の分類　　　　　　　　（築　由一郎）

1) Mostow EN : Diagnosis and classification of chronic wounds. Clin Dermatol 12 : 3-9, 1994
2) Clarke RAF : Wound repair : overview and general considerations. The Molecular and Cellular Biology of Wound Repair, pp3-50, Plenum, New York, 1996
3) 築由一郎，市岡滋：創傷治癒のメカニズム．感染症・合併症ゼロをめざす創閉鎖．炭山嘉伸ほか編，pp8-19，羊土社，東京，2010
4) Nwomeh BC, Yager DR, Cohen IK : Physiology of the chronic wound. Clin Plast Surg 25 : 341-356, 1998

2. Wound bed preparation　　　（松崎恭一）

1) Falanga V : Classifications for wound bed preparation and stimulation of chronic wounds. Wound Rep Reg 8 : 347-352, 2000
2) Schultz GS, Barillo DJ, Mozingo DW, et al : Wound bed preparation and a brief history of TIME. Int Wound J 1 : 19-32, 2004
3) Flanagan M : The philosophy of wound bed preparation in clinical practice. pp1-34, Smith & Nephew Medical Ltd, 2003
4) 松崎恭一：Wound Bed Preparation；TIMEを理解するための創傷治癒．日本創傷・オストミー・失禁ケア研究会誌 10：6-13, 2006

3. 手術に伴う創傷

■手術部位感染（SSI）　　　　　　（小山　勇）

1) Mangram AJ, Horan TC, Pearson ML, et al : Guideline for prevention of surgical site infection 1999. Infect Control Hosp Epidemiol 20 : 247-280, 1999
2) 小山勇：SSI発症時の治療　創感染治療―表層から広範な深部切開部SSIまで．消化器外科 32：69-79, 2009
3) 小山勇：手術部位感染創の管理．医学のあゆみ 237：118-122, 2011

■縫合糸膿瘍　　　　　　　　　　（榊原俊介）

1) 小林美奈子，大森教成，登内仁ほか：縫合糸膿瘍．日本外科感染症学会雑誌 2：23-26, 2005
2) 牧口貴哉，橋川和信，田原真也：瘢痕を少なくする縫合法と縫合糸の選択．PEPARS 35：1-7, 2009
3) Justinger C, Moussavian MR, Schlueter C, et al : Antibacterial [corrected] coating of abdominal closure sutures and wound infection. Surgery 145 : 330-334, 2009
4) Chen SY, Chen TM, Dai NT, et al : Do antibacterial-coated sutures reduce wound infection in head and neck cancer reconstruction? Eur J Surg Oncol 37 : 300-304, 2011

■縦隔炎・胸骨骨髄炎　　　　　　（榊原俊介）

1) Gummert JF, Barten MJ, Hans C, et al : Mediastinitis and cardiac surgery ; An updated risk factor analysis in 10373 consecutive patients. J Thorac Cardiovasc Surg 50 : 87-91, 2002
2) The Parisian Mediastinitis Study Group : Risk factors for deep sternal wound infection after sternotomy ; A prospective, multicenter study. J Thorac Cardiovasc Surg 111 : 1200-1207, 1996
3) El Oakley R, Paul E, Wong PS, et al : Mediastinitis in patients undergoing cardiopulmonary bypass : risk analysis and midterm results. J Cardiovasc Surg (Torino). 38 : 595-600, 1997
4) Trouillet JL, Vuagnat A, Combes A, et al : Acute poststernotomy mediastinitis managed with debridement and closed-drainage aspiration ; Factors associated with death in the intensive care unit. J Thorac Cardiovasc Surg 129 : 518-524, 2005
5) Clancy CJ, Nguyen MH, Morris AJ : Candidal mediastinitis ; An emerging clinical entity. Clin Infect Dis 25 : 608-613, 1997
6) De Feo M, Gregorio R, Della Corte A, et al : Deep sternal wound infection ; The role of early debridement surgery. Eur J Cardiothorac Surg 19 : 811-816, 2001

■瘻孔を伴う腹部離解創　　　　　（加瀬昌子）
〈参考文献〉
● 日本看護協会出版会：瘻孔・ドレーンのケアガイダンス．2002

■瘻孔を伴わない腹部離解創　　　（稲田浩美）

1) 溝上祐子：創傷ケアの基礎知識と実践．pp140-152, メディカ出版，大阪，2011
2) 市岡滋：実践創傷治癒；慢性創傷・難治性潰瘍へのアプローチ．pp31-37, 金芳堂，京都，2006
3) 小山勇：感染のある創部の観察とケア；体腔SSIにおけるドレーン管理も含めて．INFECTION CONTROL 20：808-814, 2011

4. 静脈うっ滞性潰瘍

■静脈うっ滞性潰瘍の分類と診断　（八巻　隆）

1) Eklöf B, Rutherford RB, Bergan JJ, et al : Revision of the CEAP classification for venous disorders ;

Consensus statement. J Vasc Surg 40：1248-1252, 2004
2）Yamaki T, Nozaki M, Fujiwara O, et al：Comparative evaluation of duplex-derived parameters in patients with chronic venous insufficiency；Correlation with clinical manifestations. J Am Coll Surg 195：822-830, 2002
3）Yamaki T, Nozaki M, Sakurai H, et al：Quantification of venous reflux parameters using duplex scanning and air plethysmography. Phlebology 22：20-28, 2007

■静脈に対する治療　　　　　　　　　（八巻　隆）
1）Hertzman PA, Owens R：Rapid healing of chronic venous ulcers following ultrasound-guided foam sclerotherapy. Phlebology 22：34-39, 2007
2）van den Bos R, Arends L, Kockaert M, et al：Endovenous therapies of lower extremity varicosities；A meta-analysis. J Vasc Surg 49：230-239, 2009

■創傷に対する治療　　　　　　　　（橋本一郎）
1）菊池守，細川亙：静脈うっ滞性潰瘍の治療．形成外科 53：1311-1319，2010
2）佐藤智也，市岡滋：下腿潰瘍（うっ血性潰瘍）．形成外科 53：S184，2010
3）Gohel MS, Barwell JR, Taylor M, et al：Long term results of compression therapy alone versus compression plus surgery in chronic venous ulceration（ESCHAR）；Randomized controlled trial. BMJ 335：83-88, 2007
4）相馬良直：静脈性潰瘍の保存的治療．皮膚科の臨床 52：1654-1658，2010
5）牧野正晴：遊離鼠径皮弁を用いて再建した静脈うっ血性下腿潰瘍の2例．日本マイクロ会誌 16：385-388，2003

■深部静脈血栓症　　　　　　　　　（辻　依子）
1）肺血栓塞栓症および深部静脈血栓様の診断・治療・予防に関するガイドライン：循環器病の診断と治療に関するガイドライン（2002-2003年度合同研究班報告）．Circ J 68（suppl Ⅳ）：1079-1134, 2004
2）川崎富夫：DVTの病態と臨床；DVTの診断，治療について．血栓止血誌 19：18-21，2008
3）細井温：深部静脈血栓症．脈管専門医のための脈管学，日本脈管学会編，pp46-47, Medical Tribune，東京，2010
4）Kahn SR：How I treat postthrombotic syndrome. Blood 114：4624-4631, 2009

■圧迫療法　　　　　　　　　　　　（伊藤孝明）
1）伊藤孝明，久木野竜一，高原正和ほか：創傷・熱傷ガイドライン委員会報告—5：下腿潰瘍・下肢静脈瘤診療ガイドライン．日皮会誌，121：2431-2448, 2011

5．虚血性潰瘍

■虚血性潰瘍の分類と診断　　　　　（遠藤將光）
1）Norgren L, Hiatt WR, Dormandy JA, et al：Inter-Society Consensus for the Management of Peripheral Arterial Disease（TASC II）. J Vasc Surg 45：S5-S67, 2007
2）Castronuovo JJ Jr, Adera HM, Smiell JM, et al：Skin perfusion pressure measurement is valuable in the diagnosis of critical limb ischemia. J Vasc Surg 26：629-637, 1997
3）Meadows TA, Bhatt DL, Hirsch AT, et al：Ethnic differences in the prevalence and treatment of cardiovascular risk factors in US outpatients with peripheral arterial disease；Insights from the reduction of atherothrombosis for continued health（REACH）registry. Am Heart J 158：1038-1045, 2009

■動脈に対する治療　　　　　　　　（遠藤將光）
1）Bosiers M, Lioupis C, Deloose K, et al：Two-year outcome after Xpert stent implantation for treating below the knee lesions in critical limb ischemia. Vascular 17：1-8, 2009
2）Muller-Hulsbeck S, Order BM, Jahnke T：Interventions in infrainguinal bypass grafts. Cardiovasc Intervent Radiol 29：17-28, 2006

■創傷に対する治療　　　　　　　　（寺師浩人）
1）寺師浩人，辻依子：重症虚血肢の治療；形成外科医の立場から．重症虚血肢診療の実践～集学的治療によるアプローチ，南都伸介編，pp136-143, 南江堂，東京，2008
2）櫻井沙由理，寺師浩人，辻依子ほか：重症下肢虚血の足趾断端形成における皮膚切開の工夫．形成外科 55：554-557, 2012
3）Terashi H, Kitano I, Tsuji Y, et al：A modified transmetatarsal amputation. J Foot Anckle Surg 50：441-444, 2011
4）寺師浩人，辻依子：Modified transmetatarsal amputation 40患肢の検討．日形会誌 30：678-684，2010

■歩行の意義　　　　　　　　　　　（辻　依子）
1）辻依子，寺師浩人，田原真也：重症下肢虚血患者における下肢切断レベルによる歩行機能への影響．日形会誌 30：670-677, 2010
2）Terashi H, Kitano I, Tsuji Y, et al：A modified transmetatarsal amputation. J Foot Ankle Surg 50：

441-444, 2011
3）陳隆明：下肢切断とリハビリテーション．Orthopaedics 17：50-58, 2004
4）陳隆明：重症虚血肢患者の外科的治療におけるDecision making．日本下肢救済・足病学会誌1：63-66, 2009

6. 糖尿病性潰瘍

■糖尿病性潰瘍の病因と病態　　　　　　（寺師浩人）
1）寺師浩人：糖尿病性足病変の病態．足の創傷をいかに治すか，市岡滋，寺師浩人編，pp58-71，克誠堂出版，東京，2009
2）寺師浩人：糖尿病性足潰瘍のメカニズムと予防．創傷ケアの基礎知識と実践，溝上祐子編著，pp164-176，メディカ出版，東京，2011
3）Terashi H, Kitano I, Tsuji Y : Total management of diabetic foot ulcerations ; Kobe classification as a new classification of diabetic foot wounds. Keio J Med 60 : 17-21, 2011
4）寺師浩人，辻依子：糖尿病性足潰瘍と重症下肢虚血；その創傷概念と救肢の意義．医学のあゆみ237：71-78, 2011

■創傷に対する治療　　　　　　　　　　（田中嘉雄）
1）Purewal TS, Watkins P, Goss DE, et al : Lower limb venous pressure in diabetic neuropathy. Diabetes Care 18 : 377-381, 1995

■フットケア　　　　　　　　　　　　　（丹波光子）
1）加藤理賀子：フットケアの基礎知識．日本下肢救済・足病学会誌1：75-81, 2009
2）真田弘美，大西美代子，北山幸子ほか：褥瘡を有する高齢者の創周囲皮膚における石鹸洗浄の有効性の検討．日本褥瘡学会誌2：32-39, 2000
3）溝上祐子：血流が温存された下肢（non-PAD）のケア，スキンケア．下肢救済のための創傷治療とケア，大浦紀彦編著，pp210-215，照林社，東京，2009
4）木下幹夫：下肢の創傷治療；治癒後の創処置・感染予防①洗浄・足浴．下肢救済のための創傷治療とケア，大浦紀彦編著，pp188-193，照林社，東京，2009
5）間宮直子：皮膚・排泄ケアがフットケア外来で行うべきこと．日本下肢救済・足病学会誌3：77-85, 2011
6）大江真琴，竹原君江，真田弘美：大学病院における糖尿病性足潰瘍予防に関する取組み．日本下肢救済・足病学会誌3：99-105, 2011

■治療用装具と治療用フットウェア　　　（大平吉夫）
1）Steed DL, Attinger C, Colaizzi T, et al : Guidelines for the treatment of diabetic ulcers. Wound Rep Reg 14 : 680-692, 2006
2）Steed DL, Attinger C, Brem H, et al : Guidelines for the prevention of diabetic ulcers. Wound Rep Reg 16 : 169-174, 2008
3）大平吉夫：潰瘍治療・予防の為のフットウェア．足の創傷をいかに治すか：糖尿病フットケア・Limb Salvageへのチーム医療，市岡滋ほか編，pp215-224，克誠堂出版，東京，2009
4）Valmassy RL : Clinical biomechanics of the lower extremities. pp12-18, Mosby, St. Louis, 1996
5）Sussman C, Bates-Jensen B : Wound Care（Second Edition）. pp421-433, Lippincott Williams & Wilkins, Baltimore, 2001
6）Levin ME, O'Neal LW, Bowker JH : The Diabetic Foot（Fifth Edition）. pp534-546, Mosby, St. Louis, 1993
7）大平吉夫：その他の診断・評価；靴から足病を考える．下肢救済のための創傷治療とケア，大浦紀彦編，pp53-56，照林社，東京，2011
8）大平吉夫：セルフケア　医療用フットウェア　足底装具・処方靴．下肢救済のための創傷治療とケア，大浦紀彦編，pp297-300，照林社，東京，2011
9）大平吉夫：セルフケア　免荷・足底圧の分散　フェルト・装具．下肢救済のための創傷治療とケア，大浦紀彦編，pp301-304，照林社，東京，2011

7. 自己免疫性疾患に伴う潰瘍

■関節リウマチ　　　　　　　　　　　　（金子　栄）
1）檜垣祐子：新・膠原病，pp96-99，診断と治療社，東京，2002
2）高崎芳成：特殊な関節リウマチ；悪性関節リウマチ．日本臨床 68巻増刊：560-564, 2010
3）舟橋恵子，松原司：よくわかるリウマチ治療薬の選び方・使い方，pp171-172，羊土社，東京，2011
4）藤本　学，浅野善英，石井貴之ほか：創傷・熱傷ガイドライン委員会報告—4：膠原病・血管炎にともなう皮膚潰瘍診療ガイドライン．日皮会誌121：2208-2216, 2011

■膠原病　　　　　　　　　　　　　　　（長谷川　稔）
1）Korn JH, Mayes M, Matucci-Cerinic M, et al : Digital ulcers in systemic sclerosis. Prevention by treatment with bosentan, an oral endothelial receptor antagonist. Arthritis Rheum 50 : 3985-3993, 2004
2）Fries R, Shariat K, von Wilmowski H, et al : Sildenafil in the treatment of Raynaud's phenomenon resistant to vasodilatory therapy. Circulation 112 : 2980-2985, 2005

〈膠原病の皮膚病変に関する参考文献〉
● 石川治：［膠原病・リウマチ性疾患診療のより深い理解を目指して］診断を的確に下すために：種々の皮膚病変

をどのように診るか．日本内科学会雑誌 98：2432-2439, 2009

■血管炎 （小川文秀）
1) 勝岡憲生，川上民裕，石黒直子ほか：日本皮膚科学会ガイドライン 血管炎・血管障害ガイドライン．日本皮膚科学会雑誌 118：2095-2187, 2008
2) 尾崎承一，安藤太三，居石克夫ほか：循環器病の診断と治療に関するガイドライン（2006-2007 年度合同研究班報告）血管炎症候群の診療ガイドライン．Circulation Journal 72（Suppl. IV）：1253-1346, 2008
3) 松本俊治：【血管炎の基礎と臨床】 基礎 血管炎症候群の病理．医学のあゆみ 214：51-54, 2005

■壊疽性膿皮症 （安部正敏）
1) Piccirillo A, Ricciuti F : Topical tacrolimus for pyoderma gangrenosum ; Another report. J Dermatol 33 : 232, 2006
2) Saito N, Yanagi T, Akiyama M, et al : Topical tacrolimus for pyoderma gangrenosum ; Another report. Dermatology 221 : 211-215, 2010
3) Miller J, Yentzer BA, Clark A, et al : Pyoderma gangrenosum ; A review and update on new therapies. J Am Acad Dermatol 62 : 646-654, 2010

■ベーチェット病 （米田明弘）
1) 三森明夫：膠原病診療ノート（第 2 版）．pp341-356, 日本医事新報社，東京，2003
2) 石川治：ベーチェット病．皮膚科学，片山一朗ほか編．pp402-406, 文光堂，東京，2006
3) Mizuki N, Meguro A, Ota M, et al. Genome-wide association studies identify IL23R-IL12RB2 and IL10 as Behcet's disease susceptibility loci. Nat Genet 42 : 703-706, 2010

■水疱症―天疱瘡・類天疱瘡― （井上千鶴）
1) 天谷雅行，谷川瑛子，清水智子ほか：天疱瘡診療ガイドライン．日皮会誌 120：1443-1460, 2010
2) 厚生労働省難治性疾患克服研究事業「稀少難治性皮膚疾患に関する調査研究」編：水疱類天疱瘡ガイドライン．pp15-33, 2008

8. 放射線潰瘍

■放射線潰瘍の病因 （柏 克彦）
1) Ariyan S, Krizek TJ : Radiation effects ; Biologic and surgical considerations. Plastic Surgery (3rd ed), edited by McCarthy JF, vol1, pp831-848, WB Saunders Co, Philadelphia, 1990
2) 藤原美定：イオン化放射線の直接作用および関節作用，イオン化放射線による DNA 損傷と修復．放射線医学大系 35（放射線生物学・病理学），田坂晧ほか編．pp9-22, 中山書店，東京，1984
3) 酒井邦夫，末山博男：放射線照射後の晩期反応とその対策．癌・放射線治療 2002，大川智彦ほか編，pp390-401, 篠原出版新社，東京，2002
4) 柏克彦，小林誠一郎：慢性放射線潰瘍．PEPARS 39：14-23, 2010
5) 舘下亨，上田和毅，梶川明義：放射線照射障害．形成外科 51：S237-S243, 2008

■放射線潰瘍の治療 （柏 克彦）
1) Borg M, Wilkinson D, Humeniuk V, et al : Successful treatment of radiation induced breast ulcer with hyperbaric oxygen. Breast 10 : 336-341, 2001
2) Olascoaga A, Vilar-Compte D, Poitevin-Chacón A, et al : Wound healing in radiated skin ; Pathophysiological and treatment options. Int Wound J 5 : 246-257, 2008
3) Robinson DW : Surgical problems in the excision and repair of radiated tissue. Plast Reconstr Surg 55 : 41-49, 1975
4) 柏克彦，小林誠一郎：硬組織に自家組織を用いた胸壁全層欠損の再建．PEPARS 53：18-28, 2011

9. 褥瘡

■褥瘡の分類と診断 （石川 環）
1) 日本褥瘡学会編：褥瘡予防・管理ガイドライン．p21, 照林社，東京，2009
2) 宮地良樹，溝上祐子編：褥瘡治療・ケアトータルガイド．p29, 照林社，東京，2009
3) 日本褥瘡学会編：在宅褥瘡予防・治療ガイドブック．p36, 照林社，東京，2008

■褥瘡予防・管理ガイドライン（第 3 版） （田中マキ子）
1) Field MJ, et al : Institute of Medicine. Clinical Practice Guidelines : Directions for a New Program. National Academy Press, Washington D. C., 1990
2) 福井次矢，吉田雅博，山口直人：Minds；診療ガイドライン作成の手引き 2007．p3, 医学書院，東京，2007
3) 福井次矢，吉田雅博，山口直人：Minds；診療ガイドライン作成の手引き 2007．p5, 医学書院，東京，2007
4) 中山健夫：EBM を用いた診療ガイドライン；作成・活用ガイド．pp17-18, 金原出版，東京，2004
5) http://minds.jcqhc.or.jp/st/attentioninusel.aspx Oct.15.2011 ダウンロード
6) 現在印刷中

■褥瘡の手術的治療 （田中克己）
1) 日本褥瘡学会ガイドライン策定委員会：Clinical Question3

Sをsにする．創の縮小．どのような場合に外科的治療を行えばよいか．褥瘡予防管理ガイドライン．pp128-129，日本褥瘡学会，2009
2）田中克己，中野基，平野明喜：褥瘡の手術治療．PEPARS 41：53-61, 2010
3）Kurita M, Ichioka S, Oshima Y, et al：Orthopaedic POSSUM scoring system；An assessment of the risk of debridement in patients with pressure scores. Scand J Plast Reconstr Hand Surg 40：214-218, 2006

創傷のすべて Q&A

II 慢性創傷

2. Wound bed preparation （松崎恭一）

Q Wound bed preparation が提言されたきっかけは？

A 先進治療材料を使えば，どんな慢性創傷も治るという誤解があったからです。

解説：1990年代，欧米では成長因子製剤や培養細胞を組み込んだ製品の有効性が臨床試験で認められましたが，市販後の評価は期待に反してさまざまでした。臨床試験を担当する施設と違って，創傷治療の経験が少ない施設では，製品に適した創状態の見極めが不十分であると総括されたので，wound bed preparation の提言による啓蒙活動が始まりました。

3. 手術に伴う創傷

■手術部位感染（SSI） （小山 勇）

Q SSI の予防はできますか？

A 術前・術中の予防処置により SSI の発生を減らすことができます。

解説：1999年のCDCガイドライン，あるいは2008年のNICEガイドラインに準拠し，予防的抗菌薬の正しい使用法，術前の創消毒，術中の創保護，術中の体温維持など，エビデンスのある実践を行うことが重要です。

■縫合糸膿瘍 （榊原俊介）

Q 縫合糸膿瘍は局所の軟膏塗布および抗生剤の全身投与だけで治癒しますか？

A 基本的には異物を除去しない限り治癒しません。

解説：縫合糸膿瘍は，縫合糸という異物に感染を生じたものであるため，異物の除去（＝縫合糸の除去）が原則となります。

■縦隔炎・胸骨骨髄炎 （榊原俊介）

Q 縦隔炎は抗生剤の全身投与だけで治癒しますか？

A 縦隔炎は外科的治療を基本とする集学的治療が必要です。

解説：縦隔炎は心臓や大血管といった体の再重要臓器のごく近傍で発症する重篤な感染症なので，容易に敗血症に至りやすく，可及的早期の感染巣の外科的デブリードマンを治療の基本とします。もちろん，抗生剤の全身投与も重要です。

■瘻孔を伴う腹部離解創 （加瀬昌子）

Q 瘻孔を閉鎖することはできますか？

A 閉鎖することができます。管状瘻は自然閉鎖する可能性があります。

解説：ドレナージ法により瘻孔の原因が解決されて自然閉鎖する場合と，ドレナージ法によって局所および全身の状態が改善し閉鎖手術の場合とがあります。自然閉鎖の場合も，1〜1.5カ月継続して閉鎖が見られないときは手術的な閉鎖が選択されます。

■瘻孔を伴わない腹部離解創 （稲田浩美）

Q 離開創内の消毒はするべきですか？

A 感染がなければ不要です。

解説：消毒は特異的に細菌だけをターゲットにするのではなく正常細胞にも毒性をもつため，一時は創傷には消毒薬を用いないという風潮がありましたが，最近は明らかな感染創には消毒薬を使用し，感染をコントロールします。しかし，感染がなければ洗浄で創内の細菌数を減らすことができます。

4. 静脈うっ滞性潰瘍

■静脈うっ滞性潰瘍の分類と診断　（八巻　隆）

Q 一次性と二次性の静脈性潰瘍の区別は簡単にできますか？

A 理学所見のみでは非常に難しいと考えられます。

解説：大・小伏在静脈領域以外に静脈瘤が存在する，あるいは著明な腫脹を伴っている場合，二次性の静脈性潰瘍の可能性をまず考えます。しかし，画像診断で深部静脈の閉塞や著明な逆流の存在を確認する必要があります。

■静脈に対する治療　（八巻　隆）

Q 一次性静脈性潰瘍に表在静脈と穿通枝に不全がある場合，どちらも治療する必要がありますか？

A まず表在静脈の治療を行い経過観察を行って支障ありません。

解説：軽症の慢性静脈不全症と比較し，重症慢性不全症では穿通枝不全の割合が増加するため，慢性静脈不全症では穿通枝不全がより重要なポジションにあるといえます。しかし，同時に表在静脈不全も強くなり，穿通枝不全は表在静脈不全の悪化による二次性変化という報告もあります。そのため，逆流の強い表在静脈の治療でも潰瘍の治癒が期待できます。

■創傷に対する治療　（橋本一郎）

Q 静脈うっ滞性潰瘍は治っても再発しますか？

A 退院して以前と同じ生活に戻ると高率に再発します。

解説：植皮などの治療をしていったん治癒しても，退院して立ち仕事の多い生活に戻ると再発することがよくあります。治癒した後も圧迫療法や積極的な歩行，就寝時の下肢挙上などにより静脈うっ滞を来たしにくくして予防することが重要です。

■深部静脈血栓症　（辻　依子）

Q 以前DVTと診断されました。最近下腿が腫れてきて，引っ掻いたきずが広がってきました。

A DVTの再発あるいは血栓後症候群が考えられます。

解説：まずは超音波検査で新鮮血栓が存在するか確認します。新鮮血栓が確認できれば，抗凝固療法を開始します。新鮮血栓がなければ，血栓後症候群の可能性が高いです。その場合は，弾性包帯などで下肢を圧迫し，できる限り患肢を挙上します。また皮膚潰瘍に対しては，創の状態に適した外用剤あるいは創傷被覆材を使用します。

■圧迫療法　（伊藤孝明）

Q 圧迫療法で下腿の静脈うっ滞性潰瘍は治りますか？

A 多くのうっ滞性下腿潰瘍は，圧迫療法で治癒，または改善します。

解説：厳格な圧迫療法を継続すれば治りますが，患者さんへの十分な説明・指導が必要になります。しかし，圧迫療法で治癒した後，圧迫療法をやめると潰瘍は再発します。よって，一次性静脈瘤が原因なら静脈瘤手術が必要です。二次性静脈瘤（DVT後など）の場合は，厳格に圧迫療法を続けなければなりません。

5. 虚血性潰瘍

■虚血性潰瘍の分類と診断　（遠藤將光）

Q 足趾潰瘍に対する血行再建の必要性をどのように判断すればよいでしょうか？

A SPPが最も有用です。

解説：30mmHg以下では治癒の見込みはありませんので，血行再建が必要です。ただし血管治療の専門施設でないと測定できない場合が多いので，早急に専門医へ紹介して下さい。

創傷のすべて Q&A

■動脈に対する治療　　　　　　（遠藤將光）

Q PTA か BS かの判断はどうするのですか？

A 血管治療医が行うのが理想的です。

解説：PTA は局所麻酔下に風船付きカテーテルやステントなどを使用し穿刺のみで施行可能ですが，バイパス手術は硬膜外または全身麻酔が必要で創も大きく，PTA の方が低侵襲です。しかし，バイパスでは一定の成績が期待できますが，PTA では病変の形態や範囲，領域により成績が異なります。選択は TASC によりますが元来曖昧な部分が多く，各施設の経験と実績に依っているのが現状です。いずれが良いか適切な判断ができるのは，内科，外科に偏らず両者の利点・欠点をよく理解し，両者の「良い所取り」ができる「血管治療医」です。

■創傷に対する治療　　　　　　（寺師浩人）

Q 壊疽になったら早く切断しなければ感染しますか？

A 血流が乏しいほど感染は重篤になりません。

解説：末梢血行再建術後に感染が拡大することがあります。

6．糖尿病性潰瘍

■糖尿病性潰瘍の病因と病態　　　（寺師浩人）

Q 壊疽になった場合に足趾を落とさなければなりませんか？

A すぐに切らずに，精査してから対処する必要があります。

解説：ただちに切断すれば悪化することがあります。

■創傷に対する治療　　　　　　（田中嘉雄）

Q なぜ遊離皮弁移植まで行うのですか？

A 遊離筋皮弁移植術の目的は，創閉鎖は二義的なもので，血管床を補填して末梢血管抵抗の上昇を抑制し，残存足趾への血流を維持することです。

解説：もちろん断端形成や植皮術で閉創することも選択肢です。感染・壊死組織の切除で大きな組織欠損が生じた場合には，そのぶん足部の血管床が減少します。この結果，足部の末梢血管抵抗が高くなって残存足趾への血流が減少し，虚血症状や壊死を生じます。

■フットケア　　　　　　　　　（丹波光子）

Q 胼胝・鶏眼の処置で市販のスピール膏を使用してもいいですか？

A おすすめできません。

解説：スピール膏は角質が融解し，切除しやすくなります。しかし，歩行することでずれが生じ健常な皮膚がふやけてしまい潰瘍の原因となることがあります。糖尿病性足病変の患者では神経障害により足知覚が低下しているため，周囲の皮膚が浸軟し潰瘍が発生しても気がつかない場合も多いため使用しない方がよいと考えます。

■治療用装具と治療用フットウェア　（大平吉夫）

Q 治療用フットウェアは必要ですか？

A 移動の自律を考えている患者には必要です。

解説：患者に知識や管理能力があれば，市販靴（以下靴）や既成のインソール（以下インソール）である程度，対応が可能な一次予防の足とは違い，創傷の発症を意識していても抑えることが困難な二次予防の足には，必ず治療用のフットウェアが必要です。下肢の状態の検査や評価に基づき，オーダーメイドまたはカスタマイズされて製作されているものであり，一般の量販店などで購入できるものとは，見た目が似ていても，機能的にはまったく異なるものです。

7. 自己免疫性疾患に伴う潰瘍

■関節リウマチ　　　　　　　　（金子　栄）

Q どのような潰瘍をリウマチが原因と疑いますか？

A まず，関節リウマチの症状があり，その症状が増悪もしくは重症の場合に疑います。

解説：爪上皮の出血斑がみられる場合や周囲に網状皮斑，紫斑を伴う場合，多発していたり左右同時にみられる場合にも疑います。たとえ関節リウマチによる潰瘍と考えても，二次感染は潰瘍を悪化させるので，細菌培養などの検査は必ず行います。

■膠原病　　　　　　　　　　（長谷川稔）

Q 指にできた強皮症の潰瘍が治りませんが，切断すべきでしょうか？

A 原則として，強皮症の指や四肢は切断してはいけません。

解説：強皮症の末梢循環障害は強く，切断部がまた潰瘍化する可能性が高いため，切断は原則禁忌です。強皮症の潰瘍の多くは，時間をかけて保存的に治療することで，治癒，軽快が望めます。それでも駄目な場合は，指の自然脱落を待ったり，最小限の骨を削るにとどめるなど，外科的な侵襲はできるだけ少なくした方がよいと思います。

■血管炎　　　　　　　　　　（小川文秀）

Q 血管炎でできた潰瘍と他の潰瘍の区別はつくのでしょうか？

A 実際は非常に難しいです。

解説：潰瘍が1つであり周囲の皮膚に変化が少なければ，皮膚局所の問題で発生した潰瘍を考えますが，潰瘍が多発していたり，周囲の変化が強ければ，血管炎を含めた全身の異常による潰瘍を考える必要があります。

■壊疽性膿皮症　　　　　　　　（安部正敏）

Q 鑑別すべき疾患は何ですか？

A 外傷，膿皮症，深在性真菌症や抗酸菌感染症，血管炎や悪性腫瘍などさまざまです。

解説：皮膚科医にコンサルテーションができない場合には，まず基礎疾患を精査しながら，潰瘍辺縁を皮膚生検し病理組織学的診断を行います。安易に治療を開始してしまうと，臨床像そのものが変化してしまい，結果として診断がつかなくなる場合も多く，注意が必要です。

■ベーチェット病　　　　　　　（米田明弘）

Q ステロイドを使うタイミングは？

A 潰瘍増悪時に短期的に使用可能です。

解説：ステロイド全身投与の安易な乱用は，眼症状を誘発する危険があるため，眼科医と相談のうえ，慎重に投与する必要がありますが，食事摂取不能なアフタ性潰瘍や，難治性外陰部潰瘍の治療に短期的に，ステロイドを投与することは可能です。

■水疱症—天疱瘡・類天疱瘡—　　（井上千鶴）

Q 水疱症は特定疾患ですか？

A 天疱瘡だけが特定疾患です。

解説：自己免疫性水疱症のうち，天疱瘡は厚生労働省指定難病の1つです。天疱瘡では尋常性，落葉状，紅斑性，増殖性，その他などの種類があります。申請・認定に必要な条件（臨床症状や皮膚生検を含む検査）があります。

8. 放射線潰瘍

■放射線潰瘍の病因　　　　　　（柏　克彦）

Q 実際に放射線潰瘍を目にするのはどのような場合ですか？

A 多くは放射線治療が行われた患者さんに見られます。

解説：今日の安全管理体制では大量被曝はまれで，放射線治療での小線量多分割被曝による慢性潰瘍がほとんどです。乳癌，泌尿生殖器癌，四肢悪性腫瘍に関連する部位に多く認め，血管腫など良性疾患の治療後にも見られます。診断は病歴から比較的容易ですが，時に放射線業務（歯科医やレントゲン技師）に起因する手指潰瘍もあり注意が必要です。

■放射線潰瘍の治療　　　　　　（柏　克彦）

Q 放射線潰瘍に対し，bFGF 製剤（フィブラスト®）や局所陰圧閉鎖療法は有用ですか？

A ある程度有用と思われますが，適応には配慮を要します。

解説：いずれも難治性創傷における wound bed preparation の手段ですが，フィブラスト®は悪性腫瘍の存在する部位には禁忌です。局所陰圧閉鎖療法は皮膚状態が不良な部位に用いると悪化を招く可能性があり，配慮が必要と考えます。

9. 褥瘡

■褥瘡の分類と診断　　　　　　（石川　環）

Q DESIGN-R は DESIGN と何か違うのですか？

A 褥瘡経過を評価するだけではなく，重症度も予測できます。

解説：2002 年版 DESIGN では，その点数により個々の褥瘡がよくなったか悪くなったかの評価はできますが，患者間の重症度比較はできません。DESIGN-R は予測妥当性のある褥瘡経過評価用に改訂したもので，深さ以外の 6 項目の得点に重み付けがされています。

■褥瘡の手術的治療　　　　　　（田中克己）

Q 褥瘡に手術は必要ですか？

A 適切に行われた手術治療は保存治療と比較できないほどの良好な結果をもたらします。

解説：保存治療だけでは長期間を必要とするために患者さんの日常生活の制限が大きくなります。特に脊髄損傷による対麻痺の方では車椅子乗車を含めて早期の社会復帰が可能となるため，手術療法の利点を最大限に活かすような計画をたてることが必要です。

III

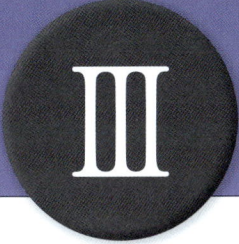

その他の創傷

1. リンパ浮腫の分類と診断
lymphedema

リンパ浮腫は一次性と二次性に分けられ，二次性が圧倒的に多い

■一次性リンパ浮腫

先天性（生後2年以内に発症），早発性（35歳以前），遅発性（35歳以後）に分類される（Kinmonth, 1957）。女性に，早発性として一側足背から始まることが多い。特殊型として，Nonne-Milroy-Meige病，黄色爪症候群，重複睫毛症，Klippel-Trenaunay-Weber症候群などがある。

■二次性リンパ浮腫

悪性腫瘍（特に乳癌，婦人科癌）手術に伴うリンパ節切除後が圧倒的に多い。悪性腫瘍のリンパ節転移，蜂窩織炎や寄生虫感染（filaria），深部静脈血栓症や外傷性（捻挫など）なども原因となる。

診断は主に臨床所見のみから可能である

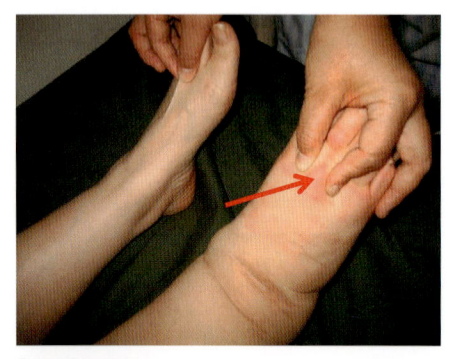

Stemmer sign

通常は経過と症状のみから診断が可能である。左右差のある，色調の変化のない（むしろ健側より白い）無痛性腫脹で，線維化や脂肪増生が進むと徐々に皮膚は硬化し，そのために皮膚をつまめない所見をStemmer signという。

浮腫が急速に進んだ場合の皮膚の緊満感，重圧感，しびれや浮腫に起因する静脈うっ滞のために皮膚が青紫色になることもある。初期では浮腫のために静脈が見えにくいことで判断する。

■合併症

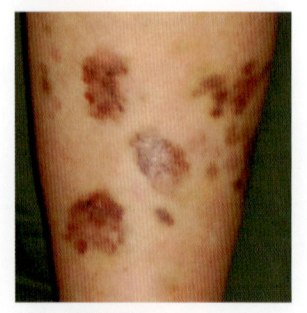

リンパ管肉腫

角化症，多毛症，リンパ小疱，リンパ漏，接触性皮膚炎，疣贅（イボ）や，急性炎症性変化（蜂窩織炎，リンパ管炎）は頻発する。経過中にリンパ管肉腫（lymphangio sarcoma，上肢ではStewart-Treves症候群）を発症することがある。

表1　国際リンパ学会によるリンパ浮腫の重症度分類2009

Stage 0	リンパ循環不全はあるが，臨床的に症状のないもの
Stage I	蛋白濃度の比較的高い（静脈性浮腫などに比較して）浮腫液の早期の貯留で，患肢挙上で改善する。
Stage II	患肢挙上のみでは腫脹は改善しない圧窩性浮腫。Stage II の晩期では過度の脂肪蓄積や線維化が伴うと非圧窩性となることもある。
Stage III	象皮病で非圧窩性。皮膚の肥厚，脂肪の沈着，疣贅の増殖などの皮膚変化を認める。

(International Society of Lymphology: The diagnosis and treatment of peripheral lymphedema; 2009 Concensus Document of the International Society of Lymphology. Lymphology 42:51-60, 2009 より引用)

表2　鑑別疾患

	リンパ浮腫	静脈血栓性浮腫	低蛋白性浮腫
患肢	片側性	片側性	両側性
皮膚の色	白～青紫	青紫（うっ血）	白
皮膚の硬さ	硬い	中間	軟らかく，てかてか
疼痛	違和感	あり	なし
発症	緩徐	急	中間
潰瘍	ない	あり得る	あり得る
剛毛・多毛	ある	ない	ない
静脈怒張	ない	ある	ない
蜂窩織炎	多い	少ない	少ない
その他	リンパ漏，疣贅		リンパ漏

確定診断に RI リンパ管造影を要することもある

　　　　　高精度体成分分析装置，超音波検査，CT検査，MRI検査（皮膚および皮下組織の肥厚，線維化など）などがあるが，確定診断にRIリンパ管造影（LAS）を用いることもある。二次性リンパ浮腫ではリンパ節切除部位のリンパ節活性の低下・消失，正常リンパ管像の不明瞭化と副行路を示すRIのびまん性散布，一次性では注入部位へのRI活性の残存，皮膚逆流などが見られる。最近はリンパ管蛍光造影法（PDE）も試みられる。

鑑別診断としては静脈疾患や低栄養性浮腫がある

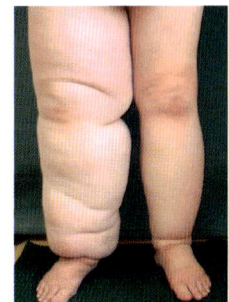

リンパ浮腫は白い 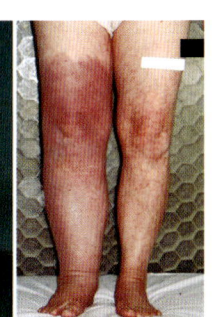　　静脈血栓症におけるうっ血 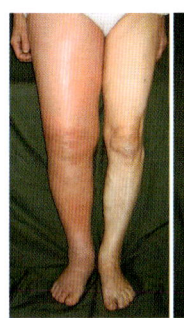　　蜂窩織炎における発赤 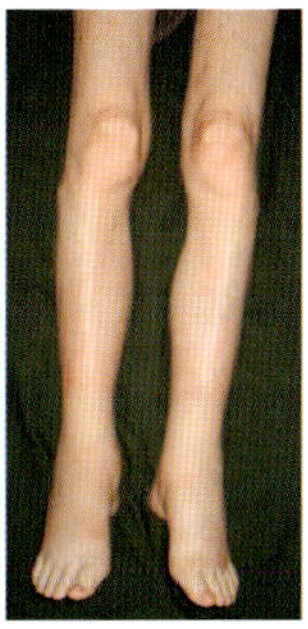　　低蛋白性浮腫は両側性で白く軟らかい浮腫

　　　　　リンパ浮腫は基本的に片側性の皮膚の白い浮腫である。皮膚のうっ血や発赤はおのおの静脈性や急性炎症性変化を疑わせるので十分な鑑別が必要である。癌術後の抗癌剤の副作用や低栄養性浮腫などは両側性・全身性であるが臨床上鑑別が必要となる（表2）。

TOPICS
2008年，弾性着衣や指導など一部保険適用になったが，リンパドレナージなどを含めた適用，および治療資格者の養成と資格の確立などが求められている。

ここに着目！
術後のむくみはリンパ浮腫とは限らない
- リンパ浮腫は，基本的に片側性もしくは左右差のある皮膚の白い浮腫である。
- 片側性でも皮膚のうっ血は静脈性，発赤は炎症性変化を疑わせる。
- 抗癌剤の副作用や低栄養性浮腫などは基本的に両側性・全身性である。

2. リンパ浮腫の外科的治療
―リンパ管静脈吻合術―
lymphaticovenous anastomosis（LVA）

LVA は最も低侵襲なリンパ浮腫手術である

LVA とは

　マイクロサージャリーの技術を用いて末梢の直径 0.5mm 前後のリンパ管を静脈に吻合することで，うっ滞するリンパが静脈に流入する経路を作成する手術である。2 cm 前後の皮膚切開で皮下組織の浅い部分の手術操作であり，局所麻酔下に施行可能である。手技と術前後の管理や評価方法について述べる。

本法のコツ＆ピットフォール

- リンパがうっ滞する部位を術前に評価し，LVA を行う部位をピンポイントで決定する必要がある。術前評価が不十分であると，LVA が効果的でないばかりか，術中にリンパ管が同定できない可能性もある。
- 手術単独では浮腫が改善しないことも多く，複合的理学療法との併用が必須である。信頼できる複合理学療法セラピストとの連携が望ましい。
- 術後に吻合部の開存を確認する手段は限られており，周径差だけによらない多角的な術前後の評価が望まれる。

手順

準備　手術の前に

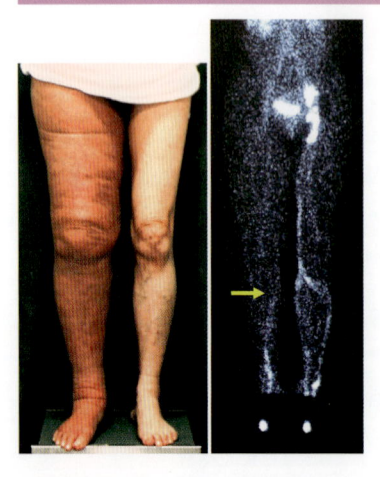

　周径，容積，皮膚硬度などを測定する。リンパシンチグラフィーを行い，真皮内の毛細リンパ管へのリンパの逆流現象（dermal backflow）や所属リンパ節の描出などから重症度を判定する[1]。症例は右下肢原発性リンパ浮腫で，鼠径リンパ節が描出されず，下腿近位でリンパ管の途絶を認める（→）。ここより中枢ではリンパ管が同定できず LVA は困難なことが多い。

手順① ICGによる観察とデザインを行う

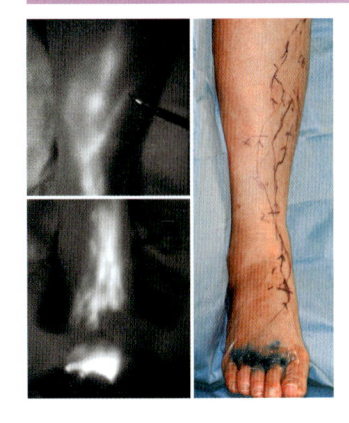

趾または指間に0.5% ICGを皮下注して遠赤外線カメラで観察すると，ICGがリンパ流に乗って中枢に流れていったり，dermal backflowが起こったりするのがリアルタイムに観察できる[2]。蛇行する病的なリンパ管でも吻合は可能だが，しっかりしたリンパの流れがあるリンパ管が吻合に適するリンパ管である。

手順② 切開，吻合

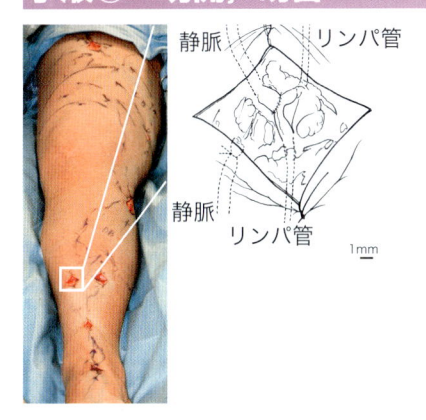

1回の手術で行うLVAは，全身麻酔下で5～6カ所，局所麻酔下で1～2カ所が平均的である。リンパ管に側孔（スリット）を作成して静脈の端を吻合するリンパ管静脈側端吻合術を行う。リンパ管の内腔が確認困難な時は，5-0黒ナイロンをリンパ管内に挿入しながら吻合を行うと操作しやすい。吻合は11-0ナイロンで行う。

大腿部は皮下組織が厚いためICGで確認できないことが多く，術前のリンパシンチグラフィーを参考に吻合部位を決定する。

後処置と開存の評価

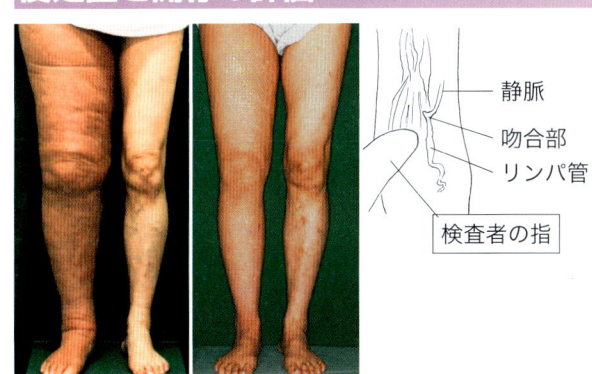

術後1週間は弾性包帯のみで歩行は控えめにする。1週間で抜糸とともに弾性ストッキング着衣を，1カ月でマッサージを開始する。この頃に浮腫が改善していることが多いが，必ず術前同様の複合理学療法を継続する。ICGで吻合部の長期開存が確認可能である。術後8カ月で吻合部の開存，静脈へのリンパの流れ（←）を認める。

ここに着目!
長期開存があっても浮腫が劇的に改善するわけではない

広範囲にうっ滞するリンパの側副経路として，数カ所のLVAだけではカバーできないと考えられる。そのため，周径差や術前後の写真比較だけでは変化がないことも多い。複合理学療法がやりやすくなったり軽いもので維持できるようになったりした，という声が聞ければ手術は成功といえる。

3. 二分脊椎症
spina bifida

成長に伴い学童期に足潰瘍の発症率が増加する

二分脊椎症とは

- 腰仙椎（髄）にみられる先天異常であり，本来脊柱管の中にあるべき脊髄が脊椎管から逸脱し癒着や損傷を起こすため，さまざまな神経障害が起こる（膀胱直腸障害，下肢運動障害，下肢知覚麻痺など）[1]。
- 二分脊椎症では麻痺している筋肉と麻痺していない筋肉の力のバランスがうまくとれないためにさまざまな下肢変形が生じる。
- 二分脊椎症による足変形は，生まれて間もなく生じる場合と，足の筋力のアンバランスが成長につれて増強し，足変形が生じる場合とがあり，二分脊椎症患者の83.5％に足変形を認める[2]。
- 足変形のうち，最も多いのは内反足と内反尖足で，そのほか外反扁平足や踵足，凹足変形などがある（図1-a）。
- 成長や歩行による影響が加味され，足変形は年齢とともに変化する。
- 足変形のため，荷重バランスが悪くなり足潰瘍を形成しやすくなり，成人までに85％が足潰瘍を経験する（図1-b）[3]。
- 二分脊椎症による知覚神経障害のため足潰瘍は難治性となりやすい。

診断のポイント

- 足潰瘍の原因として，足変形に伴う足底圧の異常から形成される胼胝や，足変形に対する矯正装具や歩行補助装具による圧迫が挙げられる。
- 足潰瘍は個々の足変形，神経麻痺の程度，活動性などによって異なる。また，年齢とともに足変形や活動性は変化するため，足潰瘍の部位や性状も年齢とともに変化する。
- 立位時の荷重バランスだけでなく，歩行時の擦れや足関節の可動域も考慮する。
- 足潰瘍の発症率は，活動性が高まる学童期に飛

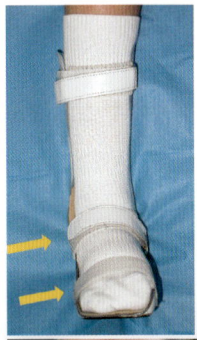

(a) 内反変形に対し矯正装具を使用している。9歳時から内反足の矯正のため矯正装具を使用している。装具の圧迫，歩行時の荷重・擦れを認める（➡）。

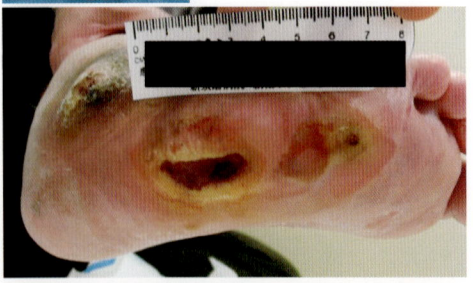

(b) 装具の圧迫と歩行時の荷重・擦れのため足部に潰瘍を形成している。10歳時に足部に潰瘍を形成してから一度も治癒に至らず17歳時に受診した。

図1　臨床所見

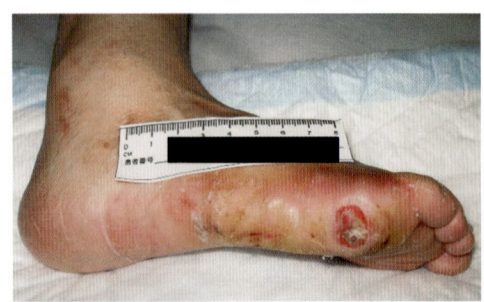

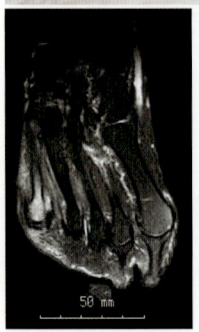

潰瘍から骨を触れる。MRIでは第Ⅴ趾中足骨骨髄炎と診断された。

図2　同一症例の右第Ⅴ趾骨髄炎

躍的に増加する[4]。
- 足潰瘍を形成しても，生下時より知覚を獲得したことがないため，潰瘍に対する自覚が乏しく，難治性となる原因の1つとなっている。

病態

- 運動神経障害による足変形と知覚神経障害による知覚鈍麻が難治性足潰瘍の原因である。糖尿病性足潰瘍患者も末梢神経障害による足変形や知覚鈍麻が原因であるが，二分脊椎症患者では，生下時より末梢神経障害があり，知覚を獲得したことがなく，また運動神経障害を生じる筋肉が足関節以上に及ぶことがある，潰瘍を形成する年齢が若年層である点で糖尿病性神経障害とは異なる[5]。

行うべき検査

- 視診：足潰瘍を形成している部位を，立位や装具を装着した状態でよく観察し，足潰瘍の原因が荷重バランスの異常によるものか，装具の圧迫によるものかを見極める。また，足関節の可動域や歩行時の足関節の動揺性を確認する。足関節が不安定な場合，荷重時に内反が増強し足底荷重部にかなり強い擦れの力が加わる。その場合は創部の除圧だけでは不十分なため，足関節を固定する短下肢装具が必要である。
- 触診：潰瘍部にゾンデなどを挿入し，骨を触れるかどうか確認する。骨を触れる場合は骨髄炎を併発している可能性があるため，単純X線，MRIなどで骨髄炎の有無や骨髄炎の範囲を確認する（図2）。

治療

- 創部の除圧に努める。潰瘍だけでなく，胼胝を形成している部位の除圧も必要となる。
- 足変形，足底圧に見合った靴，装具を作製する。
- 若年者の場合，成長や発達に伴う足変形の変化を考慮する必要がある。
- 若年者は活動性が高いため，足底板の磨耗が早く，また装具が損傷しやすい。しかし，知覚鈍麻のため気付きにくく，潰瘍が悪化してから来院することがある。そのため最低3カ月に1回は足部や装具のチェックを行う[5]。
- 潰瘍から骨や腱が露出していない比較的浅い潰瘍であれば，創部の除圧のみで上皮化は可能である。ただし，創部を除圧することにより，荷重バランスが変化し，他の部位に潰瘍を形成することがあるため注意を要する（図3）。
- 潰瘍から腱が露出している場合，運動機能に差し支えがない程度に露出した腱をデブリードマンした方が，創治癒によい。
- 骨が露出している場合は骨髄炎を併発していることが多く，骨が広範囲に露出している場合や難治性であれば，断端形成術が必要となることがある。

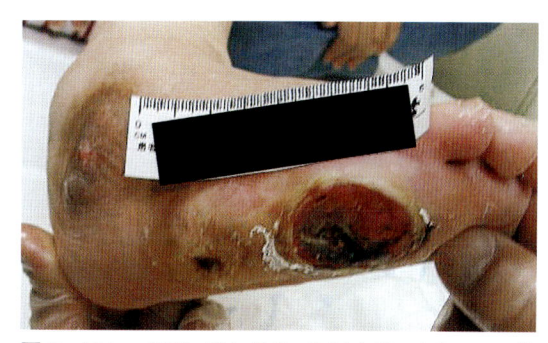

図3 図1の症例に対し創部の除圧を行ったところ，荷重バランスが変動し前方に巨大な潰瘍を形成した。

ここに着目！
潰瘍だけでなく，足変形，歩行機能や患者の活動性を考慮する
一時的に治癒しても再発を繰り返すことが多い。そのため，潰瘍の治療のみに主眼を置くのではなく，除圧と擦れ予防を備えた適切なドレッシングやフットウェアと患者自身や家族への細かい指導が重要である。

III その他の創傷

辻 依子／寺師浩人

4. Blue toe syndrome

網状斑，チアノーゼを認める間は，足趾潰瘍への侵襲的な処置を施行してはいけない

Blue toe syndrome とは

- 突然生じる足趾の冷感，疼痛，網状斑やチアノーゼを主徴とする[1]。
- 腹部大動脈などの大血管壁に存在する粥状硬化巣や動脈瘤の壁在血栓から微小塞栓（コレステロール結晶）が遠位側に飛散し，足趾の小血管を塞栓し，発症する。
- 足趾の小血管に閉塞したコレステロール結晶に対する異物反応が起こり，炎症細胞が浸潤するとともに血管内膜の増殖などにより血管内腔が徐々に閉塞していく。
- 腎動脈，腸間膜動脈などの内臓動脈にも塞栓を来たすため各種の臓器障害を生じ，総称してコレステロール結晶塞栓症という。
- コレステロール結晶が飛散する原因として，大血管手術やendovascular therapy（EVT）などの血管内操作による大血管の機械的損傷，あるいは抗凝固療法による壁在血栓の遊離が挙げられる。誘因なく発生する特発性のものもある。

診断のポイント

- 早期に，足趾や足底に網状斑（livedo様紅斑）を認める。
- 進行するにつれて，紫斑，blue toesを呈し，足趾の潰瘍・壊死を生じる。
- 冷感や強い疼痛を伴う。
- 下肢末梢動脈性疾患（peripheral arterial disease：PAD）と異なり，足背，後脛骨動脈の拍動が触知可能なことが多い。
- 腎動脈，腸間膜動脈などにも塞栓を来たすため，腎機能障害や腸炎を伴うことがある。
- 活動期はコレステロール結晶に対する血管炎が主体となる。そのため活動期には臨床検査で好酸球が増多し，白血球，CRPが高値となる。
- コレステロール結晶の飛散が停止すれば網状斑，チアノーゼは軽快し，壊死・潰瘍範囲の境界が明瞭化してくる[2]（図1-b）。
- 腹部から骨盤までの造影CTや血管造影検査で大動脈の壁在血栓による不整や大動脈瘤を認めることが多い。

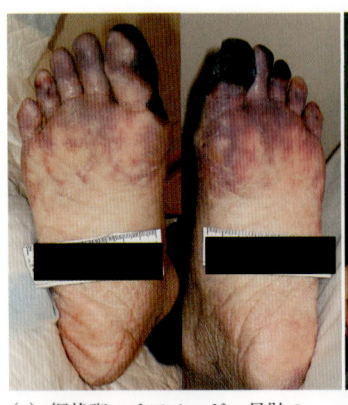

（a）網状斑，チアノーゼ，足趾の黒色壊死を両足に認める。

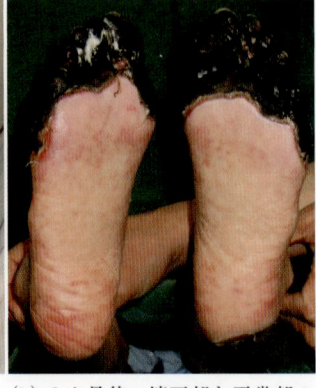

（b）8カ月後，壊死部と正常部の境界が明瞭となり，網状斑，チアノーゼは消失している。この時点で初めて断端形成術を施行する。

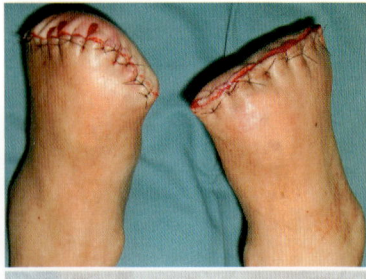

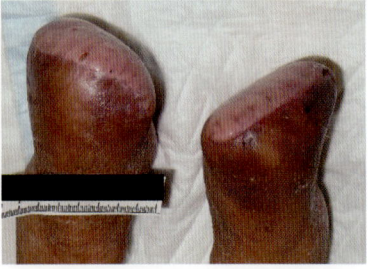

右症例に対し横断的中足骨切断術を施行した。下は，術後3週の状態。

図1 臨床所見

図2 断端形成術

- 血管内治療や抗凝固療法などの既往歴が診断に有用である。

病態

- コレステロール結晶は径50〜200μmで小動脈を閉塞した後，24〜48時間以内に血管内にコレステロール結晶に対する異物反応が起こり，炎症細胞が浸潤する。その後，多形核球や好酸球が浸潤し，2〜7日経過して，血管内膜が線維組織を伴い増殖し血管内腔は徐々に閉塞し，発症する[3]。

行うべき検査

- 問診：血管内治療，抗凝固療法の既往，腹部大動脈瘤の診断の有無を確認する。
- 視診：足趾，足底の網状斑やチアノーゼを確認する。
- 触診：足部動脈（足背，後脛骨動脈）の拍動の有無を確認する（足部の動脈は触れず，足部にチアノーゼがあればPADである可能性が高い）。
- 臨床検査：好酸球の増多，炎症反応（WBC，CRP）の上昇，BUN，クレアチニンの上昇を認める。特に好酸球の増多は血管炎の活動性を反映する。
- 画像診断：エコー，造影CT，血管造影などで大動脈の粥状硬化巣や大動脈瘤の壁在血栓を認める。

治療

- 足趾などの皮膚病変に対しては網状斑やチアノーゼが消失し，潰瘍・壊死の境界が明瞭化するまでは，デブリードマンや断端形成術などの侵襲的な処置は行ってはいけない。網状斑やチアノーゼを認めるときは，まだコレステロール結晶による塞栓あるいは血管炎が進行している時期であるため，侵襲的な処置を行うと，創部の治癒を得られず潰瘍・壊死の拡大を招く。
- 好酸球増多を認める場合は，血管炎が活発化しているため副腎皮質ホルモンの投与を開始する。Blue toe syndromeに対する副腎皮質ホルモンの有効性やその使用量については，さまざまな報告があるが，著者は0.5mg/kgから開始し，疼痛の程度，網状斑やチアノーゼの状態，検査所見などを参考にしながら，5mgずつ漸減していく。投薬期間が長くなることがあるため，糖尿病，消化性潰瘍，骨粗鬆症などの副作用への注意が必要である[4]。
- 壊死部と正常皮膚部の境界が明瞭となり，副腎皮質ホルモンの内服が5〜10mg/日で，かつ好酸球増多を認めなくなった時点で，断端形成術を施行する（図2）。壊死の範囲が小さい場合は自然脱落（auto amputation）も望める[4]。
- その他，LDL吸着療法，プロスタグランディン製剤などの血管拡張剤も有効であり，症状に応じて組み合わせる。
- 足部の疼痛に対しては，NSAIDsをはじめとした鎮痛剤を使用する。最近は末梢神経障害性疼痛に有効な鎮痛剤であるプレガバリン（リリカ®，ファイザー株式会社）も使用している。腎機能障害がある患者に対しては，慎重投与とされており，クレアチニン・クレアランス値を参考に投与量を調節する必要がある。

ここに着目！
網状斑やチアノーゼを認める時，生検は禁忌である

網状斑やチアノーゼを認める時は，コレステロール結晶の塞栓や血管炎が進行し，活発化している時期である。生検による局所の侵襲により生検部の創治癒遅延や創悪化，潰瘍壊死範囲の拡大を招く恐れがある。理学的所見や臨床検査所見などから診断は十分可能であるため，あえて生検を行うことは控えるべきである。

III その他の創傷

5. ハンセン氏病
Hansen's disease

通常の創治療では治らないので要注意

ハンセン氏病とは

- らい菌（*Mycobacterium leprae*）感染によって引き起こされる。
- 主として皮膚創傷部より，患者の膿汁や鼻汁，唾液から直接感染する。大部分は家族内感染である。
- わが国の新規患者は年間数名ほどで，さらに数名の在日外国人患者がいる。
- 臨床所見や病理所見，免疫学的反応を考慮に入れた病型分類（Ridley-Jopling 分類[1]，TT 型～BT 型～BB 型～BL 型～LL 型，I 群［未定型群］）や菌量による分類（WHO/MDT 分類[2]，MB［多菌型］：皮疹が 6 個以上あるいは菌陽性，PB［少菌型］：皮疹が 5 個以下かつ菌陰性）がある。
- 皮膚症状のほかに神経症状や発汗障害，手足変形，眼症状，咽頭症状などを合併する。

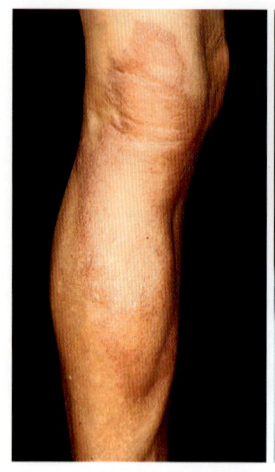

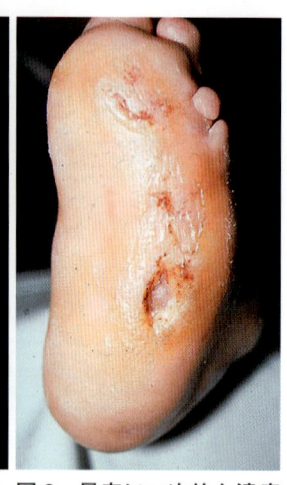

図1　広範囲な紅斑局面を呈した症例　図2　足底に二次的な潰瘍を形成した症例
（国立感染症研究所　石井則久先生より提供）

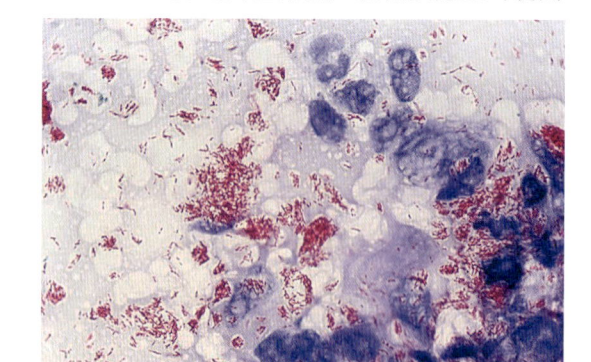

図3　Ziehl-Neelsen 染色で染色されたらい菌
（国立感染症研究所　石井則久先生より提供）

診断のポイント

- 臨床症状は丘疹や結節，紅斑局面（図1），環状紅斑，脱色素斑，脱毛など非常に多彩である。さらには，熱傷などの外的刺激による二次的な障害や神経性局所栄養障害による水疱や潰瘍形成（図2）も生じることがある。症状に応じて鑑別診断を考えていく必要がある（☞ここに着目！）。
- らい菌の培養細胞内，無細胞培地上での培養はまだ成功していない。したがって，らい菌の証明は皮膚組織液のスメアや病理組織の Ziehl-Neelsen 染色から確認するしかない（図3）。PB 型の場合，菌は見つからない。

病態

- Ridley-Jopling 分類において TT 型では細胞性免疫が強く，らい菌は少数しか認められない。逆に LL 型は細胞性免疫が弱く，らい菌は多数認められる。BB 型は TT 型と LL 型の中間で，さらにその中間に BT 型，BL 型がある。WHO/MDT 分類とは完全には一致しないが，PB 型には TT 型および BT 型の一部，I 群が含まれ，MB 型には LL 型および BL 型，BB 型，BT 型の一部に含まれることになる。
- TT 型では乾酪壊死を伴わない，ラングハンス型巨細胞を含む類上皮細胞肉芽腫が認められる（図4）。神経への細胞浸潤を認める。
- LL 型では，らい菌を取り込んだマクロファージ

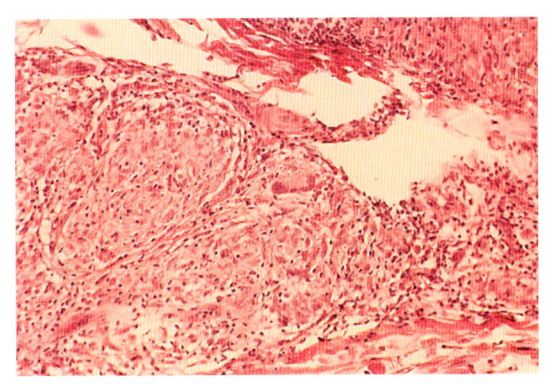

図4　TT型における類上皮細胞肉芽腫の形成

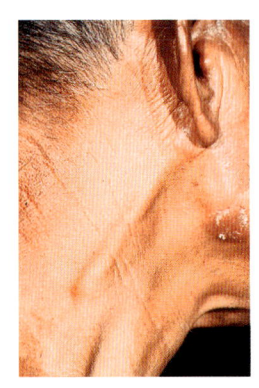

図5　末梢神経肥厚

であるらい細胞が認められ、らい腫を形成する。
- らい反応というらい菌によるアレルギー反応を起こすことがある。

行うべき検査

- 痛覚や冷温覚、触覚などの知覚麻痺を証明する。
- 大耳介神経などの末梢神経肥厚を確認する(図5)。
- 皮膚スメア検査によりらい菌の証明と菌量による鑑別(MB型かPB型か)をする。皮疹を消毒して指先でつまみ、小円刃で真皮まで切り込み、90°回転させながら組織液を採取し、標本を作製する。乾燥、固定後、Ziehl-Neelsen染色をして油浸1,000倍で鏡検する。100視野探しても、らい菌が見つからない場合はPB型となり、その他はMB型となる。また、MB型でも菌指数3+(1視野に1〜10個)は治療選択の境目となる。
- 抗PGL-1 (phenolic glycolipid-1)抗体による血清学的診断や、PCR法によるDNA診断も有用である。

治療[3)4)]

- 耐性菌の出現可能性も考え、多剤併用療法が基本である。
- MB型で菌指数3+以上あるいは菌指数不明の症例
  処方例) リファンピシン(RFP) 600mg/月
  　　　　クロファミジン(CLF) 300mg/月
  　　　　ジアフェニルスルフォン(DDS)100mg/日
  　　　　CLF 50mg/日

  以上を2年間投与。投与終了後にらい菌が見つかった場合には1年内服を延長する。
- MB型で菌指数3+未満あるいはMB型で菌指数に関係なく6カ月以内の症例
  処方例) RFP 600mg/月、CLF 300mg/月、DDS 100mg/日、CLF 50mg/日

  以上を1年間投与。投与終了後にらい菌が見つかった場合には1年内服を延長する。
- PB型
  処方例) RFP 600mg/月、DDS 100mg/日

  以上を6カ月投与。投与終了後も活動性病変がある場合は、DDSまたはCLFを消失まで続ける。
- らい反応の治療には非ステロイド性抗炎症薬、ステロイド内服薬、サリドマイドを使用する。
- 皮膚以外の合併症も多いので、眼科領域、整形外科、形成外科領域の医師の治療を必要とすることも多い。

TOPICS

WHO/MDTでは皮疹が1個だけで菌陰性の場合は、SLPBとしてRFPおよびオフロキサシン、ミノサイクリンの1回投与が適応とされているが、わが国のガイドラインでは見落としの可能性も考え、通常のPB型としての治療が推奨されている。

ここに着目!

診断はまず疑うことから!
らい菌は一般細菌や他の抗酸菌と同じように培養できない。したがって、最初からハンセン病を頭に入れて精査をしていかなければいけない。

III その他の創傷

6. 悪性腫瘍の潰瘍

有棘細胞癌
squamous cell carcinoma

潰瘍が難治性の場合は，皮膚生検を行う

有棘細胞癌とは

- 表皮内癌や局所的前駆症から生じてくることが多い。
- 高齢者の日光露出部に生じることが多い。
- 表皮内癌には日光角化症やBowen病がある。
- 局所的前駆症として熱傷瘢痕，脊損患者の褥瘡，骨髄炎による瘻孔，粉瘤などがある。
- 1950年代に血管腫や足白癬に限界線照射を行って，放射性皮膚炎を生じ潰瘍化して有棘細胞癌を発症した症例がある。

診断のポイント

- 表面に角化を伴う紅色腫瘤で，進行すると壊死し潰瘍化するが，潰瘍辺縁は隆起している。
- 潰瘍が易出血性で，隆起性の肉芽病変を伴っている。
- 進行すると黄白色を呈し，二次感染を伴って粉瘤内容物様の癌臭を発するようになる。
- 潰瘍をデブリードマンしたら，必ず病理組織検査を出す。
- 1回の皮膚生検で所見が出ないこともあり，疑った場合は時期をおいて再生検したり，違う場所を生検して診断をつける必要がある。

病態

- 表皮角化細胞への分化を示し，ケラチン蛋白を発現した腫瘍細胞が角化を伴う胞巣を形成して浸潤性に増殖する。

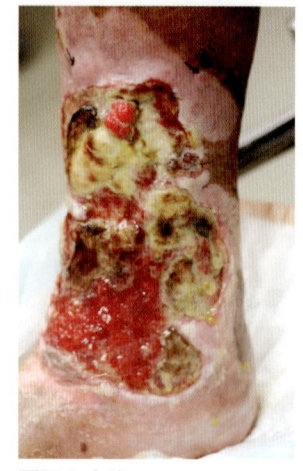

扁平上皮癌
10年前から存在した潰瘍から発生した。

行うべき検査

- 臨床診断は比較的容易であるが，角化傾向が目立たない場合もあるので，最終的な診断は生検による病理組織学的検査が必要である。
- 原発巣において深部への浸潤が疑われたり，下床との可動性が不良の場合は画像評価で浸潤度を確認する。
- 所属リンパ節の触診を行い，リンパ節腫大の有無を確認する。
- リンパ節腫脹を認めたら，超音波検査やCTを行う。
- 原発巣が大型の潰瘍であったり，リンパ節転移が証明された場合は全身検索を行う。
- 血中SCC抗原は，進行度の指標として役立つことがあるが，非特異的な上昇もみられる。

治療

- 切除辺縁マージンは径2cm未満であれば4mm，2cm以上もしくは皮下へ浸潤しているものは6～10mmまでとされているが，境界不明瞭な腫瘍は広範囲に浸潤していることが多いので，触診上硬い部分を含めて切除する。深部は浅筋膜上での切除が一般的だが，浸潤が深い

場合は骨皮質までの切除を考慮する。画像上骨破壊像がみられれば，切断の必要がある。
- 永久標本の病理組織で切除断端を確認し再建することが最も望ましく，それまでは人工真皮を貼付しておく。年齢や部位で二期的手術が困難であれば，術中迅速病理診断も利用する。
- 骨や腱が露出する場合は，有茎または遊離皮弁などを用いて再建する必要がある。
- リンパ節転移があれば，リンパ節郭清を行う。
- 遠隔転移が認められれば，化学療法を行う。
  CA 療法）ブリプラチン®20mg/m² 点滴静注
  1〜3日目
  アドリアシン®20mg/m² 点滴静注
  1日目
  4週ごとに繰り返す
  CAT-11療法）トポテシン®100mg/m² 点滴静注
  1週ごとに繰り返す
- 放射線感受性が高いので，術前・術後の補助療法あるいは単独で放射線療法を行う場合がある。外科的切除が困難な部位や大型で浸潤が深い腫瘍に対しては，放射線療法で縮小させて根治的切除が可能になることもある。
- 治療後の再発や治療困難な場合は，モーズペースト固定を行い，出血や悪臭を防ぐ。

ここに着目！
潰瘍を呈する有棘細胞癌の診断は難しい
熱傷瘢痕の潰瘍や褥瘡を長期間保存的に処置している場合，いったん治癒しても潰瘍が再発したり，潰瘍が拡大傾向を示すときは有棘細胞癌が生じていることがある。何かおかしいと感じたら，迷わず生検して診断を遅らせないことが重要である。

中島英貴

基底細胞癌
basal cell carcinoma

破壊型や強皮症型は予想以上に進展している

基底細胞癌とは

- 中〜高齢者の顔面に好発するが，体表のあらゆる部位に生じる。
- 局所破壊性は強いが，遠隔転移はまれである。
- 潰瘍を伴う黒色結節のことが多いが，境界不明瞭な硬化性局面を呈する場合もある（斑状強皮症型）。
- 再発を繰り返して，骨や軟骨に破壊性に浸潤することもある（破壊型，図）。

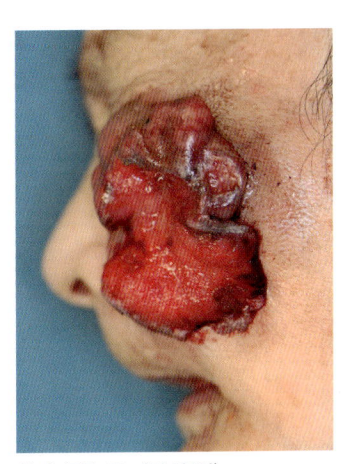

基底細胞癌（破壊型）
3年前から出現し，骨破壊を伴う。

- 鑑別診断として悪性黒色腫，色素性母斑，脂漏性角化症があり，ダーモスコピーの所見が診断上有用である。特徴的な所見として，樹枝状の血管拡張（arborizing vessels），葉状領域（leaf-like areas），車軸様領域（spoke wheel areas）がある。

診断のポイント

- 潰瘍辺縁に光沢を伴う黒色病変を呈する。

III その他の創傷
悪性腫瘍の潰瘍：皮膚リンパ腫

- 境界が不明瞭であったり周囲に硬結を触れる場合は生検を行い，組織型を確認して浸潤傾向の有無を評価する．Aggressive type としては斑状強皮症型や微小結節型などがある．

病態

- 病理組織では腫瘍細胞は好塩基性で表皮基底細胞に類似するが，上皮胚原基の毛芽細胞由来の過誤腫性の悪性腫瘍である．

行うべき検査

- 皮膚生検を行い，aggressive type の組織型であるかを評価する．
- 深部への浸潤が疑われたり，進行例は MRI などの画像評価で下床への浸潤度を評価する．
- 非常にまれであるが，所属リンパ節転移を起こすことがあり，リンパ節腫脹が認められれば CT を撮影する．

治療

- 治療の第1選択は手術療法である．生検を行って組織型を確認してから治療方針を立てるのが安全である．通常は3〜5mm マージンの切除で十分であるが，破壊型や強皮症型は数cm 以上離して切除する必要がある．軟骨や骨の切除を行った場合は有茎または遊離皮弁などの再建を行う．
- 組織学的に aggressive type であれば，切除断端陰性であることを確認して二期的に再建することが望ましい．
- Aggressive type で十分な切除断端が確保できない場合や，手術が困難である場合は，放射線治療も局所制御率が90％と高く有効である．
- 手術が困難である場合は，5-フルオウラシル軟膏やイミキモドクリーム（保険適用外）の外用療法を行う場合もある．イミキモドクリームは表在型基底細胞癌に対し極めて有効である．
- 遠隔転移が認められれば，有棘細胞癌に準じた化学療法を行う．

> **ここに着目！**
> **基底細胞癌の取り残しは浸潤性に再発する**
> 基底細胞癌が数年後に再発した場合は，瘢痕組織内に不均一に浸潤し境界は不明瞭となる．再発を繰り返すごとに活動性が高くなるので，切除断端陰性を得ることが最も重要である．

中島英貴

皮膚リンパ腫
cutaneous lymphoma

造血幹細胞移植や抗癌剤治療の前には，潰瘍からの感染予防が重要である

皮膚リンパ腫とは

- 皮膚リンパ腫は，皮膚T細胞リンパ腫と皮膚B細胞リンパ腫に大きく分類されるが，2008年に WHO から新分類が提唱されている．
- 皮膚T細胞リンパ腫は菌状息肉症，セザリー症候群や成人T細胞リンパ腫が多く，皮膚B

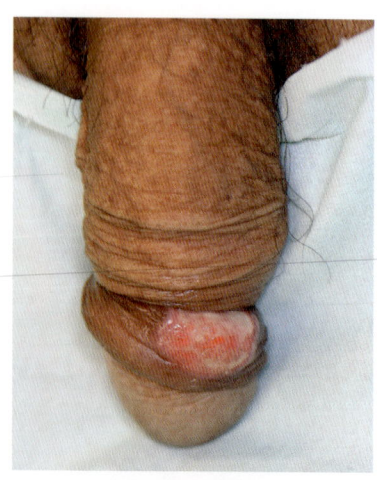

図1　節外性 NK/T 細胞リンパ腫
精巣・骨髄浸潤を伴う．

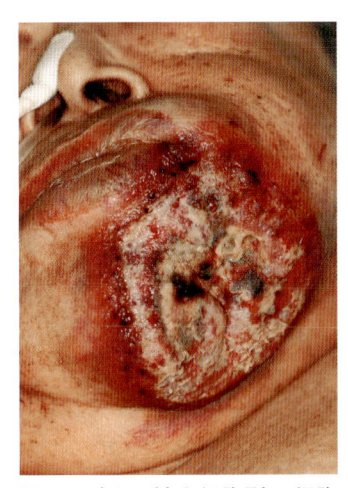

図2　びまん性大細胞型B細胞リンパ腫
急速に拡大し，髄膜浸潤を伴う。

細胞リンパ腫は節外性辺縁帯リンパ腫，濾胞中心リンパ腫やびまん性大細胞型リンパ腫が多くみられる。
- 皮膚以外にリンパ腫細胞の浸潤がみられないものを皮膚原発リンパ腫と呼ぶが，他臓器に原発したリンパ腫がしばしば皮膚に二次的に生じるため，画像診断により原発，続発を区別することが必要である。
- 皮膚T細胞リンパ腫が皮膚B細胞リンパ腫よりも高頻度にみられる。NK細胞に由来するものはまれであるが，しばしば潰瘍を形成する。
- 造血幹細胞移植や強力な化学療法を行う際に，治療後の感染予防のため手術を行う場合もある。

診断のポイント

- 皮膚生検による病理組織，免疫組織化学染色や遺伝子解析により，診断を確定し，画像診断，リンパ節生検や骨髄穿刺などで病期診断を行う。
- 皮膚生検は壊死や感染を伴っているところは避け，浸潤を触れる潰瘍辺縁の結節を選ぶ。
- 菌状息肉症が皮膚リンパ腫の約半数を占める。紅斑から始まり，緩徐に進行して腫瘍を形成する。表面に潰瘍を形成するまで，自覚症状に乏しい。

- セザリー症候群は，紅皮症と全身性のリンパ節腫脹および末梢血中に腫瘍T細胞（Sézary細胞）を認めることを三徴とする。ときにびらん，潰瘍を伴う。
- 成人T細胞リンパ腫は，human T-cell leukemia virus type I（HTLV-I）の感染後20年以上経過して発症し，紅斑，丘疹，腫瘍など多彩な皮膚症状を呈する。皮膚病変を伴うものは各型とも予後が悪い。
- 未分化大細胞リンパ腫は，抗CD30抗体陽性の腫瘍細胞が増殖し，腫瘤と紅斑が主にみられ，自然消退と新生を繰り返すことが多い。
- 節外性NK/T細胞リンパ腫は，腫瘤，皮下硬結として生じるが腫瘍内壊死により潰瘍を伴う（図1）。急激に進行し，血球貪食症候群や播種性血管内凝固症候群を併発することが多い。
- 皮膚B細胞リンパ腫は，体幹・四肢に丘疹，結節，腫瘤がみられる（図2）。
- しばしば潰瘍を伴うものは，未分化大細胞リンパ腫やEBウイルスが関連する節外性NK/T細胞リンパ腫と種痘様水疱症様リンパ腫である。

病態

- 悪性リンパ腫は，リンパ球が分化を停止し単クローン性に増殖したもので，Hodgkinリンパ腫および非Hodgkinリンパ腫に大別される。後者はさらにリンパ球の分化に対応してT細胞リンパ腫，B細胞リンパ腫に分類される。
- NK/T細胞リンパ腫は，多くはNK細胞由来であるが，細胞障害性T細胞の表現形をとるものもあるので，NK/T細胞リンパ腫と名づけられている。

行うべき検査

- 生検組織は，染色体検査やサザンブロット法もしくはPCR法によるT細胞受容体遺伝子，免疫グロブリン遺伝子の解析を行う。
- 一般血液検査以外に，可溶性インターロイキン-2受容体（sIL-2R），HTLV-I抗体の検査も必要である。

III その他の創傷
悪性腫瘍の潰瘍：皮膚リンパ腫

- フローサイトメトリーによる末梢血リンパ球の表面マーカーの解析も有用である。
- 骨髄穿刺で骨髄浸潤を検査する。
- 表在リンパ節の超音波検査により，血流の増加が認められればリンパ腫の浸潤である可能性が高い。
- 病期診断には画像検査が必要であり，造影CTまたはPET-CTを行う。PET-CTはFDG取り込みの指標であるstandardized uptake value（SUV）が腫瘍の活動性を反映し，極めて有用である。
- EBウイルス関連リンパ腫では，生検組織においてin situ hybridaization法によるEBウイルス関連RNAであるEB virus-encoded small nuclear RNA（EBER）陽性細胞の検出が必要である。
- 成人T細胞リンパ腫では，血清Ca値検査および生検組織のサザンブロット法もしくはPCR法によるHTLV-Iプロウイルス遺伝子の解析を行う。

治療

- 悪性リンパ腫は一般に化学療法および放射線療法に高感受性を示すが，皮膚悪性リンパ腫は局所療法としての手術療法が有用な場合がある。多発している場合やリンパ節，臓器浸潤がある場合は全身療法が必要である。
- 菌状息肉症の潰瘍を形成した腫瘍に対しては，局所放射線療法もしくは単剤化学療法を行う。全身多発病変に対しては，全身電子線療法を行う。
    処方例）メソトレキセート®7.5mg　週に1回内服
    処方例）ラステットS®50mg　3週継続内服，1週休薬
- 菌状息肉症やセザリー症候群で局所療法に抵抗性の場合と皮膚外病変を伴う進行期には，多剤併用化学療法を行い，再発および治療抵抗性のaggressive lymphomaに対してはサルベージ療法が選択される。サルベージ療法に感受性のあるものや若年者に対しては，造血幹細胞移植が検討される。
    CHOP療法）
        エンドキサン®750mg/m² 点滴静注（1日目）
        アドリアシン®50mg/m² 点滴静注（1日目）
        オンコビン®1.4mg/m² 静注（1日目）
        プレドニン®100mg 内服（1〜5日目）
        3週ごとに繰り返す
- 皮膚原発の未分化大細胞リンパ腫，辺縁帯B細胞リンパ腫や濾胞中心B細胞リンパでは，放射線療法や手術療法が第1選択となる。
- びまん性大細胞型B細胞リンパ腫は，化学療法とリツキシマブの併用が標準的治療である。

TOPICS

成人T細胞リンパ腫への抗CCR4抗体（モガムリズマブ）による治療は，化学療法よりも高い寛解率を示す。

ここに着目！

高齢者のリンパ腫の治療

高齢者は造血幹細胞移植の適応にならず，化学療法も副作用のため減量や中止されることが多い。化学療法抵抗性の皮膚病変や疼痛・感染を伴う潰瘍に対しては，姑息的治療ではあるが手術療法はQOLの改善に役立つ。

乳癌
breast cancer

皮膚浸潤が生じても，比較的生存期間は長い

乳癌とは

- 日本では乳癌の罹患率は増加し，女性の癌の第1位である。年間の新患が約4万人，死亡者が約1万人である。
- マンモグラフィによる乳癌検診は明らかに死亡率を低下させることが証明され，2004年厚生労働省から40歳代へのマンモグラフィを導入した乳癌検診を推進するよう提言がなされているが，いまだに検診受診率は5%程度と低い。
- 乳癌発生に関与する因子としては，エストロゲンが第1であり，早い初潮，遅い閉経，出産経験がない人，高齢初産，長期の女性ホルモン補充療法を受けている人などはリスクが高い。乳癌の家族歴，アルコール摂取や50歳以上の肥満もリスクとなる。
- 乳癌は乳腺を構成している乳管や乳腺小葉の内腔細胞から発生して，次第に乳管や小葉を越えて増大していく。乳管や小葉の中にとどまっているのを非浸潤癌，乳管や小葉を越えているものを浸潤癌という。
- 乳癌は進行が他癌と比べ緩やかで，適切な治療によって根治可能であり，根治が困難であっても有効な治療手段があることから，5年生存率は他癌と比べ良好である。

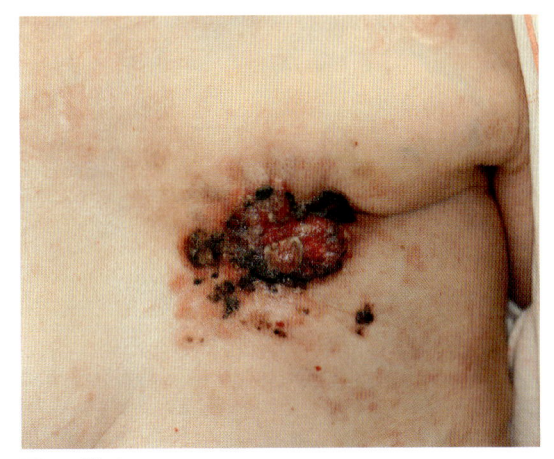

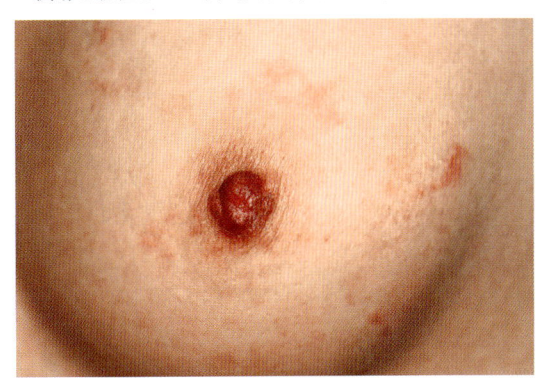

図1 乳癌
潰瘍を放置しており，多発肺転移を伴う。

図2 乳房パジェット病
浸潤癌であり，両腋窩リンパ節転移を伴う。

診断のポイント

- 乳房内の硬結が初発症状であることが多く進行すると胸壁や皮膚と癒着し表面が潰瘍化する（図1）。潰瘍化すると滲出液が生じ，悪臭や出血を伴うようになる。乳頭が陥没することもある。
- 進行すると皮膚表面の毛孔が陥凹し革状となったり，橙皮状となることがある。
- リンパ管の腫瘍塞栓によって皮膚への逆行性転移を生じる炎症性乳癌（丹毒様癌）は，0.5～2%と比較的まれであるが，予後不良である。通常は腫瘤を認めず，皮膚のびまん性発赤，浮腫，硬結を示す。腋窩リンパ節転移を伴うことが多く，病変は乳房全体に広がるため乳房に腫瘤を触知しないことがある。
- 硬化した局面を呈して，多数の結節や潰瘍を伴いながら徐々に拡大するのを鎧状癌と呼ぶ。
- 乳房パジェット病は乳首を中心に湿疹様病変が拡がり，乳頭のびらんや分泌物の排出がみられ

る。乳管上皮内に限局している場合もあるが，浸潤癌であることが多い。放置されて拡大することが多い（図2）。
- まれであるが，腋窩リンパ節転移から乳癌が発見される場合がある。
- 癌が疑われる病変に対しては，積極的に穿刺吸引細胞診や生検を行う。

病態

- 乳癌は乳腺組織の乳管上皮細胞あるいは乳腺腺房（小葉）細胞が悪性化する。乳癌のおよそ9割が乳管上皮細胞から発生する乳管癌であり，乳管内を連続性に拡大もしくは乳管壁を越えて周囲の乳腺へ浸潤する。乳腺小葉に発生した小葉癌は，周囲の乳腺組織に浸潤する。
- HER2蛋白の増幅は乳癌症例の約2割で認められ，HER2陽性乳癌はHER2陰性乳癌に比べて予後不良である。
- ホルモン受容体は，エストロゲン受容体（estrogen receptor：ER）とプロゲステロン受容体（progesterone receptor：PgR）の2つであり，原発乳癌の約2/3はER陽性である。

行うべき検査

- 局所腫瘍の質的および広がりの診断としては，マンモグラフィ，超音波，CT，MRIを行う。MRIは精度が高い。
- 乳癌の予後因子の多くは病理学的診断によるため，針生検や切開生検を行い治療方針を決定する。
- ホルモン療法やトラスツマブ療法への感受性をみるために，免疫組織化学によるER，PgRなどのホルモンレセプターの発現，HER-2蛋白の発現やFISH fluorescence *in situ* hybridization法によるHER-2遺伝子の増幅の検索を行う。
- 進行乳癌での遠隔転移の検査として，PET-CTが有用である。

治療

- Stage I，IIの浸潤性乳癌に対する乳房温存術は，適応を遵守すれば標準的治療であるが，温存乳房への放射線治療はほとんどの場合必須と考えられる。
- 術前化学療法は当初，局所進行乳癌や炎症性乳癌の手術根治性を高めるために行われてきたが，手術可能な浸潤性乳癌に対しても乳房温存手術を目的に行われる。
- 術後化学療法の適応は，腋窩リンパ節転移陽性，腫瘍径>2 cm，組織核異型度2，3，脈管浸潤あり，HER2蛋白発現・遺伝子増幅あり，年齢35歳未満の場合に考慮する。

  CAF療法）
  　アドリアシン® 50mg/m^2 静注（1日目）
  　エンドキサン® 500mg/m^2 静注（1日目）
  　5-Fu® 500mg/m^2（1日目，3週毎）

  Weekly パクリタキセル）
  　タキソール® 80mg/m^2 静注（1日目，毎週）

- トラスツズマブはHER2陽性乳癌の場合に考慮する。ハーセプチン®　初回4 mg/kg，2回目以降2 mg/kg 静注（1日目，毎週）
- 内分泌療法はERが少しでも陽性ならば適応になる。閉経前ER陽性乳癌に対しては，タモキシフェンまたはLH-RHアゴニストとの併用が適切である。閉経後ER陽性乳癌に対してはタモキシフェン投与後に，アロマターゼ阻害剤に変更する。

  処方例） ノルバデックス® 20～40mg 内服
  処方例） アリミデックス® 1 mg 内服
  処方例） ゾラデックス®デポ 3.6mg 皮下注4週毎

- 転移・再発乳癌は，一部の局所再発を除いて治癒は困難であり，治療の目的は延命とQOLの改善である。ホルモン感受性があれば内分泌療法から開始する。ホルモン感受性がない場合や再発までの期間が短い場合は化学療法から行う。HER2陽性であれば，トラスツズマブと化

学療法の併用を行う。
- 皮膚転移が増大すると表皮の自壊により潰瘍を生じ，出血や悪臭を伴ってくるが，モーズペーストはこれらの症状に対し非常に有用である。
- 悪臭は，嫌気性菌の代謝物が原因であり，嫌気性菌に対して感受性を有するメトロニダゾール軟膏（自家調剤）などの抗生剤の外用を行う。

TOPICS

集束超音波手術（focused ultrasound surgery：FUS）は病巣に超音波線を集束し，高温で凝固壊死させる最新の乳癌局所治療である（自由診療）。

ここに着目！

乳癌の処置時の痛み

ガーゼを剥がすときの痛みは，潰瘍であればどの疾患にも伴うが，乳癌の場合には耐え難い痛みを生じることがある。キシロカインゼリーの塗布や，鎮痛薬を投与することで処置を可能な状態にし，感染を予防することが重要である。

III その他の創傷

7. 瘻孔

気管切開瘻
tracheotomy

漏出する気管分泌物の付着で皮膚が浸軟し，皮膚損傷や感染を起こす

気管切開瘻とは

- 気管切開瘻は，気道の確保を行うために気管切開をしたことでつくられた呼吸孔のことであり，永久気管切開瘻となる場合には，気管と皮膚を縫合する。
- 気管切開は，上気道型呼吸困難に対する気道確保，術後の気道管理を必要とする場合（口腔，咽喉頭の拡大手術など），意識障害患者や高齢者で分泌物除去などの下気道管理を必要とする場合，呼吸不全に対する長期呼吸管理（人工呼吸）を必要とする場合に行われる。
- 気管開窓の位置は，甲状腺峡部に対する開窓位置により，①上気管切開，②中気管切開，③下気管切開に分かれる。
- 気管カニューレは，挿入する期間，頸部の形状と気管切開の目的など用途に応じて選択できるように，素材や形態などいろいろな種類がある。素材では，金属，ポリ塩化ビニル，テフロン，シリコンなどがある。形態では，単管式と複管式，カフ付きとカフなしがある。人工呼吸の必要のない気管孔確保の場合は単管式のカニューレ，食物や分泌物の誤嚥がある患者，術後人工呼吸が必要である場合はカフ付きが使用される。
- 気管切開瘻は，加湿，加温，防塵という機能はなく直接乾いた空気を吸入する。気道粘膜を保護するためにネブライザーによる加湿やエプロンガーゼによる保護は必要である。

診断のポイント：気管切開瘻に起こり得る創傷

- 気管切開瘻に起こり得る創傷として，瘻孔周囲

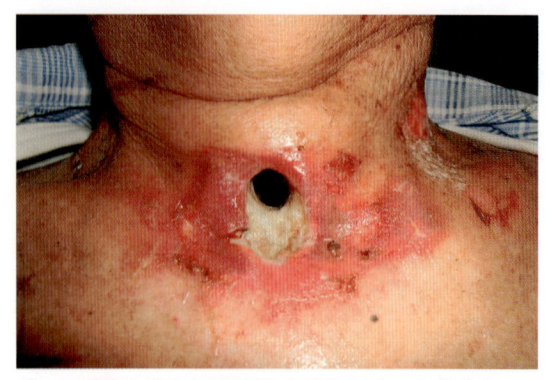

図1 感染を伴う気管粘膜皮膚接合部の皮膚障害

の皮膚障害，気管粘膜皮膚接合部の皮膚障害，固定ひもによる皮膚障害などが挙げられる。
- 気管切開瘻周囲の皮膚は，気管切開チューブの脇から気管分泌物などがあふれ出し長時間接触することが多いため，周囲の皮膚は浸軟し皮膚障害を発生する。
- 気管粘膜皮膚接合部は，気管カニューレ（チューブ自体と先端およびカフ）の接触と圧迫による刺激により，気道粘膜の循環障害が起こり，気管粘膜のびらん，潰瘍，肉芽形成，圧迫壊死などを生じる。図1の患者は，下咽頭癌にて放射線化学療法中に気道狭窄を来たし気管切開術を受けたが，感染を伴う潰瘍形成を併発した。吸引時の不潔操作や，口腔，咽頭，胃液内に存在する細菌の気道内への侵入などにより気管切開瘻に細菌感染が併発すると，皮膚障害はさらに悪化する。
- 気管カニューレを使用する場合，固定ひもを強く締め付けることによる圧迫，また，頸部の動きによっては，固定ひも（カニューレホルダー）により摩擦とずれを引き起こし，皮膚障害を生じる。

行うべき検査

- 喉頭ファイバーによる気管粘膜損傷の確認とともに，気管分泌物の性状（色調・量の変化），カフ圧，気管切開部の出血，気管切開瘻周囲の皮膚の状況などを観察する。
- 臨床検査所見としては，炎症反応（CRP上昇

や白血球増多），細菌検査（創培養）などによる感染徴候とともに低栄養状態による創傷治癒遅延なども確認する。

気管切開瘻のケア

- 使用されている気管カニューレの種類とサイズ，カニューレの状態（深さ，角度，カフ圧，気管切開孔の刺激症状）などの観察は必要である。
- 気管カニューレは気道に対して直角に挿入し，挿入部に負担がかからないように固定する。
- 気管カニューレの固定は，ゆるすぎるとチューブ可動域が増し，気道粘膜を刺激して分泌物を増加させるため，指1本が入る程度にゆとりをもたせて固定する。
- 気管切開瘻周囲の皮膚は，皮膚用洗浄剤（リモイス®クレンズ，セキューラ®CL）などを用いて皮膚の清潔を保つ。気管内に洗浄水や洗浄剤が流入すると肺炎などの原因となるため，注意が必要である。
- 気管切開瘻の消毒は，消毒薬による皮膚炎を生じることがあるため，日常業務としての消毒は避ける。
- 唾液や痰などの分泌物が多い場合は，気管切開瘻周囲に皮膚被膜剤（ノンアルコールスキンプレップ®，リモイス®コート，キャビロン™）や撥水効果のある皮膚保護クリーム（セキューラ®DC，リモイス®バリア）などを塗布し，皮膚の浸軟を防止する。
- 瘻孔周囲に表皮剥離や潰瘍形成など皮膚障害を生じた場合は，各種抗潰瘍剤の軟膏，非固着性ドレッシング材（アルジサイト銀，アクアセル®Ag）や柔らかく皮膚に追従して溶解しない皮膚保護材（ハイドロサイト®薄型，デュオアクティブ®ET，テガダーム™ハイドロコロイドライト）などを貼付する（図2）。
- ドレッシング材は，滲出液の吸収力などを考慮して選択し，皮膚障害の程度，滲出液の量を考慮して交換する。
- 早期合併症は，出血や皮下気腫，晩期合併症としては，気管動脈瘻（カニューレと気管の接触およびカフ圧のために気管の壊死を来たし，腕頭動脈など周囲の血管との間に瘻孔を形成し大出血を起こす），気管狭窄（気管粘膜の損傷が起こり瘢痕化すると気管内腔の狭窄が起こる），気管カニューレ抜去困難症（気管カニューレをはずし，自然呼吸に戻す時に呼吸困難を起こす機能的なものと，カニューレ装着後の気道狭窄や気管切開瘻肉芽のために，カニューレを抜去すると呼吸困難を起こす器質的なものがある）などが挙げられる。合併症を起こすと治療に難渋するため，合併症の予防に努めることが重要である。

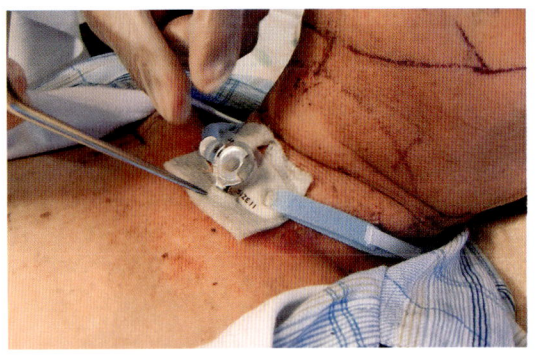

図2 瘻孔周囲の皮膚障害部位に非固着性ドレッシング材を貼付したところ

ここに着目！
コミュニケーションへの配慮が必要である！

患者は，気管切開により嚥下機能の低下や発声ができないことに対する不安を抱えていることが多い。創傷管理のみでなく，術後の嚥下機能や発声の変化に対して十分な説明を行う。また，日常訴えの多い内容や行為，症状などを記載した単語カードの作成，筆談，文字盤，ジェスチャーなどの合図を用いて意思の疎通を図り，患者と家族が安心できるような配慮が必要である。

III その他の創傷
7. 瘻孔

胃瘻部の皮膚障害
dematitis around the gastrostomy

胃瘻部の皮膚障害は発生要因をアセスメントし，ケアすることが重要である

胃瘻とは

- 胃瘻とは，胃と体表面が通じた瘻孔のことである[1]。目的は「経腸栄養の投与経路」と「減圧目的」の2つに分けられる。
- 造設方法は，経皮内視鏡的胃瘻造設術（percutaneous endoscopic gastrostomy：PEG）と開腹胃瘻造設術によるものがある[2]。

胃瘻部の皮膚障害とは

- 胃瘻部の皮膚障害にはストッパーやカテーテルの圧迫による潰瘍形成，胃瘻消化液の付着や医療用テープの粘着材の付着による接触性皮膚炎，不良肉芽，創部の感染などがある。
- ストッパーは内部と外部にあり，形がそれぞれ違う。内部ストッパーは胃壁の圧迫によって，胃の潰瘍形成やバンパー埋没症候群が発生することがあるが，外部ストッパーが皮膚障害の原因となる

皮膚障害の見方のポイント

- 皮膚障害のアセスメントは，全身状態，皮膚障害の部位・程度，感染の有無，患者の苦痛の有無などについて行う。そのほかのアセスセメント内容・要因を示す（表）。
- 皮膚障害の深さ，サイズ，感染の有無，滲出液の量，壊死組織の有無を観察し，ケア方法を検討する
- 腹部の状態を観察するときは仰臥位だけでなく必ず坐位になってもらい確認する。

行うべき検査

①胃液漏出の原因をさぐるための検査：胃内圧上昇を起こす下部消化管の狭窄や流れが悪くなる理由がないか。
②うすめたガストログラフィンをカテーテルに注入して流れを確認する。

表　胃瘻部の皮膚障害のアセスメント内容と要因

アセスメント	具体的な要因	要因の分類
・瘻孔部からの排液量，性状，PH，漏れの有無 ・スキンケア方法 ・テープの種類や貼り方	強酸性の胃液 消毒液の付着 医療用テープの粘着材の付着	化学的な刺激
・カテーテルの種類 ・ストッパーやカテーテル圧迫の有無や固定方法 ・ストッパーの食い込み ・腹壁の状態（仰臥位・坐位時） ・体重の変化 ・スキンケア方法	外部ストッパーの圧迫 腹壁のしわによる密着 外部ストッパーの位置不良（皮膚とストッパーは1〜1.5cm離すのがよい） 太すぎるカテーテルによる瘻孔部の圧迫 細いカテーテルによる瘻孔部の摩擦 カテーテル固定による瘻孔部や腹壁の皮膚への圧迫 洗浄時や清拭時の擦る行為	機械的な刺激
・皮膚の状態 ・腹壁の状態 ・スキンケア方法	汗や栄養剤などの皮膚への付着の放置 しわなどの皮膚が密着する部分の浸軟 真菌感染	スキンケアができていない

胃瘻部の皮膚障害の要因とケア方法

　胃瘻造設後から皮膚の観察を行い，スキンケアは弱酸性石けんで愛護的に洗浄を行う。それが皮膚障害の予防となる。褥瘡と同様に発生原因を除去して，局所のケアを行う。

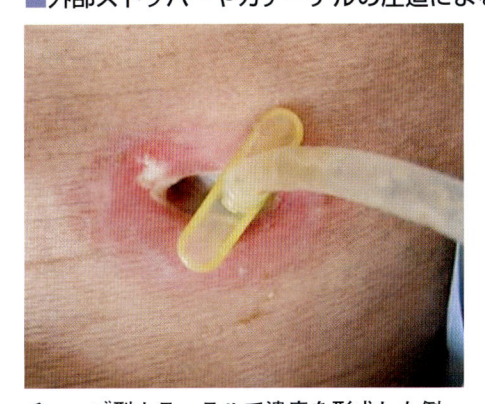

■外部ストッパーやカテーテルの圧迫による潰瘍形成

チューブ型カテーテルで潰瘍を形成した例

①外部ストッパーは，チューブ型カテーテルでは位置の調整ができるがボタン型カテーテルでは調整できないため，次の交換時にシャフト長（外部ストッパーまでの長さ）を適切な長さに変更する。
②腹壁の皮下脂肪が多い場合，また栄養の改善によって脂肪層が厚くなると外部ストッパーが皮膚に圧迫を招く。また，痩せていても腹壁に深いしわがある場合，ストッパーがしわと一致すると食い込んでしまうことがある。圧迫した部位は虚血となり発赤や潰瘍を形成する。
③チューブ型カテーテルの場合，固定の方法によってカテーテルの挿入部分が倒れていると瘻孔の圧迫はカテーテルが倒れている側に発赤や潰瘍を形成する。
④カテーテルが太いと瘻孔の圧迫が起きる。また，細いと上下・左右に動き，摩擦が加わり，さらに胃液や栄養剤の漏れがあり同様に壊死組織の増加や感染を起こしやすくなる。

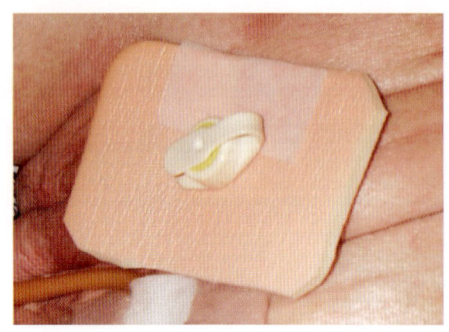

III その他の創傷
瘻孔：胃瘻部の皮膚障害

ストッパー固定の工夫
ボタン型のストッパーの皮膚への圧迫を，ポリウレタンフォームを使用して予防した例

【ケア方法】
① 造設前に医師とともに患者の腹部の状態（仰臥位・坐位）を確認し，可能であれば，しわのない位置に胃瘻を造設してもらう。シャフト長，太さの検討を行う。
② 皮膚とストッパーは1〜1.5cm離し，カテーテルは倒れないように固定する。スポンジやポリウレタンフォーム（ハイドロサイト®，スミス＆ネフュー社）などを間に置く方法や，カテーテルの場合たててテープで固定する方法がある。間に置く場合は厚すぎるとかえって圧迫をまねくので注意する。
③ すでにできた潰瘍は微温湯で洗浄し，ハイドロコロイド材などを貼布する。壊死組織が付着している場合はワセリンなどで壊死組織を除去してからとする。
④ 感染があれば，潰瘍面は抗菌効果のある外用剤ポビドンヨードシュガー（ユーパスタ®）などや，創傷被覆剤の銀含有製剤のアルギン酸塩（アルジサイト®Ag，スミス＆ネフュー社）やハイドロファイバー（アクアセル®Ag，コンバテックジャパン社など）を使用する。場合によって抗菌剤の全身投与をする。

■胃液や栄養剤の漏れによる接触皮膚炎

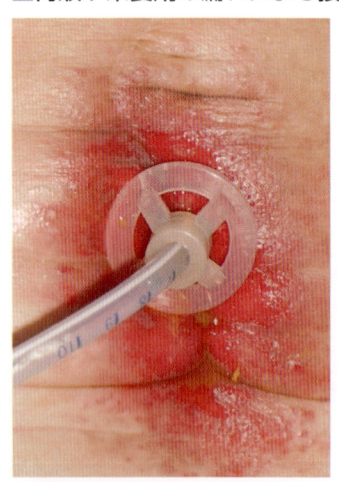

接触皮膚炎
排液の付着により生じた。

胃液や栄養剤の漏れの原因は，瘻孔よりカテーテルが細い，腹腔内圧の上昇（便秘や腫瘍の増大），胃内の栄養剤の停滞などがある。胃液はpH 1.0〜3.5の強酸性であり，蛋白分解酵素が含まれるため胃液が漏れると発赤，びらん，潰瘍，疼痛が生じる。

【ケア方法】
1. 漏れの対策
- 栄養剤を液体から半固形化したものにする。
- 便秘などがあればその改善を行う。
- カテーテル交換時に太さの調整を行うように医師と検討する。

2. 皮膚の清潔と保護
- 皮膚の洗浄は毎日行う。その際洗浄料は弱酸性の石けんを選択し，擦らずに洗浄する。
- びらんがひどく，洗浄時に痛みを伴う場合は温めた生理食塩水で洗浄する。
- 漏れがある場合，皮膚障害が起きる前に予防的に撥水剤（リモイス®バリア：アルケア社，セキューラ®PO：スミス＆ネフュー社など）や皮膚被膜剤（スキ

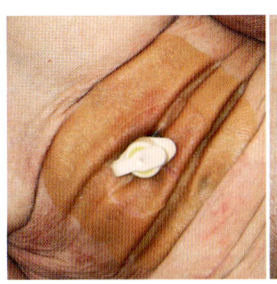

ハイドロコロイド材
（デュアクティブ®ET）

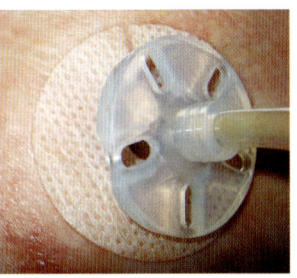

皮膚保護材
（ペグケア®）

ンプレップ®：スミス＆ネフュー社，キャビロン®：3M社など）を使用する。
- びらん面に胃液などの漏れの量が少ない場合，ハイドロコロイド材（デュアクティブ®ET：コンバテックジャパン社など）や皮膚保護材（板状皮膚保護材や粉状皮膚保護材）などを使用してもよい。

■ 不良肉芽

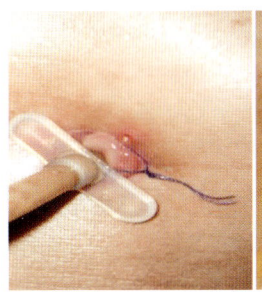

不良肉芽

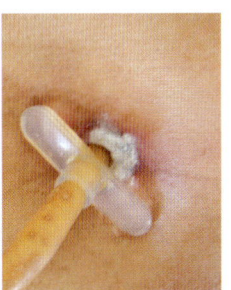

不良肉芽を硝酸銀で焼灼したあとの状態。

カテーテルの瘻孔部の摩擦や，排液や滲出液による過度な湿潤環境によって形成する。
【ケア方法】
- 治療として，硝酸銀液や液体窒素による焼灼，ステロイド軟膏の塗布を行う。
- スキンケアは毎日行う。滲出液がある場合，カテーテルにティッシュこよりやYガーゼを使用する。
- 固定用の残糸があれば，異物のため除去する。固定用の糸も1〜2週間で抜糸する。

■ 真菌感染

　密着している皮膚が湿潤している部分や抵抗力が落ちている患者の場合，真菌症を起こすことがある。鱗屑や瘙痒感がある場合，真菌感染が考えられる。
【ケア方法】
- 毎日の愛護的なスキンケアを行う。その後，抗真菌剤を塗布する。

> **ここに着目！**
> **創傷治癒には栄養管理が重要**
> 経腸栄養の投与経路の目的で胃瘻が造設された場合，創傷を治すには栄養管理が重要となる。経腸栄養剤のカロリーやその特徴を知って選択し，全身状態を整えていくことも予防や創傷治癒過程をスムーズに進めることとなる。

III その他の創傷

小川文秀

8. 移植片対宿主病
graft-versus-host disease (GVHD)

急性 GVHD と慢性 GVHD では，大きく病態・病状が異なる

GVHD とは

- 骨髄移植後に提供者（ドナー）由来の免疫担当細胞が宿主（ホスト）に対して引き起こす組織障害であり，移植後 100 日以内に発症する急性 GVHD と移植後 100 日以上して発症する慢性 GVHD に分けられる。また，それらの症状が持続，再燃，重複するような病型もある。
- 急性 GVHD では，皮膚，肝臓，消化管などの上皮細胞の障害が症状の主体である。
- 慢性 GVHD では，唾液腺，涙腺などの腺組織の萎縮，皮膚を含めた線維化が主体となる。

診断のポイント

- 急性 GVHD は，皮膚，肝臓，消化管が標的となるが，皮膚症状は全身症状に先行することが多い。皮疹の分布は，顔面，四肢，体幹から発生することが多いが，特に手掌・足底の紅斑，丘疹で始まることが多い（図 1）。
- 急性 GVHD で皮膚症状が強い場合には，紅斑の全身への拡大，水疱・びらんの形成を伴い，中毒性表皮壊死剥離症（toxic epidermal necrolyisis：TEN）に類似した皮疹となることがある。
- 慢性 GVHD では，皮膚や口腔粘膜に扁平苔癬様の皮疹や全身性強皮症様の皮疹や皮膚硬化（図 2）が認められる。皮膚硬化が強い場合には関節の拘縮が生じ，日常生活に支障が生じることもある。
- 慢性 GVHD では，他に多形皮膚萎縮，色素沈着や色素脱失，爪の変形，皮膚の乾燥や瘙痒を伴うことも多い。
- 鑑別診断として，特に急性 GVHD では，薬疹やウイルス感染症に伴う皮疹が挙げられる。

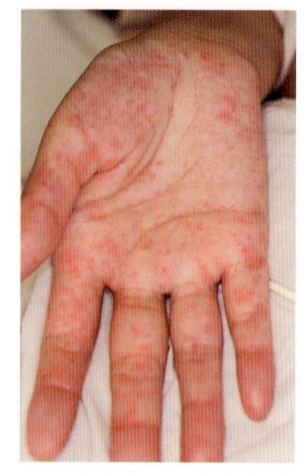

図 1　急性 GVHD の臨床所見
手掌に紅斑が散在している。

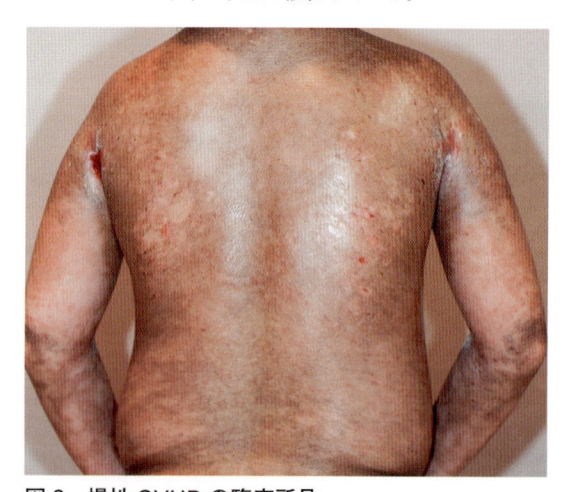

図 2　慢性 GVHD の臨床所見
全身性強皮症様の著明な皮膚硬化と色素沈着，色素脱失が混在している。

病態

- 急性 GVHD は移植片に含まれるドナーからホストへ移行した免疫担当細胞，特に T 細胞が活性化し発症すると考えられている。活性化した T 細胞は，主に皮膚，肝臓，消化管に浸潤し障害を与える。その結果，皮疹，黄疸，下痢を呈する。急性 GVHD 重症度分類が日本造血細胞移植学会より示されている（表）。
- 慢性 GVHD は，ドナー由来のヘルパー T 細胞・B 細胞の活性化により，自己抗体の出現など液性免疫の異常を来たすことにより発症するとされている。そのため，全身性強皮症，シェ

表　急性GVHDの重症度分類

臓器障害のステージ

stage	皮膚 皮疹（%）	肝 総ビリルビン (mg/dl)	消化管 下痢
1	<25	2.0〜3.0	成人 500〜1,000ml 小児 280〜555ml/m² または持続する嘔気
2	25〜50	3.1〜6.0	成人 1,001〜1,500ml 小児 556〜833ml/m²
3	>50	6.1〜15.0	成人 >1,500ml 小児 >833ml/m²
4	全身性紅皮症，水疱形成	>15.0	高度の腹痛（+/−腸閉塞）

急性GVHDのグレード

Grade	皮膚 stage	肝 stage	腸 stage
I	1〜2	0	0
II	3	or 1	or 1
III	—	2〜3	or 2〜4
IV	4	or 4	—

（造血細胞移植ガイドライン GVHD より）

ーグレン症候群，原発性胆汁性肝硬変などの自己免疫疾患に類似した多彩な症状を呈することが多い。

行うべき検査

- 可能な限り皮膚生検を行うことが望ましい。
- 急性GVHDに特徴的な病理所見として，表皮真皮境界部（基底層）の液状変性，表皮細胞のアポトーシスとそれを取り囲むリンパ球浸潤（satellite cell necrosis）がある。症状が強くなると水疱の形成が起こる（図3）。
- 慢性GVHDでは，急性GVHDの病理所見に加えて，真皮上層の帯状のリンパ球浸潤といった扁平苔癬様の組織所見が加わる。さらに，全身性強皮症様の皮膚硬化を呈した症例では，膠原線維の膨化・増生も認められる。皮疹が多彩なため，皮膚病理所見も多彩となる。

治療

- GVHDの予防として，シクロスポリンやタク

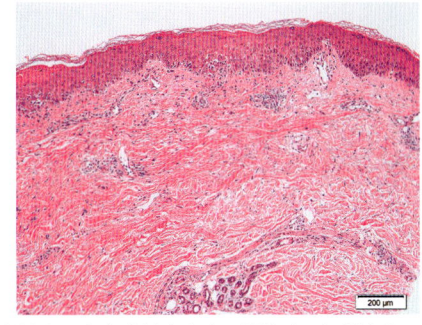

(a) 弱拡大。真皮浅層を中心に単核球の浸潤を認める。

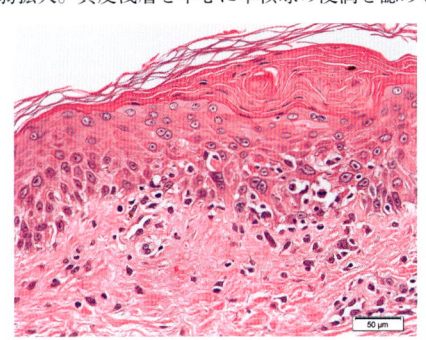

(b) 拡大。表皮の液状変性，単核球の表皮内への浸潤，表皮細胞のアポトーシスが認められる。

図3　GVHDの病理組織学的所見（拡大）

ロリムス＋短期メソトレキセートが標準的な治療法となっている。
- Grade I（皮膚 stage 1〜2）の皮膚症状の場合には，ステロイド外用薬やタクロリムス外用薬の局所療法になる。
- Grade II以上の急性GVHDが出現した場合や，日常生活に支障がある慢性GVHDの出現があった場合には追加治療が必要となる。プレドニゾロン1〜2mg/kgの投与を開始し，症状の軽快にあわせて減量していく。
- 慢性GVHDの皮膚症状に対して皮膚の乾燥が目立つ場合には保湿剤を用いる。皮膚硬化が強い場合，ソラレン（psolaren）外用後にUVAを照射するPUVA療法やレチノイド内服が有効とする報告もある。

> **ここに着目！**
>
> **急性GVHDでは，ウイルス感染症や薬疹との鑑別に特に注意する！**
>
> 化学療法や移植を受けた患者は易感染性にあるため，ステロイドや免疫抑制剤の使用にあたっては重篤な感染症への対策なども考慮する必要がある。

9. 動静脈奇形による潰瘍
ulcer associated with arteriovenous malformations

潰瘍からの大量出血に注意が必要

動静脈奇形による潰瘍とは

動静脈奇形に伴う皮膚潰瘍で，動脈血が静脈に盗血され，末梢組織が虚血となることで発症する．動静脈奇形の初期には認められず，病状が進行すると潰瘍・出血といった症状が現れる．

診断のポイント

- 動静脈奇形は先天性の疾患で，全身のどの部位でも発生し得るが，頭頸部や四肢に比較的多い．
- 病期分類として Schöbinger classification がよく用いられる[1]（**表1**）．
- 診断：臨床所見に加え画像診断を組み合わせることでほぼ診断が可能であり，生検は不要のことが多い．
- 臨床症状：病変内の豊富な血流を反映し，局所の腫脹，熱感，血管拡張，拍動，振戦や皮膚の発赤などがある．
- 潰瘍形成は stage Ⅲ で，進行した動静脈奇形の一症状である．
- 潰瘍の特徴：さまざまであるが，潰瘍深部の拡張した血管により，周囲組織が赤色でやや弾性を伴うことが多い．壊死が進行する場合は，黄色や黒色など皮膚壊死の特徴を有する場合もある．
- 潰瘍は疼痛を伴い，易出血性で時に噴出するほど大量出血することもある．

病態

動静脈奇形は，発生学的に妊娠第1期の血管形成期の異常によって生じる先天性の血管構築上の異常である[2]．血管内皮細胞の増殖はなく，動脈，静脈が末梢の血管を介せず短絡するため，末梢組織が虚血状態となって潰瘍が発生する．

行うべき検査

- 超音波診断装置：動静脈のシャントや病変内血流速度が観察できる．巨大病変では高拍出性心不全を呈する．
- CT アンギオグラフィー，MR アンギオグラフィー：3D 画像では病変の立体構造が多方向から観察できるため有用である．
- 血管造影：従来は診断のために不可欠な検査とされていたが，侵襲的な検査であることや近年の診断装置の進歩から行われることは少なくなっている．血管内治療の一環として行われることが多い．

治療

潰瘍の局所療法のみでは奏効しないことが多い．動静脈奇形に対する治療を優先，もしくは並行して治療を行う．

■手術療法
完全切除が原則であり，病変が残存すると再増大の危険性がある．手術時の出血を軽減させる目的で手術に先立って（24～48時間以内に）流入動脈の塞栓術を行うことが推奨されている[1]．

四肢の病変では，進行した AVM による QOL 低下から切断が考慮されることもある[3]．

■塞栓術
経動脈的にカテーテルを挿入し，病変の本体部分（nidus）を選択的に塞栓して破壊する治療である．塞栓物質には n-ブチル-2-シアノアクリレート（NBCA），ゼルフォームや無水エタノールなどが用いられる．

表1　Schöbinger classification

病期	特徴
Ⅰ	皮膚紅潮，温感
Ⅱ	血管雑音，拍動音の聴取，病変の増大
Ⅲ	疼痛，潰瘍，出血，感染
Ⅳ	心不全

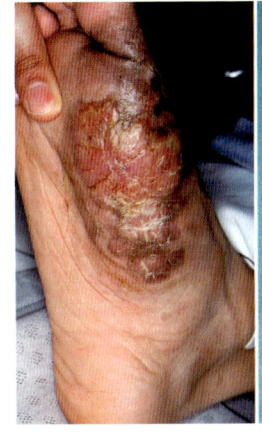

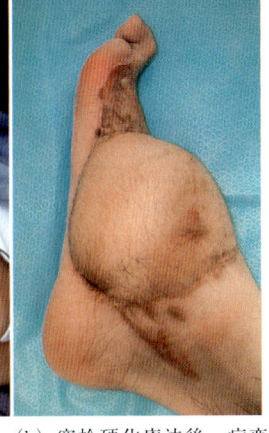

(a) 右足動静脈奇形に伴う皮膚潰瘍。度重なる出血のため歩行困難であった。皮膚壊死と周囲の発赤を認める。

(b) 塞栓硬化療法後，病変を全切除し，遊離腹直筋皮弁移植を行った。術後8年経過した現在，動静脈奇形の再発は認めず，歩行可能である。

図1　臨床所見

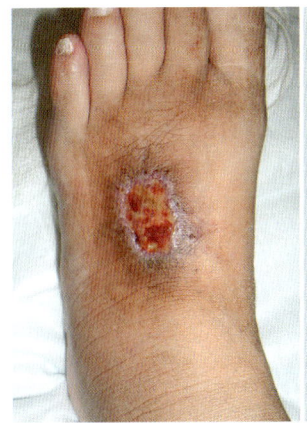

(a) 治療前

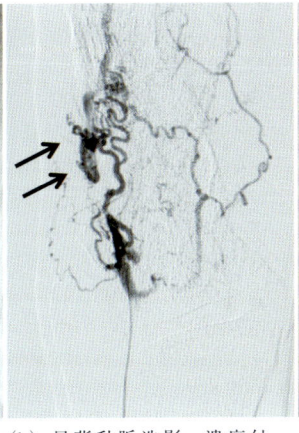

(b) 足背動脈造影。潰瘍付近に異常血管の集簇を認める（矢印）。（写真上が遠位側）。

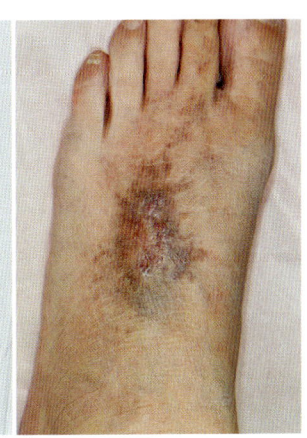

(c) 塞栓硬化療法後，約3カ月で治癒した。

図2　Schöbinger stage Ⅲ の動静脈奇形

■硬化療法

一般に，経皮的に病変を直接穿刺して硬化剤を注入する治療法である（図2）。硬化療法にはオレイン酸モノエタノールアミン，ポリドカノール，無水エタノールなどが用いられている[4]。

大量出血の場合，圧迫止血を行うが，これでも止血が困難な場合，緊急で塞栓術や硬化療法が必要となることもある。

動静脈奇形の治療法で確立されたものはない。

■局所処置

上記の動静脈奇形に対する治療を優先した後，wound bed preperation のコンセプトに基づいて創傷治療を行う。ドレッシング材が固着すると，剥がす際に出血しやすいので注意する。

ここに着目！

生検は出血が多いので注意が必要！

難治性の潰瘍に対しては原因究明のために生検が行われることが多いが，動静脈奇形に伴う潰瘍に対する生検は大量出血を伴う場合もあるため慎重に行う。超音波診断装置などを用いて潰瘍深部の血行動態を十分に評価してから行う。

III その他の創傷

1. リンパ浮腫の分類と診断　　（廣田彰男）

1) International Society of Lymphology : The diagnosis and treatment of peripheral lymphedema ; 2009 Consensus document of the Intenational Society of Lymphology. Lymphology 42 : 51-60, 2009

2. リンパ浮腫の外科的治療　　（安村和則）

1) 前川二郎, 鮑智伸, 佐武利彦：リンパシンチグラフィーによるリンパ浮腫の評価. PEPARS 22 : 29-34, 2008
2) 前川二郎, 鮑智伸, 山本康ほか：リンパ管静脈吻合術における機能的リンパ管同定の工夫；術前リンパシンチグラフィーと術中二重色素造影法について. リンパ学 33 : 27-30, 2010

3. 二分脊椎症　　（辻　依子）

1) 白根礼造：潜在性二分脊椎の特徴とケア（脂肪腫合併を含む）. 水頭症・二分脊椎ハンドブック, 松本悟ほか編, pp140-145, 財団法人 二分脊椎・水頭症研究振興財団, 兵庫, 2010
2) Yanagida H, Fujii T, Takashima A, et al : The incidence of foot deformity in Japanese school age patients with spina bifida. Spina bifida, edited by Matsumoto S, et al, pp357-358, Springer, Tokyo, 1999
3) Shurtleff DB : Decubitus formation and skin breakdown. Myelodysplasias and exstrophies. Significance, prevention, and treatment, edited by Shurtleff DB, pp299-311, Grune & Stratton, New York, 1986
4) 寺師浩人：二分脊椎症による下肢潰瘍. 足の創傷をいかに治すか；糖尿病フットケア・Limb Salvage へのチーム医療, 市岡滋ほか編, pp117-120, 克誠堂出版, 東京, 2009
5) 辻依子, 寺師浩人：神経原性足潰瘍. PEPARS 39 : 74-82, 2010

4. Blue toe syndrome　　（辻　依子）

1) Karmody AM, Powers SR, Monaco VL, et al : Blue toe syndrome ; An indication for limb salvage surgery. Arch Surg 111 : 1263-1268, 1976
2) 辻依子：Blue toe syndrome. 足の創傷をいかに治すか；糖尿病フットケア・Limb Salvage へのチーム医療, 市岡滋ほか編, pp121-124, 克誠堂出版, 東京, 2009
3) Applebaum RM, Kronzon I : Evaluation and management of cholesterol embolization and the blue toe syndrome. Curr Opn Cardiol 11 : 533-542, 1996
4) 辻依子, 寺師浩人, 北野育郎ほか：足趾潰瘍を伴う blue toe syndrome の治療経験. 52 : 457-463, 2009

5. ハンセン氏病　　（生駒憲広）

1) Ridley DS, Jopling WH : Classification of leprosy according to immunity ; Afive group system. Int J Lepr 54 : 255-273, 1966
2) 中嶋弘, 石井則久, 杉田泰之ほか：非定型抗酸菌症；ハンセン病の最近の動向. 皮膚科の臨床 41 : 1021-1033, 1999
3) 後藤正道, 石田裕, 儀同政一ほか：ハンセン病治療指針. Jpn J Leprosy 69 : 157-177, 2000
4) 後藤正道, 野上玲子, 畑野研太郎ほか：ハンセン病治療指針（第2版）. Jpn J Leprosy 75 : 191-226, 2006

6. 悪性腫瘍の潰瘍　　（中島英貴）

■有棘細胞癌, 基底細胞癌
〈参考文献〉
- 日本皮膚悪性腫瘍学会編：有棘細胞癌, 基底細胞癌. 皮膚悪性腫瘍取り扱い規約（第2版）, pp40-56, 金原出版, 東京, 2010
- 日本皮膚悪性腫瘍学会編：有棘細胞癌, 基底細胞癌. 科学的根拠に基づく皮膚悪性腫瘍診療ガイドライン（第1版）, pp42-88, 金原出版, 東京, 2007
- 斎田俊明：有棘細胞癌. 最新皮膚科学大系　上皮性腫瘍（第1版）, （12巻）, 玉置邦彦編, pp66-81, 中山書店, 東京, 2002
- 小野友道, 萱島研一, 若杉正司：基底細胞癌. 最新皮膚科学大系　上皮性腫瘍（第1版）, （12巻）, 玉置邦彦編, pp82-98, 中山書店, 東京, 2002

■皮膚リンパ腫
〈参考文献〉
- 日本皮膚科学会・日本皮膚悪性腫瘍学会編：科学的根拠に基づく皮膚悪性腫瘍診療ガイドラインⅡ皮膚リンパ腫（第1版）. 金原出版, 東京, 2010
- 日本皮膚悪性腫瘍学会編：皮膚悪性腫瘍取り扱い規約（第2版）. pp110-160, 金原出版, 東京, 2010
- 瀧川雅浩, 岩月啓氏, 大島孝一ほか編：新・皮膚悪性リンパ腫アトラス, 文光堂, 東京, 2006

■乳癌
〈参考文献〉
- 日本乳癌学会編：科学的根拠に基づく乳癌診療ガイドライン①治療編2011年版. 金原出版, 東京, 2011
- 日本乳癌学会編：科学的根拠に基づく乳癌診療ガイドライン①疫学・診断編2011年版. 金原出版, 東京, 2011
- 日本乳癌学会編：乳癌取り扱い規約（第18版）. 金原出

版,東京,2008

7. 瘻孔

■気管切開瘻 （杉本はるみ）

1) 日本看護協会認定看護師制度委員会創傷ケア基準検討会編著:瘻孔・ドレーンのケアガイダンス.創傷ケア基準シリーズ2,pp347-350,日本看護協会出版会,東京,2002
2) 森山寛編著:耳鼻咽喉科エキスパートナーシング.pp338-348,南江堂,東京,2002
3) 内藤亜由美・安部正敏編集:病態・処置別スキントラブルケアガイド,pp112-118,学研メディカル秀潤社,東京,2008

■胃瘻部の皮膚障害 （芦田幸代）

〈参考文献〉
- 北海道胃瘻研究会:病院から在宅までPEGケアの最新技術.岡田晋吾監.p2,p35,照林社,東京,2010
- 日本看護協会認定看護師制度委員会創傷ケア基準検討会編著:瘻孔・ドレーンのケアガイダンス.pp344-347,日本看護協会出版会,東京,2002
- 内藤亜由美・安部正敏編集:病態・処置別スキントラブルケアガイド.pp76-80,学習研究社,東京,2008

8. GVHD （小川文秀）

〈参考文献〉
- 日本造血細胞移植学会ガイドライン委員会GVHDガイドライン部会:造血細胞移植ガイドライン-GVHD（急性GVHDについては第2版）.2008
- 安田貴彦,直江知樹:ステロイド療法の実際;血液疾患.臨牀と研究88:37-42,2011
- 濱口儒人:内科医が知っておくべき内科的疾患・全身疾患の皮膚症状;移植後GVHDの皮膚病変.診断と治療99（Suppl）:124-131,2011

9. 動静脈奇形による潰瘍 （野村　正）

1) Kohout MP, Hansen M, Pribaz JJ, et al : Arteriovenous malformations of the head and neck ; natural history and management. Plast Reconstr Surg 102 : 643-654, 1998
2) Chiller KG, Frieden IJ, Arbiser JL : Molecular pathogenesis of vascular anomalies ; Classification into three categories based upon clinical and biochemical characteristics. Lymphat Res Biol 1 : 267-281, 2003
3) 古川洋志,山本有平:四肢・体幹部動静脈奇形の治療戦略.形成外科52:1193-1199,2009
4) 野村正,櫻井敦,永田育子ほか:硬化療法の手技—合併症の予防—.形成外科52:1173-1182,2009

創傷のすべて Q&A

III その他の創傷

1. リンパ浮腫の分類と診断　（廣田彰男）

Q リンパ浮腫の診断にはどのような診断機器が必要ですか？

解説：リンパ管は血管などと異なり，大きさを測ったり，機能を測定したり，また，リンパ液を採取することも成分分析もできないので，検査データで診断することは通常困難です。したがって，臨床所見からの診断が主であり，特殊なケースでRIリンパ管造影が必要とされることもあります。

2. リンパ浮腫の外科的治療　（安村和則）

Q どのようなリンパ浮腫にLVAの適応がありますか？

A 重症化する前にLVAを行います。

解説：進行した浮腫は吻合できるリンパ管が廃用性に失われてしまい，LVAは施行できません。浮腫の発症〜増悪中のリンパ浮腫に対しては良い適応です*。浮腫の発症が予想される肢は複合理学療法の導入や継続を優先します。

(*Maegawa J, Mikami T, Yamamoto Y : Types of lymphoscintigraphy and indications for lymphaticovenous anastomosis. Microsurgery 30 : 437-442, 2010)

3. 二分脊椎症　（辻　依子）

Q 二分脊椎症患者の小学生の時にできた足のきずがなかなか治りません。どうしたら治りますか？

A 足底の荷重バランスを考慮しながら，創部を除圧します。

解説：二分脊椎症の患者さんにおいて，足部潰瘍の原因のほとんどは，装具による圧迫か，荷重・歩行時の擦れによるものです。創部を除圧すれば治ることが多いですが，再発を繰り返したり，他の部位に潰瘍を形成したりするので，注意が必要です。

4. Blue toe syndrome　（辻　依子）

Q Blue toe syndromeを疑った時，まず行う検査は何ですか？

A 臨床検査で好酸球を測定します。

解説：Blue toe syndromeの活動期であれば，コレステロール結晶飛散による血管炎を起こしているため，好酸球が増多します。ただし，活動期でなければ好酸球が増多していない場合もあります。

5. ハンセン氏病　（生駒憲広）

Q ハンセン氏病の患者がいた場合には，専門施設に入居させる必要がありますか？

A 必要ありません。

解説：1996年に「らい予防法」が廃止され，ハンセン氏病施設以外の病院で通常の保険診療を受けることが可能になりました。

6. 悪性腫瘍の潰瘍　（中島英貴）

■**有棘細胞癌，基底細胞癌**

Q 高齢なので皮膚癌を放置してもいいですか？

A 放置してはいけません。

解説：高齢や認知症のために，皮膚癌があっても受診が遅れたり治療をためらったりすることがありますが，放置すると悲惨な結末になることがあります。手術が無理であれば，放射線や軟膏治療もできますのであきらめないで下さい。

■**皮膚リンパ腫**

Q 皮膚のリンパ腫は抗癌剤が効きますか？

A 一部のものには有効です。

解説：皮膚リンパ腫への抗癌剤治療は，奏効期間が短く生存期間の延長にはつながらないため，初回治療としては通常行いません．適応は，局所療法に抵抗性あるいはリンパ節病変や臓器浸潤を生じた場合，もしくはびまん性大細胞型B細胞リンパ腫です．

■乳癌

Q 乳癌が皮膚に再発したときの治療は？

A 放射線治療もしくは切除が主になります．

解説：単発であれば両方の治療が選択肢となり，多発していれば放射線治療となります．広範囲の病変に対し切除再建手術を行うことは可能ですが，予後の改善につながるかは不明であり，慎重に検討する必要があります．

7. 瘻孔

■気管切開瘻　　　　　　　　　（杉本はるみ）

Q 気管切開瘻周囲の皮膚に消毒は必要ですか？

A 気管切開瘻周囲の皮膚は，消毒薬による皮膚炎を生じることがあるため，日常業務としての消毒は避けるようにします．

解説：気管切開瘻周囲の皮膚は，気管分泌物などで汚染されやすい状況ですが，消毒剤には細胞毒性もあります．明らかな感染徴候を伴う場合は消毒剤を使用しますが，通常は皮膚の洗浄のみで十分です．創面の状態と全身状態などを観察しながらスキンケアを行うことが重要です．

■胃瘻部の皮膚障害　　　　　　（芦田幸代）

Q PEGの場合，入浴は傷がある場合でもそのまま入浴してもよいのでしょうか？

A 特に何もつけなくて入浴してよいです．

解説：ただし，カテーテルと瘻孔の隙間がかなりある場合は，医師に確認して行った方がよいと思います．スキンケアは大切で，入浴後に保湿剤を塗布していると皮膚のバリア機能が保て，皮膚障害の発生予防につながります．

8. 移植片対宿主病（GVHD）（小川文秀）

Q 慢性GVHDの治療期間はどのくらい必要でしょうか？

A 数年かかることもあります．

解説：一般に慢性GVHDの臨床症状，検査・病理所見が消失するまでになるため，数年以上に及ぶことがあるので，有害事象とのバランスで決定されます．

9. 動静脈奇形による潰瘍　　　（野村　正）

Q 動静脈奇形の潰瘍は根治可能ですか？

A 潰瘍形成した動静脈奇形は進行例であり，根治は難しいとされます．

解説：根治は困難ですが，塞栓術，硬化療法，手術療法などを組み合わせることで病状を改善させることや進行を止めることが可能です．治療には複数の診療科にまたがる専門的な治療手段が必要とされるため，専門の医療機関への受診をおすすめします．

IV

特殊な創傷

TOTAL WOUND MANAGEMENT

1. 頭皮の欠損
scalp defect

小欠損でも意外に緊張が強く，無理な縫合は脱毛を来たすので要注意

頭皮の欠損とは

- 頭皮は皮膚（Skin），皮下組織（Connective tissue），帽状腱膜（Aponeurosis），疎性結合組織（Loose areolar tissue），骨膜（Periosteum）の5層構造であり，頭文字をとってSCALPとすると記憶しやすい。
- 皮膚には毛髪とこれに隣接する皮脂腺などが存在し，毛髪は毛渦（つむじ）を中心に回旋して毛流を形成している。毛髪と頭皮面とがなす傾斜角度のことを皮毛角とよぶ。
- 皮下組織は脂肪組織とそれを包む多数の線維性中隔とからなり，線維性中隔は皮膚と帽状腱膜とを強く結合している。皮下組織と帽状腱膜との間には豊富な血管網が存在する。
- 帽状腱膜は前方では前頭筋，後方では後頭筋に移行する。
- 頭皮欠損の原因としては，外傷や熱傷，先天性皮膚欠損などが挙げられる。

診断のポイント

- 欠損の部位，形状，大きさ，深さについて把握する。皮膚から帽状腱膜までの結合は強固なので，外傷の場合，帽状腱膜下の疎性結合組織層で剥離されることが多い。
- 頭蓋骨骨折や骨欠損の有無について精査する。受傷機転によっては頭蓋内病変に対する検査も必要である。
- 原疾患や既往疾患，合併症についての情報も重要である。
- 治療方針の決定に際しては，患者の年齢や性別，職業，治療成果に対する希望などについての情報も有用である。

治療

- 頭皮欠損の再建においては，いかにして毛流の乱れを生じないように欠損を修復するかが最重要である。
- 治療に先だって剃毛は行わない。必要であれば縫合部の毛髪を短く切って，その周囲の毛髪はゴムなどでまとめておく。
- デブリードマンや補助切開などで頭皮に切開を加える際には，皮毛角と同じ角度で切開し，毛根を温存するように注意する。
- 縫合に際しては，毛根に縫合糸をかけないように注意しなければならない。帽状腱膜に糸をかけて創縁を引き寄せ，次に皮膚に小さめのbiteで糸をかけて2層に閉鎖する。真皮縫合は最小限にとどめるべきである。
- 再建方法としては，①単純縫縮，②局所皮弁，③植皮，④free flap，⑤tissue expanderが挙げられる。

　小さな欠損に対しては①，中程度の欠損に対しては②，大きな欠損に対しては③あるいは④で創を閉鎖して，二期的に⑤で頭髪を再建する。
- 単純縫縮にあたっては，縫合線が毛流と交差する方向になるようにする。この方向の瘢痕は頭髪がかぶさることによって目につきにくいが，毛流に平行な方向の瘢痕はたとえ細くても頭髪の分け目となって目立つ。個人差はあるが，単純縫縮可能な欠損の大きさは，前頭部や頭頂部では15〜20mm，側頭部や後頭部では20〜30mm程度である。
- 局所皮弁としては，菱形皮弁，回転皮弁などがあり，複数の皮弁を挙上することでかなり大きな欠損でも閉鎖することができる。頭皮は血行が良好なので，3〜4：1程度の縦横比の細長い皮弁でも安全に挙上することができる。縫合線ができるだけ毛流と交差する方向になるような皮弁をデザインすることが重要であり，毛流に平行にならざるを得ないところでは縫合時の緊張を極力取り除くようにする。
- 巨大な頭皮欠損に対しては，一期的には頭髪の再建を断念せざるを得ない。骨膜が残存していれば植皮術で閉鎖可能である。骨膜が欠損して

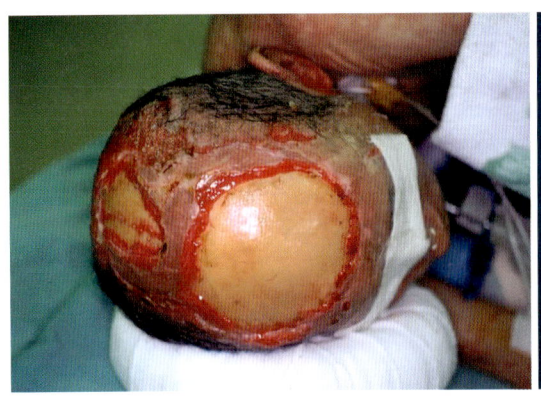

(a) 65歳，男性．火事で頭部に深達性熱傷を負い，デブリードマン後に頭皮全層欠損を来たした．
(b) 術後7カ月

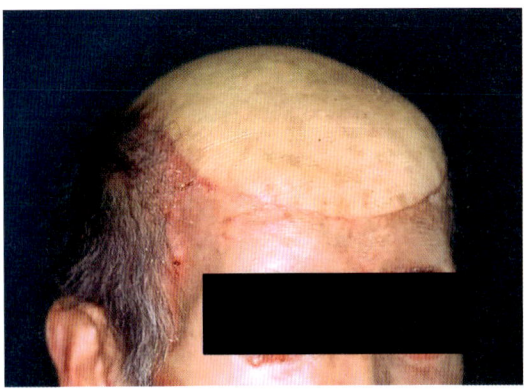

図　臨床所見

頭蓋骨が露出している場合には頭蓋骨外板に多数の骨孔を穿って肉芽増生を待ち，二期的に植皮術を行うことも可能だが，このような場合や骨・硬膜の欠損を認める場合には遊離皮弁移植術が適応となる．
- 頭皮欠損に用いられる遊離皮弁としては，広背筋皮弁（図），肩甲皮弁，橈側前腕皮弁，鼠径皮弁，前外側大腿皮弁などがある．遊離筋弁や大網弁とメッシュ植皮を併用する方法もある．頭髪生え際の再建には遊離頭皮皮弁も有用である．
- 頭皮は下層に頭蓋骨が存在するので，ティッシュエキスパンダーによる組織拡張が行いやすい部位である．delay効果もあるので，皮弁壊死を来たすことも少ない．被髪頭部の50％程度もの再建が可能である．

TOPICS
近年，組織拡張法としてシリコン製の糸（Nordstrom suture）で帽状腱膜を縫い寄せる方法が報告されている．

ここに着目！
緊張が強い状態で無理に縫合すると思わぬ脱毛を来たすので注意！
創にかかる緊張を除くために帽状腱膜で広く剥離するが，頭皮は伸展性に乏しいので小範囲の欠損でも意外に縫合が難しい．創縁から2〜3cm離れた部位で創内から帽状腱膜に創と平行な減張切開を加えることも有用だが，あまり無理をせずに局所皮弁移植術を検討した方がよい．

2. 粘膜の創―アフタ性口内炎―
Aphtha

ありふれた粘膜潰瘍ではあるが，患者のQOLを大きく低下させる

アフタとは

- 口腔粘膜にみられる小型で類円形の境界明瞭な有痛性の浅い潰瘍である。
- おおむね表面は白色調の偽膜に覆われており，周囲に紅暈を伴う（図1）。
- アフタ性口内炎は，思春期から青年期にみられ，約2割が既往を有する報告もある一般的な疾患である。
- ほとんどが再発性であり，治療に難渋するため，正しい知識と治療が重要である。

診断のポイント

- 境界明瞭な豌豆大までの潰瘍で，紅暈を有し疼痛が激しい。
- 数日から数週で治癒するが再発を繰り返す。

病態

- アフタ性口内炎の原因はいまだ不明である[1,2]。物理的損傷が原因となることがあり，局所的要因が重要であるが，それ以外にも栄養学的要因や細菌感染，免疫学的要因が推定されている。発症要因を見出すことが困難であるため，治療をいっそう困難としている。例えば，アフタ性口内炎患者では，血清中のビタミンB12や葉酸などが低下している例がみられるが，これらを補充しても必ずしも病変は完治しない。
- アフタはその臨床所見から，小アフタ，大アフタ，疱疹状潰瘍の3種に分類される。

  小アフタ：最も頻度が高く，直径5mm以下の円形のアフタが1ないし数カ所多発し，1～2週間で瘢痕を残すことなく治癒する。

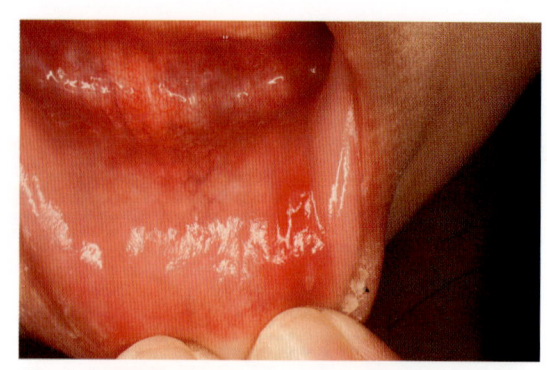

図1　小アフタ

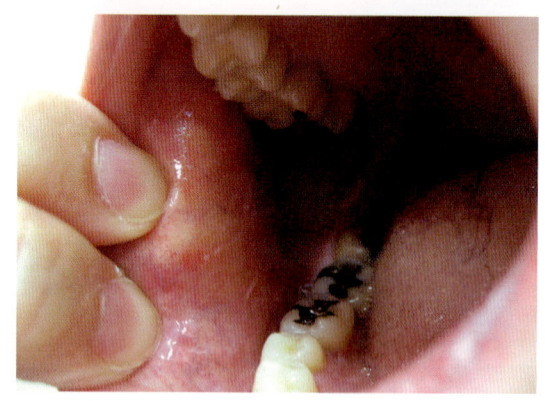

図2　扁平苔癬の頬粘膜にみられる白色角化性病変
診断の手がかりとなる。

大アフタ：直径1cmを超える類円形であり，長期にわたり持続するとともに，自発痛がみられる。治癒した後も瘢痕を残す。

疱疹状潰瘍：小アフタが少なくとも10カ所以上多発する。口蓋や歯肉に好発し，強い疼痛を伴う。まれな病態であるが，瘢痕を残さず治癒する。

行うべき検査

- ベーチェット病などの全身疾患や真菌症や他疾患との鑑別を要する。
- 真菌症の場合，カンジダは常在菌であるため，培養検査ではなく，必ずKOH法にて直接菌糸を確認する。
- 扁平苔癬では粘膜病変を有する場合があり，アフタと誤診してはならない。アフタ以外にも診断の手がかりとなる粘膜疹を理解する（図2）。

治療

- 副腎皮質ステロイド投与を行う。症状が高度の際には全身投与も考慮されるが、大多数の症例では、副作用防止の観点から局所投与が選択される。
- 口腔粘膜病変には、皮膚と同様軟膏剤のほか、粘膜付着製剤（錠剤型、フィルム型）が存在する。
  軟膏剤：配合薬が抗炎症効果を発揮するほか、基剤による保護作用が期待できる。
  粘膜付着製剤：幹部を覆うことにより物理的刺激から局所を保護する。フィルム型製剤の方が薄いため、患者には好評である。重症な場合、就寝中に使用させるとよい。
- このほか噴霧剤もあり、患者の嗜好と併せ選択するとよい。

  処方例） デキサルチン®0.1％外用　1日数回
  アフタッチ®1錠（0.025mg）患部に1回1個　1日1～2回貼付
  アフタシールS®1枚（0.025mg）、患部に1回1個、1日1～2回貼付

このほか知っておくべき粘膜潰瘍

■急性陰門潰瘍（ulcus vulvae acutum：Lipschütz-Scherberi潰瘍）

- 若い女性の陰部に好発する潰瘍であり誤診してはならない。本症の発症要因は感染症やベーチェット病の不全型などの考えがあり、いまだ議論のあるところである。
- 通常、本症は発熱や倦怠感などの全身症状が出現した後、小陰唇、時に大陰唇に紅斑を伴う疼痛を有する潰瘍が生ずる。潰瘍は単発もしくは数個で潰瘍底は比較的深い（図3）。
- リンパ節腫脹を伴うことがある。
- 一般に予後は良好で自然治癒が期待できるが、副腎皮質ステロイド内服が必要となる例もある。

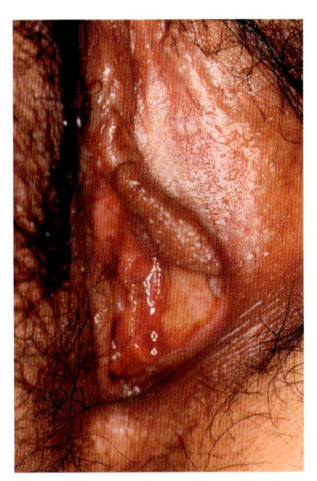

図3　急性陰門潰瘍

- 病理組織学的所見は、粘膜下における単核球を中心とした炎症細胞浸潤であり、血管炎を伴わない非特異的変化である。そのため、他疾患との鑑別には有用であるが、確定診断に至るものではない。
- 発症要因として、当初 *Bacillus crassuss*（Döderlein's lactobacillus）が原因であるとされたが、その後の報告ではEpstein-Barr virusやHIV感染、さらに最近ではインフルエンザA感染例の報告がある[3]。その一方で、潰瘍が長い経過において出没を繰り返し、病変部における好中球増多がみられる、いわゆるneutrophilic dermatitisの範疇に入る例が報告され、ベーチェット病との関連も考えられる。実際に本症を不全型ベーチェット病と捉える考えは古くから存在し、今なお議論が続いている。
- 現時点では、本症を感染由来のものからベーチェット病に近いものまでを包括した概念と捉え、それぞれの症例で十分な原因検索を行うことが重要であろう。すなわち、本症に遭遇した際にはベーチェット病を念頭に置いた精査とともに、梅毒、軟性下疳、単純ヘルペスなどを除外することが重要である。

ここに着目!

口腔内潰瘍は自覚症状の有無が大事!

硬口蓋の潰瘍は、全身性エリテマトーデスで診断的価値が高く、通常痛みを伴わない。

3. 陥入爪
ingrown nail

陥入爪は巻き爪と同義ではない

陥入爪とは

- 陥入爪とは爪甲がその周囲の爪郭皮膚，軟部組織に刺さるなどして周囲組織を損傷している状態である。
- 巻き爪と混同されていることも多いが，必ずしも爪は巻いておらず，深爪や窮屈な靴が誘因となって爪甲の遠位外側縁が周囲の組織に食い込む形で発症する。

診断のポイント

- 巻き爪＝陥入爪ではなく，爪が巻いていても組織への陥入や組織障害を認めないものは陥入爪とは言わない。
- 爪甲がその周囲の爪郭皮膚・軟部組織に食い込んで（陥入して）おり，多くは同部に炎症所見を伴っていることからその診断は容易である（図1）。
- 痛みを避けるために患者が自ら爪甲の遠位外側縁を切っていることがあり，一見では陥入部が目立たないこともある。
- 疼痛を伴うことがほとんどであるが，糖尿病足など知覚障害を伴っている症例では疼痛の訴えがないこともある。
- 原因の多くは深爪であるが，巻き爪や真菌感染症に伴う爪甲の変形が誘因となっている症例もあり，その原因の診断が大事である。再発することも多く，治癒を得たのちは予防の対策を行うことが肝要である。

病態

- 爪甲による周囲組織の物理的損傷である。
- その原因の多くは深爪であるが，爪床下の末節

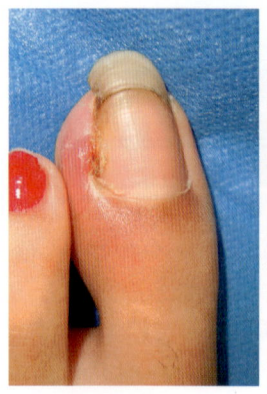

図1　臨床所見①
第Ⅰ趾外側側爪郭に爪甲の陥入と炎症を認める。

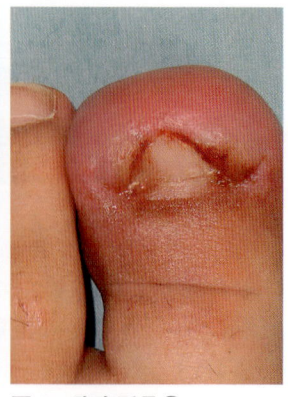

図2　臨床所見②
第Ⅰ趾両側の側爪郭に爪甲の陥入を認める。慢性化した炎症により爪周囲は腫脹し硬くなっている。

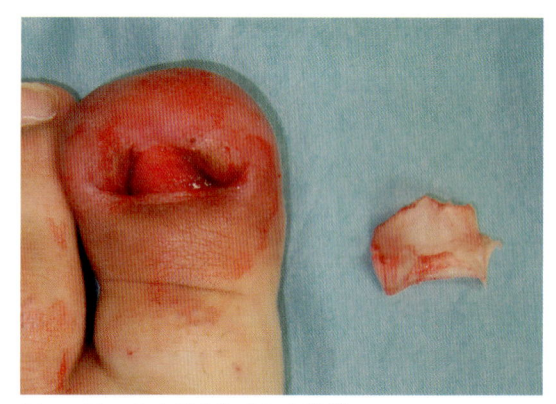

図3　図2の症例を抜爪した状態
両側側爪郭へ深く爪甲が刺入していたことがわかる。

骨の突出変形や真菌症による爪甲の変形が背景となっていることもある。短く切られた爪甲の遠位外側縁が側爪郭に刺入する場合や，何らかの原因が爪甲に変形を起こし爪甲縁が側爪郭へ刺入する場合と，逆に爪周囲の組織が靴などによる圧迫や炎症で腫脹するために爪甲の伸展の妨げになり爪甲の刺入をひき起こす場合とに分けて考えられる。
- 陥入爪の状態が長期化し，炎症・感染を伴っているような症例では，爪郭組織の腫脹により見かけよりも爪甲の陥入が深くなっている（図2，3）。
- 組織内へ刺入した爪は異物であり，同部に炎症を起こし，二次感染を惹起することや肉芽腫を形成することもある。

行うべき検査

- 視診により爪甲の変形および爪周囲の組織の状態を把握する。深爪が原因の場合は視診のみで多くは診断がつく。
- 問診による現病歴の聴取も必要である。過去の外傷などが爪甲や爪周囲の変形の原因となっていることもある。
- 爪甲に変形を認める場合は，爪白癬の除外診断ののちに爪床下の末節骨の状態を単純X線写真やCTなどで評価する。
- 爪周囲の組織の腫脹がある場合は，腫瘍性のものか，炎症・感染によるものかを鑑別する。炎症・感染による腫脹は陥入爪の結果なのか，陥入爪の原因なのかを鑑別する。

治療

- 深爪が原因の場合は爪を切りすぎないように，特に爪甲遠位外側縁を爪郭から少し出ている状態を保つように爪切りを行うよう指導を行い，爪甲遠位外側縁が陥入部を超えるまで伸ばす。陥入爪は疼痛を伴うことが多く，爪甲がしっかり伸びるまでの間，患者にとって苦痛であり，その間の対処方法がさまざま報告されている。本稿ではその一部を紹介する。

〈対処①〉

翼状針などの点滴チューブの一部に切開を加え，爪甲の外側縁にはめ込むように挿入し，ボンドやマニキュアで固定する（図4）。簡便で疼痛も抑えることができるが，自然抜去しやすい。

〈対処②〉

陥入爪の期間が長く，爪周囲の組織が高度に腫脹・肥厚している場合は一度爪甲の抜去を行い，その腫脹が治まってから根本的な治療を行う（図2，3）。爪甲の抜去の際には愛護的操作に留意し，爪床や爪母に損傷を与えないようにする。また，抜去後も保清の指導を行い，同部に感染を起こさないように注意する。

〈対処③〉

ワイヤーの弾力を利用して爪甲を矯正する方法はよく用いられるが，ある程度爪が伸びてこない

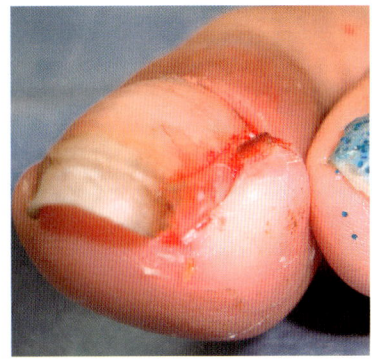

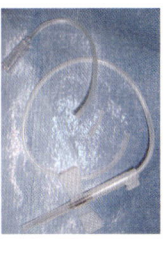

図4　対処①
翼状針のチューブを一部切り取り，爪甲外側縁にはめ込んだ状態。

とワイヤーの刺入・固定が難しい（最近ではさまざまな矯正方法の報告がある）。本法は巻き爪の矯正を行うには優れているが，再発することが多く，巻き爪変形のないものには適応がない。

- 爪周囲に炎症や感染徴候を認める場合はその治療を行う。
- 爪甲の変形や爪周囲の腫脹など，陥入爪に明らかな原因がある場合はその治療を行う。爪白癬による爪甲の変形の場合には爪白癬の治療を行い，爪床下の骨の変形がある場合には手術により骨を削る爪床形成を行うことが必要となる。
- 原因が明らかでなく，難治な症例は手術治療の適応となる。手術治療の詳細は割愛するが，その多くは陥入する爪甲の外側縁を切除するとともに，その爪甲が発生する爪母を切除もしくは焼却することにより爪甲の幅を狭くすることで陥入を再発させなくする方法である。根治性は高いが，術後に爪甲の幅が狭くなる。

> **ここに着目！**
> **糖尿病性足病変や虚血肢の陥入爪には要注意**
> 糖尿病性足病変の場合，知覚障害を伴っていることが多く，自覚症状に乏しいため，患者に患部安静などの治療の協力を得られない場合がある。また，血糖コントロールの悪い場合などでは易感染性であることにも注意が必要である。虚血肢の場合はその重症度によっては患部の感染や侵襲的操作によって壊死の誘因となることに注意すべきである。

4. 精神救急
―自傷・手首自傷症候群など―
self-injury wrist-cutting syndrome

傷の背景にある患者の心身社会的（biopsychosocial）な揺らぎに留意することが大切である

自傷とは

- 自殺を目的としないで自ら自己の身体を傷つけることで，軽く手首を切る程度から，髪を引き抜く（抜毛癖），爪を抜く（抜爪癖），壁に激しく頭を打ちつける，眼球や乳房をくりぬく（self-enoculeation）まである。
- 解離性障害，離人症，境界性パーソナリティ障害，自己愛パーソナリティ障害，無力妄想，統合失調症，うつ病，てんかんのもうろう状態，などでみられる。
- 代表的なのがリストカット症候群であり，欧米から約10年遅れて1970年代後半からわが国でも多くなった。自己評価の低さが基底にあり，不安，抑うつ，無力感，実存感の不明，見捨てられ感，愛情希求，注目願望，などを背景とし，言語化の代わりに行動化（acting out）するもので，万引き，過食，登校拒否，家庭内暴力，薬物乱用，性的逸脱行動などを伴う衝動抑制障害によるものである。身体意識離人症では出血を見て自己確認をする，無力妄想では「生きている」を実感する，と言われるが行為の実感性は乏しく，痛みも伴わないことが多い。

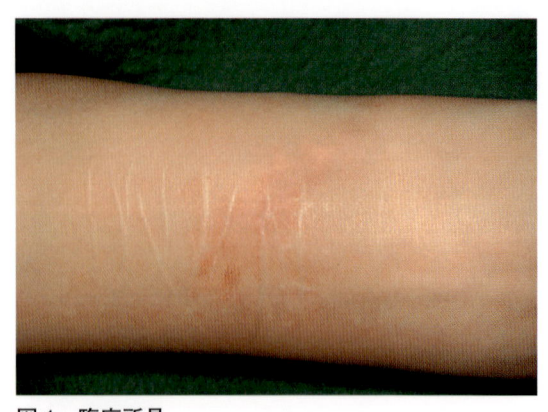

図1 臨床所見
剃刀によるリストカット例

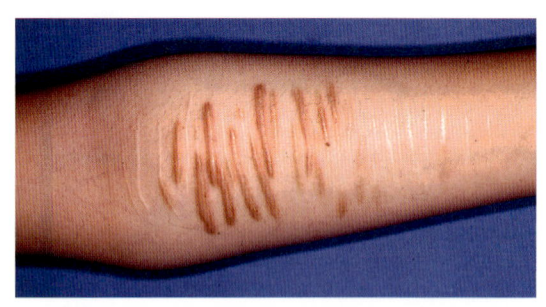

(a) 術前

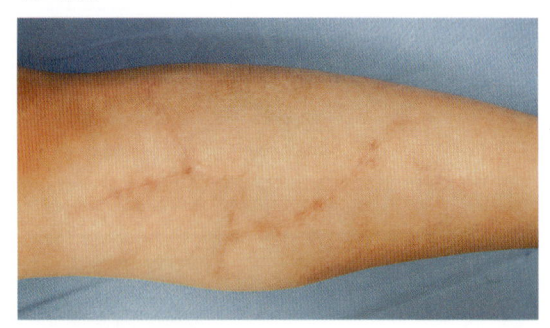

(b) 術後1年の状態
縦方向の瘢痕を加えることでリストカット痕をカムフラージュする。
図2 肥厚性瘢痕となった例

診断のポイント

- 10～20代の未婚女性に多い。
- 繰り返すことが多い。
- 傷は概して浅く，縫合を要することは少ない。
- 本人は自傷後，安堵感を感じるのか，妙に落ち着いていることが多い。

病態

- 前腕を水平に横断する特徴的な複数の瘢痕の修正を求めて，形成外科を受診することが多い。
- 子供時代の心理的・性的虐待を成因とする解離性症状，ボーダーラインと言われるパーソナリティ障害など多彩な原因によるが，日常の症状は軽く，健康な社会生活と並列して存在し得る。

- 瘢痕は線状で1本1本は著しい醜状を呈さない場合が多いが，多数の新旧入り混じった瘢痕はリストカットであることを歴然と示すことが特徴的で，これが主訴となる（図1）。

行うべき検査

- 自傷，リストカットに特有の必要な検査はないが，治療後も行為の再発の恐れがあるので，精神科医に精神状態を確認することは必要である。
- 多くは精神科の受診歴があり，家族より担当医の意見を尊重する方が無難である。

治療

- 治療目的は，傷を目立たなくすることであるが，本来，鋭利な刃物で切られていることが多く，患者の希望するような目立たない瘢痕に形成する（傷跡が消えてしまうような）ことは至難であり，リストカットの履歴を被覆するのは困難である。
- したがって，私見ではあるが，瘢痕の性質を変える形成術が有効と考える。つまり，一見ではリストカットの傷跡に見えないような，例えば通常起こり得る外傷の瘢痕のような形に変えて，患者の心理的負担の軽減を図るのが賢明と考える。
- 線状瘢痕と捉えるのではなく，瘢痕全体を面積として捉え，実際には数次にわたりW形成術，Z形成術を行い瘢痕の量を減らし，同時に質を変えるのが得策と考える。
- 手術回数を減らすには，エキスパンダーを用いるのも有効であろうが，筆者は経験がない。数カ月すれば，皮膚にゆとりができるので，serial excisionで相当程度まで切除できる（図2）。

ここに着目！

患者の求めるもの

きれいな傷ではなくリストカットの履歴抹消である。

5. 小児救急―虐待―
pediatric emergency

虐待の，わずかな兆候を見逃さないことが大切である。国立成育医療研究センターでの虐待への対応を紹介する

虐待（不適切な養育）とは

- 日本では児童虐待防止法で，「保護者がその監護する児童（18歳に満たない者）に対し，身体的虐待，性的虐待，ネグレクト（育児放棄，監護放棄），心理的虐待を行うこと」と定義されており，ほとんどが重複して起こっている。
- 当院の統計では虐待の疑いが持たれたのは294例で，男女比は170：124（58％：42％）であった。虐待の種別は身体的虐待176例（60％），ネグレクト66例（22％），心理的虐待22例（7％），代理によるミュンヒハウゼン症候群7例（2％），性的虐待6例（2％）であった（図3）。
- 虐待のうち6割を占める身体的虐待の中では頭部外傷が43％と最も多く，以下頭部外傷に伴う硬膜下血腫（13％）および眼底出血（9％），次に頭蓋骨以外の骨折（8％）の順であった。
- ネグレクトでは体重増加不良や栄養障害が32％と最も多い。
- 虐待に対しては，発見した個人で対応するのではなく，医師，看護師，ソーシャルワーカーを含めた医療従事者のチームで対応することが望ましい。

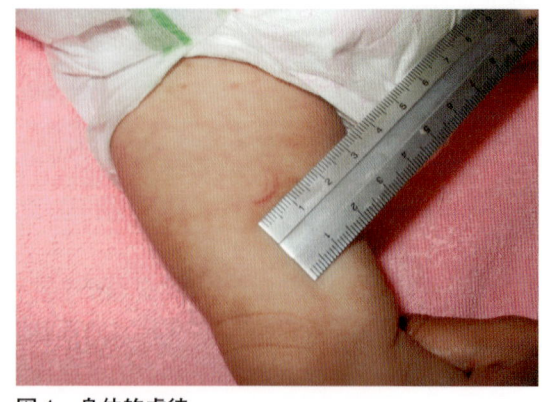

図1 身体的虐待
洗濯バサミで挟んだような跡が認められる。

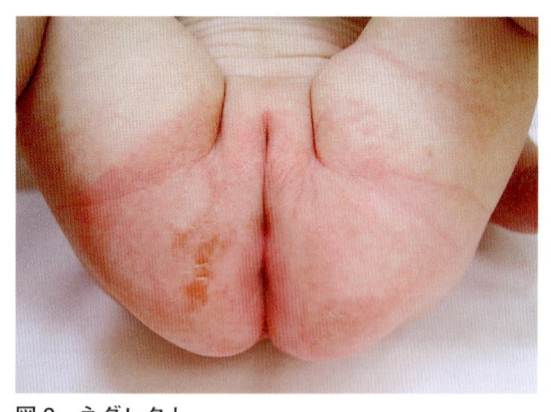

図2 ネグレクト
1枚のおむつの長期使用による広範なおむつかぶれを認める。

- 身体的虐待（60％）
- ネグレクト（22％）
- 心理的虐待（7％）
- MSBP（2％）
- 性的虐待（2％）

MSBP：代理によるミュンヒハウゼン症候群

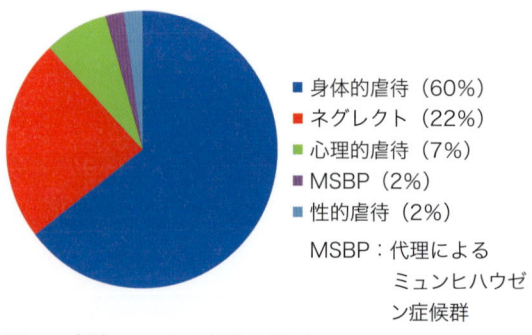

図3 当院における虐待の種別
（当院における平成14〜19年度の5年間の統計）

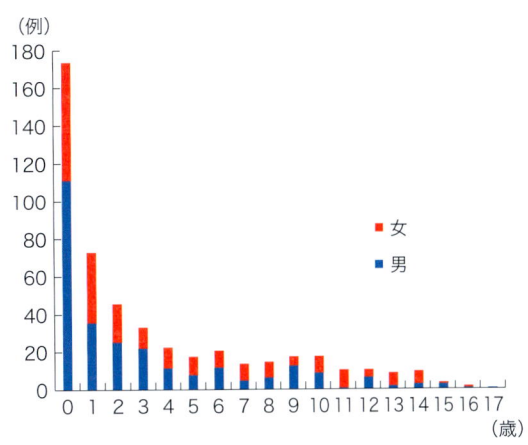

図4 当院開設以来の虐待による受診者（502例）の年齢分布

0歳児が最も多い点に注意する。小学校に入学後に再度上昇する時期がある。

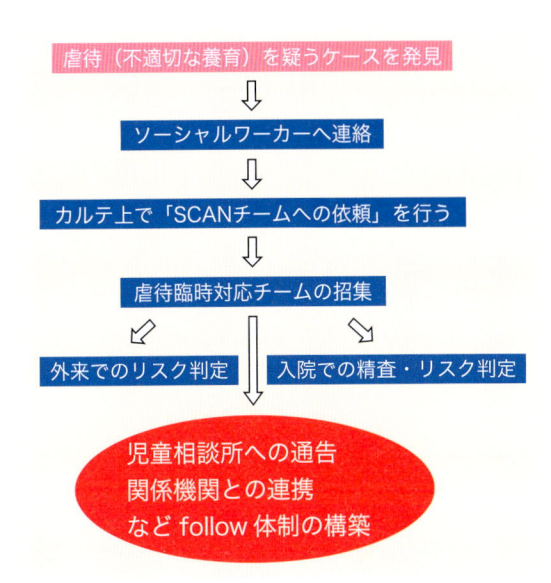

図5 当院における虐待患者に対する初期対応の流れ

診断のポイント

虐待の早期発見には以下のような点に留意する。
- 最初から虐待とわかることは少なく，診察の際の注意深い観察が必要である。特に「事故」に注意する。
- 親は「普通の親」に見えることが多い。
- ヒストリー（病歴聴取）から虐待を疑う根拠は，現実に存在する損傷と，親が申し立てるヒストリーとの間に明らかな矛盾があることである。
- 虐待を疑わせるヒストリーとしては以下のようなものが挙げられる[2]。
  - 広範な損傷があるのに軽微な外傷のヒストリーしかない。
  - 損傷の証拠があるのに外傷のヒストリーがない（不可思議な損傷）。
  - 子供の発達と相容れない「自分の行為によって自ら招いた」あるいは「自傷行為による」外傷のヒストリー。
  - 保護者が重度の外傷を幼い子供のせいにする。
  - 時間とともに変化するヒストリー。
  - 病院に連れてくるのが不当に遅い。
  - 不自然な感情露出などには特に注意する必要がある。

当院における SCAN チームの役割

- 当センターでは，虐待を疑う症例には小児精神科医師，看護師，ソーシャルワーカーよりなる Suspected Child Abuse & Neglect チーム（以下 SCAN チーム）が対応している。
- 最も大切なことは，SCAN チームと実際に患児を担当する医師を含めた医療従事者が異なる点である。これにより虐待を疑った医師の負担の軽減が図られるメリットがある。
- SCAN チームの活動には以下のようなものがある。
  - 虐待が疑われるケースのリスク判定
  - 医療機関としての決定としての児童相談所への通知・告知
  - 月1回の定例会議（検討会）
  - 画像カンファレンス
  - 子供虐待に関する情報のデータベースの作成
  - 教育，研究
  - 虐待対応臨時チームに参加し，患児を担当するスタッフの後方支援

虐待患者に対する初期対応

- 実際の臨床現場で，虐待（不適切な養育）と考えられる症例に遭遇した際は，虐待臨時対応チームを構成し対応にあたる．
- 虐待臨時対応チームは該当ケースの主治医，受け持ち看護師，コメディカルスタッフおよびSCANチームメンバーから構成される．
- 虐待対応臨時チームで行うことには以下のようなものがある．
  - 関係するスタッフが収集した情報の整理・共有化を行う．
  - こども虐待（不適切な養育）を疑う根拠を明確にする．
  - リスクの判定を行い，今後のフォローの方法について検討する．
    → 児童相談所への通告が必要か否かの判断を行う．
  - 対象となるこどもとその家族が所属する地域の関係機関との連携を行い，こどもと家族に対する継続的な支援体制を構築する．

SCANチーム構成による効果および展望

- 当院では年間平均60名ほどの虐待疑い例に対応して，児童相談所への通告症例は年々増加している．
- 対応症例が多い理由として，家族への通知はSCANチームの医師が行うなど，虐待を疑った医師の負担の軽減を行っていることで，ためらいなく疑い症例が報告されているためと考えられる．
- 通告症例の増加は，院内医療者の意識・知識向上による虐待診断の確実性向上，および他院からの虐待疑い症例の紹介例の増加につながっていると考えられる．
- 今後はSCANチームの役割を病院全体に浸透させ，一般の医師，看護師，コメディカルスタッフが虐待に対応できるような体制を構築していくことが望まれる．

謝辞：症例写真と統率資料のご提供をいただいた，こころの診療部・奥山真紀子部長とSCANチーム各位に深謝致します．

TOPICS

2010年8月から児童相談所の権限が強化された．虐待の疑いがある場合，警察官などと同様に児童相談所の職員にも立ち入り検査を行う権限が認められるようになった．

ここに着目！

外来で虐待を疑った際の対応

虐待を疑った際には，子供はなるべくその場で入院させることが望ましいが，保護者の拒否などにより入院が不可能な場合もある．そういう場合は，なるべく時間を稼いでソーシャルワーカーと連携・相談する．外来経過受診は，翌日の救急外来を必ず受診するように指示する．

IV 特殊な創傷

1. 頭皮の欠損　　　　　　　　（稲川喜一）

1) 小室裕造：頭皮の再建．PEPARS　6：1-7, 2005
2) 吉村圭，大森喜太郎：外傷および腫瘍切除後頭皮欠損の再建．PEPARS 19：16-24, 2008
3) 佐々木健司，竹内正樹，森岡康祐：頭皮欠損の再建法．形成外科 52：S1-S10, 2009
4) 小林誠一郎，大森喜太郎：Free flap による頭蓋軟部組織の再建．頭頸部再建 最近の進歩（第2版），波利井清紀編著，pp3-11，克誠堂出版，東京，2002
5) 皆川英彦：Tissue expansion 法による頭皮欠損の閉鎖．頭頸部再建 最近の進歩（第2版），波利井清紀編著，pp32-37，克誠堂出版，東京，2002

2. 粘膜の創―アフタ性口内炎―　　（安部正敏）

1) Axell T, Henricsson V：Association between recurrent aphthous ulcer and tobacco habits. Scand J Dent Res 93：239-242, 1985
2) Preeti L, Magesh K, Rajkumar K, et al：Recurrent aphthous stomatitis. J Oral Maxillofac Pathol 15：252-256, 2011
3) Wetter DA, Bruce AJM, MacLaughlin KL, et al：Ulcus vulvae acutum in a 13-year-old girl after influenza A infection. Skinmed 7：95-98, 2008

3. 陥入爪　　　　　　　　　　（草竹兼司）

〈定義に関する参考文献〉
- 桑原靖，中塚貴志：陥入爪，巻き爪，爪周囲炎．形成外科 53：S189, 2010

〈治療に関する参考文献〉
- 西野健一：ひょう疽と陥入爪．形成外科 51；S201-S205, 2008

4. 精神救急―自傷―　　　　　　（中嶋英雄）

〈参考文献〉
- 浜田秀伯：精神症候学（第2版）．p97, p362, 弘文堂，東京，2009
- 笠原嘉：新・精神科医のノート．p42, みすず書房，東京，1997
- 柴山雅俊：解離性障害．p13, p65, p89, p123, p139, 筑摩書房，東京，2007
- スザンナ・ケイセン，吉田利子訳：思春期病棟の少女たち．p185, 草思社，東京，1995
- 鍋田泰孝：身体醜形障害．p155, 講談社，東京，2011

5. 小児救急―虐待―　　　　　　（小野田　聡）

〈参考文献〉
- 国立成育医療研究センター編：虐待（不適切な養育）対応マニュアル
- 坂井聖二，奥山真紀子，井上登生：こども虐待の臨床：医学的診断と対応．南山堂，東京，2005

IV 特殊な創傷

1. 頭皮の欠損　　　　　　　　（稲川喜一）

Q 縫合創の禿げは治りますか？

A 成熟した瘢痕から自然に発毛してくることは期待できません。

解説：縫合後の一時的な脱毛であれば発毛が期待できますが，数カ月経過した瘢痕からの自然発毛は期待できません。再縫合，局所皮弁，ティッシュエキスパンダーなどで修復します。比較的小範囲の脱毛に対しては植毛術も有効です。

2. 粘膜の創―アフタ性口内炎―（安部正敏）

Q アフタを有する患者への生活指導はどうしたらよいですか？

A 痛みにより食物摂取が困難となる場合があるので，刺激物の摂取は控えさせましょう。

解説：口腔内の保清とともに，歯牙による圧迫でアフタが形成されることもあるので，場合により歯科受診を勧めることも考慮します。

3. 陥入爪　　　　　　　　　　（草竹兼司）

Q 再発予防にはどのような指導を行えばよいですか？

A まずは爪の切り方と局所の保清の指導が大事です。

解説：一元的な再発予防策はありません。症例の多くは深爪や巻き爪を原因とするので，爪切りの指導と巻き爪への対応で予防できますが，原因が明らかでないものや巻き爪の治療が困難なものに関しては，保存的な対策だけでは予防困難ですので手術治療の適応です。

4. 精神救急―自傷―　　　　　（中嶋英雄）

Q いま手術をしてよいでしょうか？　またリストカットを繰り返さないでしょうか？

A 手術適応時期については精神科医と相談し，患者が過去と決別（社会性を獲得）できているかの判断をするのが大切です。

解説：リストカットに走る精神的背景は，神経症ならまだしも，パーソナリティ障害，浜田のいう無力妄想など精神科治療の効果が期待できないものが多く，ある意味では年齢による自然寛解を待つしかない場合が多いのが実情です。

5. 小児救急―虐待―　　　　　（小野田　聡）

Q 虐待と思われるこどもを見つけたらどうすればよいですか？

A 担当地域の児童相談所などの専門機関に連絡して下さい。

解説：児童相談所はすべての都道府県および政令指定都市に設けられた児童福祉のための専門機関です。連絡する際には，虐待と感じた際の状況，こどもおよび保護者の住所・氏名・年齢などの情報がわかればより良いですが，ためらわずに連絡することが一番大切です。

V

感染症

TOTAL WOUND MANAGEMENT

V 感染症

大慈弥裕之／高木誠司

1. 急性感染症

創感染の徴候
signs of wound infection

創部が細菌による感染を来たす徴候を見逃さない

創感染の徴候とは

- 病原菌が創部に定着して増殖することにより，組織炎症反応を引き起こした状態。
- 局所では，発赤，疼痛，熱感，腫脹といった炎症徴候を示すとともに，膿を形成する。
- 正常な創傷治癒過程を阻害して治癒を遷延させる。
- 組織を破壊，融解して膿苔や壊死組織を生じ，創部を拡大させる。
- 感染症が進行すると，患者は発熱し，白血球増多やCRP上昇が生じる。
- さらに進行すると，菌血症，敗血症へと発展し，生命を脅かす重篤な状態に至る。

診断のポイント

- 感染創の伝統的診断基準[1]（図）
  - 膿瘍：壊死組織，細菌，白血球から形成される"膿"が貯留したもの。
  - 蜂巣炎：蜂巣炎は細菌感染が拡がり，非化膿性炎症が皮膚や皮下組織に波及することにより起こる。重症の感染では小胞や嚢胞形成，さらには潰瘍化や壊死を来たすこともある。
  - 滲出液：創傷部からは漿液性や漿液膿性，血液膿性など，さまざまな性状の滲出液が排出する。
- 感染創の補助的診断基準[2]
  - 治癒遷延：治癒の速度が遅れる。
  - 変色：創部がくすんだ色に変色する。
  - 創破壊：創部が離開し，健常組織が壊死に陥る。
  - 臭気：グラム陰性桿菌や嫌気性菌による感染では，特徴的な臭いが生じる。
  - 不良肉芽組織：肉芽組織は蒼白で浮腫状となり，脆く易出血性となる。

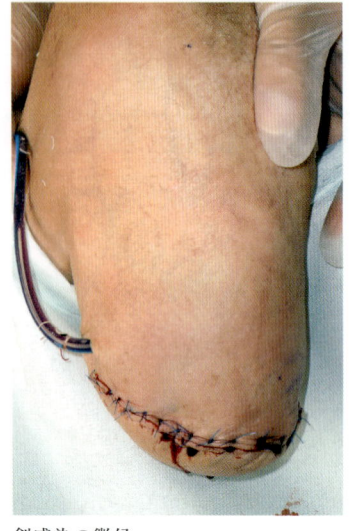

創感染の徴候
術後3日，創縁の血流は良好であるが，血性の浸出液が続き，創周囲に発赤が出現した。

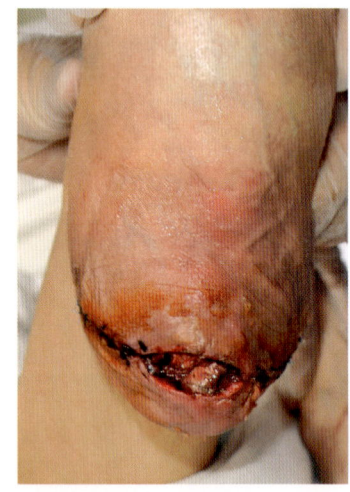

創感染の所見
術後10日，創周囲は発赤が著明で，膿性の滲出液が排出した。創は離開し組織の変色と壊死組織を認める。

図　創感染（74歳，男性，下腿切断）

- Cuttingら[1]は，以上に挙げた膿瘍，蜂巣炎，滲出液の3徴候を感染創の伝統的診断基準としている。Gardnerら[3]は炎症徴候である疼痛，紅斑，腫脹および熱感に，膿瘍を加えた5つの徴候が，感染の古典的徴候としている。臨床の

場では，上記臨床徴候に細菌学的検査を加え，総合的に判断する。

病態

- 病原菌：創部からは，ブドウ球菌や緑膿菌，プロテウス菌（*Proteus mirabilis*），大腸菌が検出されることが多い。近年，多剤耐性菌が検出される割合が増加している。多剤耐性菌による創感染は治療を困難にするだけでなく，院内感染の点からも問題視される。現在，形成外科領域で検出される頻度の高い耐性菌は，メチシリン耐性黄色ブドウ球菌（MRSA），多剤耐性緑膿菌（MDRP），バンコマイシン耐性腸球菌（VRE），多剤耐性アシネトバクター（*Acinetobacter baumannii*），拡張型βラクタマーゼ産生菌（ESBLs）である[4]。
- 細菌は，異物や壊死組織を中心に存在する。
- 組織 1 g あたり 10^5 colony formins units（CFU）以上の細菌が存在すると創傷治癒が遷延し，膿瘍を形成する[5]。
- 感染創で出現する滲出液は，matrix metalloproteinase（MMP）を主としたプロテアーゼ活性が増加していて，成長因子やレセプター，蛋白接着因子を分解して組織を破壊し，創傷治癒を阻害する。

行うべき検査

- 臨床検査：白血球数，CRP
- 細菌学的検査：定性培養は通常，創表面のスワブ培養で行い，細菌の種類と薬剤の感受性について調べる。定量培養では組織内の細菌数を測定する。

治療[4]

- 創部洗浄：毎日の創洗浄と創部の観察を要す。
- デブリードマン：感染の制御にデブリードマンは有効であるので，積極的に行う。ただし，糖尿病性壊疽など血流障害を伴う壊死では，デブリードマン後に創傷がむしろ悪化する場合がある。
- 局所抗菌薬：ポビドンヨード，カデキソマー・ヨード，サルファジアジン銀などの局所抗菌剤を使用する。
- 全身的抗菌薬使用：蜂巣炎や全身感染症を示す感染創に対しては，積極的な局所感染の制御とともに抗菌薬を用いた全身的治療も行う。
- 創傷被覆材：感染創には滲出液の排出を促すドレッシング材を使用する。通常のガーゼ以外では，高吸収性被覆材である，ポリウレタンフォーム，ハイドロポリマー，ハイドロファイバー，アルジネートドレッシングなどが用いられている。

TOPICS

感染創の創傷処置にあたっては，感染予防策である標準予防策と接触予防策を医療者が厳格に守り，院内感染の防止に努めなければならない。特に多剤耐性菌が検出された場合，ベッド柵や包交車なども定期的に消毒し，環境汚染を予防することも重要である。

ここに着目！

急速に拡がる発赤，全身状態の急激な悪化を認めた場合は，劇症型 A 群溶連菌感染症を疑い，大至急治療にあたる

劇症型 A 群溶連菌感染症（streptococcal toxic shock syndrome）は，急速に重篤な敗血症性ショックを引き起こす細菌感染症で，予後が不良である。急速に拡がる発赤，および全身状態の急激な悪化を認めた場合，本疾患を疑い，早期に診断して積極的な治療を行うことが重要である。

確定診断にはA群レンサ球菌の検出が必須で，迅速抗原キットが有用である。治療としては，早期の外科的デブリードマン，抗菌薬全身投与，ショックや多臓器不全に対する全身管理が行われる。

V 感染症

山﨑 修

1. 急性感染症

丹毒・蜂窩織炎・リンパ管炎
erysipelas/cellulitis/lymphangitis

エンピリックに抗菌薬を投与する

丹毒, 蜂窩織炎, リンパ管炎とは

- 丹毒は真皮〜真皮・皮下脂肪組織境界部までを侵すびまん性の細菌感染症である。症状は疼痛, 鮮紅色, 隆起性の浮腫性紅斑, 辺縁部の隆起する境界明瞭な浸潤性局面である（図1）。発熱, 全身倦怠感, リンパ節腫脹がみられる。好発部位は顔面, 下腿, リンパ浮腫が先存する部位, 臍部である。時に明らかな侵入門戸がみられない。習慣性に繰り返すことがある。
- 蜂窩織炎は真皮深層〜皮下脂肪組織のびまん性の細菌感染症である。境界不明瞭な発赤・腫脹で周囲に急速に拡大する（図2）。局所熱感, 圧痛, 自発痛がある。まれに皮膚は水疱形成や壊死に進展し, 痂皮やびらんを生じる場合がある。また, 感染が軟部組織に限局して真皮や皮下組織に膿瘍を形成する場合もある。四肢に好発する。
- リンパ管炎は小外傷や皮膚疾患からその領域リンパ節に向かう深部のリンパ管の感染症である。リンパ管に沿う線状〜帯状の有痛性の紅斑で, 発熱, 全身倦怠感を伴うことがある（図3）。領域のリンパ節腫脹を伴う。また, 蜂巣炎に伴うことが多い。趾間の白癬, 爪囲炎が誘因となる。

診断のポイント

- 丹毒は辺縁部の隆起する浸潤性局面であり, 健常皮膚とは境界明瞭である。蜂窩織炎の病変部は基本的には隆起せず, 健常皮膚との境界は不明瞭である。
- 蜂窩織炎の病変の主座は丹毒より深部とされて

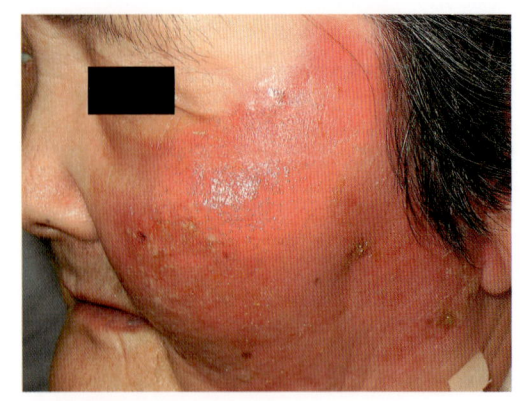

図1 丹毒
境界明瞭な浮腫性紅斑

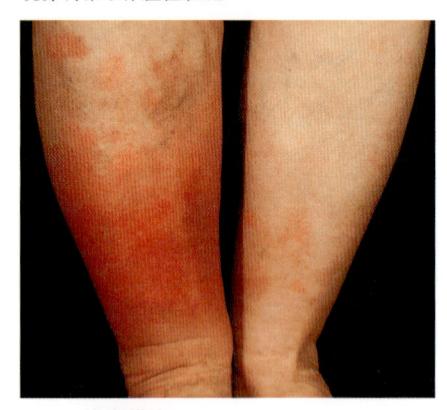

図2 蜂窩織炎
発赤, 腫脹, 熱感

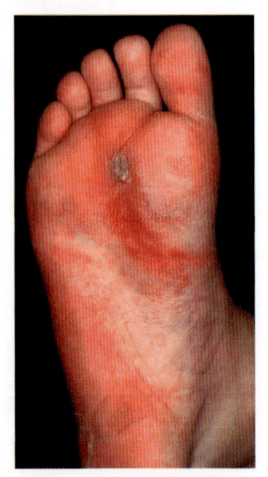

図3 リンパ管炎
線状の有痛性紅斑

いるが（図4）, 実際には両者の鑑別は難しく, 組織学的にも丹毒の方が炎症が深い場合もある。

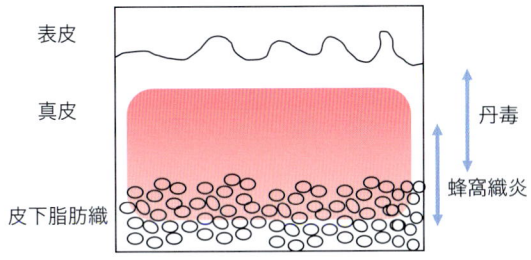

図4 丹毒・蜂窩織炎の炎症の主座

- 3疾患とも局所熱感，腫脹，圧痛を伴う発赤と白血球増多，CRP上昇などの炎症所見が診断に有用である。

病態

- 黄色ブドウ球菌とA群連鎖球菌は最も一般的な起炎菌であるが，B，C，G群連鎖球菌，肺炎球菌，*Hemophilis influenzae*，*Pasteurella multocida* などさまざま菌が関係する。B群連鎖球菌は新生児，*Hemophilis influenzae* は乳児に重要である[1]。
- 基礎疾患としては糖尿病，肥満，アルコール常飲者，腎疾患などが挙げられる。局所要因として静脈不全，リンパ浮腫など循環不全部位に発生しやすく，習慣性になりやすい。外傷，咬傷，虫刺症，熱傷，裂傷，穿刺などバリアー機能の障害が発症の誘因となる。
- 感染する微生物の数はたいてい少数であり，蜂窩織炎の感染は圧倒的な組織感染よりもサイトカインの反応や細菌性のスーパー抗原によりもたらされる。

行うべき検査

- 血液検査：白血球数（white blood cell count），C反応性蛋白（C-reactive protein：CRP），抗ストレプトリシンO抗体（antistreptolysin O antibody：ASO），抗ストレプトキナーゼ（antistreptokinase antibody：ASK）
- 一般細菌培養：表面に膿疱やびらんがある場合は容易に培養できるが，皮表に破綻のないものは培養困難な場合が多い。

治療

- 連鎖球菌，黄色ブドウ球菌を念頭において薬剤を選択する軽症例では抗菌薬内服，重症では点滴治療を行う。ペニシリン系，セフェム系，マクロライド系抗菌薬が選択肢となる。症例によっては炎症反応が下がっても発赤腫脹が遷延する場合もある。
- 米国感染症学会（Infection Diseases Society of America：IDSA）より作成されたガイドライン[2]では，丹毒に対する抗菌薬の選択はペニシリン系抗菌薬が第1選択となる。ロキシスロマイシンも同等の効果であったと報告があるが，耐性菌の増加が懸念されている。黄色ブドウ球菌の感染を疑えば，βラクタム阻害剤配合ペニシリンかセフェム薬を選択する。
- 2〜3日の抗菌薬投与で反応がみられない治療抵抗性の蜂窩織炎は壊死性筋膜炎の可能性を考える。

  処方例）ユナシン®（375mg）3T，分3 内服
  　　　セフゾン®（100mg）3T，分3 内服
  　　　ユナシンS®3〜6g，分2〜3 点滴
  　　　セファメジン®2〜4g，分2〜3 点滴

ここに着目！

顔面の丹毒は鑑別が難しい場合がある

顔面の丹毒は接触皮膚炎，虫刺症，血管浮腫，帯状疱疹，Sweet病，SLEの蝶形紅斑，皮膚筋炎などと鑑別が難しい場合がある。

V 感染症

高木誠司／大慈弥裕之

1. 急性感染症

壊死性軟部組織感染症
necrotizing skin and soft tissue infection

早期に適切に対処するかどうかが生命予後に大きく影響する

壊死性軟部組織感染症とは

- 皮下組織深部の筋膜の深さにおいて広範囲に細菌感染が拡がり，周囲組織が壊死に陥る感染症である。これはさまざまな原因菌で生じるが好気性菌と嫌気性菌の混合感染を呈することが多い。
- クロストリジウム属菌を原因菌とするものは筋肉組織を壊死の主座とするが，これは壊死性筋炎とは呼ばず，同感染症が皮下でのガス産生を伴うことからクロストリジウム性ガス壊疽（図3），もしくはクロストリジウム性筋壊死と呼ぶ。原因菌としては *Clostridium perfringens* によるものが最も多い。
- 同様にクロストリジウム属菌以外を原因としてガス産生を伴う感染症があるが，これは非クロストリジウム性ガス壊疽と呼ぶ。通常は大腸菌，*Bacteroides fragilis*，嫌気性連鎖球菌，*Klebsiella* などの菌の混合感染で生じる。
- 陰部に発生した壊死性軟部組織感染症を特にフルニエ壊疽（Fournier's gangrene）と呼ぶ。
- ここまでは糖尿病などの基礎疾患をもつ人に発症することが多いが，特殊なものとして，基礎疾患をほとんどもっていない健常人において非常に急激な発病と病状進行の中で軟部組織壊死を示す劇症型A群溶血性連鎖球菌感染症がある。
- 臨床所見としては，激痛を伴う発赤腫脹，皮膚の水疱形成や壊死，発熱や時に意識障害などの全身症状が重要である。

診断のポイント

- 糖尿病や肝機能不全，悪性腫瘍などの基礎疾患

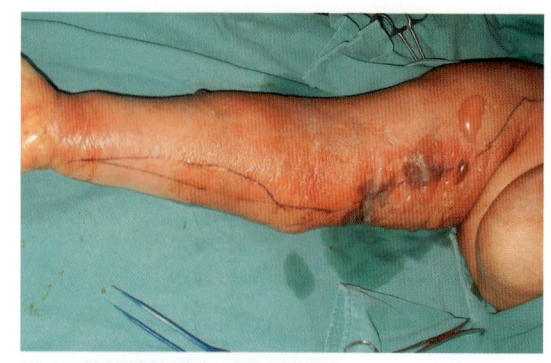

図1 壊死性筋膜炎の臨床所見①
腫脹，紅斑とともに，水疱形成，皮膚壊死を認める。

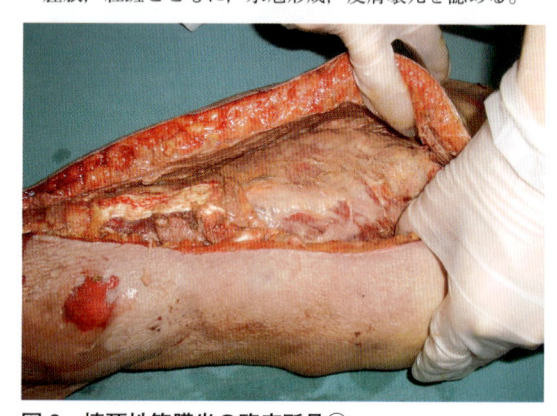

図2 壊死性筋膜炎の臨床所見②
筋膜の深さで壊死が拡がり，容易に指が入る。

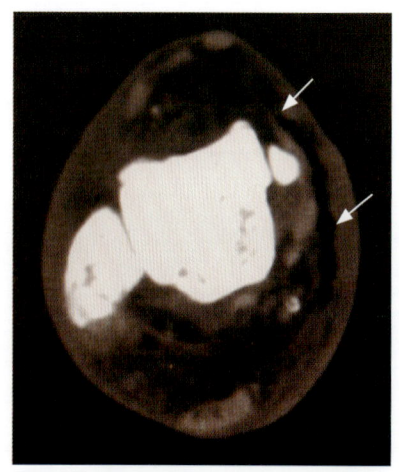

図3 クロストリジウム性ガス壊疽でのCT画像
皮下にガス像（→）を認める。

をもつ人に多いが，時に健康な人に生じることもある。
- 同じく皮膚・皮下組織の細菌感染症で紅斑・疼痛を伴うものとして蜂窩織炎がある。両者の鑑

別が困難なこともあるが，蜂窩織炎と比較して壊死性軟部組織感染症は次のような特徴を示す．
- 抗菌薬治療への反応に乏しい．
- 紅斑を越えて浮腫が広がり，触診で皮下組織を硬く触れる．
- 全身症状が著明で，時に意識障害を伴う．
- 水疱形成や皮膚壊死を伴う．
- ガス産生を伴うことがある．

- 病状が短時間の間に進行することもあるので，そのことを念頭において経時的な局所の観察，全身状態の把握に努める．そして壊死性軟部組織感染症を疑ったら試験切開，生検をためらわず，病変部検体の細菌培養で原因菌を同定し確定診断することが重要である．その一方で進行が急速な本疾患の場合には，確定診断を待っていては治療開始が遅れ，時にそれが致死的結果を招くこともある．比較的短時間で結果が得られるグラム染色から原因菌を推察し，それにふさわしい抗菌薬治療を早期から開始すべきである．
- 試験切開や生検の際に，特に抵抗もなく鉗子や指が皮下組織・筋膜上に入る，という所見も診断の助けとなる．
- ガス壊疽では病変部をつまむとプチプチとした捻髪音と雪をつかむような感触（握雪感）がある．
- 病変部の拡がりが時間単位で急速であることがある．特に劇症型A群溶連菌感染症においては突然敗血症性ショックに陥り，電撃的に多臓器不全に進行する．

病態

- 細菌感染を原因とする皮下組織，筋膜，筋組織での急性進行性炎症で，周囲組織の壊死を生じる．病原菌によって壊死組織の主体が多少異なる．
- 微小血管に血栓形成を生じるため抗生剤が病巣に十分に届かないことがあり，ゆえに外科的デブリードマンが必要とされる．
- 劇症型では病状が時間単位で進行し，著しい疼

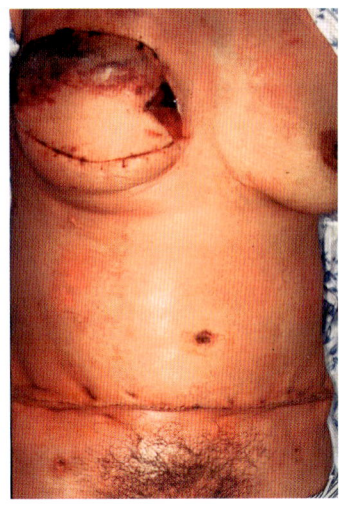

図4　トキシックショック症候群の臨床所見
びまん性紅斑を認める．

痛と発熱とともにショック，多臓器不全に陥り，最終的に死に至ることもある．この代表的なものがA群溶連菌感染症によるもので，同菌の産生する外毒素が原因である．黄色ブドウ球菌の感染で，同菌が産生する外毒素が原因で突発的発熱，全身のびまん性紅斑，ショック症状，多臓器不全を呈するものをトキシックショック症候群（toxic shock syndrome：TSS）と呼ぶが，それになぞらえて前述の劇症型A群溶連菌感染症をトキシックショックライク症候群（toxic shock-like syndrome：TSLS）とも呼ぶ．また，それまで健康であった人が半日ほどで重篤化するというその電撃的な臨床像から人喰いバクテリア症とも呼ばれる．

〈TSSについて〉
- 黄色ブドウ球菌の外毒素を原因とし，非常に短時間で重篤な状態になり得る感染症である．
- 通常，皮膚軟部組織の壊死は生じない．
- 生理用品であるタンポンの使用など月経周期に関連したTSS，毛嚢炎，熱傷，虫刺，外科創傷など皮膚感染をきっかけとするTSS，咽頭炎や肺炎などの気道感染症に関連したTSSなどが知られている．

V 感染症
急性感染症：壊死性軟部組織感染症

行うべき検査

- 臨床検査では発熱，CRP上昇，白血球増多といった炎症反応を示すが，本疾患に特異的ではない。
- 画像検査ではCTが有用で，筋膜に沿って広がる浮腫とともに，ガス像の有無を見ることができる。
- 局所滲出液や血液の培養検査で原因菌を同定すべきであるが，まずは比較的迅速に結果の得られるグラム染色から原因菌の推定を行うべきである。数珠状に長く並んだグラム陽性の球菌を認めれば溶血性連鎖球菌（*Streptococcus*）を想定するし，房状のグラム陽性球菌を認めれば黄色ブドウ球菌（*Staphylococcus aureus*）を想定する。芽胞を伴うグラム陽性桿菌とガス像からはクロストリジウム属菌によるガス壊疽を想定する。実際にはさまざまなグラム陽性・陰性菌，好気性菌・嫌気性菌の混合感染であることも多い。

治療

- グラム染色から原因菌をある程度想定し，また混合感染にも対応できる広域スペクトラムを有する抗菌薬を使用する。米国感染症学会（Infectious Diseases Society of America：IDSA）のガイドラインを示すが，わが国では市販されていない薬剤も含まれているので注意してほしい（表）。
- 壊死組織の存在が明らかであれば早急かつ広範な外科的デブリードマンが必要である。いったんは開放創として創内の洗浄を継続し，感染の沈静化を待ってから改めて閉創を検討する。

表　壊死性皮膚軟部組織感染症の治療法（IDSA, 2005）

第1選択薬	成人投与量
混合感染	
・アンピシリン・スルバクタム 　　　または 　ピペラシリン・タゾバクタム 　　　＋ 　クリンダマイシン 　　　＋ 　シプロフロキサシン	1.5～3.0g，6～8時間毎，静注 3.37g，6～8時間毎，静注 600～900mg，8時間毎，静注 400mg，12時間毎，静注
・イミペネム/シラスタチン ・メロペネム ・エルタペネム	1g，6～8時間毎，静注 1g，8時間毎，静注 1g，毎日，静注
・セフォタキシム 　　　＋ 　メトロニダゾール 　　　または 　クリンダマイシン	2g，6時間毎，静注 500mg，6時間毎，静注 600～900mg，8時間毎，静注
連鎖球菌感染	
・ペニシリン 　　　＋ 　クリンダマイシン	200～400万単位，4～6時間毎，静注 600～900mg，8時間毎，静注
黄色ブドウ球菌感染	
・ナフシリン ・オキサシリン ・セファゾリン ・バンコマイシン（耐性菌に対して） ・クリンダマイシン	1～2g，4時間毎，静注 1～2g，4時間毎，静注 1g，8時間毎，静注 30mg/kg/日，分2，静注 600～900mg，8時間毎，静注
クロストリジウム感染	
・クリンダマイシン ・ペニシリン	600～900mg，8時間毎，静注 200～400万単位，4～6時間毎，静注

- 病状が進行すれば，循環不全，腎不全，播種性血管内血液凝固症候群（DIC），意識障害，多臓器不全などへの対応も必要になってくる。
- 誘因となった疾患の治療またはコントロールも必要である。
- 治療開始時期と合併症の有無が予後を大きく左右する。前述の治療全体を時期を逸することなく同時に進めていかなければならない。

> **ここに着目！**
> **多様な病名で混同しないように注意！**
> 原因菌には言及せずに症状名を付した病名（壊死性筋膜炎や非クロストリジウム性ガス壊疽）や原因菌を付した病名（劇症型A群溶連菌感染症），その両者（クロストリジウム性ガス壊疽），報告者の名前に由来する病名（フルニエ壊疽）などがあり混同するが，すべて皮下・筋膜・筋肉の深さでの壊死を伴う感染症であり，治療方針も原則共通する。

V 感染症

1. 急性感染症

水痘・帯状疱疹
varicella／herpes zoster

初期の水疱には抗ウイルス剤の全身投与が主体

水痘，帯状疱疹とは

- 水痘は水痘・帯状疱疹ウイルス（varicella-zoster virus：VZV）の初感染による臨床像であり，感染したVZVは水痘治癒後，脊髄知覚神経節や三叉神経節などに潜伏感染する。その後，VZVに対する特異的細胞性免疫が低下すると，ウイルスDNAの合成が再開され帯状疱疹を発症する。
- 水痘は気道分泌物による空気，飛沫および水疱内容液の接触により，帯状疱疹は水疱内容液の接触のみにより起こる。
- 水痘ではほぼ全身に散在性に水疱が見られ，全身の神経節にVZVが潜伏感染する。帯状疱疹では一般に隣接した1～2個の神経節から発症するが，その神経節のみにウイルスが潜伏感染していて生じているわけではない。
- 帯状疱疹は知覚神経の分布領域に沿って片側性，帯状に皮疹を生じ，多くは急性期の炎症性疼痛を生じる。
- 帯状疱疹では水疱が集簇して出現し，重症例では，血疱，大きなびらん，潰瘍となることがある。

診断のポイント

- 水痘は主に小児において，12月～6月に流行する。夏季には減少するが，これはウイルス自体の熱感受性による感染性の低下，また，休暇による接触機会の減少が原因として考えられる。
- 水痘では躯幹部を中心に直径3～4 mm大の紅斑や紅色丘疹が出現し，その後，中心に陥凹を伴う小水疱を同部に認める。皮疹は顔面，口腔粘膜，四肢にも見られ，頭皮に存在する場合は水痘をまず疑う。通常5～7日で痂皮化するが，初期は皮疹の新生を見るため，紅斑，水疱，痂

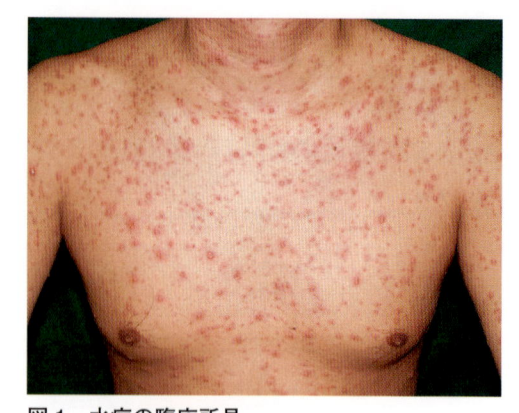

図1　水痘の臨床所見
　紅暈を伴う丘疹が全身に汎発し，その後すぐに小水疱となる。

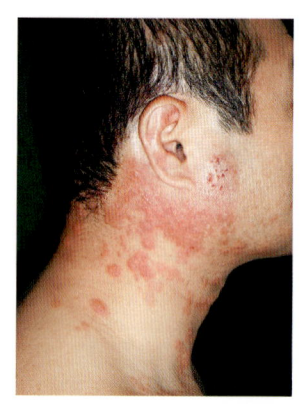

図2　帯状疱疹の臨床所見
　右C2領域帯状疱疹。初期は浮腫性紅斑上に小水疱が集簇している。経過とともに耳前部のように痂皮となる。

皮の各段階の皮疹が混在するのが特徴である（図1）。

- 帯状疱疹では先行する疼痛部位に片側性の，デルマトームに一致した浮腫性紅色丘疹が4～5日後に認められる。個々の水疱は水痘と同じであるが集簇して出現することが特徴である（図2）。皮疹は約1週間にわたり増え続け，水疱が破れてびらんとなり，乾燥して痂皮化，3週間ほどで治癒する。
- 遷延する例では，糖尿病や免疫不全，特にhuman immunodeficiency virus（HIV）感染を疑う必要がある。また，潰瘍の形成はVZV感染の特徴であり，単純ヘルペスウイルスでは二次的な細菌感染がなければ形成されることはない

ため鑑別点となる。
- 帯状疱疹の発生部位は，胸髄神経領域が48.8%で最も多く，三叉神経領域26.3%，頸髄神経領域13.6%，腰髄・仙髄神経領域11.3%の順となっているが，個々の神経節では三叉神経第1枝が好発部位と言え，また，重症化しやすい[1]。

病態

- 水痘発症までの潜伏期は曝露後2週間程度であるが，免疫不全者では多少長くなる。また，水痘はVZVがメモリーT細胞に感染して発症するため，メモリーT細胞が小児より多い成人では重症化する。
- VZVに対する特異的細胞性免疫は，水痘患者などに接することによりブースターがかかり上昇する。帯状疱疹の発症が水痘の少ない夏に多い理由もこのためと考えられる[2]。また，手術など局所への侵襲，心理的ストレスなどもリスクになる。

行うべき検査

- 水痘の診断は典型例であれば，視診でも十分可能である。しかし，診断を確定するため，また，診断が困難な場合などは，血清抗体価の測定を行うことが多い。
- 補体結合反応（complement fixation：CF）は感度が悪く指標とはなりにくく，早期に消失するため用いない。酵素抗体法（enzyme immunoassay：EIA）では，初回，測定時にIgM抗体が検出されれば水痘と診断できるが，帯状疱疹でも30%程度でIgMの上昇がみられるため注意が必要である。帯状疱疹はVZVの再活性化であるため，IgG値をペアで測定し上昇をみる必要がある。
- 水痘，帯状疱疹とも迅速診断法として，水疱底の細胞成分を採取し，VZVの糖蛋白に対するモノクローナル抗体と反応させ，蛍光顕微鏡で観察するウイルス抗原検出法が用いられる。ただし，感度が50%程度と低いという欠点がある。

治療

- 水痘では基本的に止痒剤（抗ヒスタミン薬内服，カルボール・チンク・リニメント：カチリ®外用），二次感染を併発した場合の抗菌薬の内服など，対症療法が中心となる。成人発症では痕が残りやすい。
- 発熱に対してアスピリンなどのサリチル酸製剤の投与を行うと急性脳症の特殊型であるReye症候群を発症することがある。
- 成人の水痘では抗ウイルス薬も積極的に使用する方向にあり，発症後できるだけ早期に（皮疹出現72時間以内），抗ウイルス薬の内服を行う。

  処方例）水痘：バルトレックス®3,000mg/分3，5〜7日間
  帯状疱疹も同量を7日間

  処方例）免疫機能の低下した患者（悪性腫瘍・自己免疫疾患など）に発症した水痘，帯状疱疹では，ゾビラックス®5mg/kg，1日3回，7日間点滴。ただし急速に行うと結晶が尿細管に析出するため1時間以上かけて行う。

  処方例）帯状疱疹：ファムビル®1,500mg/分3，7日間

- 帯状疱疹の疼痛に対しては，急性期はアセトアミノフェン®（4g/日まで使用可能），ステロイド（プレドニン®20〜30mg程度），弱オピオイド（リン酸コデイン®60mg程度）などを使用する。
- 外用はフェナゾール®軟膏，抗菌薬など。びらんには軟膏基剤の外用が徐痛において優れる。また，長期に潰瘍性病変が続く場合はフィブラスト®スプレーの使用も考慮する。

TOPICS
海外では水痘のみならず帯状疱疹予防ワクチンが用いられ効果がみられている[3]。

ここに着目！
長期に続く潰瘍では外用剤による接触性皮膚炎に注意
帯状疱疹では，重症例で潰瘍を形成し，長期に外用剤を塗布することがある。ゲンタシン®などの抗菌薬では接触性皮膚炎を生じることもあり，その場合は変更が必要となる。

V 感染症

1. 急性感染症

膿痂疹
impetigo

細菌感染症であるため抗菌薬による治療が必要

膿痂疹とは

- 伝染性膿痂疹（impetigo contagiosa）は，表皮角層下に留まる細菌感染症である．搔破により菌を接種し，新たな病変が次々と生じる伝染性の疾患である．
- 主に黄色ブドウ球菌（*Staphylococcus aureus*）が原因となる水疱性膿痂疹（bullous impetigo）と，化膿性連鎖球菌（*Streptococcus pyogenes*）による非水疱性膿痂疹（nonbullous impetigo）に2分される．非水疱性膿痂疹は痂皮性膿痂疹（impetigo crustosa）とも呼ばれる．
- 水疱性膿痂疹は夏に多く見られ，好発年齢は乳児から幼児であるが，時に新生児，成人も罹患する．一般に見られる伝染性膿痂疹の多くは水疱性膿痂疹である．皮疹は湿疹，虫刺されに続発することが多く，自己の鼻腔，口腔に常在する菌を手指の爪で搔破し接種することが原因となる．炎症の乏しい弛緩性の水疱を形成し徐々に遠心性に拡大し，びらんとなる．その後，離れた部位にも新病変が飛び火していく．瘙痒や軽度の疼痛を伴うことがある．好発部位は顔面，四肢の露出部であり，全身症状は伴わないことが多い（図1, 2）．
- 非水疱性膿痂疹は年齢，季節を問わず発症し，皮疹は小水疱から膿疱，痂皮へと変化する．痂皮は分厚く堆積する．皮疹は急速に拡大，多発する．全身症状を伴うことが多く，発熱，咽頭発赤，咽頭痛，所属リンパ節腫脹が見られる．採血上も白血球増多（核の左方移動），C反応性蛋白（C-reactive protein：CRP）上昇を示す．感染後，急性糸球体腎炎を発症することがある[1)2)]．

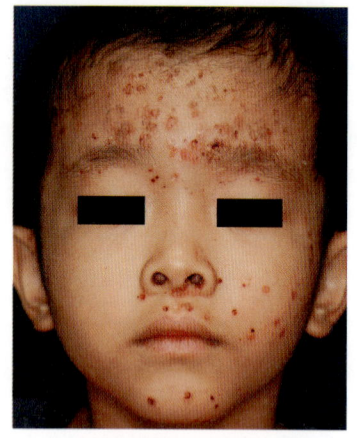

図1 水疱性膿痂疹の臨床所見①
小児の顔面に炎症の乏しい弛緩性の水疱，びらん，鱗屑が見られる．

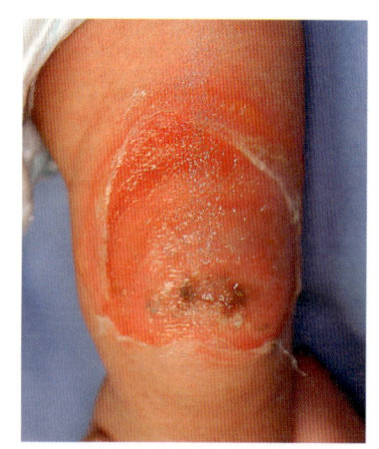

図2 水疱性膿痂疹の臨床所見②
乳児の左下肢に弛緩性の水疱が見られる．

診断のポイント

- 皮疹は露出部に初発することが多く，気付かれずに湿疹や虫刺症として治療されていることもあるため，初診時から全身を観察し，水疱，びらん，鱗屑，痂皮から本症を疑うことが重要である．特に鼻腔，口角部，耳孔部などの開口部の皮疹を見逃さないようにする．
- 黄色ブドウ球菌を起因菌とし，類似した臨床像を示す疾患で，ブドウ球菌性熱傷様皮膚症候群（staphylococcal scalded skin syndrome：SSSS）がある．新生児，乳幼児に多く，発熱

を伴い，皮疹は眼周囲，口周囲，鼻腔や頸部，腋窩，鼠径部などの間擦部に水疱，痂皮が初発症状として見られる．紅潮を伴って急速に全身に拡大し，表皮は摩擦により容易に剥離する（Nikolsky現象）．時に水疱性膿痂疹から本症に移行することがある．
- アトピー性皮膚炎患者に見られる非水疱性膿痂疹は重症化しやすく，Kaposi水痘様発疹症との鑑別が困難となり，時に合併することもある．
- 膿痂疹を反復する場合は，患者が自ら治療を途中で中断していたり，家族内に膿痂疹の患者が存在している可能性があるため注意が必要である．

病態

- 伝染性膿痂疹の起因菌は，特に水疱性膿痂疹の場合，黄色ブドウ球菌が主体となっており，分離される菌の9割以上を占めることが多い．近年メチシリン耐性黄色ブドウ球菌（methicillin resistant *Staphylococcus aureus*：MRSA）により治療に抵抗性を示し治癒が遷延することが問題となっている．報告例にもよるが，MRSAの比率は20〜50％である[3)4)]．非水疱性膿痂疹の場合では，化膿性連鎖球菌やそれ以外の菌が分離される場合にも，黄色ブドウ球菌との混合感染となっていることが多い．
- 黄色ブドウ球菌は表皮剥脱毒素（exfoliative toxin：ET）を産生し，水疱を生じさせる．

行うべき検査

- 皮疹部の滲出液を材料としてグラム染色，細菌培養と薬剤感受性試験を行う．
- 採血にて白血球，CRPや，抗ストレプトリシンO抗体（antistreptolysin O antibody：ASO），抗ストレプトキナーゼ（antistreptokinase antibody：ASK）などの連鎖球菌抗体検査を行う．
- 化膿性連鎖球菌感染が見られた場合は，糸球体腎炎合併の可能性も考え感染1カ月後に尿検査を行う．

治療

- 治療の主体は抗菌薬の内服である．外用療法としては，抗菌薬含有軟膏を外用する．軽症であれば外用のみで治癒することもあるが，中等症以上であれば抗菌薬内服を行うことが望ましい．適切な治療が行われていれば，皮疹の性状によって副腎皮質ステロイド軟膏外用を行うこともある．
- ガーゼなどで覆うことは，他部位や他者への接触を避ける意味で有効である．皮膚を清潔に保つためシャワー浴を行い，爪は伸ばさず，鼻腔内に保菌していることも多いため鼻をいじらない，鼻汁がある場合はよくかむように指導する．
- 水疱性膿痂疹では，起因菌のほとんどが黄色ブドウ球菌であるため，主にβラクタマーゼ阻害薬とペニシリン系薬剤の結合剤，新世代セフェム，ペネム系薬剤から選択する．
- 非水疱性膿痂疹では，連鎖球菌のみをターゲットとすればペニシリン系薬剤が第1選択となるが，黄色ブドウ球菌との混合感染の場合は水疱性膿痂疹と同様となる[5)]．

　処方例）セフカペンピボキシル塩酸塩（フロモックス®，塩野義製薬）成人：1回100mg，1日3回，小児：1日9mg/kg分3
バシトラシンフラジオマイシン硫酸塩（バラマイシン®軟膏，小野薬品工業）

　処方例）ファロペネムナトリウム（ファロム®，マルホ）成人：1回150〜200mg，1日3回，小児：1日15mg/kg分3
フシジン酸ナトリウム（フシジンレオ®軟膏，第一三共）

- MRSA感染にはホスホマイシンを併用することも有効である．
- 痒みの訴えが強い場合は抗アレルギー剤を併用する．

> **ここに着目！**
> **漫然と抗生物質を投与しない**
> 水疱性膿痂疹の鑑別疾患として，本症と同様に表皮内に水疱を形成する疾患が考えられる．成人に見られ，顔面，上半身が好発部位である落葉状天疱瘡は症例数が少ない疾患ではあるが，時として治りにくい膿痂疹として治療されていることがある．

V 感染症

菅野恵美／館　正弘

2. 慢性感染症

Critical colonization

発赤，腫脹などの感染徴候が乏しいので，対応の遅れに注意

Critical colonization とは

- Critical colonization は，肉眼的な感染徴候は乏しいが，創（宿主）と細菌のバランスが不均衡となり，創傷治癒が遅延している状態を示す臨床的概念である。
- Critical colonization の状態にある創は，抗菌薬などを局所投与し創面の細菌数をコントロールすることによって，治癒に向かうことが指摘されている。しかしこの状態では，通常の感染創でみられるような発赤，腫脹といった感染徴候が乏しいため対応の遅れが生じることがある。
- Critical colonization 状態における感染徴候の乏しさの要因の1つとして，創面の細菌バイオフィルム形成が予想されている。バイオフィルムに包まれた細菌に対して，宿主側の防衛反応が起こりにくいことが感染徴候の乏しさを招いていると考えられている。

診断のポイント

- 前提として，創傷治癒の領域では細菌の存在＝"感染（infection）"ではない。「細菌に対する創（宿主）の防御力」よりも「細菌数，細菌の感染性」が勝った場合，創感染に至り創傷治癒が遅延する。Critical colonization は感染には至っていないものの，「宿主の防御力」よりも「細菌数，細菌の感染性」が優勢に転じている状態と考えられている。
- Critical colonization 状態にある創では，創の周囲に発赤や腫脹など明らかな感染徴候を認めないが，治癒が遅延する。創部から多量の滲出液が継続し，臭いを伴う。肉芽組織の色は貧血様を呈していることが多い（図1）。

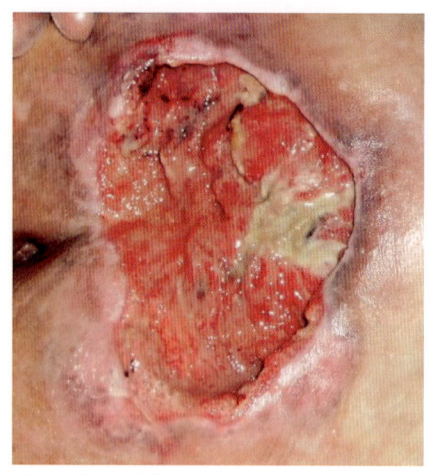

図1　臨床所見
Critical colonization 状態と予想される褥瘡。創周囲皮膚組織に明らかな感染徴候を認めないが，治癒が進行しない。

表　NERDS and STONES の臨床徴候

NERDS：創表面に限局した細菌負荷の増大		
N	Nonhealing wound	治癒しない創
E	Exudative wound	滲出液の多い創
R	Red and bleeding wound	創底が赤く出血しやすい創（過剰肉芽を伴う）
D	Debris in the wound	創内に壊死組織などが存在する
S	Smell from the wound	創から悪臭がする

STONES：創深部に至る感染		
S	Size in bigger	創面積の拡大
T	Temperature increased	創周囲の熱感
O	Os（probes to exposed bone）	プローブを挿入すると骨に達する，骨の露出
N	New area of breakdown	創周囲皮膚の新たな損傷
E	Exudate, erythema, edema	滲出液，発赤，浮腫がみられる
S	Smell	悪臭

- 微生物は創の表面にあり，組織内に侵入していないため，全身的反応（発熱や血液中の白血球増加など）はみられない。
- 抗菌薬入り軟膏などを創局所で使用することにより，治癒の促進がみられる。感染への進展を防ぐためにも，この段階での適切な対応が重要である。
- Critical colonization と感染を明確に区別することは困難であるが，2006年 Sibbald ら[1]により提唱された NERDS and STONES に診断のポ

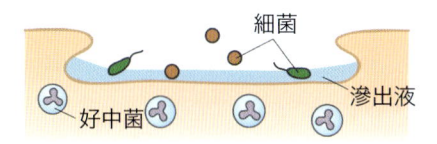

①細菌汚染状態（Contamination）

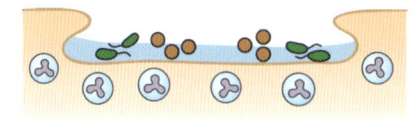

②コロニー形成状態（Colonization）

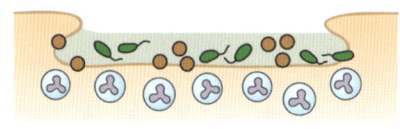

③限界保菌状態（Critical colonization）

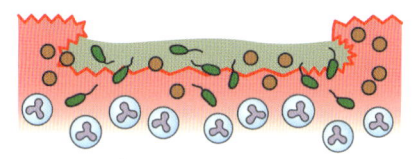

④感染（Infection）

図2　創（宿主）と細菌のバランス
限界保菌状態である critical colonization は，コロニー形成状態から感染への移行期として存在する。

イントとなる臨床徴候が示されている。NERDS は浅い創，STONES は深い創に相当する（**表**）。

病態

- Critical colonization の病態に関しては不明な点が多いが，創面におけるバイオフィルム形成が関与すると推察されている[2]。細菌は細菌密度が一定濃度に達するまでは病原因子を発現せず，バイオフィルム内で分裂，増殖を繰り返しながら宿主への攻撃の契機を見計らっていると考えられている。
創と細菌が均衡を保ち，細菌の存在が問題とならない「コロニー形成状態（colonization）」から明らかな感染徴候を認める「感染（infection）」への移行期と考えられている（**図2**）。
- 一方，バイオフィルムに近づく好中球は免疫応答が低下することが報告されており[3]，このことが critical colonization 状態における感染徴候の乏しさを招いている可能性がある。

行うべき検査

- Critical colonization の診断は明らかな感染を起こしている創傷と比較して難しい。院内感染対策として創培養が実施されるが，創培養で多種類の細菌が検出されただけでは critical colonization と診断することは難しく，臨床所見を併せて判断を行う。
- 臨床所見としては，脆弱な不良肉芽，過剰肉芽，滲出液の増加，創の拡大，臭い，そして何と言っても治癒の遅延が最大の指標となる。宿主の免疫・組織血流が十分に保たれているかどうかをアセスメントすることが重要である。

治療

- 治癒促進力の向上と局所治療を並行して行う。治癒力向上とは，虚血肢に対するバイパス手術などによる組織血流の回復を指す。また，高血糖状態では白血球の活性が低下するため，血糖値の安定化も重要となる。
- 局所治療では創面の細菌数の減少が基本となる。
- 創部は生理食塩水または水道水を用い，十分な量で適切な圧力をかけて洗浄する。
- 壊死組織がある場合はデブリードマン（壊死組織の除去）を行う。
- 感染創に準じた外用薬の使用が必要となる。カデキソマー・ヨウ素，ポビドンヨード・シュガー，スルファジアジン銀など感染抑制作用を有する外用薬を用い，ドレッシング材としては銀含有ハイドロファイバー（アクアセル® AG），銀含有アルギン酸ドレッシング（アルジサイト®銀）の使用が推奨される。

ここに着目！
湿潤環境による細菌の急速な増殖（感染）に注意
基本的に，創は閉鎖性ドレッシングなどにより創部の湿潤環境を保ち，滲出液を保持した方が治癒に有効だとされている。しかし，critical colonizatin や infection の状態，すなわち細菌が優位な状況にある創では滲出液を保持してしまうと感染が急速に進行する危険性が高く注意が必要である。

V 感染症

2. 慢性感染症

骨髄炎
osteomyelitis

感染した骨のデブリードマンが必須である

骨髄炎とは

- 創傷と接する骨皮質・骨髄が細菌に感染して発症する（図1）。頻度としては糖尿病性足潰瘍に続発する足部の骨髄炎，褥瘡に続発する仙骨や坐骨の骨髄炎が多い。外傷や骨操作を含む手術後に生じる直接感染として発症する場合もあり，胸骨正中切開後に生じる胸骨骨髄炎は生命予後とも関係する重篤な合併症である。また，放射線照射後に発生する放射性障害型の骨髄炎も治療に難渋するので，既往歴にも注意が必要である。
- 一般的に6週間以上続くような難治性潰瘍や，説明のつかない白血球増加やCRPの上昇がある場合に骨髄炎の合併を疑うべきであるとされる[1]。
- 骨に感染が発生すると，骨を栄養する血管が閉塞し，虚血状態が惹起され，骨壊死を伴うため難治化しやすい。
- 起因菌は，成人例では黄色ブドウ球菌が多く，そのほか腸内細菌や連鎖球菌である。このほか嫌気性菌や緑膿菌，セラチアなども混合感染の形で検出されることがある。

診断のポイント

- 瘻孔形成を伴う深い難治性創傷で，創周囲に色素沈着を伴う場合には，潰瘍底をゾンデなどで骨の露出がないかチェックする[2]。
- 骨生検による細菌の同定と病理像での骨壊死が最も標準的な診断である。
- 血液検査では，白血球数，赤血球沈降速度，CRP，γグロブリン値など炎症反応の増加がある。
- 臨床検査としては単純X線写真，MRI，CT，3相骨シンチ，白血球シンチなどがある。単純X線写真上，骨膜の肥厚あるいは浮上，部分

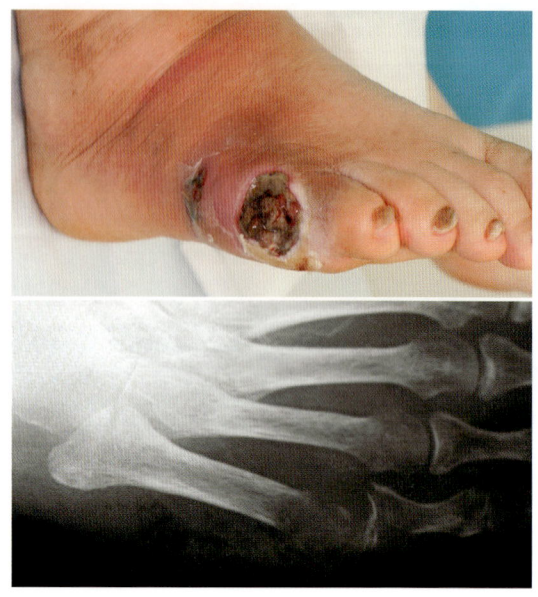

図1 骨髄炎を伴う足潰瘍とX線写真での骨皮質破壊像

的な骨破壊像・骨硬化像が特徴的であるが，感染症例の30～50％にしかみられず，しかも感染してから2週間以上かかるとされている[3]。
- CTでは骨吸収部の低吸収域として描出され，骨新生の程度に応じてすりガラス様や骨硬化像が得られる。
- 現在のところMRIが最も感度・特異性ともに優れており，98％の感度，89％の特異度があるとされている[3]。MRI上，T1強調像で低信号領域，T2強調像で高信号領域として描出される部分は骨髄炎に伴う炎症反応であることが多い（図2）。
- 骨シンチや白血球シンチグラムも有用である。

病態

- 骨に感染が発生し，骨が破壊されると，生体では壊死した骨を取り囲むように仮骨形成が生じる。骨を栄養する血管が感染により閉塞し，虚血状態に至るため白血球の到達が難しく，このことが難治化の一因とされている。
- 骨髄内の細菌は骨細胞と共生の形で存在するため，抗生物質は効きにくく，治療は遷延するとされている。数十年にわたって再燃と寛解を繰り返す場合もある。

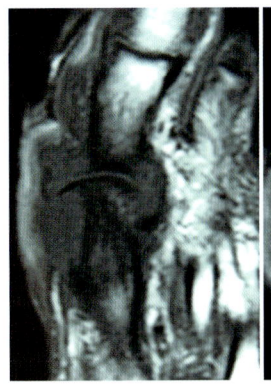

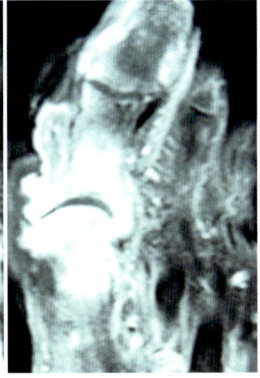

T1強調像　　　T2強調像
図2　MRI像
T1強調像で低信号，T2強調像で高信号領域となる。

行うべき検査

- もし骨髄炎を疑う場合には，まず単純X線写真を撮る。骨髄炎を疑わせる像がない場合には2週間，軟部組織感染として治療する。そして単純X線写真を再度撮る。
- 最初のX線で特徴的ではないが何らかの所見があった場合には，MRIか白血球シンチ，免疫グロブリンシンチを行う。
- 骨生検：画像診断で骨髄炎がはっきりしない場合や，骨髄炎が疑われる場合で抗生物質の選択のために行う場合がある。骨生検はCTガイド下，あるいは透視下で可能な限り創部以外から生検用の針を使用して骨標本を得る。標本は培養用と病理用に採ることが望ましい。

治療

- 創傷管理医，整形外科医，感染症内科医を含む多職種チームが必須である。
- 骨髄炎の治療はデブリードマン，組織充填，抗生物質が柱となる。デブリードマンの範囲を決定することがしばしば困難であるが，斑点状の出血が見られることが正常骨髄であることの目安となる。同様に，坐骨部の骨髄炎も以前は広範な骨切除が行われたが，最近では最小限のデブリードマンが推奨されている。
- デブリードマンで生じた死腔は筋弁や皮弁で被覆するが，小範囲のものであれば周囲からの肉芽で覆われる。陰圧閉鎖療法も有効である場合もあるが，まだ骨髄炎に対するエビデンスは少ない状況であり，十分に壊死組織が切除できた状況で使用する方が安全である。
- 骨髄炎に対する抗生物質の投与に関しては，未解決の問題が山積している。抗生物質は血流のない骨には到達しにくく，非常に長期間の投与が必要となる。抗生物質の選択は非常に重要であり，全身状態が落ち着いている限り，広域抗生物質投与は慎むべきである。まず骨生検を行ってから抗生物質を選択する。外科的デブリードマンに引き続いて最低6週間，通常12週間の投与が必要となる。抗生物質投与中止時の判断としてはCRPが有用である[4]。

処方例）
- 起因菌の不明な初期治療
  ①バンコマイシン1g（12時間おきに点滴静注）＋モダシン®2g（8時間おきに点滴静注）
  ②ザイボックス®600mg（12時間おきに点滴静注）＋ゾシン®1.5〜3g（6時間おきに点滴静注）
- MRSAによる骨髄炎の場合
  バンコマイシン15mg/kg（12時間おきに点滴静注）あるいはザイボックス®600mg（12時間おきに点滴静注）
- これらの治療が奏効しないときには，壊死している骨や埋入異物が残っていないかを検討する。難治の場合には抗生物質ビーズ挿入や高気圧酸素療法や最終的には下肢切断も考慮する。

TOPICS
白血球シンチとPETやCTと組み合わせることで骨髄炎の診断が正確にできるという報告がある。

ここに着目！
シャルコー足変形との鑑別に注意
足潰瘍を伴う骨髄炎の診断は容易であるが，非感染性の骨・関節破壊であるシャルコー関節の初期症状は蜂窩織炎と類似するため，診断が難しい。神経障害の進んだ足病変を見る場合にはシャルコー関節の可能性も考慮し，不要な切開をしないことが重要である。

2. 慢性感染症

爪郭炎・爪周囲炎・ひょう疽
paronychia／felon

膿瘍の形成や，中枢側への感染の波及を認める症例では早期の処置・対応が大事である

爪郭炎，爪周囲炎とは

- 爪甲周囲の皮膚や爪郭組織に発赤や腫脹を生じた病態のことを言う（図1）。
- 爪甲周囲の外傷や陥入爪を契機に真菌や細菌の感染が主な原因となる。

ひょう疽とは

- 指趾末節の蜂窩織炎，化膿性炎症のことを言う（図2）。
- 爪郭炎に対し，主に指腹側に炎症が波及したものを指す。

診断のポイント

- 爪甲周囲の発赤，腫脹および疼痛などによる。
- 慢性型爪周囲炎では治療に抵抗性のことも多く，基礎疾患や現病歴の聴取により鑑別を行う。手湿疹に伴う爪周囲炎では腫脹や疼痛が少なく，受診までに経過が長いことがあり爪の成長障害を伴っていることもある（図3）。このような場合ではグロムス腫瘍なども鑑別対象となる。
- 乾癬でも類似の症状を呈することがあるが，この場合は他の部位の乾癬の皮疹を伴っていることが多く，真菌検査は陰性である。

病態

- 外傷，水仕事，絆創膏貼付による爪甲周囲の皮膚の浸軟や剥離，陥入爪が病因となる。

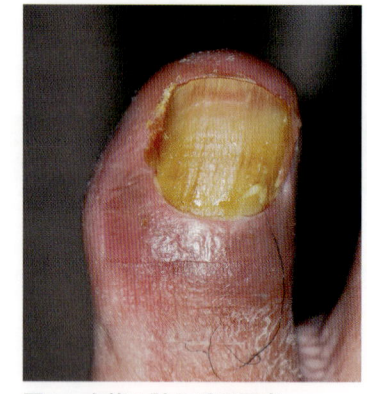

図1　右第Ⅰ趾の爪周囲炎

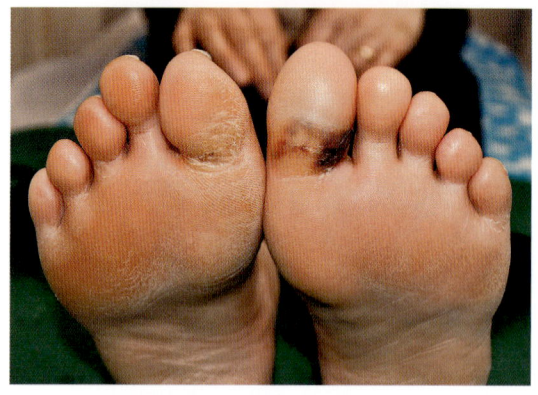

図2　左第Ⅰ趾のひょう疽
趾腹の発赤・腫脹と一部に皮膚壊死を来たしている。

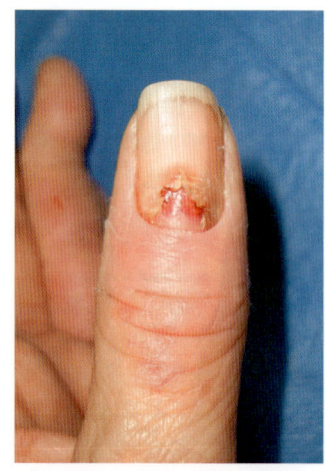

図3　左母指の慢性型爪周囲炎
手湿疹からの慢性の爪周囲炎により爪甲の形成異常を来たしている。一部，爪床にも炎症性肉芽を認める。

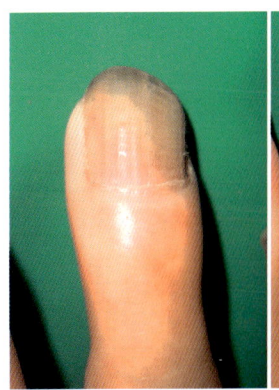

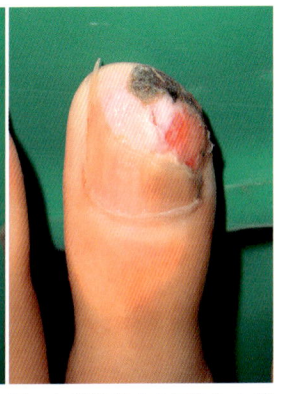

初診時　　浮いた爪甲部分を切除した状態。爪甲下に感染創を認め，創培養で緑膿菌を同定した。

図4　右環指の細菌性爪周囲炎

- 急性型爪周囲炎の多くは黄色ブドウ球菌によるが，緑膿菌（図4）や連鎖球菌による感染を認めることもある。
- 慢性型爪周囲炎では細菌性に比べカンジダ性の爪周囲炎の頻度が高い。
- 指腹部の軟部組織は特殊な多房性構造からなるため，この部へ感染が波及すると，炎症による浮腫および膿瘍形成により内圧が高まり，ズキズキとした疼痛をもたらす（ひょう疽）。さらに内圧が高まると局所の循環障害を来たし皮膚壊死を生じる（図2）。

行うべき検査

- 炎症の評価指標として検血でCRPや白血球の上昇を認める。
- 起炎菌の同定目的に創培養を行う。また，爪甲に混濁・変形を認める場合には真菌感染症を視野に検鏡を行う。
- 基礎疾患に糖尿病などがあり末梢神経障害を伴う場合には，自覚症状との解離がある場合があるので注意が必要である。
- 骨への感染の波及や中枢側への感染の広がりを把握するにはMRI検査が有用である。

治療

- 発赤・腫脹のみで膿瘍形成が明らかでない場合は，炎症・感染に対して保存的に治療を開始する。
- 湿疹に伴う炎症性のものではステロイドの外用を行う。また，陥入爪に伴う爪周囲炎での浮腫性の肉芽に対しても短期であればステロイドの外用が効果的である。
- 急性型爪周囲炎の起炎菌の多くは黄色ブドウ球菌によるものであることを参考に，感受性のある抗生剤を投与する。検鏡で真菌を同定すれば真菌に対する治療を行う。
- 膿瘍の形成を認める場合は，最小限の切開や爪甲の切除を行いドレナージを得る。特に腫脹が高度で指の中枢側まで発赤・熱感を伴っている場合や，指尖部の色調不良やしびれを伴っている場合には，緊急に切開を行うべきである。切開は神経・血管の損傷を避け，疼痛の強い部分を中心に指の軸方向に平行に行う。この際，DIP関節近傍では深い切開や盲目的な装具の挿入は，関節や腱鞘への二次感染や瘢痕による屈曲障害を来たすので，行わない。

> **ここに着目！**
>
> **単純ヘルペスに注意**
>
> 指（趾）腹部の疼痛を伴った膿疱様水疱を見た際には単純ヘルペスとの鑑別を要する。指（趾）腹の角質は厚く，単純ヘルペスに典型的な水疱を呈していないことがある。本疾患の治療にはアシクロビルの内服が有効であり，膿疱・水疱は表在性であるため深く切開を加えるとかえって二次感染を起こすことがあるので注意が必要である。

V 感染症　　　　　　　　　　　　　　　　　　　　　天野博雄／石川　治

2. 慢性感染症

慢性膿皮症
pyoderma chronica

毛包炎と誤診しないように。肛囲の場合には痔瘻に注意する。

膿皮症とは

- 急性疾患である皮膚細菌感染症の中で，宿主側の要因により慢性，難治性の経過をたどる疾患群を総称して慢性膿皮症と呼ぶ。慢性膿皮症は発生部位により以下のように分類する。
- 頭部：頭部毛包周囲炎，頭部乳頭状皮膚炎，禿髪性毛包炎
- 頭部以外：化膿性汗腺炎，殿部慢性膿皮症，集簇性痤瘡

診断のポイント

- 頭部，頸部，腋窩，殿部，大腿，鼠径，肛囲，外陰が好発部位である。
- 最初は膿疱からはじまり，毛包炎の臨床像を呈する。炎症を繰り返すことで次第に硬結，瘻孔が生じてくる。
- 頭部，頸部，腋窩，殿部，大腿，鼠径，肛囲，外陰に繰り返し生じる膿，潰瘍を見た場合には本症を疑う。
- 感染症，皮膚潰瘍に対する通常の治療では治癒しない。
- 殿部，特に肛囲の症例では痔瘻の有無につき消化器外科へのコンサルトが必要である。

病態

- 毛包閉塞が生じた結果，深在性毛包炎が生じる。さらに二次的に炎症がアポクリン腺を含めた周囲の組織に波及する。
- 毛包，アポクリン腺内およびそれらの周囲に好中球，形質細胞を中心とする炎症細胞浸潤が生じ，肉芽，線維化を来たす。瘻孔内壁は表皮細

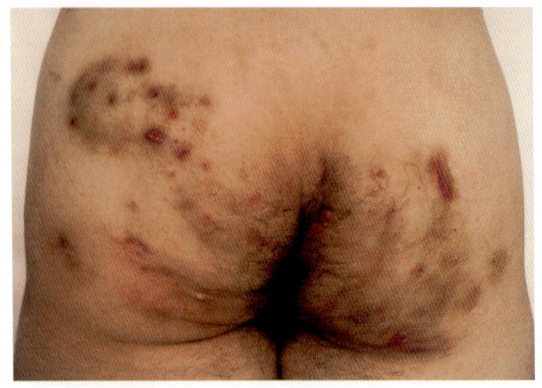

図1　臨床所見①
両殿部に膿疱・丘疹，周囲に瘢痕を伴うびらん，瘻孔，皮下硬結，色素沈着が多発している。瘻孔は皮下で交通する部分もある。

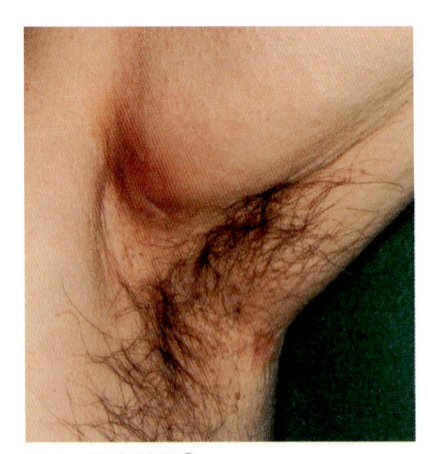

図2　臨床所見②
左腋窩にくるみ大の熱感を伴う浸潤のある紅斑が見られる。

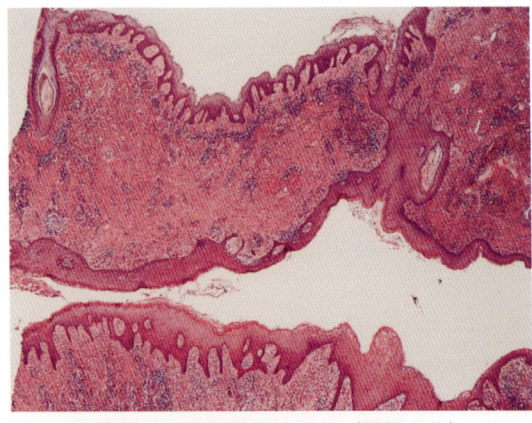

図3　瘻孔部の病理組織学的所見（弱拡大像）
皮表と連続した瘻孔があり，瘻孔壁は重層扁平上皮で裏打ちされている。真皮上層，瘻孔周囲，毛包周囲に稠密な細胞浸潤が見られる。

胞で覆われていて互いに交通する。

行うべき検査

- 臨床検査所見では炎症反応（白血球，CRP上昇や血沈亢進），好中球増多が見られる。慢性感染症の結果であり疾患特異的所見ではない。慢性炎症による貧血，低蛋白血症の有無をチェックする。
- 膿，生検組織より細菌培養，抗生剤感受性試験を行う。
- 肛囲の症例では痔瘻の有無につき消化器外科（肛門外科）にコンサルトする。

治療

- 炎症が顕著な急性期では抗生物質の内服，炎症局所の切開・排膿を行う。
- 慢性になると皮膚潰瘍，瘻孔を生じ，抗菌療法による治癒は期待できない。抗菌療法は皮膚潰瘍に対しては無効であり，あくまでも急性炎症を抑える目的で用いる。

- 瘻孔から有棘細胞癌が発生する可能性がある。癌細胞は瘻孔に沿って広範囲かつ深部まで浸潤する傾向がある。有棘細胞癌併発例の予後は不良である。痔瘻を伴う例では痔瘻癌を生じることがある。病理組織学的に悪性の有無につき検索する。
- 本症では潰瘍の局所治療のみに終始してはならない。再発・難治例では瘻孔を含めた外科的切除および植皮術を行うことが望ましい。

処方例）

- 内服：ミノマイシン® 2錠（200mg），分2回内服，朝夕食後
  もしくはフロモックス® 3錠（300mg），分3回内服，毎食後
- 外用：フシジンレオ®軟膏外用もしくはアクアチム®軟膏外用

- 長期間病勢を抑制する必要があり内服の期間が長くなる際には，テトラサイクリン系やマクロライド系抗生物質を初期には通常量，その後は減量して投与を継続する。
- 再発難治例では瘻孔からの発癌も念頭に置きながら，外科的手術（切除，植皮術）を行う。

TOPICS

近年，乾癬治療薬である抗TNF-α製剤の膿皮症に対する有効性が海外で報告されている。わが国では保険適用外である。

ここに着目！

壊疽性膿皮症とは違う疾患である

詳しくは壊疽性膿皮症の項を参照されたい。皮疹が肛門周囲に見られる場合には痔瘻の併発に注意する。膿皮症から有棘細胞癌が生じた場合には予後が不良であるため，発癌の可能性を念頭におき経過を追うことが必要である。

263

V 感染症

2. 慢性感染症

深在性真菌症
deep mycosis

通常の創傷治療では治らないので注意

深在性真菌症とは

- 真菌の感染によって引き起こされる疾患である。時に，ノカルジアなど，細菌に属する放線菌によって引き起こされる病変も慣習的に含まれることがある[1]。
- 深在性真菌症は真皮やリンパ節，内臓に病変が存在する。
- 診断は病変部からの菌の証明による。
- 菌種や患者状態により感染経路はそれぞれ異なる。
- 治療は抗真菌薬（内服，点滴）や外科的治療，菌種や病変部位によっては温熱療法が適用になる。

診断のポイント

- 基本的には生体組織からの培養による真菌の証明が必要である（☞ここに着目！）。
- 菌種同定のヒントとなることもあるので，問診による感染状況の詳細な聴取が必要である。
- 臨床症状（図1，2）は菌種や感染状況，患者の状態により潰瘍や局面，結節などさまざまな形態を呈す。時にリンパ管型といわれる，病変がリンパ管に沿って線状に配列する場合がある。
- 菌種あるいは患者の免疫状態により，皮膚原発の場合と肺などの内臓病変からの播種病変の場合がある。
- クロモミコーシス（図1）では病変部表面の鱗屑をKOH直接鏡検法で確認することにより経皮排出されるsclerotic cell（図3）を観察することができる。
- PAS染色やグロコット染色を用いることにより病理組織学的に菌体を確認することができるが，時に困難を要し連続切片を切り出し探し出

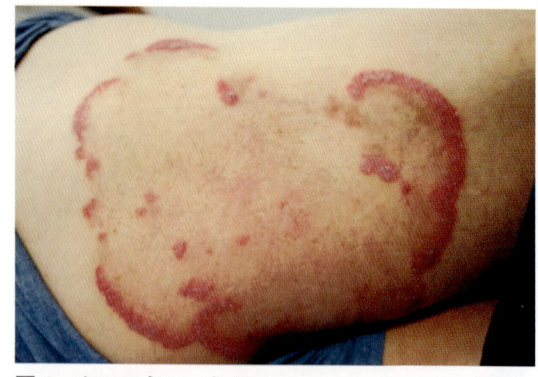

図1　クロモミコーシス

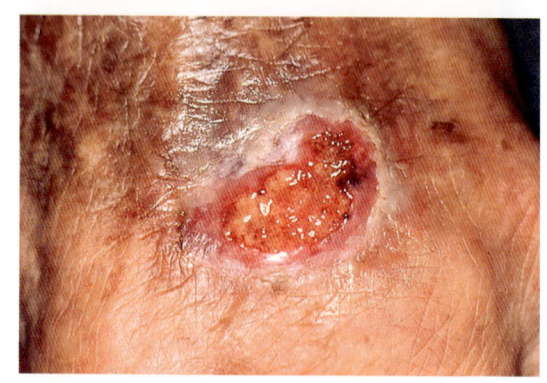

図2　スポロトリコーシス

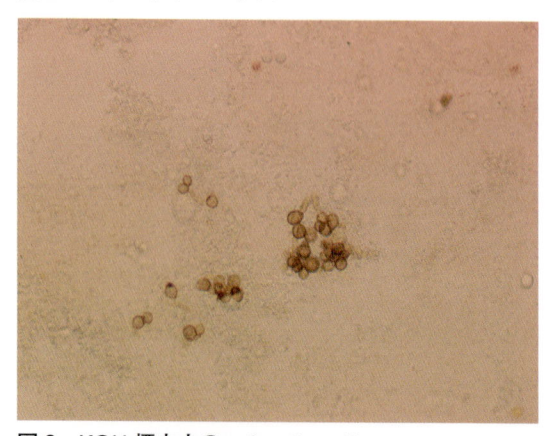

図3　KOH標本中のsclerotic cell

す必要がある。
- 鑑別としては非定型抗酸菌感染症などの慢性肉芽腫疾患が鑑別になる。

病態

- 創傷部位から直接接種された真菌あるいは内臓病変から播種された真菌によって引き起こされる。

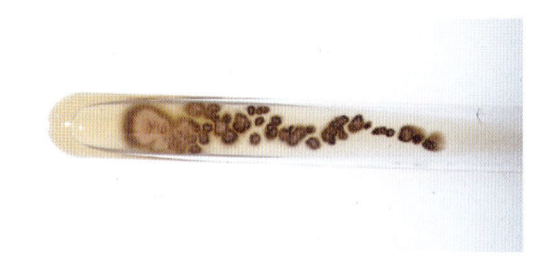

図4　スポロトリコーシスのコロニー

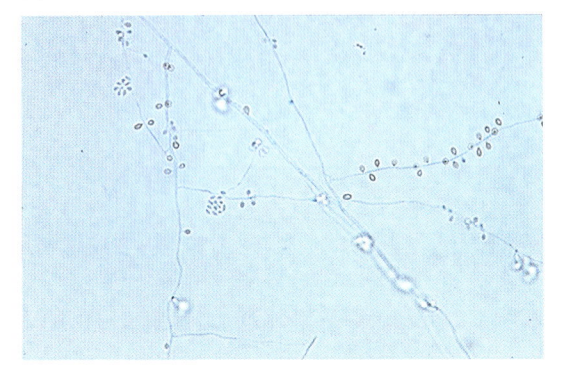

図5　*Sporothrix schenckii*

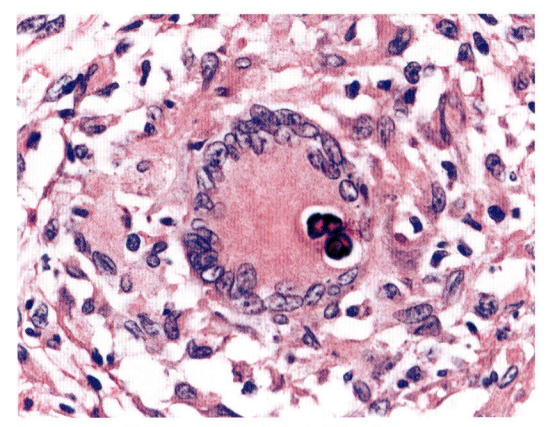

図6　巨細胞内に取り込まれた菌要素

- 組織学的には真皮～皮下にかけて肉芽腫や膿瘍を形成する。

行うべき検査

- クロモミコーシスを疑う症例ではKOH直接鏡検によりsclerotic cell（図3）を確認する。
- スポロトリコーシスを疑う症例ではスポロトリキン反応（スポロトリキン抗原液による遅延型アレルギー反応）。
- 培養：鱗屑あるいは痂皮，膿汁，生検組織片をサブロー・ブドウ糖寒天培地に接種し生育したコロニーを確認する（図4）。さらにスライドカルチャーにて菌種を同定する（図5）。
- 組織検査：真皮～皮下にかけて肉芽腫および膿瘍を呈する。PAS染色（図5）あるいはグロコット染色にて菌体を確認する。
- 菌種や臨床所見にもよるが，菌体を同定しくい場合には，遺伝子学的検査も有用である[2]。

治療

- 菌種により異なるが，基本的には全身療法が必要になる。
- スポロトリコーシスのように生育至適温度が低い菌種の場合では使い捨てカイロを用いた温熱療法を施行することもある。
- スポロトリコーシスに対しては抗真菌薬内服よりもヨウ化カリウム内服の方が，効果が高い[3]。
  処方例）ヨウ化カリウム　0.5～1.5g/日，1～4カ月内服（小児例：ヨウ化カリウム　10mg/kg/日，1～4カ月内服[4]）
- クロモミコーシスに対しては抗真菌薬内服あるいは点滴を施行するが，病変部が軽微である場合，あるいは全身療法でも効果が不十分な場合などは，外科的治療も考慮する。
  処方例）イトラコナゾール　200mg/日　内服
- 内臓深在性真菌症から播種された皮膚病変に関しては，内臓病変を基準にして抗真菌薬投与を検討する。補助療法として，皮膚局所に関しては外科的治療も考慮する。

TOPICS
アンフォテリシンBは副作用の強い薬品であるが，リポソーム製剤が発売され副作用のリスクが軽減された。

ここに着目！
真菌症の診断は，まず疑うことから！
一般細菌とは育つ培地（サブロー・ブドウ糖寒天培地）が違う。また，病理組織でも菌体が見つからない症例も多々ある。したがって培養をする段階で真菌症を疑わなければいけない。

V 感染症

2. 慢性感染症

抗酸菌感染症
tuberculosis of the skin

結核の治療が必要なので要注意

抗酸菌感染症とは

- 抗酸菌感染症で皮膚潰瘍を来たす疾患として，皮膚腺病，バザン硬結性紅斑，非定型型抗酸菌症の3つが重要であり，皮膚科医以外はこの3つを把握しておけば十分であろう。
- 通常の皮膚潰瘍の治療のみに終始してはならない。発生機序として，皮膚腺病は結核菌そのもの，バザン硬結性紅斑は結核菌に対するアレルギー（☞ここに着目！），非定型型抗酸菌症はマイコバクテリウム・マニラム感染による潰瘍であり，それぞれに臨床的な特徴がある。それらを十分に把握して診断し，内服療法を選択する。
- なかでもバザン硬結性紅斑が最もよく遭遇する疾患である。中高年女性の下腿に好発する小鶏卵大までの暗赤色調を呈する浸潤を伴う紅斑が見られ，疼痛はなく，局所熱感や腫脹も乏しい。次第に壊死を起こし軟化し，さらに潰瘍化する場合がある。潰瘍化した場合，治癒は遷延化し，最終的に色素沈着もしくは色素脱失を伴う萎縮性瘢痕となる。
- マイコバクテリウム・マニラム感染症は，熱帯魚飼育者や24時間循環式風呂愛用者に多く，生活歴を確認することが診断の助けとなる。

診断のポイント

■**皮膚腺病（tuberculosis cutis colliquativa）（図1）**
- 頸部に好発する。無痛性皮下硬結で，表面皮膚は正常色。次第に増大し，軟化し膿瘍を形成する。
- その後自壊し潰瘍となる。潰瘍面は弛緩性肉芽で，漿液性分泌物を伴う。時に乾酪片が見られる。

■**バザン硬結性紅斑（erythema induratum Bazin）（図2）**
- 前述の通りであり，下腿に多発する自覚症状を

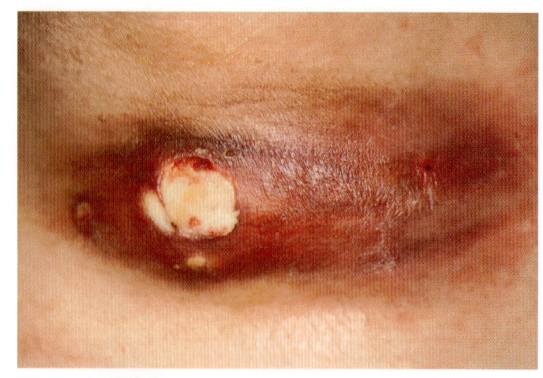

図1 皮膚腺病
潰瘍化した皮疹

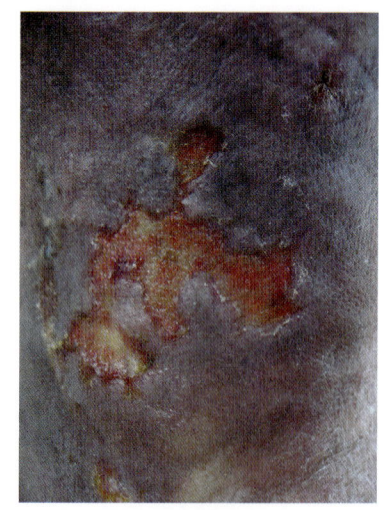

図2 バザン硬結性紅斑
潰瘍化した皮疹

伴わない暗赤色から紫紅色調を呈する浸潤性紅斑で，炎症症状が比較的軽微である点を見逃してはならない。

■**非定型型抗酸菌症（atypical mycobacteriosis）**
- 軽微な外傷部位に紅色丘疹や小膿疱を生じ，拡大して潰瘍となる。圧痛は軽度で，リンパ管に沿って上行性に同様の皮疹が多発する。

病態

- 皮膚腺病では，結核病変が他臓器（リンパ節，骨，筋肉）から連続性に皮膚に波及する。
- バザン硬結性紅斑は結核アレルギー患者で，結核菌やその代謝産物が皮膚に到達し発症する。
- 非定型型抗酸菌症は淡水・海水中に生息するマ

イコバクテリウム・マニラムが皮膚に侵入する。

行うべき検査

- 最も重要なのは問診である。家族歴や生活環境をチェックする。
- 皮膚結核では胸部単純X線撮影，CT検査や骨シンチグラフィーを行う。血液検査では必ず血沈をチェックする。また，ツベルクリン反応とクォンティフェロン®TB-2Gを行う。結核菌の検出は，皮膚腺病では結核菌培養を行う。バザン硬結性紅斑では polymerase chain reaction（PCR）法を試みる。
- マイコバクテリウム・マニラムは小川培地や液体培地で培養同定する。PCR法も診断に有用である。
- 皮膚生検による病理組織学的所見では，肉芽腫を確認する。皮膚腺病では，乾酪壊死を中心に，周囲に多核巨細胞と類上皮細胞型の組織球，さらにそれを取り囲む稠密な単核球の浸潤が見られる。バザン硬結性紅斑では脂肪小葉における肉芽腫性脂肪織炎，いわゆる loblar panniculitis が見られる（図3）。非定形型抗酸菌症では類上皮細胞性肉芽腫が見られる。

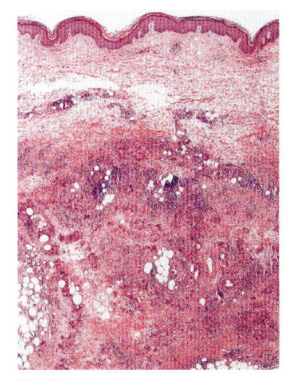

弱拡大像

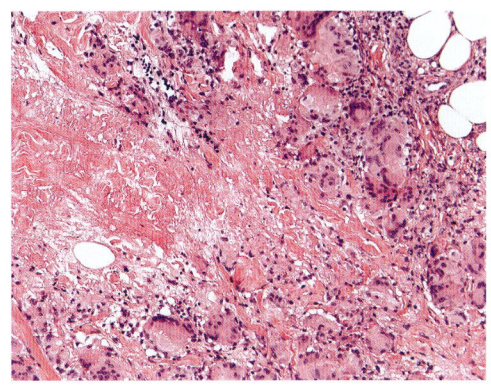

強拡大像。肉芽腫が見られる。
図3　バザン硬結性紅斑の病理組織学的所見

治療

- **本症では，潰瘍の局所療法のみに終始してはならない！**　すなわち，外科的デブリードマンや植皮術，皮膚潰瘍治療外用薬や被覆材を用いた局所療法だけでは絶対に治癒しない疾患である。
- 結核では，多剤併用療法を行う。イゾニアジド，リファンピシン，エタンブトールの3剤併用療法を選択する。これらを皮疹が軽快した後も，おおむね半年程度継続投与する。
  処方例）イスコチン®5 mg/kg 内服
  　　　　リファジン®10mg/kg 内服
  　　　　エブトール®15mg/kg 内服
- 非定形型抗酸菌症はテトラサイクリン系抗生物質やマクロライド系抗生物質を投与する。
  処方例）ミノマイシン®200mg 内服

ここに着目！

バザン硬結性紅斑論争！　皮膚への結核菌の関与は直接的？　それとも間接的？

バザン硬結性紅斑は現在，結核菌またはその代謝産物に対するアレルギー反応によって生じる結核疹との考えが一般的であるが，歴史的には結核との関係を否定する説との間で長い期間論争がなされてきた。また，結核の関与についても，バザン硬結性紅斑の皮疹部から結核菌が検出されたとする報告がなされると，結核疹としても疑問が呈された。その後，わが国では結核予防対策推進や優れた薬剤の登場により，結核そのものが減少したが，それにつれて，結核と関連のないとするバザン硬結性紅斑の報告が相次いだ。しかし，その後PCR法が臨床応用されるようになると，バザン硬結性紅斑から得られた皮膚片では高率に結核菌陽性となることが示され，近年では再び結核疹説も注目されてきている。ただし，PCR法は死菌DNAも検出し得るためその解釈は慎重に行う。

Ⅴ 感染症

2. 慢性感染症

性器ヘルペス・硬性下疳・軟性下疳
genital herpes／chancre／chancroid

性器に潰瘍を呈する疾患は多く，正確な診断，治療を要する

性器ヘルペス，硬性下疳，軟性下疳とは

- 性感染症（sexually transmitted infection：STI）による潰瘍性病変は多岐にわたり，性器ヘルペス，梅毒による硬性下疳，軟性下疳，性病性リンパ肉芽腫症，外陰部カンジダ症などが鑑別に挙がる．
- 性器ヘルペスは，単純ヘルペスウイルス（herpes simplex virus：HSV）1型（HSV-1）または2型（HSV-2）により性器に小水疱，浅い潰瘍を繰り返し発現する．
- 硬性下疳は梅毒のⅠ期疹である．梅毒はスピロヘータの一種である *Treponema pallidum*（TP）の感染により生じ，皮膚粘膜の感染局所でTPが増殖すると初期硬結となる．その後，中心が潰瘍化した場合，硬性下疳とよばれる．下疳とは潰瘍を意味する．
- 軟性下疳は，*Haemophilus ducreyi*（軟性下疳菌）により生じ，感染部位に痛みの強い壊疽性潰瘍と鼠径リンパ節の化膿性炎症が出現する．近年はわが国での感染はまれであり，輸入感染症と言える．

診断のポイント

- 性器ヘルペスの初感染では，2～10日の潜伏期の後，腫脹，疼痛を伴った小水疱，びらん，潰瘍が出現する．1週間前後に最も重症化する．
- 女性では強い疼痛のため，排尿，歩行が困難になることもある．ほとんどの症例で鼠径リンパ節の腫脹と圧痛がみられる（図1）．再発例で

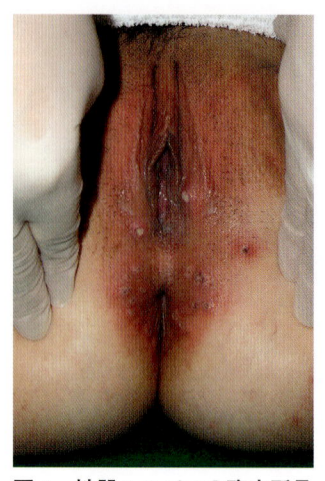

図1 性器ヘルペスの臨床所見
23歳，女性．HSV-1による初感染．肛門周囲は小水疱，陰唇周囲は潰瘍となっている．両側のリンパ節腫脹，疼痛のため排尿障害もみられた．

の症状は軽くなる．

- 梅毒は感染時期，臨床症状により病型分類がなされるが，2010年では無症候38％，早期顕症梅毒55％（Ⅰ期10％，Ⅱ期38％）が多い[1]．
- 早期梅毒は感染後2年以内を指し，感染力も強い．3週間前後をⅠ期と呼び，初期硬結，硬性下疳，無痛性横痃（リンパ節腫脹）が，それ以降はⅡ期と呼ばれ，バラ疹，丘疹性梅毒疹，梅毒性乾癬，扁平コンジローマ，梅毒性脱毛などがみられる．
- 初期硬結は小豆大から示指頭大，軟骨様硬度をもつ局面で，硬性下疳は周囲の浸潤が強く，硬く隆起し，中心が潰瘍となる（図2）．オーラルセックスにより口唇などに生じる場合は，陰部外下疳と言われる．
- 軟性下疳は熱帯地方に広くみられ，4～10日の潜伏期を経て，感染局所に無痛性，紅色の丘疹を生じる．水疱はなく，1～2日後に膿疱，その後自壊し潰瘍となる．周囲の病変と融合し大きく深い潰瘍を形成し，硬性下疳と異なり激しい疼痛を伴うのが特徴である．

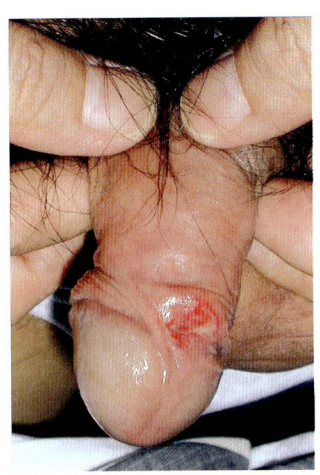

図2 硬性下疳の臨床所見
42歳,男性,梅毒による硬性下疳

病態

- 性器ヘルペスの特徴は腰仙髄神経節などに潜伏感染したウイルスが再発を繰り返すことである。6〜7割は再発例であり,その場合HSV-2によることが多い。
- 陰部に病変がなくとも膣粘膜などからは無症候性排泄がみられ,感染源となる。また,セックスパートナーの多さ,HIV感染の合併などはHSV感染リスクを上昇させる。
- 免疫不全者では深い潰瘍を形成し難治性となる。
- 梅毒に生じる硬性下疳の多くは単発であるが,オーラルセックスによる場合,多発することがある。男性では冠状溝,包皮内板,陰茎に出現するため気付きやすいが,女性は陰唇,膣口,子宮頸部などに出現するため気付かれにくい。
- Ⅰ期疹は数週間で自然消退し,Ⅱ期疹の出現により初めて梅毒の感染に気付くことも多い。Ⅰ期疹とⅡ期疹は同時にみられることもある。また,HIV感染を合併した梅毒では,びらん,潰瘍を伴うことがある。
- 軟性下疳の発生には地域性があり,中央アジア,アフリカ諸国では陰部潰瘍の原因の50%以上を占めるという報告もある。
- 潰瘍底の細胞浸潤が強いことにより皮疹が硬い硬性下疳に対して,軟性下疳の潰瘍底は軟らかい。
- 性器ヘルペス,梅毒と同様に本疾患はHIV感染促進因子と考えられる。

行うべき検査

- 性器ヘルペスは再発例が多く,通常の血清抗体価での診断は行わない。
- 確定診断には病変部のHSVそのもの,抗原,核酸を検出する病原診断法が推奨される[2]。病原診断法には,ウイルス巨細胞を検出するTzanck試験,ウイルス分離培養,PCR法,real-time PCR法,LAMP法などがある。
- HSV-1もしくはHSV-2の感染かを判定するには,型特異的なglycoprotein G(gG)に対する抗体測定(ELISA法)が行われる。
- 梅毒の診断は,無症候の場合も多いため病原診断よりも主に血清反応にて行う。カルジオリピンを抗原とする非特異的なRPRカードテスト,TPを抗原とする特異的なTPHA法,FTA-ABS法,あるいは新規のTPを抗原とする検査法を施行し,陽性の場合に梅毒と診断する。
- 近年では,血清検査法には従来の倍数希釈法でなく,自動化法が用いられるようになってきている。両法の結果にはばらつきがあるが,自動化法の結果で届出を行う場合,カルジオリピンを抗原とする検査で16.0単位以上の症例を対照とする。
- 軟性下疳の診断は,グラム染色,メチレンブルー染色による鏡検,培養検査により行われるが検出率は低い。また,HSVを同一検体から検出可能なPCRキットもあるが,国内で培養やPCR法を受託している機関はない。

治療

■性器ヘルペス

処方例) 初感染または初発

ゾビラックス 1回200mg,1日5回,5〜10日間経口投与

バルトレックス 1回500mg,1日2回,5〜10日間経口投与

V 感染症
慢性感染症：性器ヘルペス・硬性下疳・軟性下疳

（両剤とも腎機能障害時は減量）
再発時はそれぞれ5日間

処方例）おおむね年6回以上再発を繰り返す患者
バルトレックス　1回500mg，1日1回，約1年間内服。中止後も再発を繰り返す場合は継続

■梅毒
- 殺菌的に働き，耐性の報告もないペニシリンを第1選択とする。

処方例）サワシリン　1回500mg，1日3回経口投与，Ⅰ期（硬性下疳）は2～4週，Ⅱ期は4～8週。抗体価の変動をみながら。無症候梅毒でもカルジオリピンを抗原とする抗体価が16倍（自動化法では16.0単位以上では治療が望ましい）
- ペニシリンアレルギーでは，ミノマイシン1回100mg，1日2回，同等期間経口投与

■軟性下疳
- サルファ剤，アンピシリン，テトラサイクリンに対するプラスミド性耐性株の出現が知られている。

処方例）ジスロマック　1回1g，単回経口投与
ロセフィン　1回250mg，単回投与，筋注
シプロキサン　1回500mg，1日2回，3日間経口投与

ここに着目！

潰瘍が治癒したからといって安心しないこと

性器ヘルペス，硬性下疳とも自然に潰瘍が治癒していく疾患である。確定診断を行い，適切な治療を行わないと，パートナーへの感染のリスクが高まることに注意。

V 感染症

1. 急性感染症

■創感染の徴候 （大慈弥裕之）

1) Cutting KF, Harding KG : Criteria for identifying wound infection. J Wound Care 3 : 198-201, 1994
2) Dennis LA, Dumville JC, Cullum N, et al : Value of a modified clinical signs and symptoms of infection checklist for leg ulcer management. Br J Surg 97 : 664-670, 2010
3) Gardner SE, Frantz RA, Troia C, et al : A tool to assess clinical signs and symptoms of localized infection in chronic wounds ; Development and reliability. Ostomy Wound Manage 47 : 40-47, 2001
4) 大慈弥裕之, 高木誠司. 創処置総論；感染創. 形成外科 53：S4-S5, 2010
5) Bowler PG : The 10^5 bacterial growth guideline ; Reassessing its clinical relevance in wound healing. Ostomy Wound Management 49 : 44-53, 2003

■丹毒・蜂窩織炎・リンパ管炎 （山﨑 修）

1) Saavedra A, Weinberg AN, Swartz MN, et al : Soft-tissue infections : erysipelas, cellulitis, gangrenous cellulitis, and myonecrosis. In Fitzpatrick's dermatology in general medicine 7th ed. pp1720-1731, Mc Graw-Himel, New York, 2008
2) Stevens DL, Bisno AL, Chambers HF, et al : Practice guidelines for the diagnosis and management of skin and soft-tissue infections. Clin Infect Dis 41 : 1373-1406, 2005

■壊死性軟部組織感染症 （高木誠司）

1) Stevens DL, Bisno AL, Chambers HF, et al : Practice guidelines for the diagnosis and management of skin and soft-tissue infections. Clin Infect Dis 41 : 1373-1406, 2005

■水痘・帯状疱疹 （松尾光馬）

1) Higa K, Mori M, Hirota K, et al : Severity of skin lesions of herpes zoster at the worst phase rather than age and involved region most influences the duration of acute herpetic pain. Pain 69 : 245-253, 1997
2) Toyama N, Shiraki K : Epidemiology of herpes zoster and its relationship to varicella in Japan ; A 10-year survey of 48,388 herpes zoster cases in Miyazaki prefecture. J Med Virol 81 : 2053-2058, 2009
3) Oxman MN, Gershon AA, Poland GA : Zoster vaccine recommendations ; The importance of using a clinically valid correlate of protection. Vaccine 20 : 3625-3627, 2011

■膿痂疹 （横山恵美）

1) 荒田次郎：皮膚一般細菌感染症. 最新皮膚科学大系（第1版）, 14巻, 飯塚一ほか編, pp53-57, 中山書店, 東京, 2003
2) 岩月啓氏：細菌性皮膚疾患. 標準皮膚科学（第9版）, 富田靖ほか編, pp444-445, 医学書院, 東京, 2010
3) 國行秀一, 中野一仁, 前川直輝ほか：伝染性膿痂疹の分離菌と抗菌薬に対する感受性結果について—1997～2002年までの過去6年間の検討. 臨皮 58：873-876, 2004
4) 國行秀一, 前川直輝, 吉田有紀ほか：伝染性膿痂疹の分離菌と抗菌薬に対する感受性結果について—2003～2007年の過去5年間の検討. 臨皮 63：607-611, 2009
5) 多田讓治：抗生物質（内服）. 皮膚臨床 49：1155-1164, 2007

2. 慢性感染症

■Critical colonization （菅野恵美）

1) Sibbald RG, Woo K, Ayello EA : Increased bacterial burden and infection ; The story of NERDS and STONES. Adv Skin Wound Care 5 : 447-461, 2006
2) 菅野恵美, 館正弘：慢性創傷に関する知識. 創傷ケアの基礎知識と実践；褥瘡・手術部位感染・糖尿病性足潰瘍, 溝上祐子編, pp31-37, メディカ出版, 東京, 2011
3) Bjarnsholt T, Kirketerp-Møller K, Jensen PØ, et al : Why chronic wounds will not heal ; A novel hypothesis. Wound Repair Regen 16 : 2-10, 2008

■骨髄炎 （館 正弘）

1) Lipsky BA, Berendt AR, Deery HG, et al : Diagnosis and treatment of diabetic foot infections. Plast Reconstr Surg 117（7 Suppl）: 212S-238S, 2006
2) 柏克彦, 小林誠一郎：慢性骨髄炎に伴う瘻孔・潰瘍. 形成外科 51：S216-S222, 2008
3) Tomas MB, Patel M, Marwin SE, et al : The diabetic foot. Br J Radiol 73 : 443-450, 2000
4) Bonham P : A critical review of the literature : part II : antibiotic treatment of osteomyelitis in patients with diabetes and foot ulcers. J Wound Ostomy Continence Nurs 28 : 141-149, 2001

■爪郭炎・爪周囲炎・ひょう疽 （草竹兼司）

〈治療に関する参考文献〉
● 西野健一：ひょう疽と陥入爪. 形成外科 51：S201-

S205, 2008
〈鑑別疾患に関する参考文献〉
- 檜垣修一, 西嶋攝子：細菌性爪囲炎, 癤疽. 最新皮膚科学体系（第1版）, 14巻, 飯塚一ほか編, pp78-79, 中山書店, 東京, 2003

■慢性膿皮症　　　　　　　　　　　　　　（天野博雄）
1) 田村敦志：慢性膿皮症. 最新皮膚科学体系, 14巻, 細菌・真菌性疾患, 飯塚一ほか編, pp85-98, 中山書店, 東京, 2003
2) Haslund P, Lee RA, Jemec GB：Treatment of hidradenitis suppurativa with tumour necrosis factor-alpha inhibitors. Acta Derm Venereol 89：595-600, 2009

■深在性真菌症　　　　　　　　　　　　　（生駒憲広）
1) 福代良一：真菌感染症. 皮膚科専門医テキスト（第2版）, 植木宏明ほか編, pp815-847, 南江堂, 東京, 2002
2) 杉田隆, 西川朱實：DNA塩基配列による病原真菌の分類・同定. Jpn J Med Mycol 45：55-58, 2004
3) 松田哲男, 松本忠彦：深在性皮膚真菌症. 最新皮膚科学体系（第1版）, 14巻, 飯塚一ほか編, pp267-287, 中山書店, 東京, 2003
4) 大坪東彦, 石井寛, 幸田弘：佐賀医科大学皮膚科における10年間のスポロトリコーシス21例の統計. 西日皮膚 56：100-104, 1994

■抗酸菌感染症　　　　　　　　　　　　　（安部正敏）
1) Mascaró JM Jr, Baselga E：Erythema induratum of bazin. Dermatol Clin 26：439-445, 2008
2) Handog EB, Gabriel TG, Pineda RT：Management of cutaneous tuberculosis. Dermatol Ther 21：154-161, 2008
3) 安部正敏：うつる皮膚病最前線. pp222-225, メディカルレビュー社, 東京, 1971

■性器ヘルペス・硬性下疳・軟性下疳　　　　（松尾光馬）
1) 岡部信彦, 多田有希：発生動向調査からみた性感染症の最近の動向. 日性誌 22：126-141, 2011
2) CDC：Sexually Transmitted Disease Guidelines, 2010. MMWR 59（RR-12）：1-110, 2010

創傷のすべて Q&A

Ⅴ 感染症

1. 急性感染症

■創感染の徴候　　　　　　　　（大慈弥裕之）

Q 銀含有被覆材は，感染創に有効ですか？

A コロニー形成創や臨界保菌状態（critical colonization 創）に良い適応と考えます。

解説：現在，国内で使用可能な銀含有被覆材は2種類あります。1つは，カルボキシメチルセルロースナトリウム（アクアセル）に銀イオンを含有させた線維性ドレッシング材で，もう1つはアルギン酸カルシウムとアルギン酸銀の線維を混合した被覆材です。両者ともに「明らかな臨床的創感染を有する患者には慎重に使用すること」との注意事項が示されています。蜂巣炎を伴う感染創には使用すべきではありません。

■丹毒・蜂窩織炎・リンパ管炎　　（山﨑　修）

Q 丹毒，蜂窩織炎，リンパ管炎は再発しますか？

A 20％前後の確率で再発する場合があります。

解説：1～2年以内で再発する場合が多く，肥満，リンパ浮腫，静脈還流不全，足白癬は危険因子となっています。

■壊死性軟部組織感染症　　　　　（高木誠司）

Q 壊死性軟部組織感染症と蜂窩織炎はどのように鑑別しますか？

A 初期の段階では両者の鑑別は難しいです。

説明：両者ともに腫脹，疼痛，紅斑，発熱といった症状と，CRP上昇，白血球増加といった所見を呈します。慎重に経過を観察し，皮膚壊死や水疱形成，著しい疼痛，淡い紅斑の進行性拡大などがあれば前者を疑い，迅速な対処に全力を注ぎましょう。

■水痘・帯状疱疹　　　　　　　　（松尾光馬）

Q 皮疹がかさぶたになっても感染力はありますか？

A 水疱の状態ではありますが，痂皮からの感染はまず起きません。

解説：痂皮からPCR法などのDNA増幅を行うとウイルスの断片は検出できますが，培養してもウイルスは検出されず，感染力はないと考えられます。

■膿痂疹　　　　　　　　　　　　（横山恵美）

Q 学校には行けますか？

A 適切な治療が行われていれば登校することは可能です。

解説：伝染性膿痂疹は学校保健法で学校感染症のうちの第3種の伝染病に区分されています。治療が適切に行われていれば登校を禁止する必要はありませんが，他の児童への感染を避ける必要があるため症状によっては登校を禁止されることもあります。

2. 慢性感染症

■Critical colonization　　　　　　（菅野恵美）

Q バイオフィルムは肉眼的に観察できますか？

A 細菌やバイオフィルムを肉眼的に観察することは不可能です。

解説：Slough の状態をバイオフィルムが存在していると判断されることがありますが，バイオフィルムを肉眼的に観察する方法は確立されていません。バイオフィルムは創部皮膚組織を電子顕微鏡や共焦点顕微鏡を用いて多糖体と細菌を観察し同定することが可能となります。

創傷のすべて Q&A

■骨髄炎　　　　　　　　　　　　（館　正弘）

Q 骨髄炎のデブリードマンの範囲はどこまで行えばよいでしょうか？

A 骨髄断端からの出血が目安になります。

解説：デブリードマンの範囲は術前のX線やMRI所見からおよその見当をつけますが，術中の判断は難しい時もあります。術中の骨髄断端から良好な出血が得られることが目安になります。

■爪郭炎・爪周囲炎・ひょう疽　　（草竹兼司）

Q 感染を否定できない爪周囲炎にステロイド外用をしてもよいですか？

A 短期間の使用であれば問題ありません。

解説：炎症の主たる原因が感染でない場合にはステロイドの外用剤を使用しても問題になりません。陥入爪に伴う爪周囲炎などでは不良肉芽を認めることが多いですが，この場合などが良い適応と考えます。1週間程度の使用であれば，感染を伴っていてもステロイドの外用が増悪因子となることはほとんどありません。

■慢性膿皮症　　　　　　　　　　（天野博雄）

Q 手術を受けたくないのですが，炎症が起こるたびに切開するのではダメですか？

A 急性に炎症が拡大したときに一時的に切開，排膿することはありますが，あくまでも対症療法です。

解説：繰り返し炎症を起こしていると瘻孔から癌が発生することがあります。長期間良くなったり悪くなったり，また膿が出るのを繰り返している状態であれば，膿が出る病変部をすべて切除して植皮を行う手術を受けることをおすすめします。

■深在性真菌症　　　　　　　　　（生駒憲広）

Q きれいにきずは治りますか？

解説：真皮，皮下脂肪織の疾患で慢性に経過し，肉芽腫形成を起こしてくる疾患なので，基本的には瘢痕治癒を目指すということになります。

■抗酸菌感染症　　　　　　　　　（安部正敏）

Q 皮膚結核病変から結核菌は散布されますか？

A たとえ皮膚腺病であっても，皮膚病変からの結核菌散布はまれです。

解説：バザン硬結性紅斑はともかく，皮膚腺病などの真性皮膚結核（病変部が結核菌そのものにより形成される疾患）の場合，気になる事項です。皮膚病変からの結核菌散布はまれですが，肺結核などの合併の可能性がありますので，肺結核が否定されるまでは十分注意しましょう。必ず呼吸器専門医の診察が必須です。

■性器ヘルペス・硬性下疳・軟性下疳（松尾光馬）

Q 性感染症と診断されましたが，その後の注意事項は？

A パートナーへの感染率を下げるために，コンドームの使用がすすめられます。

解説：疾患によっても異なります。梅毒，クラミジア，淋菌感染症などは抗菌薬で治癒します。性器ヘルペスは一度感染すると再発を繰り返し，無症候性にも排泄が見られるため，症状が軽快していてもパートナーへ感染します。また，性感染症の既往がある人はHIVを含めた他の感染症にも罹患している可能性が高いため注意が必要です。

VI

創傷管理技術

TOTAL WOUND MANAGEMENT

VI 創傷管理技術

坂本奈津紀／松村　一／井田夕紀子

1. デブリードマン
debridement

速やかで徹底したデブリードマンが創傷治療のスタート

デブリードマンとは

　細菌のコンタミネーションのある組織や血行障害により壊死した組織を除去し，創を清浄化することで他の健常組織への影響を防ぐ処置のことをデブリードマンという。このような組織は正常な肉芽組織の成長と，創傷が治癒する妨げとなる。デブリードマンには外科的，化学的（組織分解酵素などを含有する軟膏療法など），自己融解（ハイドロコロイド，ハイドロジェル剤を用いて自己融解を促進させるなど），物理的な方法（高圧洗浄，wet to dry dressing 法など）がある。ここでは外科的デブリードマンを中心に述べる。

本法のコツ＆ピットフォール

- 不十分なデブリードマンでは，創の状態を改善できないし，それに続く外科的処置の成績不良につながる。
- デブリードマン中においては，常にどの解剖学的な層であるかを認識する。
- 慢性創傷においては，壊死組織と健常部との境が明瞭となった時期に行う。

手順

準備　処置前に

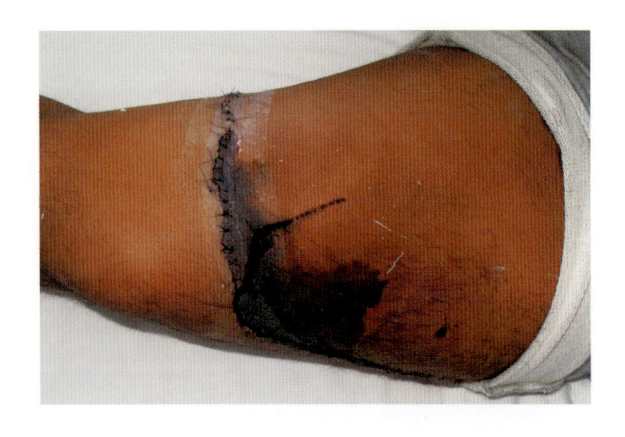

　バイクに乗車中，転倒し大腿の剥脱創を受傷。縫合処置を行い，経過観察中，創縁の壊死が拡大した例で説明する。

■用意するもの
- 術前の消毒用品
- カミソリ，フリーハンドダーマトーム，剪刀など
- バイポーラ，電気メス
- 止血用のエピネフリンガーゼ
- 必要に応じてエアターニケット
- 洗浄用生理食塩水
- デブリードマン後のドレッシング剤

手順① 壊死組織の除去を行う

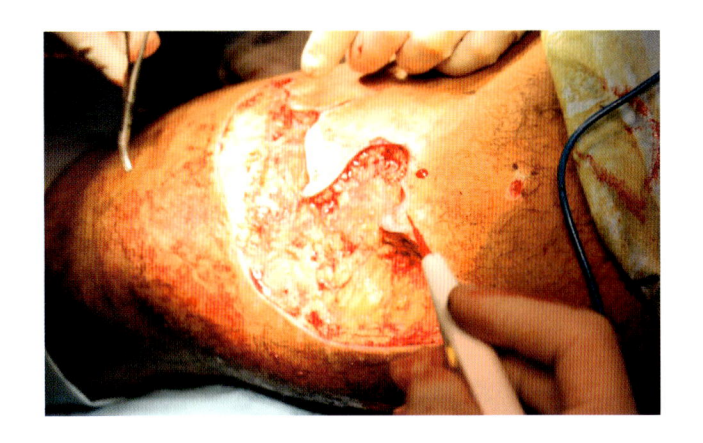

電気メスと剪刀を併用してデブリードマンを行った。

この症例では，皮膚皮下組織の壊死を認め，すべてデブリードマンとした。

手順② 止血・洗浄・ドレッシングを行う

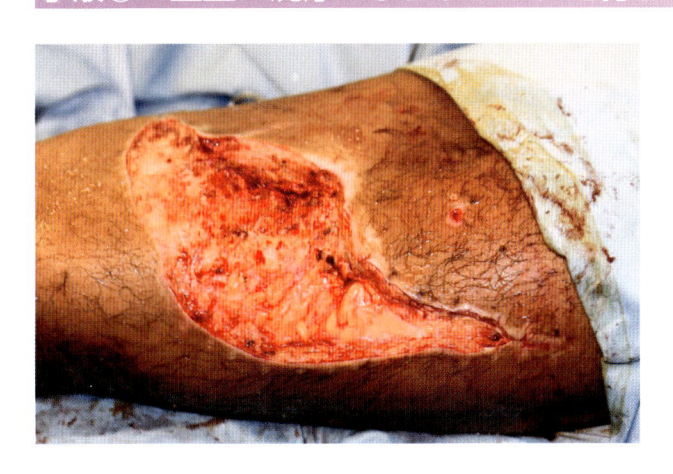

十分な止血をバイポーラ，電気メスにて行った。この後，デブリードマンにより汚染されたドレープを除去し，洗浄とドレッシングのために新しいドレープを2枚敷いた。生理食塩水で十分に創面を洗浄した。後に1枚のドレープを除去して，ドレッシングを清潔な状態でできるようにした。

後処置 適切な方法で創閉鎖を行う

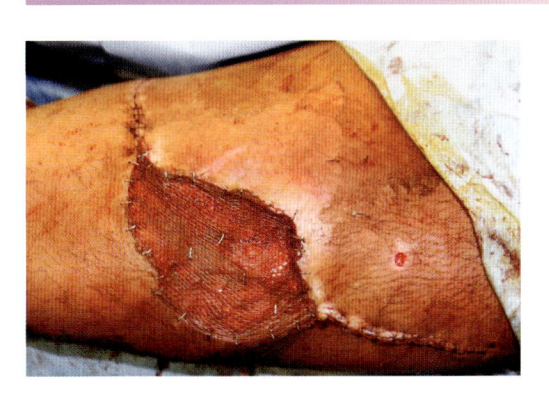

TOPICS

近年，海外では高圧の生理食塩水の水流にて，組織を切除，吸引する方法を用いたデブリードマン用の製品が使用されるようになっている（VERSAJET® Hydrosurgery System）。これにより，水平方向に繊細なデブリードマンが可能となっている。

ここに着目！

末梢動脈疾患（PAD）でのデブリードマンは慎重に

PADの患者で潰瘍や壊死組織をデブリードマンする場合には，デブリードマンにより周囲組織の血行障害や壊死が進行することがあるので注意を要する。皮膚灌流圧（SPP）30mmHg 未満では，デブリードマンをした創の治癒は遷延し[1]，周囲に壊死の拡大を見ることもある。

本症例ではデブリードマン後に左大腿外側より採皮し，3倍のメッシュ分層植皮術を行い，創閉鎖した。

VI 創傷管理技術

松村　一／坂本奈津紀

2. 縫合法
suturing

創縁の血流に配慮した縫合が縫合創のトラブルを減らす

縫合とは

　縫合とは，各種組織を縫合糸などで縫い合わせて癒合させることである．臨床的には，解剖学的な各層をできるだけ正確に癒合させることが重要である．
　ここでは，皮膚の単結紮真皮縫合，皮膚縫合について述べる（眼瞼など皮膚の薄い部位は真皮縫合を行わない）．

本法のコツ & ピットフォール

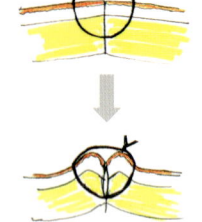

　一般に皮膚の縫合に関しては，針を皮膚に対して直角に刺入して針の形状に合わせて半円形に運針することがよいと言われる．しかしながら，この運針で縫合した場合，往々にして表皮の内反が起こり，縫合面での真皮も不連続となる．皮膚においては，抗張力を保つためには真皮の連続性を保つ必要があるため（表皮の連続性が維持されても抗張力は得られない），真皮縫合が合理的で重要である[1]．

手順

準備　処置の前に

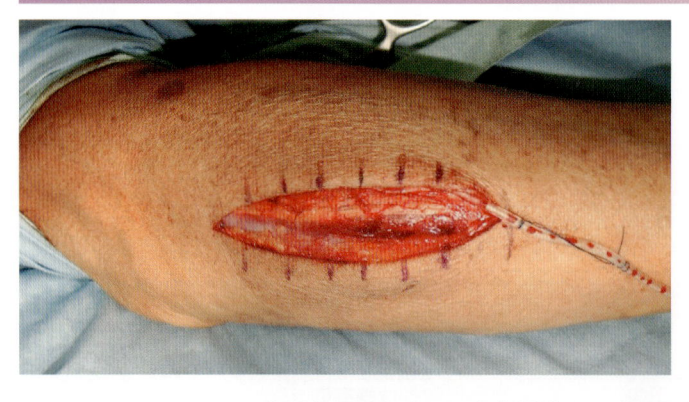

■用意するもの
- 鑷子（アドソン鑷子，マッカンドー鑷子など）
- スキンフック
- 持針器
- 縫合糸

　縫合の前に十分に止血し，生理食塩水で術野を洗浄する．
必要ならばドレーンを留置する．また，汚染・挫滅や血行障害のある組織はデブリードマンを行う．縫合すべき創の長さが異なり，ドッグイヤーを生じる可能性のある場合には，創縁の両端をスキンフックで牽引し，創の両側の同じ位置にマーキングをするとよい．

手順① 真皮縫合の運針

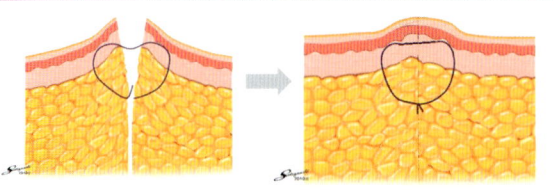

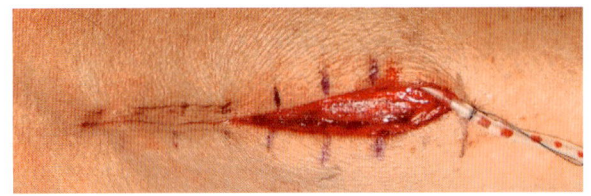

真皮縫合は，創の深層から針を図のようにハート型に運針する。この時，創縁より遠方で表面に一番近く，創縁ではそれより深い位置を運針する。これにより創縁に対して内向きの力がかかり，真皮が全層で連続することになる。

手順② atraumaticな操作と鑷子

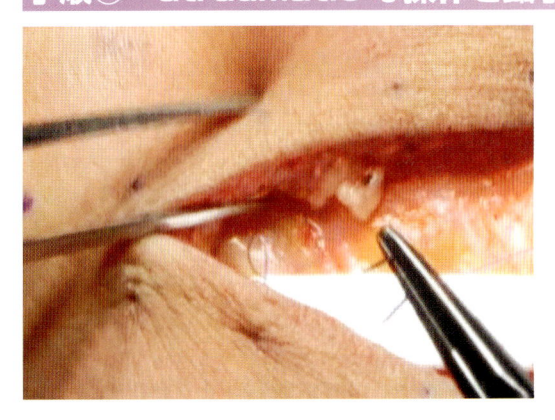

挫滅や血流障害を避けるために，創縁は鑷子で把持しない。図のように，鑷子を押すように把持するかスキンフックを使用すると運針もやさしい。

図③ 皮膚表面の縫合

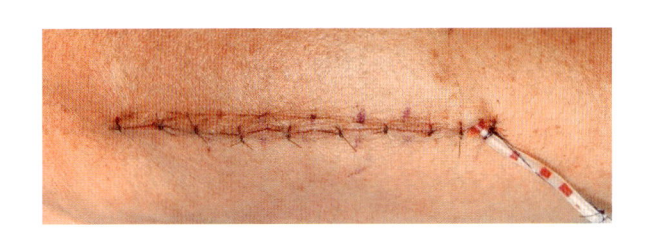

真皮縫合により創縁が良好に密着した場合には，皮膚表面を縫合する必要は必ずしもなく，テープや表面接着剤で構わない。皮膚表面の縫合を行うときには，創縁の血流障害を避けるため密に縫合しない。また，真皮縫合をした部位と同じ所を縫合することは血流の観点からは避けるのが望ましい。

ここに着目！

皮膚を密に縫い過ぎると，哆開につながる

創縁を細かく，強く縫い過ぎると，縫合終了時にはきれいに縫えているように見えるが，抜糸後に哆開してしまうこともある。これは，細かく縫合したことにより，創縁が血行障害となり創傷治癒が阻害されたと考えられる。

3. 植皮術
skin graft

母床に血行があれば植皮術により速やかな創閉鎖を期待できる

植皮術とは

　植皮術は、生体から完全に離断した皮膚片を欠損部の母床血行により生着させる外科的手法である。このため、移植床に血流がない骨皮質、軟骨や腱には植皮片は生着せず、また移植床の血流が乏しい場合や感染がある場合などは生着が阻害される。植皮術は皮膚片の厚さにより、表皮と真皮のすべてを含んだ厚い全層移植術と、表皮と真皮の一部だけを含んだ薄い分層移植術に分けられる（**表**）。形状による分類では、面状（シート）、切手状（パッチ）、網状（メッシュ）がある。

表　分層植皮と全層植皮の特徴

	分層植皮	全層植皮
適応	広範囲の植皮、四肢、新鮮創、出血する骨面、筋膜、骨膜、軟骨膜、肉芽面	小範囲の植皮、顔面その他美容的効果の望ましい部位
採皮法	ダーマトーム	メスと鋏
生着と母床の関係	皮片が薄いほど生着し、また表皮のように薄いものになると感染のある肉芽面上にも生着する	母床の血行がよくなければ生着しにくい
植皮片の術後収縮	採皮直後の一次収縮は弱く、移植後の二次収縮は強い。例外として額のように母床に硬い組織のあるところでは二次収縮が少ない	一次収縮は強く、二次収縮は少ない
術後色素沈着	起こりやすい	起こりにくい
感染に対して	比較的抵抗できる	抵抗できない

本法のコツ&ピットフォール

- 移植床の血行を最善の状態にして行うよう努める。
- 整容と機能、採皮部の犠牲などを総合的に判断して方法を選択する。
- 顔面への植皮はエステティック・ユニットを念頭において行う。
- 広範囲の皮膚欠損には網状（メッシュ）植皮を選択する。
- 植皮片と移植床にズレが生じないよう tie over 法などで固定するが、過圧迫に注意を要す。
- 局所陰圧閉鎖療法は、移植床の準備や植皮片の固定などに有用である。

手順

　分層皮膚を採取して網状（メッシュ）植皮を移植する例で説明する。

準備　処置の前に

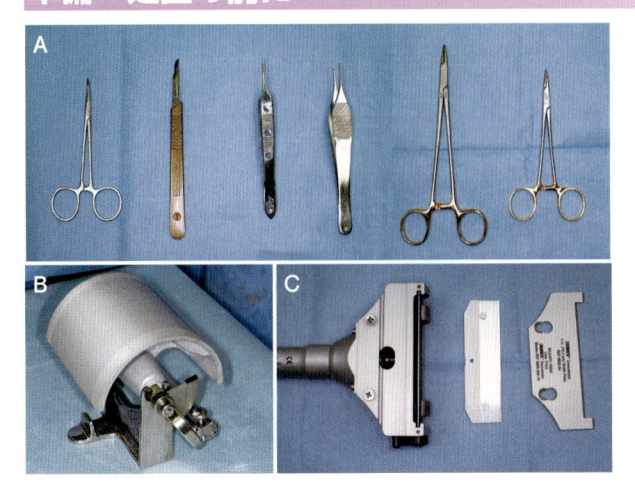

■用意するもの

- 皮膚切開縫合の基本セット（A）。モスキート鉗子，メス，各種鑷子，持針器などを用意する。
- 分層皮膚の採取は，ドラム型デルマトーム（B），気動式デルマトーム（C）などを用いて行う。他にも採皮刀（カミソリ），フリーハンド，電動式などがある。メッシュ植皮を行う場合は，メッシュデルマトームを用いる。

手順①　デブリードマンをする

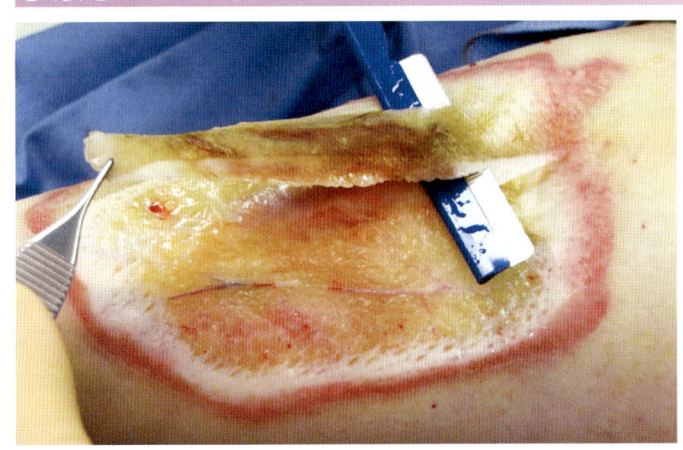

創面に壊死組織や感染組織が付着している場合は除去する。カミソリを用いて段階的に削る方法（tangential excision）と，多少の正常組織を含めて一塊として除去する方法がある。前者は移植床になるべく組織を残したい場合に用い，良好な出血が得られるまで丁寧に行う。後者は浅筋膜や深筋膜など一定の層で剝離すると出血も少なくて済む。

手順②　移植床を整える

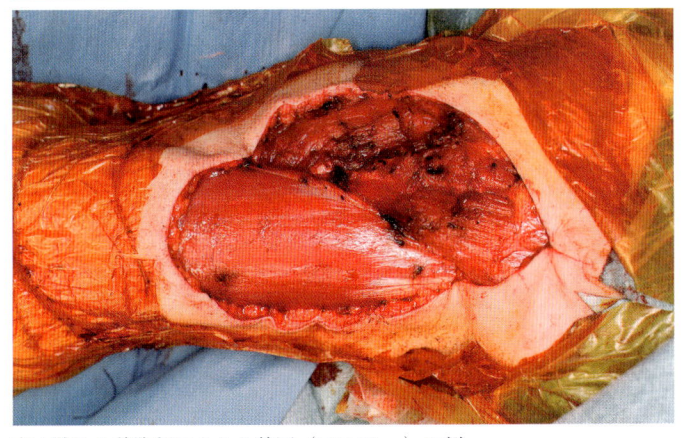

移植床の良好な血流を確認した後，創面を可及的に縫縮して面積を縮小したり，軟部組織の引き寄せ縫合により床面を平坦にする。血腫形成は植皮の不生着を惹起するため入念な止血操作を行う。移植部位が関節にかかる場合は，屈曲位と伸展位で交互に緊張状態を探り，十分量の皮膚が補充されるよう確認する。この時点で必要な皮膚の面積を算定する。

右上腕から前胸部にかかる範囲（15×10cm）の例。

手順③　採皮方法を選択する

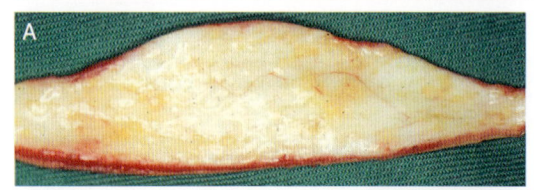

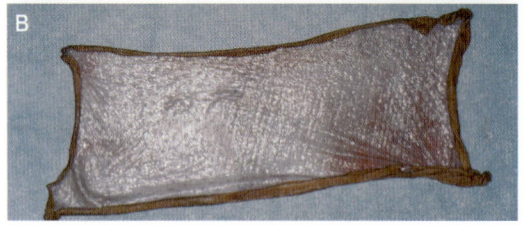

全層皮膚（A）は余分な皮下脂肪を除去する。分層皮膚（B）は採取した段階で使用可能である。表皮は0.2mm（8/1,000インチ）程度であるが，真皮厚は各部位により違いがある。分層植皮では，通常0.3〜0.5mm（12/1,000〜20/1,000）厚の皮膚を用いる。

注：皮膚の厚さは従来インチ（1インチ＝2.54cm）で表記されてきたが，メートル表記も一般的になってきており合わせて把握する必要がある。

手順④　分層採皮する

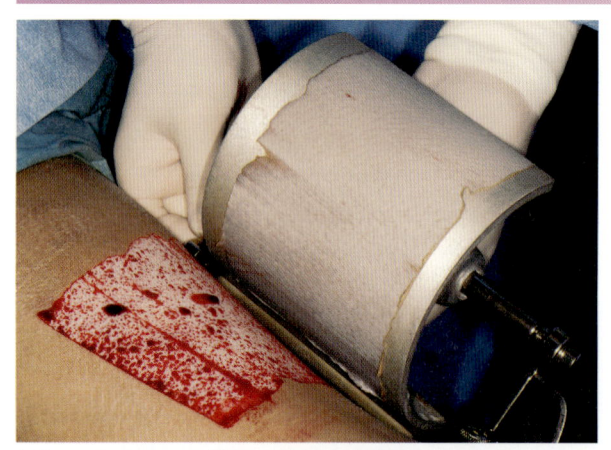

最大で12.5×20cmの幅広い大きさの皮膚が採取可能である。

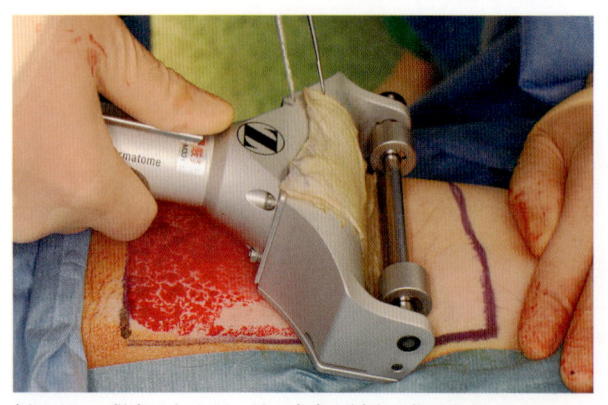

幅は10cm程度であるが，長い皮膚が採取可能である。

■ドラム型デルマトームを用いる場合

採皮面およびドラム面をエーテルで清拭し，両面テープをドラム面に貼付する。片手で柄を保持してテープ端を採皮面に密着させ，ドラムをゆっくり回転させる。もう片方の手で刃を皮膚に切れ込み，反復させることにより一定の厚さの皮膚を採取する。希望通りの皮膚を得るには熟練を要す。

■気動式デルマトームを用いる場合

ドラム型と違い皮膚に軽く押しつけ前進させるだけなので，初心者にも採取しやすい。気動式は高い回転力が得られるが，動力源の圧縮ガスにホースを用いて接続する必要がある。電動式は充電電池を用いるため操作の自由度は高いが，気動式に比べて回転力に劣る。

手順⑤ 採取した分層植皮からメッシュを作成する

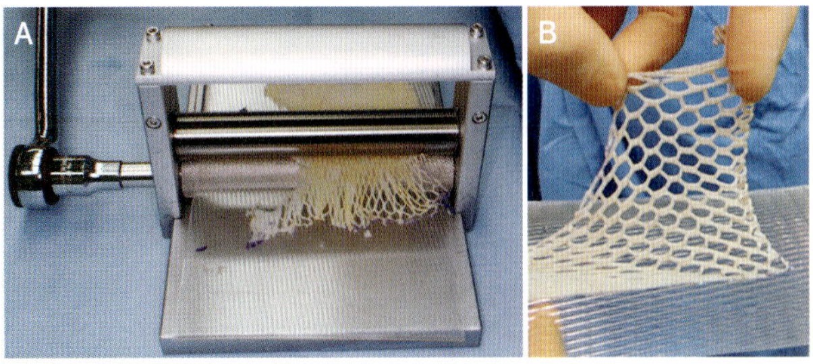

分層皮膚をメッシュデルマトーム（A）で数多くの短い切開を入れることにより網状（B）にすることで皮膚を1.5～9倍に引き延ばす。広範囲の皮膚欠損や凹凸のある移植床に対して用いられる。整容的には問題が残る。

手順⑥ 網状にした分層植皮を縫合する

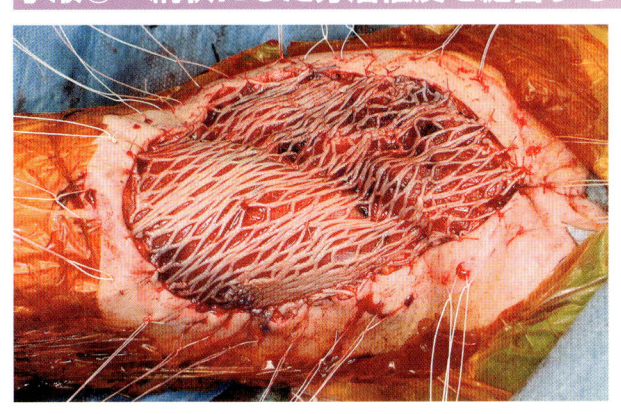

植皮片を欠損部の周囲縁に縫合固定するが，tie over法（後述）を行うための長糸を用いることが多い。皮膚を移植床に接着させるため，植皮片内に中縫いを追加することもある。シート状にした場合は縫合終了後に，植皮片下に生理食塩水を注入して凝血塊を洗い流し，出血の有無を再確認する。創縁からのドレナージを考慮し，密な縫合は避ける。

手順⑦ 固定する

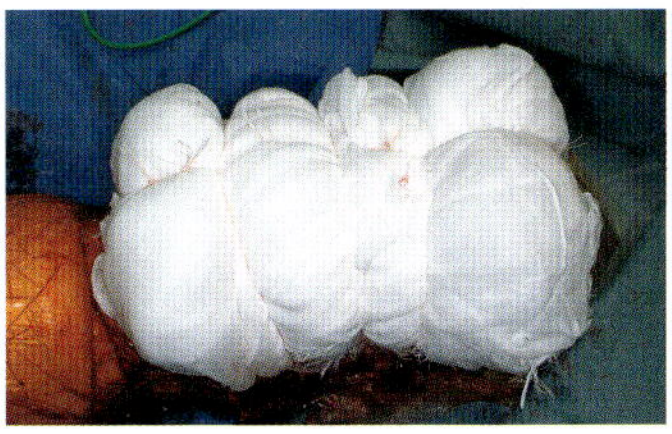

tie over 固定 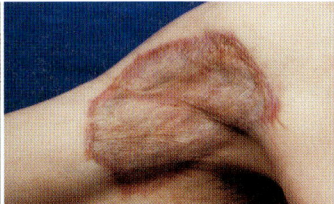　　植皮部（右上腕から前胸部） 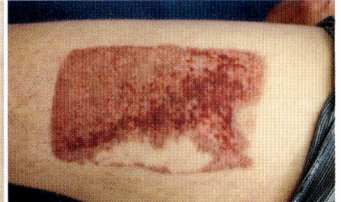　　採取部（右大腿前面）
術後6カ月の状態　　植皮の生着は良好で，関節の拘縮も認められない。

植皮片は軟膏塗布したシリコンガーゼをあて，ナイロン綿あるいはさばいたガーゼで作った塊で皮面を覆う。これらを前述の長糸で包むように結紮固定する方法をtie over法という。過圧迫にならないよう，結紮はずれない程度に弱めを心掛けて行う。血行完成までの術後1週間は包交せずに固定する。四肢の場合は2週間ほど患肢挙上を原則とする。

TOPICS
2009年1月より自家培養表皮（ジェイス®）が保険収載され，広範囲熱傷に対して使用されている。

ここに着目！
植皮の生着が疑わしい場合は，ただちに固定をはずして対処する

術中の血腫形成を含め，皮膚固定中は入念な観察が必要である。植皮部に疼痛がある場合は術後出血や過圧迫，感染などを疑う。また，発熱や滲出液によるガーゼ汚染は感染を強く疑う徴候である。これらが認められた場合は，ただちに固定を解除して確認する。原因の除去により，生着の救済や感染の拡大を防ぐことができる。

皮弁術の実際
skin flap transplantation

皮弁術の成否は，その血行に左右される

皮弁術とは

　弁（flap）とは，身体の他部位に移植する目的で，その血行を維持したまま外科的に作成された組織片のことである。皮膚や筋，脂肪，骨，消化管など，血行がある組織はすべて弁となり得る。弁に含まれる組織によって，皮弁，筋弁，筋皮弁などと分類される。皮弁術とは，皮弁を作成して皮膚欠損部位に移植する一連の外科的手技のことである。血行のない組織は壊死に陥るため，皮弁の血行をいかに維持するかが皮弁術の要点である。

本法のコツ＆ピットフォール

- 皮膚を栄養する血管の走行は身体の部位によって異なる。正しい解剖知識に基づいて皮弁の形状を決める（デザインする）。
- 皮弁の栄養血管を損傷しないように愛護的な手術手技を心がける。
- 皮弁に過度な緊張が加わると血行障害を来たす。余裕をもって移植できるよう，欠損よりも一回り大きな皮弁デザインとする。
- 皮弁への過圧迫も血行障害の原因となり得る。デザインをよく練り，術後の体位にも気を配る。

手順

術前の準備

　症例を提示しながら，皮弁術の手順について解説する。
　症例：42歳，男性，恥骨部軟骨肉腫切除・粒子線照射後の右鼠径部組織壊死を右後大腿皮弁で再建した。
- 大きな皮弁を挙上する場合は，術前にドップラー聴診器あるいはドップラーエコーで栄養血管の走行を確認しておく。症例によっては，CT angiographyによる確認を要することもある。
- 形成外科，皮膚外科で用いる基本手術器械セットを準備する。よく切れる剪刀と先端の細い鑷子があると組織損傷の少ない手術が可能になる。血管の剥離を要する際は，モスキート鉗子や専用の剥離鉗子があると便利である。

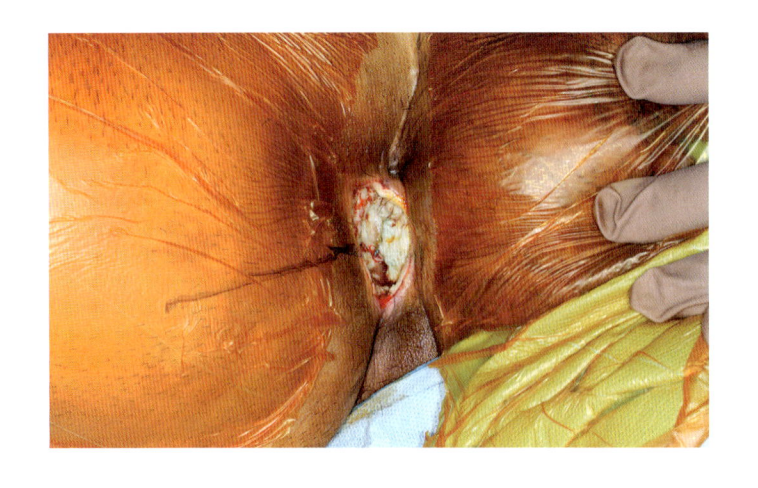

デブリードマン，皮弁挙上・移動などのステップごとに最適な手術体位をとるように気を配る。体位変換は手間と時間を要するが，必要に応じて最適な体位をとる方が手術の難度が下がり，良好な結果を得やすい。この症例では，デブリードマンを仰臥位で，皮弁挙上と皮弁採取部縫縮，皮弁移動の一部を腹臥位で，皮弁移動の残る部分を仰臥位で施行した。

手順①　デブリードマンする

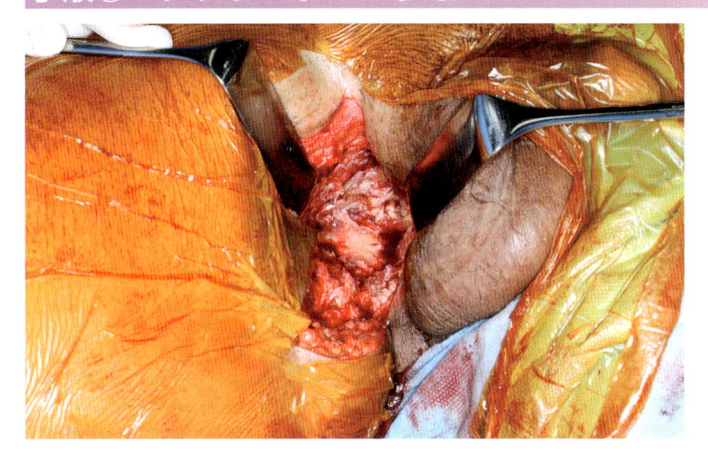

　感染組織と壊死組織をすべてデブリードマンすることが望ましいが，重要臓器は切除できないことがある。感染組織は除去するべきであるが，感染のない壊死組織をやむなく残しても，大量でなければ血行の良い皮弁で被覆することで治癒させ得る。この症例では，粒子線による壊死が坐骨神経に及んでいたが，感染がないと判断してほぼ完全に神経を温存した。

手順②　皮弁をデザインする

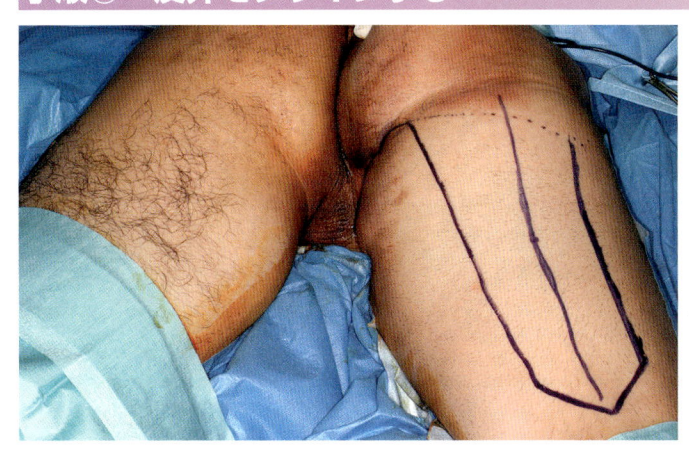

　皮膚血行に関する解剖知識と病態による修飾を理解して皮弁をデザインする。この症例では，腹直筋皮弁など下腹部の皮弁を栄養する血管が粒子線によって障害されていたため，後大腿皮弁を用いることにした。後大腿皮弁の血行は大腿深動脈の穿通枝と下殿動脈最終枝によるが，前者が粒子線で障害されているため，後者を栄養血管とするデザインにした。

手順③　皮弁を挙上する

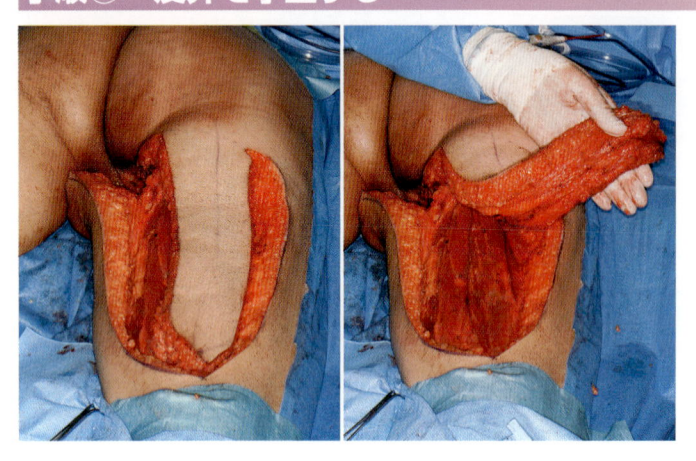

皮弁の血行を最大限に温存するにはよく切れるメスや剪刀で鋭的に剥離することが望ましいが，手術時間や出血量の問題があるため大きな皮弁には適さないことがある。皮弁を牽引して剥離部に適度な緊張を加えながら電気メスの切開モードで丁寧かつ均一に組織を剥離し，止血の際のみ凝固モードを使用するようにすれば，微細血管の損傷を少なくできる。

手順④　皮弁を移動させる

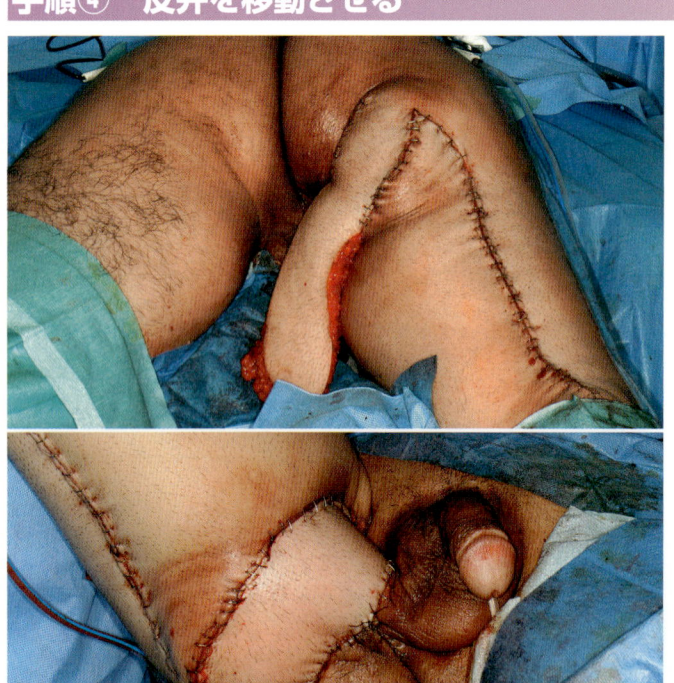

皮弁を組織欠損部に移動する際は，皮弁下に死腔を残さないこと，皮弁に過度の緊張を加えないことに気を配る。この両者はしばしば相反するため，適切な皮弁デザインが重要となる。この症例では，皮弁を島状に切開せずあえて基部の皮膚を一部残すことで，術後の股関節屈曲による皮弁牽引を予防した。基部の皮膚自体による血行増強効果も期待できる。

術後の管理

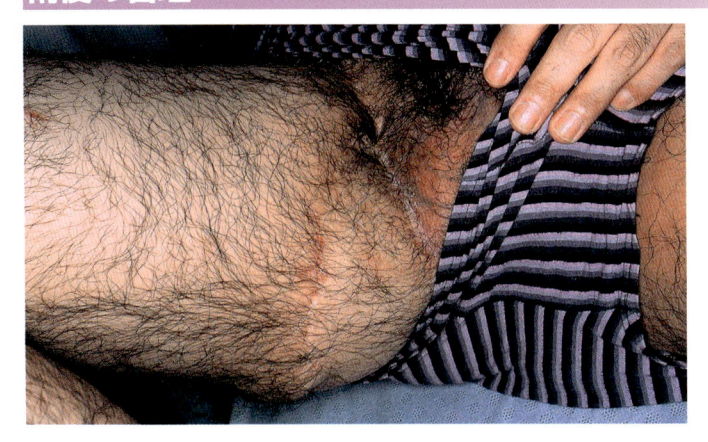

術後2年経過時の状態を示す。皮膚潰瘍の再発はない。術後管理の要点は，皮弁の緊張と圧迫を避け，清潔を保つことである。この症例では，術後2週間はエアベッド上の側臥位・腹臥位のみとして仰臥位を禁じた。便汚染を避けるため当初は経静脈栄養中心，その後も経口低残渣食として便汚染を予防した。創治癒が完了して抜糸が済めば，通常の日常動作が可能となる。

ここに着目！

術後に皮弁の血行障害を認めた場合は，まず過緊張と過圧迫を疑い，速やかにこれらを解除する

皮弁血行障害の原因はさまざまであるが，緊張や圧迫などの物理的要因によることがほとんどである。まず体位とドレッシング，ギプスなどの固定具を確認することが重要である。さらに，必要であれば躊躇なく皮弁周囲の抜糸や血腫除去などの処置を行う。不可逆的組織障害が生じる前の速やかな対処が鍵を握る。

VI 創傷管理技術

舟山恵美／山本有平

4. 皮弁術

皮弁術後の創傷管理

適切な創傷管理が皮弁の生着を左右する

皮弁が全壊死あるいは部分壊死する原因

　術前プランの問題，技術的問題，患者および創管理の問題の3つに分けられる[1,2]。たとえ術前プランおよび周術期の経過が順調であっても，不適切な術後管理により皮弁が壊死に陥る場合さえある。本項では適切な皮弁の術後創傷管理について述べる。

　術後早期においては，皮弁の血流を良好に保つことが最優先課題であり，そのためには皮弁がどのような状態にあるかを判断することが重要である。それに基づいてその後の創管理の方針が決定される。本項では皮弁の観察と評価の方法を述べ，続いて皮弁に問題がある場合の創傷処置について解説する。

皮弁の観察と評価

準備　皮弁の処置をはじめる前に

■用意するもの
- 一般的な処置のセット（剪刀，鑷子，ガーゼなど）
- ペンライト
- 軟膏各種
- 針（23〜25G前後）
- ドップラー血流計

手順①　皮弁の色，温度，硬さ，質感をチェック

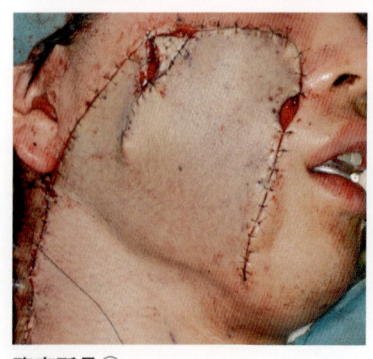

臨床所見①

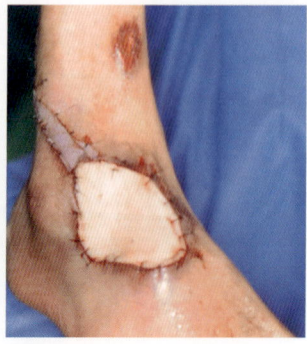

臨床所見②

　皮弁の血行障害には，動脈の流入障害（阻血/虚血），静脈還流障害（うっ血）があり，皮弁の色，温度，硬さ，質感などで判断することが重要である。

■皮弁の色
- 皮弁が紫〜赤みを帯びている
  →うっ血（**臨床所見①**）
- 皮弁が蒼白→阻血/虚血（**臨床所見②**）

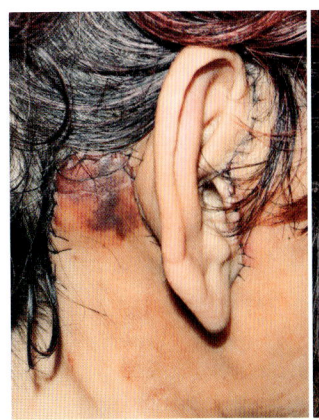

(a) 術後1週
血流障害に陥った皮弁。

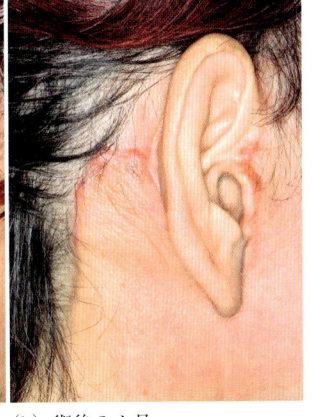

(b) 術後2カ月
正常に生着した状態。

■温度
じかに皮弁に触れてみて，周囲の皮膚温と比べる。血流障害が生じると冷たくなる。阻血/虚血ではその程度が大きい。

■硬さ・質感
血流が良好に保たれている皮弁は"張り"がある。また，皮弁下に血腫が存在すると（特に薄い皮弁では）皮弁が硬い感じに触診される。

一時的にでも血流障害に陥った皮弁ではその過程において，皮弁の色がいったん赤みを帯びる（a）。適切な処置により正常色へ回復する（b）。

手順② pin-prick テスト

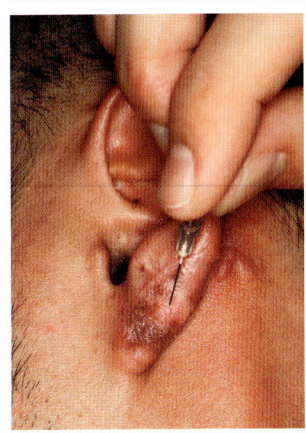

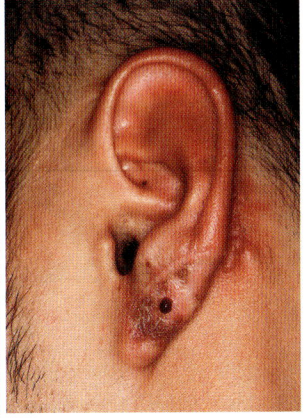

注射針にて皮弁の皮膚を穿刺することにより動脈流入不全，静脈還流不全を判別する。
- 針穴から鮮血
  → 皮弁は良好な血流状態
- 針穴から暗赤色の出血
  → 皮弁がうっ血
- 出血が認められない
  → 皮弁が阻血/虚血

手順③ blanching（皮膚退色試験）

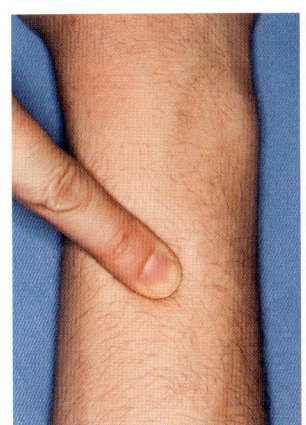

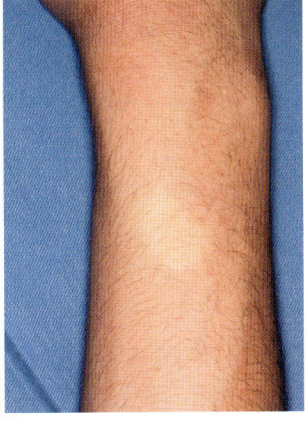

皮弁に指先（あるいは剪刀の持ち手の部分など）で圧をかけて，皮弁の皮膚を蒼白化させた後，指先を離し，その部位に赤み（血流）が戻るまでの時間を観察し，皮弁の血流環境を把握する。通常1〜2秒で元の色に戻るが，それより短い場合はうっ血していることを示す。また，5〜7秒以上かかるものは阻血傾向にあることを示している。

手順④ ドップラー血流計で血管開存を調べる

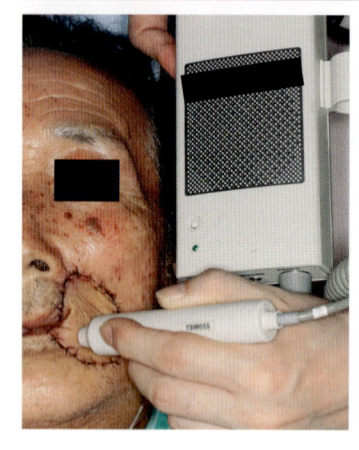

特に遊離皮弁を行った場合には，血管吻合を行った部位上の皮膚あるいは皮弁上からドップラー血流計で血流を検出し，その開存度を調べる。ただし，深部あるいは周囲組織に比較的大きい血管が存在する場合は，音の干渉があるためドップラーでの同定は困難になることもある。超音波検査（血管用エコー）にて血流の測定を行うこともできる。

遊離前腕皮弁移行後，ドップラー血流計で栄養血管の開存を調べている。

皮弁の血流が悪い場合の処置

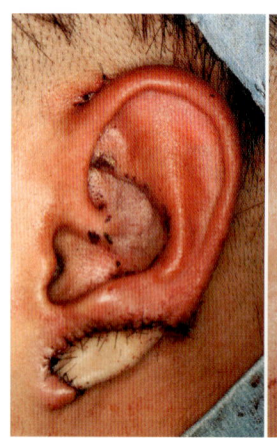

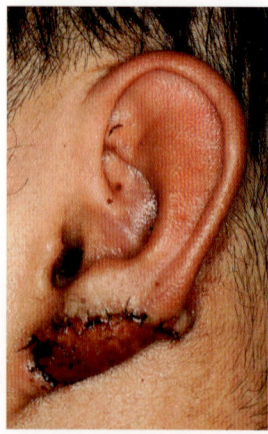

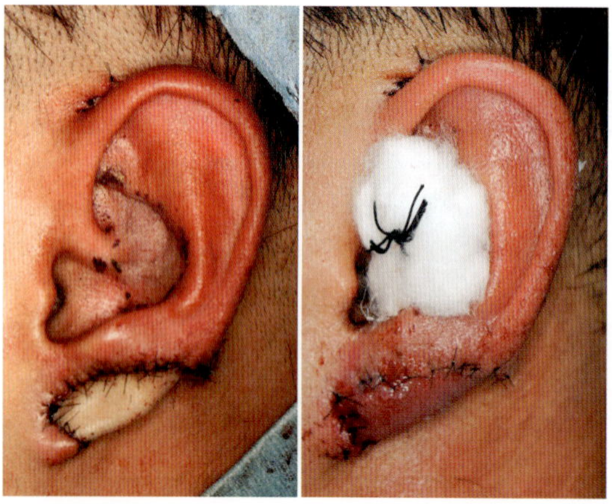

(a) 術直後
皮弁蒼白のためHBOを開始した。 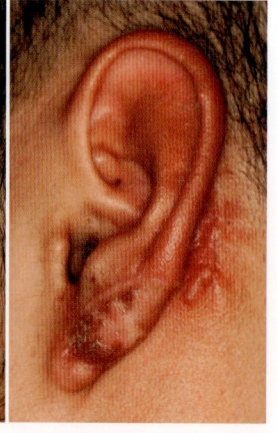
(b) HBO 2回施行後
(c) HBO 6回施行後
(d) HBO 計9回施行後(術後3週)

- 皮弁に応じ，適切な全身管理（輸液，血圧，疼痛）がされているかをチェックし，是正する
- 抜糸：皮弁の縫合に過度の緊張があり皮弁の色が蒼白である場合，縫合が静脈還流を阻害している，あるいは血管茎を圧迫していると考えられる場合などでは，その部分を抜糸する。
- 皮弁下の血腫の除去：明らかな血腫は可能な限り早期に除去することが肝要である。時に止血剤なども必要となる。
- 薬剤投与：血管拡張剤（PGE1[3)4)]），時に抗血栓薬の投与を行う。
- 高気圧酸素療法（hyperbaric oxygenation：HBO）[5)]を行う（右図）。
- wet dressing：血行障害に陥った皮弁にはmoist wound healingの観点から湿潤療法を行う。
- 皮弁生着過程では種々の原因で創感染を起こすこともあるが，皮弁の血流に細心の注意を払いながら，他項の急性感染の対処を行う。
- 遊離皮弁における血管系のトラブルを生じた場合，再吻合は可及的早期に行うことが望ましい。
- medical leech：静脈還流が悪い場合に用いて静脈還流の改善を図る場合もある。

ドレッシングのコツ

- 術後早期においては，皮弁の血流障害の原因を早期に発見し，是正することが重要であるため，いつでも簡単に皮弁の観察ができるようなドレッシングを行う。
- 血管茎周囲では血流を妨げないように，それ以外の部分では下床との間に死腔をつくらないようにドレッシングを行う。ドレーンが留置されていない場合は圧迫固定が必要な場合もある。とりわけ遊離皮弁では血管茎を圧迫しないドレッシングが重要である。

ここに着目！
抗凝固薬や抗血栓薬投与がされている症例では，皮弁下の血腫に注意が必要である

とりわけ遊離皮弁の場合は血管茎周囲の血腫により，数日後に血管茎が圧迫され，皮弁の血流障害などのトラブルが起こり得るため注意が必要である。

VI 創傷管理技術

5. 慢性創傷の疼痛管理

疼痛管理：医師の立場から

慢性創傷の痛みは，単に急性痛が長引いたものではない

疼痛とは

- 「不快な感覚性，情動性の体験であり，組織損傷を伴うものと，そのような損傷があるように表現されるものがある」と国際疼痛学会は定義している[1]。
- 疼痛は主観的な表現なので，痛いという訴えがあれば所見として成立する。
- 急性創傷の疼痛は誰もが少なからず経験しているので，医療者と患者の間で誤解を生じることは少ない。一方，慢性創傷に伴う疼痛は，単に急性痛が長引いたものに過ぎないと誤解されたり，その複雑な痛みを大袈裟な表現と過小評価されることがある。

慢性痛の診断のポイント

- 一次性痛覚過敏：創部への弱い痛み刺激を強い痛みと感じる。
- 二次性痛覚過敏：創周囲など非損傷部にもかかわらず，わずかな痛み刺激で強い痛みを感じる。例えば創周囲において創傷被覆材を固定しているテープをはがす刺激さえ，耐え難い痛みとなる。
- アロディニア：触れる，押さえるといった刺激（非侵害刺激）を痛み刺激（侵害刺激）と感じる。処置の際，患肢を触れただけで強い痛みを訴えることがある（図-a）。

病態

■痛覚過敏[2]

- 創傷の慢性化によって炎症が続くと，皮膚の自由神経終末にある侵害受容器の興奮閾値が低下するため痛覚過敏になる。
- 強い痛み刺激が末梢神経（一次ニューロン）から脊髄後角へ持続的に入力すると，シナプスを介して二次ニューロンの興奮閾値も低下する。

■アロディニア[2]

- 創傷や血流障害によって侵害刺激を伝える一次ニューロンに脱髄が生じると，非侵害性一次ニューロンから側芽が伸びて脱髄部に結合する。その結果，非侵害刺激が侵害刺激ニューロンに乗り移り中枢神経へ伝達される。
- 侵害性と非侵害性の一次ニューロンは，それぞれの刺激に対応する二次ニューロンとシナプスを形成している。しかし，痛み刺激の持続入力によって脊髄後角で可塑的変化が生じると，非侵害性一次ニューロンと侵害性二次ニューロンの間で新たなシナプスが形成されるため，非侵害刺激が侵害刺激として伝達される。

■その他の病態[2]

- 末梢神経障害によって生じた脱髄部に Na^+ チャンネルが発現すると，侵害刺激が加わらなくても脱髄部の Na^+ チャンネルが自発的に興奮するため痛みとして感じる。
- 末梢神経が障害されると α_2 受容体が神経線維に発現する。この異所性 α_2 受容体は，交感神経末端から分泌されるノルエピネフリンや血中のカテコラミンに反応するため，侵害刺激を受けていないにもかかわらず痛みを生じる。

行うべき疼痛評価法

- 疼痛管理が適切かどうかを判断するには，ただ痛いか痛くないかを尋ねる2段階の評価では不適当である。そのため疼痛評価尺度を用いて痛みの強さを把握する。左端を疼痛なし（目盛0），右端を最悪の疼痛（目盛100mm）とする100mmの長さの直線上で，現在の痛みがどの点であるかで判定する視覚アナログ尺度（visual analogue scale：VAS）が，患者の理解度が良ければ有用である。一般にその値が20mm以下になるように疼痛をコントロールすることが求められる[3]。その他，数値評価尺度

や，フェイススケールなど，VASに比べて簡便な評価尺度もあるので，対象患者の理解度に応じて選択する[4]。

治療

■局所治療

- 創傷の慢性化により，滲出液や被覆材，被覆材の固定のために貼られていたテープなどが原因で接触皮膚炎がみられたらステロイド外用剤を使用する[5]（図-a）。
- 創傷には組織損傷と疼痛を最小限にする創傷被覆材を使用する。創傷に固着しない材料を使用することは疼痛に配慮した治療の鉄則である。メロリン®（スミス・アンド・ネフュー社）やデルマエイド®（アルケア社）といった非固着性創傷用吸収パッドは保険償還されないが比較的安価なので，特に在宅治療で使いやすい[6]。医材料の固定の際にも皮膚刺激を最小限にする配慮が必要である。四肢であればワセリンを糊代わりに使用し，さらに綿包帯（オルテックス）を巻いて固定すればテープを貼らなくてすむ。テープの使用が不可欠な際には3M™ やさしくはがせるシリコーンテープ（住友スリーエム社）が有用である。
- 滲出液の性状と量によってはポリウレタンフォーム・ドレッシング材が使われる[6]。その際はメピレックスボーダー®（メンリッケヘルスケア社）やハイドロサイトジェントル®（スミス・アンド・ネフュー社）のような創傷側にシリコンが用いられているドレッシング材が推奨されている[4]。
- 創傷が治癒することで疼痛の改善が期待できるのであれば，早期手術を検討する（図-b）。

■薬剤による疼痛管理[2]

- 投薬の第1選択は急性創傷の治療と同様に侵害受容性疼痛を軽減する非ステロイド抗炎症薬（NASIDs）である。
- 神経障害性疼痛を合併した症例では可塑的変化を生じている脊髄後角部に作用するプレガバリン（リリカ®，ファイザー社）を投与する（表）。プレガバリンは，一次ニューロン終末か

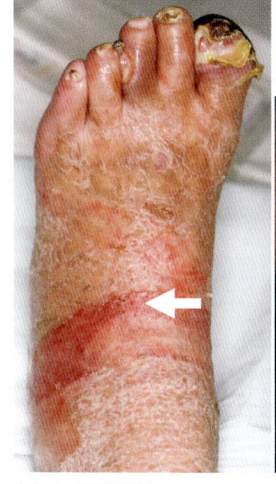

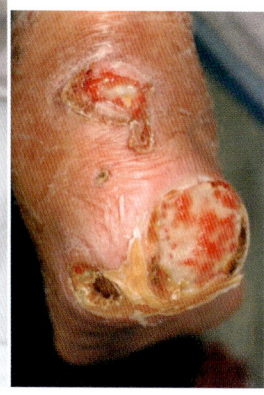

(a) 初診時所見

左第Ⅰ趾壊疽と第Ⅲ趾，踵部，アキレス腱部の潰瘍を認めた。アキレス腱部の潰瘍は，踵部を覆うガーゼを固定するために使用していた弾性包帯による圧迫と擦れによって生じたと考えられた。また，足趾を覆うガーゼの固定のために貼られていたテープによる接触皮膚炎も足背にみられた（矢印）。潰瘍部の痛みは強く，その周囲も触れるだけで痛みを生じた。

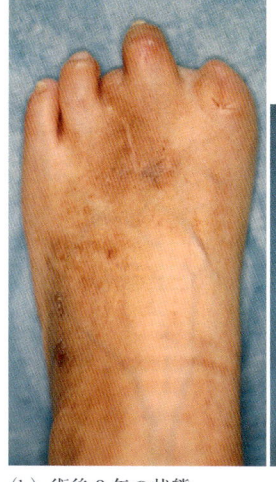

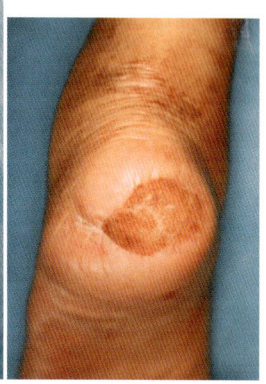

(b) 術後3年の状態

左下肢動脈の血管内治療後に第Ⅰ，Ⅲ趾切断，アキレス腱部の皮膚縫合，踵部に植皮術を施行した。創傷の治癒後に疼痛は生じていない。

図　臨床所見

59歳，女性，重症下肢虚血，糖尿病性腎症による維持血液透析。

（松崎恭一：創傷治療と疼痛ケア．創傷 1：59-66, 2010 より引用）

VI 創傷管理技術
慢性創傷の疼痛管理：医師の立場から

表　リリカ®の用法および用量

クレアチニンクリアランス(ml/min)	≧60	≧30〜<60	≧15〜<30	<15	血液透析後の補充用量
1日投与量	150〜600mg	75〜300mg	25〜150mg	25〜75mg	
初期用量	1回75mg 1日2回	1回25mg 1日3回 または 1回75mg 1日1回	1回25mg 1日1回 もしくは2回 または 1回50mg 1日1回	1回25mg 1日1回	25mg または50mg
維持量	1回150mg 1日2回	1回50mg 1日3回 または 1回75mg 1日2回	1回75mg 1日1回	1回25mg または50mg 1日1回	50mg または75mg
最高投与量	1回300mg 1日2回	1回100mg 1日3回 または 1回150mg 1日2回	1回75mg 1日2回 または 1回150mg 1日1回	1回75mg 1日1回	100mg または150mg

通常，成人には初期量から維持量へ1週間以上かけて漸増する。中止する場合にも1週間以上かけて徐々に減量する。〔リリカ®カプセル添付文書（2010年10月改訂 第2版）より引用〕

ら二次ニューロンに放出する神経伝達物質の放出を抑制する。

- プレガバリンの無効例では，三環系抗うつ薬であるアミトリプチリン（トリプタノール®，MSD社）に変更または併用する。本剤は下行性疼痛抑制系の神経伝達物質の再吸収を脊髄後角部で遮断するので，疼痛抑制作用が増強し鎮痛効果がある。ただし，わが国では神経障害性疼痛の適応はない。
- 本剤でも無効であればオピオイドを使用する。リン酸コデインから始めるのが，患者の薬物に対するコンプライアンスが良いとされている。その際，オピオイドの副作用である便秘，嘔気に対しては緩下剤と制吐剤を投与する。
- 下肢の慢性創傷の入院患者で，抗血栓薬を服用していなければ硬膜外カテーテルの留置による鎮痛薬の投与を検討する。抗血栓薬を服用している症例では，ディスポーザブル微量持続注入器による皮下注射も有用である。著者の施設ではポンプ内に薬液を50ml入れ，1時間に1mlの割合で持続的に皮下に投与している。体重に

応じてブプレノルフィン（レペタン®，大塚製薬社）1.2〜1.8mgに，制吐薬としてドロペリドール（ドロレプタン®，第一三共社）を7.5mg，留置針部の局所麻酔のため1％メピバカイン（カルボカイン®，アストラゼネカ社）を20ml，さらに生理食塩水を加えて計50mlとして使用することが多いが，疼痛の性状や強さ，全身状態など，個々の症例に応じて薬物を選択し投与量を決定する。

ここに着目！
手術予定患者の疼痛管理は術前から始まる！

術後痛への対応だけでなく，術前から適切な薬剤と創傷被覆材を使用して先制鎮痛を行うことが重要である。術前の痛みにかかわらず，誰もが術後の痛みを不安に思う。術前の不安が強いと術後に痛みが強くなることは，大脳皮質による疼痛抑制機序により明らかにされている[7]。そのため術後の疼痛管理計画についてあらかじめ説明し，疼痛の不安を取り除いたうえで手術を行うことが術後の疼痛管理をスムーズにする。

VI 創傷管理技術

5. 慢性創傷の疼痛管理

疼痛管理：
看護師の立場から

看護師が行う疼痛管理は，まずは疼痛の原因を知ること

創傷の疼痛管理

　　患者の訴えに耳を傾け情報を収集し，疼痛のアセスメントを行い，苦痛や不快な思いを最小限にする方法を考える。すなわち疼痛を管理することは，疼痛を緩和することにも等しい。
　　ここでは，ドレッシング材や洗浄などで生じる慢性創傷の**処置痛**を中心とした疼痛管理について述べる。

コツ＆ピットフォール

- 疼痛をアセスメントする。
- 疼痛緩和が期待できるドレッシング材を検討する。
- 創を愛護的に扱う（洗浄，ドレッシング交換，周囲皮膚の保護）。
- 訴えに耳を傾け精神的ケアを行う。

疼痛管理の実際：疼痛のアセスメント

疼痛の原因

　　創傷の疼痛は，局所の組織損傷によるものだけでなく，洗浄やドレッシング交換**（処置痛）**，日常活動中のずれや摩擦**（付随痛）**，末梢動脈疾患，糖尿病性神経障害などの病態にも関連し**（背景痛）**，不安や恐怖，怒り，社会的環境などにも影響される[1]。

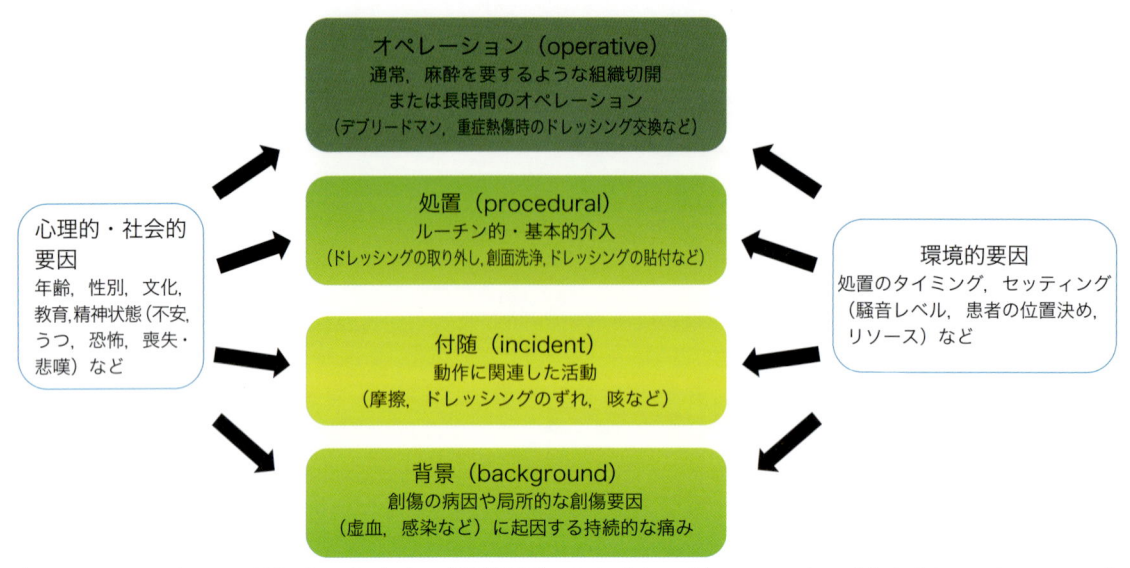

VI 創傷管理技術
慢性創傷の疼痛管理：看護師の立場から

オペレーション（operative）
通常，麻酔を要するような組織切開
または長時間のオペレーション
（デブリードマン，重症熱傷時のドレッシング交換など）

処置（procedural）
ルーチン的・基本的介入
（ドレッシングの取り外し，創面洗浄，ドレッシングの貼付など）

付随（incident）
動作に関連した活動
（摩擦，ドレッシングのずれ，咳など）

背景（background）
創傷の病因や局所的な創傷要因
（虚血，感染など）に起因する持続的な痛み

心理的・社会的要因
年齢，性別，文化，教育，精神状態（不安，うつ，恐怖，喪失・悲嘆）など

環境的要因
処置のタイミング，セッティング（騒音レベル，患者の位置決め，リソース）など

（Would Union of Wound Healing Societies（WUWHS）：Principles of best practice；Minimising pain at wound dressing-related procedures. A consensus document. P2 MEP, London, 2004 より引用）

アセスメント

　どのような時に，どのように痛むのか，部位や強さはどのくらいかなどを確認する。また，どのような状況で増強もしくは軽減するのか，関連する因子を含めて評価することが必要である[2]。また，疼痛は一定ではないため，その強さはアセスメントツール（疼痛評価尺度）などを用いることが推奨される[3]。

ドレッシング材の選択

　疼痛緩和が期待できるドレッシング材（表）は，剥離刺激が少なく，滲出液を吸収して交換間隔の減少が図れ，周囲皮膚にダメージを与えないものである。
- 剥離刺激による組織損傷は，疼痛の大きな要因となる。ドレッシング交換時の組織損傷予防に，シリコーンドレッシング材使用を検討することが国際褥瘡ガイドラインでも推奨されている[4]。
- 周囲皮膚の浸軟は二次損傷だけでなく，疼痛も引き起こす。そのため，創の滲出液に応じた吸収能があるものを選択して，これを予防する。
- 非粘着性ドレッシング材は，創底を被覆して湿潤環境を保持し，固着しないことで疼痛軽減を図る。しかし，二次ドレッシングなど固定手段が必要となるため，これらによる二次損傷や摩擦・ずれなどで引き起こされる付随痛に注意する。

愛護的なケア

　すべての創を愛護的に扱い，洗浄時には不必要に擦らず洗い流し，創周囲の皮膚は保護する[5]。

表　疼痛緩和が期待できるドレッシング材

ドレッシング分類	接触面		商品名	会社名	特徴		保険区分
シリコーンドレッシング	粘着性		ハイドロサイト®ADジェントル	スミス＆ネフュー	創接触面がシリコーンゲルの粘着剤で吸収層に高親水性ポリマー（PEG）を使用したポリウレタンフォーム材	剥離刺激が非常に優しい	皮下組織に至る創傷
			メピレックス®ボーダー	メンリッケヘルスケア	創接触面がソフトシリコンの粘着剤で多層性吸収部で滲出液をコントロールするポリウレタンフォーム材	創確認のため、一度剥がしても再貼付可能	
			メピレックス®ライト	メンリッケヘルスケア	創接触面が薄いタイプのソフトシリコンのポリウレタンフォーム材		真皮に至る創傷
			メピレックス®トランスファー	メンリッケヘルスケア	滲出液を二次ドレッシングへ移動させるトランスファードレッシング		保険対象外
			メピテル®ワン	メンリッケヘルスケア	多孔構造の孔を通って二次ドレッシングへ吸収されるソフトシリコンのポリウレタンネット		
			エスアイエイド®	アルケア	シリコーンゲルメッシュと優れた吸収層の一体構造		
フォームドレッシング	非粘着性		ハイドロサイト®プラス	スミス＆ネフュー	非固着性タイプ：高親水性ポリマー（PEG）を含有するポリウレタンフォーム材	適切な湿潤環境が維持されていれば創接触面の剥離は優しい	皮下組織に至る創傷
ハイドロファイバードレッシング			アクアセル®/アクアセル®Ag	コンバテックジャパン	CMCナトリウムからできた繊維を用いたハイドロファイバー®。吸収した滲出液を内部に保持しゲル化する	二次ドレッシングや固定手段が必要	
			バーシンバXC®	コンバテックジャパン	非粘着式タイプ：創接触面のハイドロファイバー®とハイドロコロイドを複合させたドレッシング		
アルギン酸塩ドレッシング			カルトスタット®ソーブサン アルゴダーム®アルジサイト銀	コンバテックジャパン アルケア スミス＆ネフュー	イオン交換で止血に関与しゲル化する天然の海藻から抽出されたアルギン酸塩		
ハイドロジェルドレッシング			イントラサイト®ジェルグラニュゲル®	スミス＆ネフュー コンバテックジャパン	親水部分をもつ不溶性のポリマーで、大部分は水で構成されたジェル状のドレッシング材		

著者が使用したものに限る

297

VI 創傷管理技術
慢性創傷の疼痛管理：看護師の立場から

■愛護的な洗浄

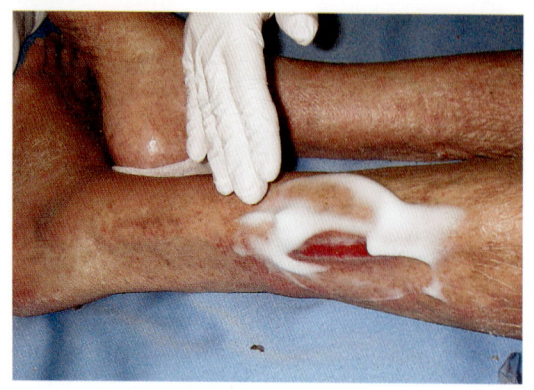

石鹸の泡の力で汚れを浮き上がらせるだけでなく、泡のクッション性が物理的刺激の軽減に役立つ。

- 周囲皮膚は石鹸の泡の力を利用して汚れを浮かして愛護的に洗浄する。
- 創と周囲皮膚は強く擦らず洗い流す。
- 創部痛はドレッシング交換や洗浄により悪化する。疼痛を最小限に抑えるため、使用前に洗浄液を体温程度まで温めておく。
- 石鹸でしみるような疼痛が生じた場合は使用しない。微温湯でもしみる場合は生理食塩水を使用するか、温度を少し低くすると軽減する場合もある。

■周囲皮膚を保護する

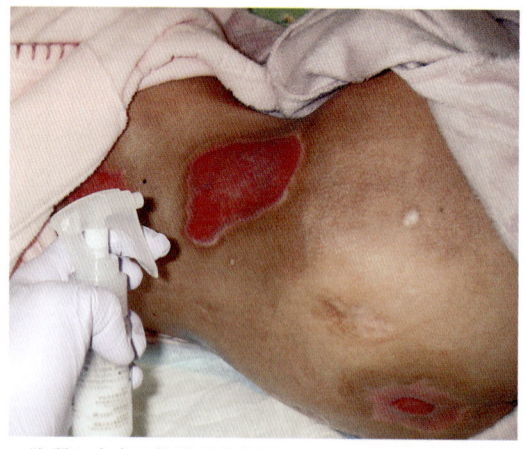

脆弱な皮膚は被膜剤を使用して、周囲皮膚を保護し、剥離刺激を予防する。

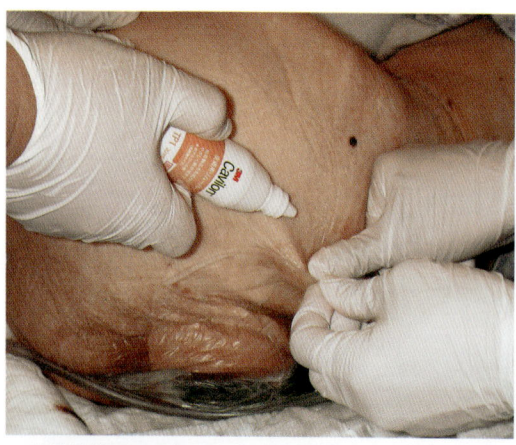

剥離剤使用でのドレッシング材除去。剥離刺激と疼痛の軽減が期待できる。

- 被膜：創周囲皮膚の剥離刺激による二次損傷は疼痛も伴う。皮膚被膜剤をドレッシング材貼付前に使用し、周囲皮膚を保護することも検討する。
- 剥離：剥離刺激による疼痛を減少させるために剥離剤の使用も検討する。
- 保湿：創周囲のドライスキンは物理的刺激を受けやすい。粘着面が角質を損傷させにくいドレッシング材の使用であっても、ダメージのある皮膚を保湿することは二次損傷の予防につながる。
- 交換回数の検討：頻回の剥離刺激は、表皮の損傷だけでなく真皮レベルにもダメージを与える。刺激をできる限り少なくするためには、滲出液の量に応じた吸収能をもつドレッシング材を選択する。また、滲出液の量や性状の変化を観察して、状況に応じて交換回数を再評価する。

> **ここに着目！**
>
> **ドレッシング材除去時の疼痛**
>
> ドレッシング材の除去時が最も疼痛の激しい瞬間とみなされている。疼痛の原因として、ドレッシング材の乾燥、凝固した滲出液の付着、固着などによる剥離時の組織損傷が挙げられる。万全な準備を行い、ゆっくり剥がすことが重要である。

■その他の愛護的な創部の取扱い

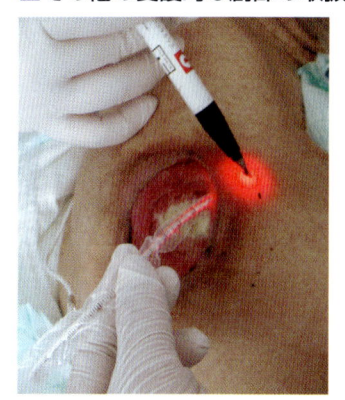

柔らかい素材のライト式ポケット測定器（Pライトシステム：越屋メディカルケア㈱）は，新生肉芽に優しく疼痛も緩和しやすい。

● ポケット測定：先端の硬い攝子を入れると新たな損傷を生むばかりか，疼痛の増強につながる。先端の柔らかいものを利用したポケット測定を検討する。

精神的なケア

■不安の軽減

処置前にどのような方法でケアするのか，疼痛を最小限にするためにどのような対応策を検討しているのか説明する。これは恐怖や不安といった感情の緩和に役立ち，疼痛への傾注を緩和させる効果も期待できる。

■気分転換

体位変換の検討及び会話や音楽などで注意をそらすことも疼痛緩和につながることがある。

ここに着目！
疼痛緩和を配慮することの重要性

処置中に予想以上の疼痛を感じた患者は，医療者への信頼が薄れる場合がある。疼痛緩和を親身に考慮することは信頼関係の構築につながる。これらは発痛刺激の増強予防だけでなく，処置中の疼痛を訴えやすくし，中断するなどの柔軟な体制で処置を進めることも可能となる。

VI 創傷管理技術

1. デブリードマン　　　　　　　　（坂本奈津紀）

1) Castronuovo JJ Jr, Adera HM, Smiell JM, et al : Skin perfusion pressure measurement is valuable in the diagnosis of critical limb ischemia. J Vasc Surg 26 : 629-637, 1997

3. 植皮術　　　　　　　　　　　　（坂井靖夫）

1) 鬼塚卓弥：形成外科手術書（第4版）．pp225-252, 南江堂，東京，2007
2) 細川亙：遊離植皮術．TEXT 形成外科学（第2版），波利井清紀監修，pp88-93，南山堂，東京，2004
3) 高木誠司，細川亙：形成外科の基本手技．外科治療 85：89-93, 2001

4. 皮弁術

■皮弁術の実際　　　　　　　　　（橘川和信）

1) 鬼塚卓弥：形成外科手術書（改訂第4版）．pp252-307, 南江堂，東京，2007
2) 田原真也：スキンサージャリーに有用な皮弁．スキンサージャリーの基本手技，細川亙編著，pp53-80, 克誠堂出版，東京，2007

■皮弁術後の創傷管理　　　　　　（舟山恵美）

1) Daniel RK, Kerrigan CL : Principles and physiology of skin flap surgery. Plastic Surgery, edited by McCarthy JM, Vol 1, pp275-328, WB Saunders, Philadelphia, 1990
2) Mathes SJ, Eshima I : The principles of muscle and musculocutaneous flaps. Plastic Surgery, edited by McCarthy JM, Vol 1, pp379-411, WB Saunders, Philadelphia, 1990
3) Okakmoto Y, Nakajima T, Yoneda K : Augmentation of skin flap survival by selective intraarterial infusion of prostaglandin E1 ; Experimental and clinical studies. Ann Plast Surg 30 : 154-158, 1993
4) 鈴木茂彦，一色信彦，小川豊ほか：皮弁壊死救済を目的としたプロスタグランディン E1 の臨床使用経験．日形会誌 6：933-940, 1986
5) Perrins DJD : Hyperbaric oxygenation of ischemic skin flaps and pedicles. Proceedings of the third international conference on hyperbaric medicine, edited by Brown IW Jr, et al, pp613-619, National academy of science, Washington, 1966

5. 慢性創傷の疼痛管理

■医師の立場から　　　　　　　　（松崎恭一）

1) 熊澤孝朗："痛みの10年"宣言と脳の世紀．医学のあゆみ 211：605-609, 2004
2) 松崎恭一，熊谷憲夫：慢性創傷の疼痛．PEPARS 39：83-95, 2010
3) 行岡秀和：術後痛．術後痛（第2版），花岡一雄編，pp130-139, 克誠堂出版，東京，2006
4) 松崎恭一，熊谷憲夫：疼痛管理に基づいた創傷被覆材の選択．医学のあゆみ 237：33-38, 2011
5) 松崎恭一：創傷治療と疼痛ケア．創傷 1：59-66. 2010
6) 松崎恭一：創傷被覆材の材質で考える熱傷の局所治療．小児科 53：191-200, 2012
7) 林田眞和，藤本幸弘，花岡一雄：術後痛の成因．術後痛（第2版），花岡一雄編，pp1-18, 克誠堂出版，東京，2006

■看護師の立場から　　　　　　　（間宮直子）

1) World Union of Wound Healing Societies（WUWHS）: Principles of best practice ; Minimising pain at wound dressing-related procedures. A consensus document. MEP, London, 2004（田中秀子：日本語版監訳）
2) 蘆野吉和：創傷の痛みの緩和．がん患者の創傷管理 症状緩和ケアの実践，松原康美ほか編，p47, 照林社，東京，2007
3) World Union of Wound Healing Societies（WUWHS）: Principles of best practice : Minimising pain at wound dressing-related procedures. A consensus document. Wound pedia, Toronto, 2007（田中秀子，松崎恭一：日本語版監訳）
4) EPUAP, NPUAP：褥瘡の予防 & 治療 クイックリファレンスガイド．宮地良樹・真田弘美監訳，仲上豪二朗ほか訳，p53, ケープ，神奈川，2009
5) EPUAP, NPUAP：褥瘡の予防 & 治療 クイックリファレンスガイド．宮地良樹・真田弘美監訳，仲上豪二朗ほか訳，p31, ケープ，神奈川，2009

創傷のすべて Q&A

VI 創傷管理技術

1. デブリードマン　　　（坂本奈津紀）

Q 物理的なデブリードマン，wet to dry dressing はどのようにするのですか？

A 柔らかな壊死組織で覆われている創に対して行います。創を生理食塩水で濡らしたガーゼで覆い，その上に乾ガーゼで覆い，下層の濡れガーゼが乾燥するようにドレッシングします。創に触れているガーゼが乾燥するとガーゼの網の目に壊死組織が食い込み，交換時にガーゼと一緒に除去され，創が清浄化される方法です。

2. 縫合法　　　（松村　一）

Q 縫合した創は，どれくらいの間，シャワー浴をしてはいけないのでしょうか？

A 滲出液がなければ，縫合後2～3日後からシャワー浴が可能です。

解説：一般的に48～72時間で創縁は表皮化し，針穴も閉鎖されます。

3. 植皮術　　　（坂井靖夫）

Q 移植した皮膚はのちに引きつれたり目立ったりしますか？

A さまざまな理由で，拘縮することや整容的に満足できないことがあります。

解説：植皮は良好な生着の場合でも術後に収縮と色素沈着が起きます。植皮の生着が悪い場合，関節部や患者さんの体質によっては拘縮を生じたり，露出部では術後の露光により色素沈着を来すことがあります。

4. 皮弁術

■皮弁術の実際　　　（橋川和信）

Q どのような創傷の際に皮弁術を要しますか？

A 創傷部母床の血行がないか，極めて血行が悪い場合に皮弁術を要します。

解説：創傷部に骨や腱などの血行がない組織が露出していたり，放射線壊死などで極めて血行が悪かったりすると，植皮が生着しにくくなります。このような場合は，血行を有する組織つまり皮弁を移植する必要があります。

■皮弁術後の創傷管理　　　（舟山恵美）

Q 皮弁のチェックはどれぐらいの間隔で行うのがよいですか？

A 皮弁の種類によりますが，一般に術後早期は日に2～3回チェックを行います。

解説：特に遊離皮弁では早期に血行障害を見つけることが重要ですので，症例によっては1日数回，チェックを行う場合もあります。

5. 慢性創傷の疼痛管理

■医師の立場から　　　（松崎恭一）

Q 慢性痛の説明でよく使われる可塑性とは何ですか？

A 広辞苑には，外力を取り去っても歪が残り変形しやすい性質と書かれています。

解説：弾性の反対語で，合成樹脂のような工業製品から生体現象まで幅広い分野で使われている用語です。神経系には可塑性があるのでシナプスの接続と伝達効率を変えることができます。学習や記憶といったわれわれにとって大切な生命活動から，本項で取り上げた慢性痛の成因までさまざまな現象に関与しています。

■看護師の立場から　　　（間宮直子）

Q 疼痛の強さを評価するツールとはどのようなものですか？

A 疼痛尺度を使った測定があります。

解説：表情を使った尺度（フェイススケール*）や，現在の疼痛が直線上どの点であるかを患者さんが示す視覚的アナログ尺度（visual analogue scale：VAS），0から10のどの数字が現在の疼痛に近いのか答えてもらう数値評価尺度（numerical rating scale：NRS）などがあります。比較のためにも疼痛評価は同じツールを使用していくことが望ましいです。

〔*World Union of Wound Healing Societies（WUWHS）：Principles of best practice；Minimising pain at wound dressing-related procedures. A consensus document. p12, MEP, London, 2004（田中秀子：日本語版監訳）〕

VII

創傷に対する治療選択

TOTAL WOUND MANAGEMENT

VII 創傷に対する治療選択

安部正敏

1. 外用剤の種類
topical agents

外用剤とは

　一言で外用剤と言っても，その種類はさまざまである（表1）。創傷治療において主に使用される外用剤は古典的な軟膏とクリーム，スプレーである。外用剤には，①安全である（無刺激・無臭・無色が望ましい），②安定性がある，③薬剤の運搬と吸収に優れている，④伸びがよく，すぐ流れ落ちない，⑤できるだけ安価である，以上5点が求められる。外用剤において薬効を有する物質を配合剤と呼び，それを保持する物質を基剤と呼ぶ（図1）。

表1　外用剤のいろいろ

ローション
ゲル
粉末
リニメント
泥膏（パスタ）
硬膏
湿布
シャンプー
薬用入浴剤

外用剤の種類（図2）

　油脂性軟膏はワセリンやパラフィンといった油のみでできており，塗った時ベタベタする。一般に「軟膏」と言えば，この油脂性軟膏を指す。クリームは水と

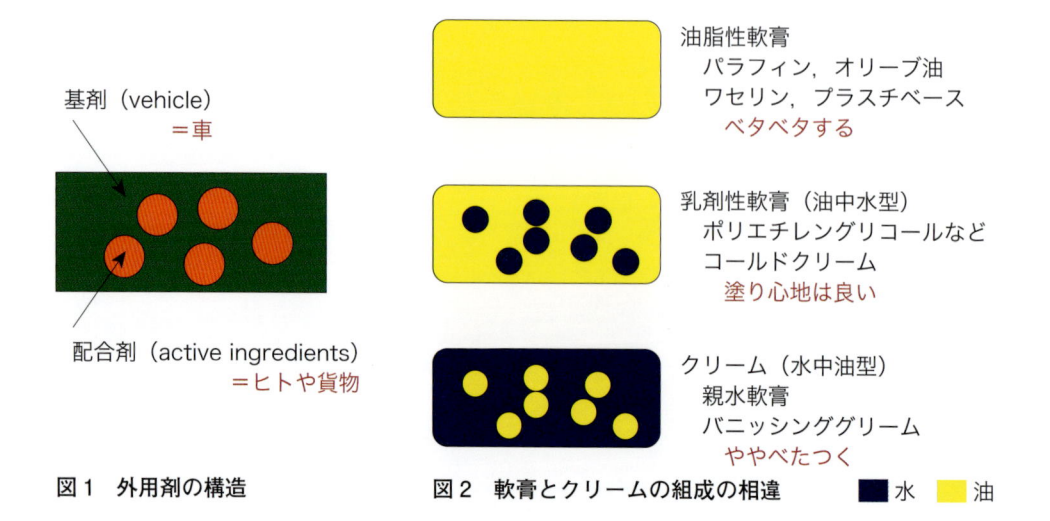

図1　外用剤の構造

基剤（vehicle）
　＝車
配合剤（active ingredients）
　＝ヒトや貨物

図2　軟膏とクリームの組成の相違

油脂性軟膏
　パラフィン，オリーブ油
　ワセリン，プラスチベース
　ベタベタする

乳剤性軟膏（油中水型）
　ポリエチレングリコールなど
　コールドクリーム
　塗り心地は良い

クリーム（水中油型）
　親水軟膏
　バニッシンググリーム
　ややべたつく

■水　■油

表2 褥瘡・皮膚潰瘍治療薬

目的	商品名	一般名	剤形	使用法
肉芽形成促進・創の縮小				
	フィブラスト®	トラフェルミン	スプレー：250mg	1日1回。溶解後は冷暗所保存。2週間以内に使用
	オルセノン®	トレチノイントコフェニル	軟膏：0.25%	1日1〜2回
	アクトシン®	ブクラデシンナトリウム	軟膏：3%	1日1〜2回
	プロスタンディン®	アルプロスタジルアルファデクス	軟膏：0.003%	1日2回
	リフラップ®	塩化リゾチーム	軟膏：5%，シート	1日1〜2回
	ソルコセリル®	幼牛血液抽出物	軟膏：5%，ゼリー：10%	1日1〜2回
滲出液・感染・壊死物質制御				
	ゲーベン®	スルファジアジン銀	クリーム：1%	1日1回
	ユーパスタ®	白糖・ポビドンヨード配合剤	軟膏：白糖70%，ポビドンヨード3%	1日1〜2回
	ヨードコート®	ヨウ素	軟膏：0.9%，外用散：0.9%	1日1回
	ブロメライン	ブロメライン	軟膏：5万単位/g	1日1回
	デブリサン®	デキスロラモノマー	外用散（特定保険医療材料）	1日1〜2回
	フランセチン®・T・パウダー	硫酸フラジオマイシン・トリプシン配合剤	パウダー：硫酸フラジオマイシン10mg，結晶トリプシン2,500NF単位	1日1〜2回
	テラジア®パスタ	スルファジアジン	軟膏：5%	1日1〜数回
その他				
	アズノール®	アズレン	軟膏：0.033%	1日1〜数回
	亜鉛華軟膏	亜鉛華軟膏	軟膏：10%，20%	1日1〜数回

油を，界面活性剤により混合したものである．このうち油が主成分で，その中に水が存在するものを油中水型と呼ぶ．乳剤性軟膏とも呼ばれ，塗り心地はよい．塗った時に皮膚表面の熱を奪うため，コールドクリームとも称される．他方，水が主成分でその中に油が存在するものを水中油型と呼ぶ．バニッシングクリームと呼ばれ，加湿効果に優れている．一見，クリームの方が使用感の面から有利に思われるが，クリームはびらん面の塗布は禁忌である．どんな病変にも使用可能であるのは油脂性軟膏であり，迷った際には軟膏を選択する方が無難である．一方，スプレーは塩基性線維芽細胞増殖因子（フィブラスト®スプレー）で採用されている．本剤はリコンビナント蛋白であり，溶解性と保存性の面から採用されている．噴霧後，ワセリンを貼付したガーゼやドレッシング材で創部を覆うと効果的である．現在，創傷治療に使用可能な外用剤を示す（**表2**）．

VII 創傷に対する治療選択
外用剤の種類

古典的軟膏

近年は創傷治療外用薬において，多数の優れた製剤が使用可能となり，従来からの亜鉛華軟膏やマクロゴール軟膏などのいわゆる古典的外用薬の使用頻度が減っている。しかし，これらの薬剤は基剤として優れた効果があるほか，安価であり，病変の性状に応じて使用すると優れた効果をもたらすことも多く，是非使いこなしたい。

■亜鉛華軟膏，亜鉛華単軟膏

亜鉛華軟膏は酸化亜鉛，流動パラフィン，精製ラノリン，白蝋，白色ワセリンからなる。他方，亜鉛華単軟膏は酸化亜鉛，酸化亜鉛，黄蝋，胡麻油からなり，両者とも外観こそわずかに異なるが使用法に大きな差はない。水に溶けず，水を吸わないため，皮膚保護作用を有し，例えば痂皮を軟化させる際などに重宝する。さらに，自家製剤として0.5％のアクリノールを混合したアクリノール亜鉛華軟膏は抗菌作用も有しており重宝する。

■マクロゴール軟膏

水溶性軟膏の成分であるポリエチレングリコール（マクロゴール）は分子量により液体から固体までさまざまな形態を呈するので，目的に応じた剤型が作製できる。水洗性，吸水性に優れており，滲出液の多い創面などに重宝する。市販品としては，アクトシン®軟膏やヨードコート®軟膏が水溶性基剤である。また，抗生剤を含有させるなどの自家製剤の作製が可能であり重宝する。

いずれにしても外用薬は創面の性状に応じた基剤の使い分けが重要である（表3）。注意すべきは，必ずしも商品名が基剤を示すものではない（例：アクトシン®軟膏は油性基剤ではなく水溶性基剤，オルセノン®軟膏は水中油型のクリーム）ことである。

表3 基剤との対照表

疎水性基剤	油脂性基剤		創部の保湿・保護	亜鉛華軟膏 アズノール®軟膏 プロスタンディン®軟膏
親水性基剤	乳剤性基剤	水中油型	加湿効果	オルセノン®軟膏 ゲーベン®クリーム
		油中水型	創部の保湿・保護	リフラップ®軟膏 ソルコセリル軟膏
	水溶性基剤	マクロゴール軟膏	吸水効果	アクトシン®軟膏 ヨードコート®軟膏 ブロメライン軟膏 ユーパスタ®

VII 創傷に対する治療選択

溝上祐子

2. 創傷被覆材の種類
wound dressing

本書で解説する創傷被覆材は，日本において薬事上認可されている皮膚欠損用創傷被覆材を対象にする（表1，2）。

創傷被覆材の機能的分類

創傷治癒を促進させるには創面の乾燥状態や過剰な滲出液が創に貯留し，創周囲皮膚が浸軟する状態を避けなければならない。適切な湿潤環境を創面に形成するためには，それぞれの創状態にあわせた機能をもつ創傷被覆材の使用が有効である。一般的に創傷被覆材は大きく3つの機能で分類される。

■創面を閉鎖し創面に湿潤環境を形成する創傷被覆材

粘着性の創傷被覆材が創周囲の皮膚に密着し，創面を閉鎖環境のもとに湿潤環境とする。

表1　皮膚欠損用創傷被覆材（ドレッシング材）の医療機器分類

医療機器分類		管理区分	保険償還		使用材料
外科・整形外科用手術材料	粘着性透明創傷被覆・保護材	管理医療機器	技術料に包括		ポリウレタンフィルム
	局所管理親水性ゲル化創傷被覆・保護材		真皮に至る創傷用		キチン
	局所管理ハイドロゲル創傷被覆・保護材				ハイドロコロイド
	局所管理フォーム状創傷被覆・保護材				ポリウレタンフォーム
	局所管理ハイドロゲル創傷被覆・保護材				ハイドロジェル
	二次治癒ハイドロゲル創傷被覆・保護材	特定保険医療材料 皮膚欠損用創傷被覆材 高度管理医療機器	皮下組織に至る創傷用	（標準型）	ハイドロコロイド ハイドロジェル
	二次治癒親水性ゲル化創傷被覆・保護材				キチン アルギン酸塩
	二次治癒フォーム状創傷被覆・保護材				ハイドロファイバー ハイドロポリマー ポリウレタンフォーム
	二次治癒ハイドロゲル創傷被覆・保護材			（異形型）	ハイドロコロイド ハイドロジェル
	深部体腔創傷被覆・保護材		筋・骨に至る創傷用		ポリウレタンフォーム キチン

（日本医療器材工業会　創傷被覆材部会作成分類より）

307

VII 創傷に対する治療選択
創傷被覆材の種類

表 2　医療機器分類　外科・整形外科用手術材料区分

医療機器分類	一般的名称	使用材料	商品名	会社名(製造販売承認元/販社)	管理区分
外科・整形外科用手術材料	局所管理親水性ゲル化創傷被覆・保護材	キチン質	ベスキチン®W	ユニチカ	管理医療機器
	局所管理ハイドロゲル創傷被覆・保護材	ハイドロコロイド複合類	デュオアクティブ®ET テガソーブライト®/ハイドロコロイドドレッシング アブソキュアーサージカル®	ブリストル・マイヤーズスクイブ スリーエムヘルスケア 日東電工，日東メディカル	特定保険医療材料／高度管理医療機器
		ハイドロジェル	ビューゲル® ニュージェル®	ニチバン・大鵬薬品工業 ジョンソン・エンド・ジョンソン	
	二次治癒ハイドロゲル創傷被覆・保護材	ハイドロコロイド複合類	コムフィール® デュオアクティブ®CGF デュオアクティブ®CGF アブソキュアーウンド® テガソーブ®/ハイドロコロイドドレッシング	コロプラスト ブリストル・マイヤーズスクイブ ブリストル・マイヤーズスクイブ 日東電工，日東メディカル スリーエムヘルスケア	
		ハイドロジェル	クリアサイト® ジェリパーム® イントラサイトジェルシステム® グラニュゲル®	ボールハートマンAG 日本ビー・エックス・アイ スミス・アンド・ネフューウンドマネジメント ブリストル・マイヤーズスクイブ	
	二次治癒親水性ゲル化創傷被覆・保護材	キチン質	ベスキチン®W-A	ユニチカ	
		アルギン酸塩	カルトスタット® ソーブサン® アルゴダーム® アクアセル®	ブリストル・マイヤーズスクイブ アルケア スミス・アンド・ネフューウンドマネジメント 日東メディカル	
		アルギン酸フォーム	クラビオ®FG	光洋化工・光洋産業	
		ハイドロファイバー	アクアセル®	ブリストル・マイヤーズスクイブ	
	二次治癒フォーム状創傷被覆・保護材	ハイドロポリマー	ティエール®	ジョンソン・エンド・ジョンソン	
		ポリウレタンフォーム	ハイドロサイト® ハイドロサイト®AD	スミス・アンド・ネフューウンドマネジメント スミス・アンド・ネフューウンドマネジメント	
	深部体腔創傷被覆・保護材親水性ビーズ	ポリウレタンフォーム	ハイドロサイト®キャビティ	スミス・アンド・ネフューウンドマネジメント	
		キチン質	ベスキチン®F	ユニチカ	

特定保険医療材料：
- 皮膚欠損用創傷被覆材：真皮に至る創傷用　8円/cm²
- 皮膚欠損用創傷被覆材：皮下組織に至る創傷用　標準型：14円/dm²　異形型：3円/g
- 皮膚欠損用創傷被覆材：筋・骨に至る創傷用　25円/cm²

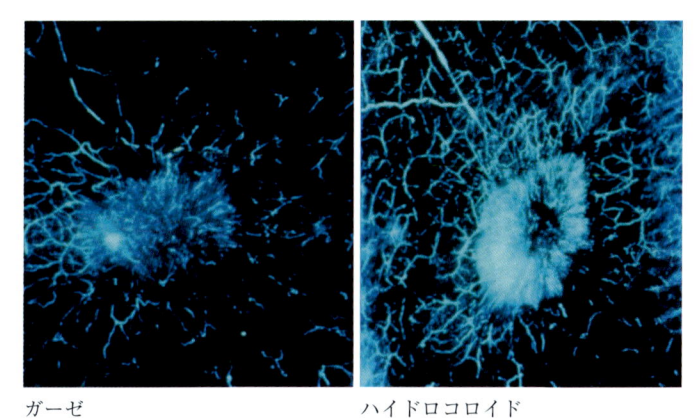

ガーゼ　　　　　　　　　　ハイドロコロイド
図1　ガーゼとハイドロコロイドの血管新生の比較
　　同一患者の欠損創にて，ガーゼとハイドロコロイドを貼布し，比較した血管造影で確認したところハイドロコロイドの血管新生が有意であった。

● ハイドロコロイド
　ハイドロコロイドは一般的に粘着層と防水加工の施された外層の二重構造となっている。この粘着層は疎水性ポリマーと親水性ポリマーがブレンドされた物体で，疎水性ポリマーが粘着性や形状を保つ役割を，親水性ポリマーが吸水性をもたらす。創周囲の皮膚はハイドロコロイド材が貼付されることによって，汚染を予防でき，皮膚を健常に保つという効果が得られる。一方，創面は密閉され，滲出液は親水性ポリマーによって吸収され，ゲル状に変化する。よって，創面は外界と隔絶した湿潤環境におかれ，汚染物や細菌の侵入を防ぐことができる。さらに創面が外界からの酸素を得られず，低酸素状態に陥ることにより，血管が酸素を得ようと創面に新生してくるという効果が得られる（図1）。ハイドロコロイドは過剰な滲出液を吸収する機能はないため，滲出液の多い創には適さない。

■乾燥した創を湿潤させる創傷被覆材
　乾燥した創に対して，創傷被覆材に含まれた水分によって湿潤環境を提供し，壊死組織などの自己融解を促す効果がある。
● ハイドロジェル
　浸水部分をもつ不溶性のポリマーで，大部分は水で構成された透明あるいは半透明のジェル状の創傷被覆材である。シート状のものとチューブやアプリパック入りのものがある。シート状のものは湿潤環境を維持するとともに速やかな冷却作用が認められ，疼痛や炎症を和らげる。チューブ入りのものは壊死組織のデブリードマン効果，肉芽形成や上皮形成の促進，疼痛緩和の作用をもっている。

■滲出液を吸収し保持する創傷被覆材
　創に余分な滲出液を貯留させないように創面の滲出液に対する吸水力に優れ，かつ滲出液を保持し，湿潤環境を保つ作用がある。また，深さのある創に充填することが可能な形状のものも有する。

VII 創傷に対する治療選択
創傷被覆材の種類

●アルギン酸塩

　昆布から抽出されたアルギン酸塩を線維状に絡ませたもので，フェルト状の形態をしており，シート状やリボン状などがある．吸収性に優れており，自重の20倍の吸水性をもつ．含有するカルシウムイオンが生理食塩水や生体からの滲出液中のナトリウムイオンとイオン交換を行いゲル化する．よって，密閉せずに創面に湿潤環境をもたらすことが可能である．さらに，ゲル化する際にカルシウムイオン（止血凝固第IV因子）を放出し，ゲルに血小板が吸引，凝集するため，止血効果が得られることも特徴の1つである．また，ゲル化するため，ドレッシング交換時には疼痛を伴わず，新生組織を傷つけることがない．滲出液の少ない創には適さない．

●ハイドロファイバー

　CMCナトリウムからできた線維を用いた創傷被覆材である．滲出液を吸収すると，ゲル化し，創傷治癒に適した湿潤環境を作る．水分を線維の縦方向に吸収し，横方向への広がりを抑えるため，創周囲の健常皮膚の浸軟を防ぐ．自重の25倍（ガーゼの約7〜8倍）という吸水性をもっている．ゲル化する際に吸収前の大きさよりも，若干縮む傾向にあるため，創の大きさよりもやや大きめにカットして使用する．このゲルの特徴は崩れにくい点である．ポケットや孔に挿入した場合，容易に残渣を残さず，除去が可能で，汚染物質を創に残さない．また，一度吸収した水分は圧迫しても，漏出しない特徴をもっている．

●ハイドロポリマー

　ハイドロポリマー吸収パッド，不織布吸収シート，ポリウレタンカバーフォームの3層構造になっている．特徴は過剰の滲出液を吸収すると，ハイドロポリマー吸収パッドが膨らみ，潰瘍部にフィットして，吸収パッドと創の間に滲出液が貯留する隙間を作らない点である．また，外層のフォームは小さな孔を有し，水蒸気やガスを透過し，過剰な水分は蒸散させ，漏れや周囲皮膚の浸軟を防ぐ．ティエール®に使用される粘着テープ部はポリウレタンジェルという水が主成分の粘着材が使用され，剥がしやすく，低刺激性となっている．

●ポリウレタンフォーム

　自重の約35倍の吸水性をもつ親水性のポリウレタンフォームで，ハイドロセルラー構造になっている．さらに親水性の高いポリマー（ポリエチレングリコール：PEG）を含有し，滲出液をよりスピーディに吸収し，創周囲の浸軟を防ぐ．創の湿潤環境を保ち，ドレッシングの溶解や残渣物を創面に残さない．滲出液が多量の時はPEGのひきつける力によってすばやく吸収され，インターコネクトを通って他のセルに移動させ，上層部へと移動させる．外層部のフィルム材に触れた余分な水分は蒸散され，創周囲に浸軟を起こさせない．また，滲出液が少量の時は滲出液を保持したPEGの保湿作用で創面に湿潤環境を提供する．ハイドロサイト®のシリーズには非固着性のハイドロサイト®プラス，アクリル粘着剤を使用した固定テープが付属したハイドロサイト®ADプラス，創部接着面にシリコンゲルを採用し，交換時の剥離刺激を最小限にしたハイドロサイト®ADジェントルなどがある．いったん吸い上げた滲出液は後戻りしないように工夫が施

されている。

創傷被覆材の特徴的分類

■抗菌作用をもつ創傷被覆材

創の過剰な滲出液の原因の1つにクリティカルコロナイゼーションなど細菌が宿主の免疫力より勝る状態がある。明らかな感染創には殺菌作用を有する薬剤の使用が推奨されるが，感染に至る前のクリティカルコロナイゼーション状態では抗菌作用をもつ創傷被覆材の使用が望ましい。

●アクアセル Ag®

ハイドロファイバーに銀イオンをプラスしたアクアセル Ag®は細菌を含む滲出液をゲル化して閉じ込め，同時に銀イオンを放出し，抗菌効果を発揮する。クリティカルコロナイゼーションなどにも効果を発揮する。

●アルジサイト銀®

銀イオンをプラスしたアルギン酸塩である。滲出液中の細菌に抗菌効果を発揮する。クリティカルコロナイゼーションなどにも効果を発揮する。

■滲出液吸収作用をもつ創傷被覆材

滲出液の性状や量はドレッシング材を選択するうえで重要である。皮下組織に至る創傷用のドレッシング材の滲出液の吸収目安を示す（表3）。

■低刺激性の粘着作用および非固着性の創傷被覆材

創面の保護のためには容易にはがれないように，周囲皮膚に粘着する特性をもたせた創傷被覆材がほとんどであるが，皮膚が脆弱な対象には角層を傷め，二次損傷を起こさないためにも低粘着性か非固着性の創傷被覆材を選択しなければならない。

表3 各種ドレッシング剤の吸収量

使用材料	商品名	販売会社名	滲出液吸収量
ハイドロコロイド	デュオアクティブ® デュオアクティブ®CGF アブソキュアーウンド® テガダーム®ハイドロコロイド レプリケア®	ブリストル・マイヤーズスクイブ ブリストル・マイヤーズスクイブ 日東メディカル スリーエムヘルスケア スミス・アンド・ネフューウンドマネジメント	💧💧 💧💧
アルギン酸塩	カルトスタット® ソーブサン® アルゴダーム®	ブリストル・マイヤーズスクイブ アルケア スミス・アンド・ネフューウンドマネジメント	💧💧💧💧 💧💧💧 💧💧💧
＊	ティエール®	日本シグマックス	💧💧
＊＊	ハイドロサイト®	スミス・アンド・ネフューウンドマネジメント	💧💧💧💧💧
＊＊＊	アクアセル®	ブリストル・マイヤーズスクイブ	💧💧💧💧💧

＊ハイドロポリマー，＊＊ポリウレタンフォーム，＊＊＊ハイドロファイバー

●シリコンによる粘着剤（図2）

　従来の粘着剤は柔軟性にかけるため，皮膚凹凸部分の一部分のみに粘着剤が接触していたため，固定するためには接触部の接着力が強い必要性があった．そのため，ドレッシング交換時に接触部に強い力がかかり，表皮が剥離する危険性があった．

　シリコンは柔らかく，皮膚の凹凸に沿うように粘着するため，粘着面積が広がり，低粘着性で剥離する際にも角層を引きはがす力が分散される．したがって，ドレッシング交換時の疼痛防止や脆弱な皮膚にも優しく粘着する材料として，定着してきた．

- ハイドロサイト®AD ジェントル
- メピレックス®
- エスアイエイド®

●低刺激性の粘着剤

- ハイドロサイト薄型（図3）

　粘着剤は使用せず，自着性の創傷被覆材である．高齢者の表皮剥離や浅い真皮欠損に適している．

- バーシバ®XC®

　「ハイドロファイバーの創傷接触部・吸収層」と「ハイドロコロイドの粘着層」が1つになったドレッシング材である．通常，創面とドレッシング材の間に死腔ができてしまうと，滲出液が貯留し細菌が増殖する危険性が増す．バーシバ®XC®は，ハイドロファイバー®テクノロジーにより，細菌や有害な酵素を「封じ込める」とともに，死腔をつくらないよう「創面に密着」する．

●非固着性（図4）

　極度の脆弱な皮膚には粘着しない非固着性のドレッシングの使用が望まれる．創の疼痛は乾燥したドレッシング材の固着が最も原因となりやすい．

- バーシバ®XC®
- メロリン®
- デルマエイド®

■防臭作用をもつ創傷被覆材

●アスキナカーボソープ

　活性炭層含有の創傷被覆材で，活性炭層が創部からの滲出液などのにおいを吸着し，患者や周囲の人の不快感を取り除き，QOL向上に貢献する．

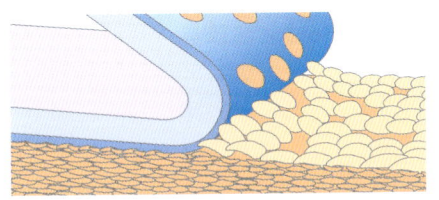

通常の粘着剤
　皮膚の凸部に接触する部分の粘着性が高いために，その部分の角層がはがれていた。

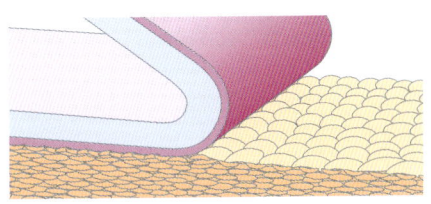

シリコン性の粘着剤
　皮膚の凹凸に粘着剤が広く接するため，はがす際の力が分散され，角層がはがれることはない。

図2　粘着剤の比較

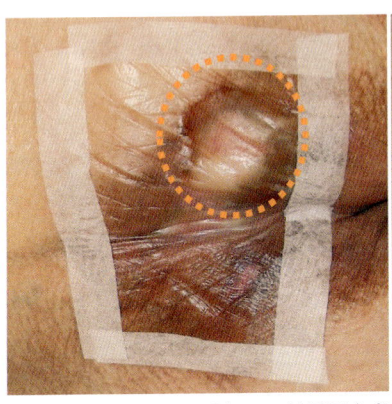

滲出液はスポット吸収で，創周囲皮膚の浸軟を予防する。

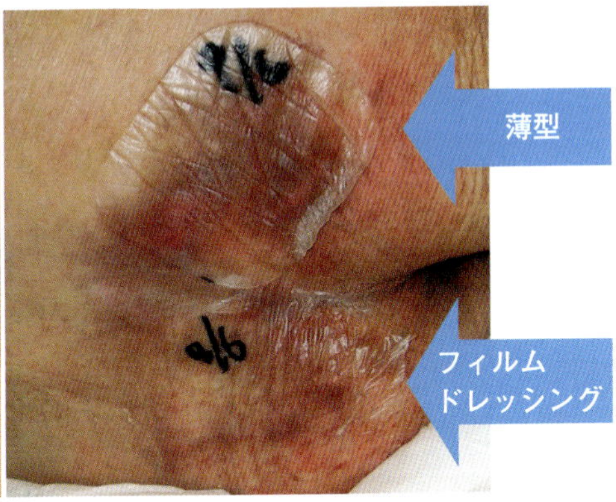

ハイドロサイト薄型は圧迫することで白色のドレッシング材が透明に変化し，創の状態を観察することができる。

図3　低刺激性の粘着剤
　（写真提供：大阪府済生会吹田病院　間宮直子 WOCN）

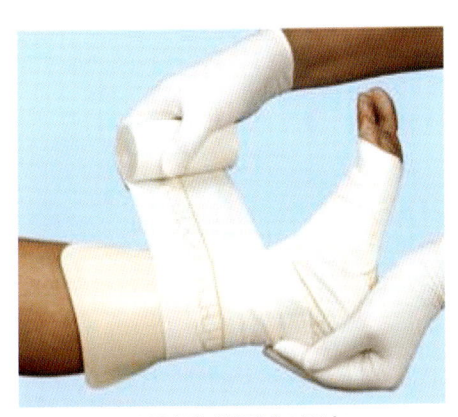

図4　非固着性創傷被覆材の固定
　非固着性では，包帯やフィルム材を用いて固定する。

313

3. 人工真皮（真皮欠損）
artificial dermis

wound preparation を行い真皮の再生を促す

人工真皮とは

　外傷やⅢ度熱傷による急性期創傷，あるいは手術による皮膚全層欠損が生じた場合に真皮部分を再生する医療材料である．ブタあるいはウシのアテロコラーゲンからなるスポンジとシリコン膜の2層で構成されており，人工真皮を皮膚全層欠損創に移植すると，スポンジの空隙に周囲組織から線維芽細胞や毛細血管が侵入しスポンジ内で増殖する．人工真皮のコラーゲンを分解するとともに自己のコラーゲンを産生し，3週間で真皮成分（真皮様肉芽組織）が形成される[1]．

現在市販されている人工真皮

製品名	ペルナック®	テルダーミス®	インテグラ®
企業名	グンゼ（株）	オリンパステルモバイオマテリアル（株）	インテグラライフサイエンス社
基材	アテロコラーゲン（ブタ腱由来）	熱架橋コラーゲン（若いウシ真皮由来）	コラーゲン（ウシアキレス腱由来）グリコサミノグリカン（コンドロイチン）
適応	熱傷Ⅲ度，外傷性皮膚欠損，腫瘍・母斑切除後の皮膚欠損，皮弁採取部など	熱傷，外傷，手術創および口蓋裂手術創などの重度の皮膚・粘膜欠損	次の疾患・創傷により生じた全層皮膚欠損創の修復 1. 深達性Ⅱ度およびⅢ度熱傷 2. 外傷性皮膚欠損 3. 腫瘍・母斑切除後の皮膚欠損 4. 皮弁採取部　など

本法のコツ＆ピットフォール

- 人工真皮移植床のデブリードマンと止血を十分に行う．術後感染や出血に注意が必要である．
- 人工真皮の移植は創面にフィットさせる．人工真皮下の血腫に注意する．
- 人工真皮移植後の固定は軽めに圧迫する．スポンジの空隙の目詰まりによる細胞侵入阻害を避ける．
- 植皮術同様に創部の安静を保つ．人工真皮のずれや捻れを予防する．
- 真皮様肉芽組織形成までの創部チェックを行う．術後過剰滲出液の貯留は感染の原因につながる．

手順

準備　移植前処置と人工真皮移植

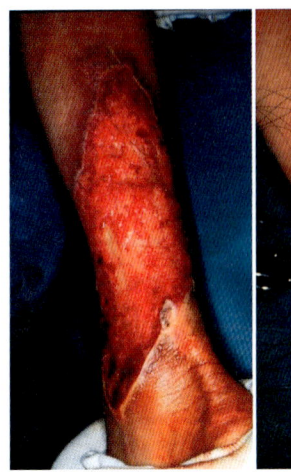

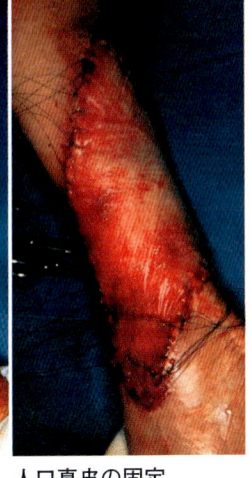

移植床のデブリードマン　人口真皮の固定

　術後感染が起こらないように十分に移植床のデブリードマンを行ってから人工真皮を移植する。また、スポンジの空隙が凝血塊で充満すると人工真皮の本来の機能が損なわれるため、移植床の止血をしっかりと行っておく。人工真皮の固定は通常の植皮術と同様タイオーバー固定を行うが、スポンジの空隙が潰れない程度の圧迫とし、移植床に密着させる。

手順　形成された真皮様肉芽組織に分層植皮を行う

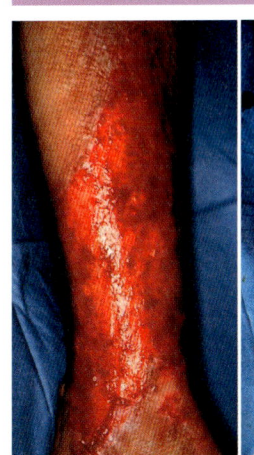

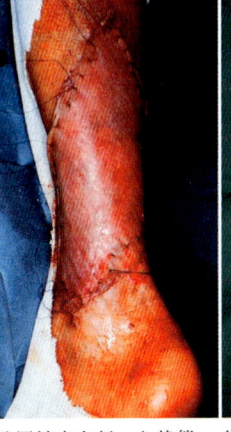

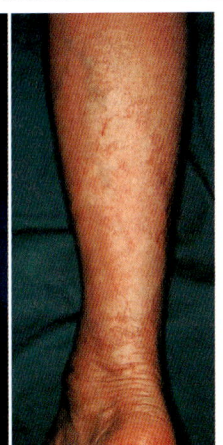

血流豊富な母床が形成された。　分層植皮を行った状態。　術後1年

採皮創　　術後1年

採皮部は保存的処置により上皮化を図る。薄めの分層採皮で済むため、早期に上皮化し肥厚性瘢痕になりにくく外観も良好である。

　人工真皮移植後3週間経てば、移植した人工真皮が真皮様肉芽組織に置換され、血流豊富な母床が形成される。シリコン膜をはがし表層を軽く搔爬して創面をリフレッシュした後、植皮術を行う。真皮成分が形成されることにより、薄めの分層植皮でも全層植皮相当の結果が得られる。部位によっては全層植皮を行えば局所皮弁に近い効果が得られる[2]。

　植皮片生着後は通常の植皮術後と同様、3カ月程度スポンジ圧迫固定を行い、植皮片の収縮予防を行う。

TOPICS

近年、サイトカインとの併用による創傷治癒促進効果が報告されており、再生医療材料としての使用法が注目されている[3]。

ここに着目!

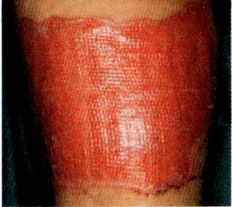

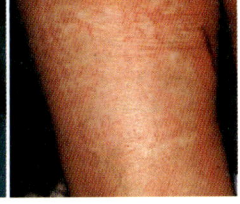

術後の感染には注意が必要である

人工真皮はコラーゲンからなる人工材料であり、感染に対する抵抗性が欠如している。そのため術後感染が生じた場合、人工真皮が細菌増殖の足場となる可能性がある。感染徴候がみられた時には、早期にシリコン膜をはがして洗浄を行い保存的処置での対応を行えば問題ない。

4. 局所陰圧閉鎖療法
negative pressure wound therapy : NPWT

局所陰圧閉鎖療法の適切な導入により創傷治癒は圧倒的に早くなる

局所陰圧閉鎖療法（NPWT）とは

　NPWTとは創部を密閉し，持続的陰圧を加えることにより創傷治癒を促進させる物理療法で，近年より急速に臨床研究，臨床応用が始まった比較的新しい治療法である[1]。

　NPWTの作用機序は，①創縁を引き寄せて創収縮を促進，②過剰滲出液除去による適切な湿潤環境の提供と浮腫の軽減，③線維芽細胞や血管内皮細胞への物理的刺激，種々のシグナル伝達経路活性化による細胞増殖・血管新生の促進，④陰圧環境下での創傷の血流増加，⑤吸引による細菌の直接的除去，血流増加による効果を含めた細菌量の減少などである[2,3]。

本法のコツ&ピットフォール

　適応は難治性創傷（外傷性裂開創，外科手術後離開創・開放創，四肢切断端開放創，デブリードマン後皮膚欠損創）であるが，欧米では植皮術後の固定にも頻用される。
- 禁忌は悪性腫瘍，臓器に通じる瘻孔，髄液漏・消化管瘻・肺瘻，壊死組織を除去していない創傷である。
- 感染，壊死組織がある場合は，デブリードマン，抗生剤投与などを行い感染制御後に本治療を導入する。
- 虚血性疾患がある場合は，血流評価（ABI，皮膚灌流圧など）を行い，血行再建の適応があれば優先する。
- 抗凝固，抗血小板薬の服用症例や，適用部位に止血薬を投与している症例では，本治療による出血に注意する。

手順

準備　処置の前に

■用意するもの　　V.A.C.ATS®治療システム（ケーシーアイ社）

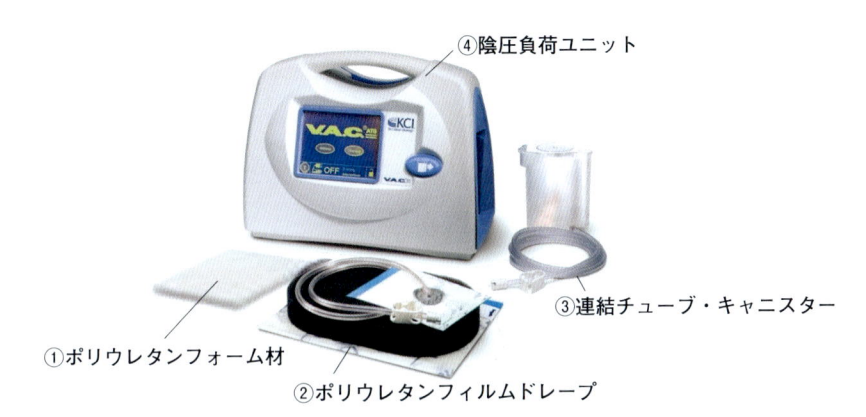

④陰圧負荷ユニット
③連結チューブ・キャニスター
①ポリウレタンフォーム材
②ポリウレタンフィルムドレープ

①ポリウレタンフォーム材：創の充填に用いる，直径400～600μmの連続小孔からなる網状構造のフォーム材。創底の凸凹にもフィットし均一な陰圧がかかるようになっており，疎水性のため滲出液を効率よく吸引除去できる。

②ポリウレタンフィルムドレープ：創を密閉するための水蒸気透過性をもつ粘着性ドレープ。3層まで重ね貼りができる。

③連結チューブ・キャニスター：非虚脱性を備え，吸引用と圧検出用の2層構造となった連結チューブと，消臭目的のチャコールフィルターを装備した滲出液貯留器具キャニスター（容量500ml）。これらを用いてフォーム材と陰圧ユニットを接続させる。

④陰圧負荷ユニット：陰圧を－50～－200mmHgの範囲で細かく設定・調節でき，吸引モードは連続または間欠の2つから選択することができる。吸引不良（リークや閉塞）を即時に知ることができるアラーム機能と約4時間動作するバッテリーを搭載している。

手順① 創のデブリードマンと洗浄

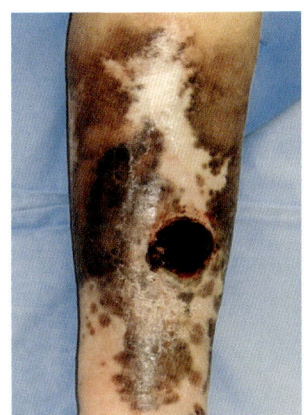

皮膚潰瘍を伴う慢性骨髄炎
（治療開始時）

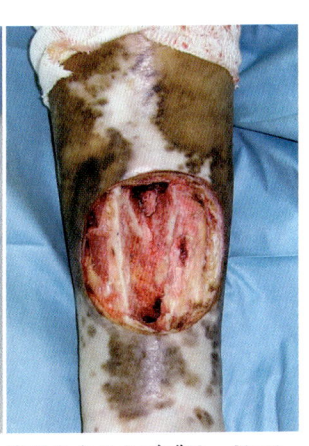

腐骨を含めたデブリードマン

創部は局所陰圧閉鎖療法を行う前に適宜デブリードマンや創洗浄を行い，壊死組織や不良肉芽のない，感染が制御された状態になっていることが前提となる。

治療器機の装着前に，十分に石けん，水道水にて洗浄し，フィルムの密着度を上げるため創縁は特によく乾燥させておく。

手順② フォーム材の裁断，充填

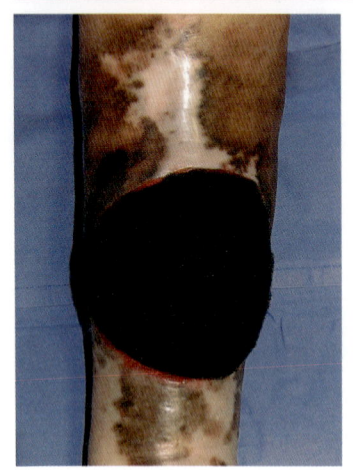

フォーム材を創傷のサイズに合わせて裁断する。フォーム材は創部からはみ出さないようにし，はみ出す部分にはドレープで皮膚を保護しておく（皮膚障害の予防）。

フォーム材の裁断

手順③ ドレープによる創の密閉

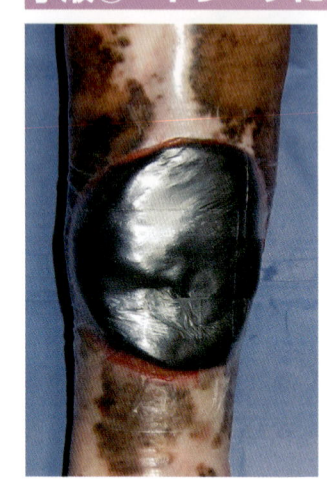

ドレープはフォーム材よりひと回り（幅3cm以上）大きく裁断しておく。隙間を作らないように貼付する。指や踵など立体的で漏れが生じやすい部分は大きめのドレープでくるみ込むか，重ね張り（3層まで）して対応する。

手順④ 連結チューブの設置

吸引する部位のドレープに医療用はさみで2cm程度の孔を作製し，連結チューブの接続用パッドを装着する。チューブや接続パッドは硬いため，正常皮膚を圧迫しないよう非荷重部を通すようにし，さらに患者の日常生活の邪魔にならないような位置で固定する。

手順⑤ 陰圧ユニット本体との接続

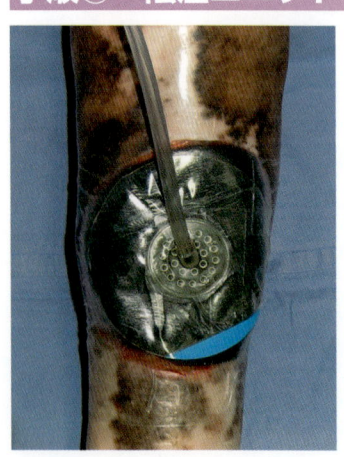

連結チューブとキャニスターを陰圧ユニット本体と接続する。チューブのロックを解除し，本体の電源を入れ，吸引圧と吸引モードを設定する。通常は創部の血流が最も増加されると言われる−125mmHg，連続モードで設定するが，患者が疼痛を訴える場合は適宜，圧を調節する。

手順⑥　吸引開始

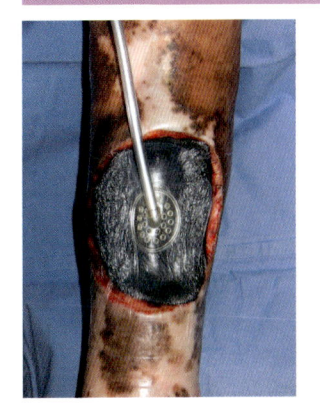

陰圧をかけるとフォーム材が圧縮・固定されるのを確認し，連結チューブが他の脆弱な皮膚表面を圧迫しないよう注意する（新たな潰瘍形成の予防）。チューブ固定の際，荷重部や骨突出部をさけることがポイントである。また，便汚染を防ぐための排便コントロールも重要である。

吸収を開始し，フォーム材が圧縮されたところ。

後処置

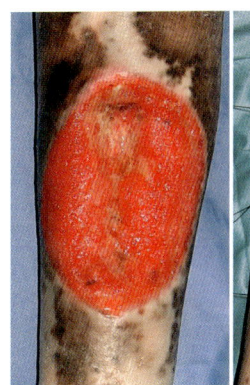

治療後3週
良好な肉芽形成を得た。

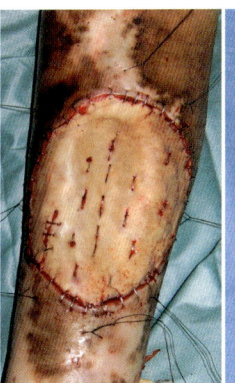

植皮術施行

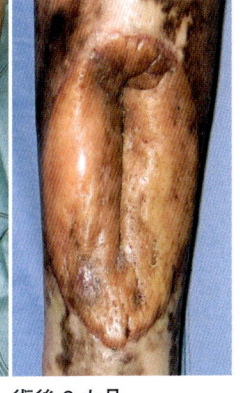

術後6カ月

装置交換頻度は通常，週に1～2回であり滲出液量や感染徴候を見ながら行う。ドレッシング交換時，フォーム材が潰瘍面に固着していることがある。無理にはがすと患者に苦痛を与え治療拒否につながることがある。シャワーや大量の水道水で流しながらゆっくりはがし，鎮痛剤を使用するなどして対応する。

TOPICS

米・英では，イラク，アフガン戦争外傷の治療として局所陰圧閉鎖療法（V.A.C.ATS®治療システム）は必須のデバイスとなっている。わが国においても救急・災害医療の普及が見込まれる。

ここに着目！

連結チューブや接続パッドによる二次損傷を防ぐ

連結チューブと接続パッド部は，陰圧を保つため硬い材質でできている。褥瘡の直上にそれらを留置し(a)，荷重などの圧迫やずれ応力が加わるとD in Dと言われる褥瘡内褥瘡を来たすことがある(b)。適宜，ブリッジング法を行い，チューブ類が骨直上の荷重部を通らないよう工夫する必要がある。

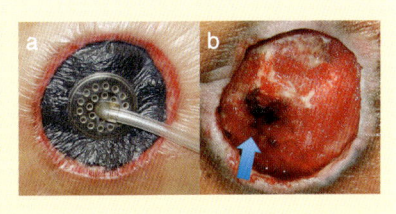

VII 創傷に対する治療選択

5. 物理療法

電気刺激療法
electrotherapy

杉元雅晴／吉川義之

関電極のドレッシング材が滲出液で湿っているかを確認

電気刺激療法とは

　経皮的に生体に電流を流すことにより，治療効果を得る療法である。高電圧電気刺激装置，直流微弱電流刺激装置，経皮的末梢神経電気刺激（transcutaneous electrical nerve stimulation：TENS）装置による電気刺激に創傷治癒効果がある[1)〜4)]。おのおのの療法間の比較検討はできておらず，電流刺激条件が確定されていない。

　なお，本法は日本褥瘡学会でガイドラインに掲載されているが，保険収載はされていない。

本法のコツ & ピットフォール

- 損傷電流は創面が健常な皮膚に対して陽極に帯電し，肉芽増殖期には徐々に陰極になり，完治すれば正常に戻る。
- 損傷電流の変移と同様に創と創周囲の健常皮膚との間に微弱な電流を通電する。
- 電極間を近接させ，安定した微弱電流を通電する。
- 電極の電蝕や皮膚損傷を防止するために塩化銀電極を使用し，パルス電流を通電する。
- 可能な限り長い時間，創に通電する。
- 通電後に電極間をシャントすることにより，電流極性を維持する。

手順

準備　処置の前に

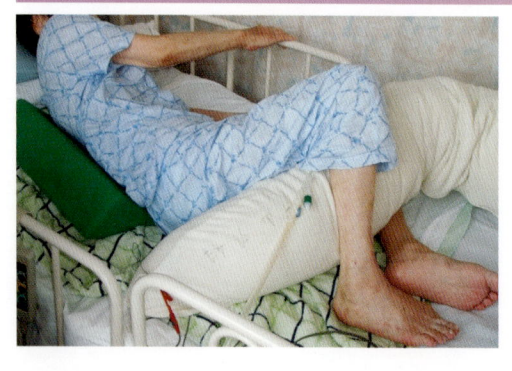

■用意するもの
- 電気刺激治療器
- 電極（関電極・不関電極）
- シャント（放電）用のワニ口仕様のリード線

■患者の体位
　電気刺激時間が約1時間に及ぶので，安定した安楽な体位で行う。30°側臥位で股関節中間位が適切である。

手順① 創と健常皮膚に電極（塩化銀電極）を設置する

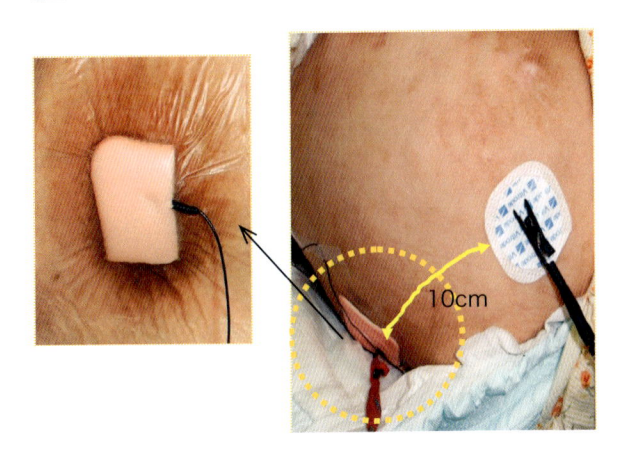

電流を褥瘡と褥瘡周囲間に流す必要がある。そこで、褥瘡部または褥瘡にかかる皮膚に関電極（作用する電極）を置き、創から離れた領域に不関電極を設定する。関電極は創を覆っているガーゼ、ドレッシング材に塩化銀電極を挿入し、不関電極は通常の電極を使用する。電極間の距離を10cm以内に設定する。

手順② 直流微弱電流刺激治療器におのおのの電極を接続する

直流微弱電流刺激装置の陰極側に関電極を設定し、陽極に不関電極を接続する。周波数2 Hz、電流強度100μA、通電時間約1時間に設定する。

手順③ 通電終了後に電極間で極性が変わらないようシャントする

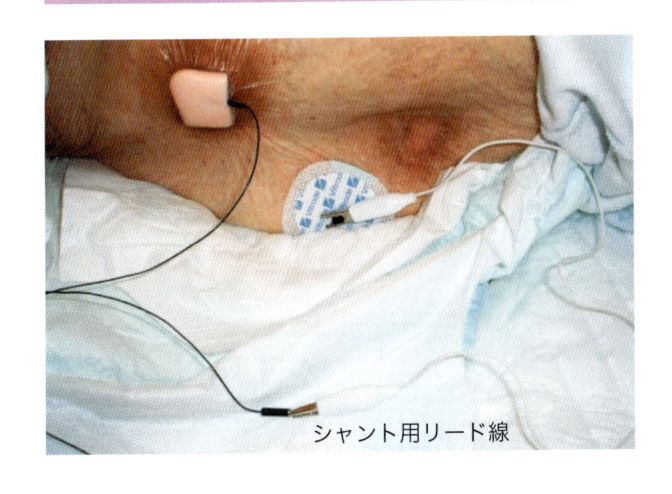

後処置

電極を取り外し、電極のり（電解ジェル）を拭き取る。電極を貼付した皮膚に損傷がないことを確認する。塩化銀電極は酸化を防止するため、脱酸素容器で保管する。

シャント用リード線

TOPICS

基礎研究では活性化好中球、線維芽細胞は陰極、非活性化好中球、マクロファージや表皮細胞は陽極に引き寄せられる電気走性能力を有している。期待する効果に応じて極性を変更するので、臨床報告により極性の相違がある。

ここに着目！

推奨度が高い治療法にもかかわらず、電気刺激の設定条件が相違している

このため、最初は臨床報告の設定条件を参考にして治療効果に応じて変更することになる。

VII 創傷に対する治療選択

5. 物理療法

超音波療法
ultrasound therapy

創底に達する強度を考えて超音波の出力を設定

超音波療法とは

　生体に超音波を照射する療法で，連続波による温熱作用とパルス波による機械的振動作用（非温熱作用）がある。超音波照射の共通効果は組織の透過性の改善があり，さらに前者は循環の改善，鎮静効果など，後者は創傷治癒の促進効果がある[1,2]。超音波周波数が高いほど浅層組織での吸収率が高まり，低周波数の超音波ほど深部まで達する。
　なお，本法は日本褥瘡学会でガイドラインに記載されているが，保険収載はされていない。

本法のコツ & ピットフォール

- 低強度パルスモードの超音波は肉芽増殖[3]と血管新生[4]を促進する。
- 超音波透過率の確認されたドレッシング材の上から超音波を照射し，創底の強度を想定した出力強度（0.1～0.5W/cm^2）を設定する。
- 超音波の照射時間率20％（パルス波）の低出力強度で照射する。
- 超音波照射導子と照射面の間に間隙をつくらないように，カップリング材（超音波専用ジェル）を塗る。
- 照射導子を1cm/秒のスピードで導子面積の2倍以内の範囲を移動させ，10分間操作する。
- 超音波照射により組織の透過性が高まるので，滲出液量の変動に留意する。

手順

準備　処置の前に

■用意するもの
- 超音波治療器
- カップリング材（超音波専用ジェル）
- ジェルの拭き取り用ティッシュなど

■患者の体位

　超音波療法の照射時間は10分であるが，安定した安楽な体位で行う。

手順① 超音波専用ジェルを塗る

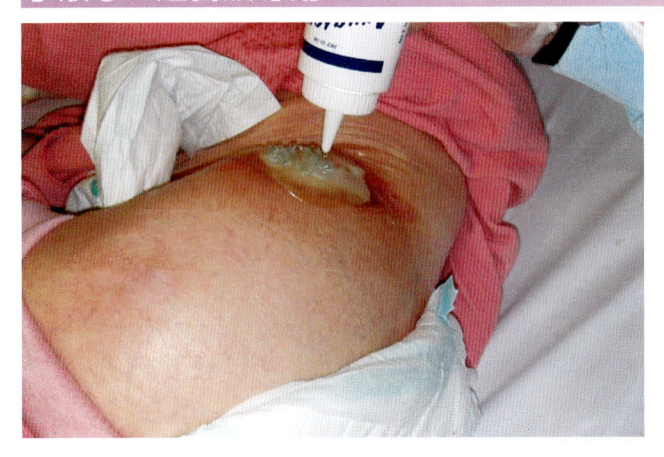

超音波は空気中を伝播しないので，被覆材（ドレッシング材）が滲出液を吸収している部分に超音波導子と照射面に間隙がないよう超音波専用ジェルをたっぷり塗る。そのためには，ジェルが流れないようにベッド面に水平位が保持される体位が適切である。

手順② 移動法で超音波を照射する

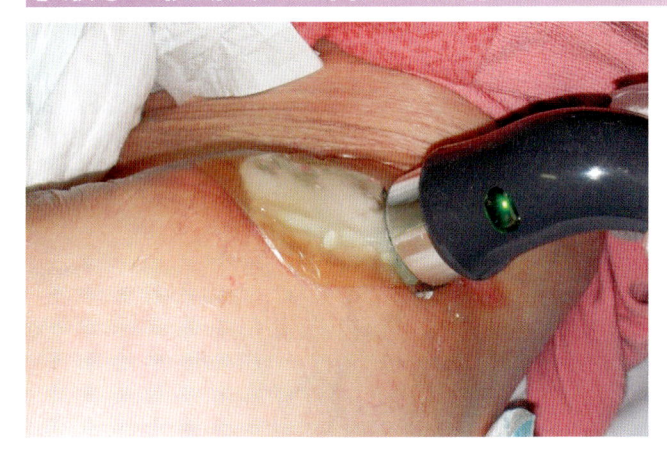

湿潤環境下で超音波を照射するので，ドレッシング材の上から行う。超音波照射条件は，創面の出力強度 $0.1～0.5W/cm^2$，照射時間率20％（パルス波），照射時間10分間に設定する。照射導子を1cm/秒のスピードで導子面積の2倍以内の範囲を移動させ，10分間操作する。

手順③ 超音波専用ジェルを拭きとる

超音波照射終了後に，圧迫を加えず，愛護的にジェルをティッシュなどで拭き取る。

後処置

ティッシュペーパーで超音波導子に付着したジェルを拭き取り，次の治療に備える。

TOPICS
創底に達する強度を予測して照射強度を設定し，湿潤環境下での超音波療法による創の縮小効果が確認され，日本褥瘡学会のガイドラインに採用された。

ここに着目！
血管の透過性が増し，滲出液が多くなることがある
このため，ドレッシング材の交換頻度を調節する。

VII 創傷に対する治療選択

5. 物理療法

高気圧酸素療法
hyperbaric oxygen therapy

高気圧環境下で溶解型酸素を増加させることによって創傷治癒促進を図る

高気圧酸素療法とは

　高気圧酸素療法とは，患者を大気圧よりも高い気圧環境下のチャンバーの中に収容し，純酸素または高濃度酸素を吸入させることによって，低酸素状態にある組織の改善を図る物理療法である[1]。主に，感染制御，創傷治癒促進，浮腫軽減の3つの作用があり，ガス壊疽，骨髄炎，急性末梢血管障害，糖尿病性下肢潰瘍，難治性潰瘍を伴う末梢循環障害，放射線性潰瘍などが適応である。高気圧酸素療法は，Henryの法則（気体と液体が接触した場合，両者のガス分圧は平衡を保たれ，圧に比例して液体に気体が溶解する）に基づき，血漿内に溶解する酸素量を増加させることによって治療効果を獲得するものである[2]。

本法のコツ＆ピットフォール

- 難治性創傷における高気圧酸素療法は集学的治療の1つである。
- ガス壊疽などの感染制御目的に高気圧酸素治療を使用する場合，第1選択のデブリードマンと洗浄，抗菌剤などの治療法と組み合わせる必要がある。
- 皮膚灌流圧（skin perfusion pressure：以下 SPP）が 10mmHg 以下などの重度虚血に対する創傷治癒促進目的に高気圧酸素治療を使用する場合，血行再建術を第1選択とすべきである。血行再建が適応にならず，SPPが20〜30mmHg程度に保たれている症例が高気圧酸素療法の適応である。

手順

準備　処置の前に

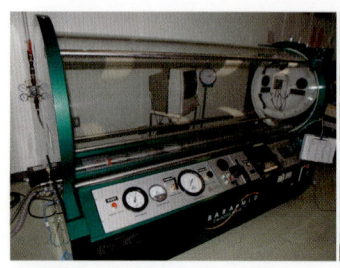

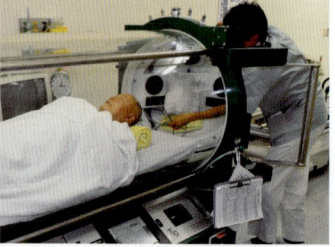

第1種（1人用）チャンバー
2.8ATA（気圧）まで加圧が可能である。チャンバーは，圧迫感を避けるために透明のシールドで作られている。

■用意・準備するもの
- 高気圧酸素療法装置（第1種または第2種）
- 臨床工学士（専門医師）の付き添い
- 高気圧酸素療法治療衣：綿100％で，静電気が発生し難い専用の衣服に着替える。
- 耳抜きの訓練または鼓膜切開
- 患者に対する教育および同意説明

手順① 高気圧酸素療法における適応を評価する

1人用チャンバーにおいては，患者がチャンバー内に収納されると外部から医療行為が行えない隔絶された状態に置かれるため，全身状態が比較的良好である必要がある。また，高気圧状態に曝露されるため，気胸，慢性閉塞性肺疾患（COPD），心肺機能障害を有する患者では絶対禁忌である。耳管閉塞，閉所恐怖症を有する患者も相対的禁忌である。高気圧酸素療法を施行する前にこれらについて評価を行う。

手順② 患者および患者環境を確認する

高気圧酸素療法では高濃度酸素を使用するため，事故防止のための安全管理が重要である。実際に患者をチャンバーに収容し治療を始める直前に，マッチ，ライター，カイロなどの引火の危険の高い物（点火源）の持ち込み，保持についてのチェックリストに基づいて確認を行う。次に血圧，脈拍数，体温など vital sign を評価し，患者の状態が安定していることを確認する。

手順③ 装置の中に入り高気圧酸素療法を施行する

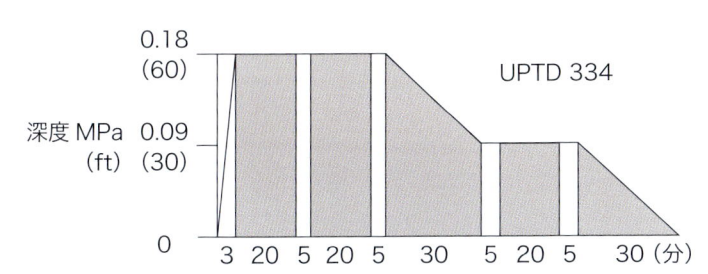

高気圧酸素療法のプロトコール治療
（鈴木信哉ほか監修：日本高気圧環境医学会．再圧治療．高気圧酸素療法入門，第4版，pp115-145，日本高気圧環境医学会，東京，2005より引用）

■加圧プロトコールについて

第1種では，2ATA，100% O2，60分というプロトコールが，有効性および安全性の観点からも推奨されている[3]。加圧時には意識障害，呼吸苦，耳痛などの副作用についての確認を行う。上気道炎，副鼻腔炎などの影響で耳抜きが不完全である場合，vital sign に異常を認めた場合，視覚障害や難聴，嘔気，痙攣，幻暈などの中枢神経性酸素中毒を認めた場合には，加圧を続けず中止する。

■耳抜きについて

耳抜きが不完全である場合，治療後に難聴や耳痛を訴えることが多い。耳鼻科にて鼓膜切開を施行することで軽快することが多い。放置すると，中耳炎となることもあるので早期に耳鼻科に相談することが重要である。

TOPICS

創傷の周囲のみ高濃度酸素と圧力を負荷する局所高気圧酸素療法（topical wound oxygen therapy）が注目されている[4]。欧米では製品化され Hyper-Box™（AOTI 社）などが市販されている。

ここに着目！

難治性創傷における高気圧酸素療法は，集学的治療の1つとして効果を発揮するものである

単独で行われることは少ない。

VII 創傷に対する治療選択

桐木-市川園子／宮本正章

6. さまざまな創傷治療

マゴットセラピー
maggot therapy

マゴット（ウジ虫）が壊死組織や細菌など病原体を除去，肉芽増生を促進する

マゴットセラピーとは

マゴットは数千年前から創傷治療に使われており，最も古い文献では1931年Baerらがジョンズ・ホプキンス大学整形外科で慢性骨髄炎の治療に使用した記録がある[1]。ペニシリンなど抗菌薬の発達と外科手術の技術の向上によりいったん姿を消していたが，難治性慢性創傷をもつ患者の増加で再び脚光を浴び，英国NHS，米国FDAの認可も受け現在約40カ国以上で実施されている。

マゴットセラピーの作用機序は，①マゴットが分泌する酵素が壊死組織を溶解するデブリードマン効果，②分泌液に含まれる抗菌ペプチドや創部のアルカリ化による殺菌効果，③成長因子やIL-6，EGF分泌促進による肉芽増生作用，が挙げられる[2]。

適応は重症下肢虚血による慢性潰瘍，静脈うっ滞性潰瘍，糖尿病性足壊疽，褥瘡など外科的デブリードマンのリスクが高い，または治癒が見込めない創の閉鎖やwound bed preparation目的に使用される[3,4]。

ここではマゴットセラピーの手順について述べる。

本法のコツ＆ピットフォール

- 必ず患者の同意と了解を得ること。患者が「ウジ虫」に不快感をもったまま治療を進めない。
- 患者同様，病院のスタッフにも理解，協力を得たうえで実施する。
- マゴットセラピーだけで完全な創傷治癒が得られることは少ない。糖尿病治療，血行再建，植皮などを組み合わせ，集学的治療を行う。

手順

■外科的デブリードマン

完全に壊死している組織はあらかじめ外科的に除去しておくとマゴットセラピーが効率的になる。特に黒色壊死組織や痂皮などは硬く，マゴットが溶かしにくいので切除しておくとよい。

■疼痛管理

糖尿病性足壊疽の患者はほとんど痛みがないので，アセトアミノフェン，ロキソプロフェンを頓用または定期内服するだけで制御可能な場合が多い。

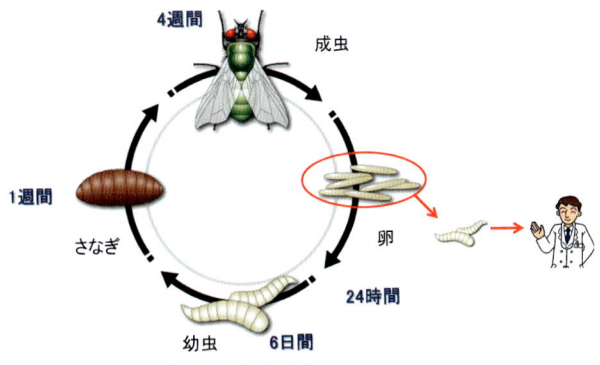

ヒロズキンバエのライフサイクル

　CLIなどで疼痛が強い場合は，持続カテーテルによる硬膜外麻酔やPCA（patient-controlled analgesia）ポンプの使用を考慮する。

■準備するもの

- 医療用無菌マゴット（生後2日目在来種ヒロズキンバエの幼虫，1 cm^{2}あたり5～10匹）
- ハイドロコロイドドレッシング剤（デュオアクティブET，テガダームハイドロコロイドライトなど）：周辺皮膚の保護のため。
- デュオアクティブCGF（バイオセラピーメディカルから提供される）：あらかじめ幅4 cm，長さ30cmに切っておく。エラスティックテープなどでもよい。脱走防止用ネットを足首に固定する。
- ガーゼ：滅菌ガーゼ小と未滅菌ガーゼ，ガーゼを固定する紙テープ
- 生理食塩水20ml：バイアルに残ったマゴットを洗い出す。
- 脱走防止用ネット（バイオセラピーメディカルが提供）
- 包帯
- 鑷子：マゴットを取り除く。
- ビニール袋（足が入る大きさ）：マゴット廃棄に使用する。

手順① 創部を洗浄し，必要なら健常皮膚の保護をする

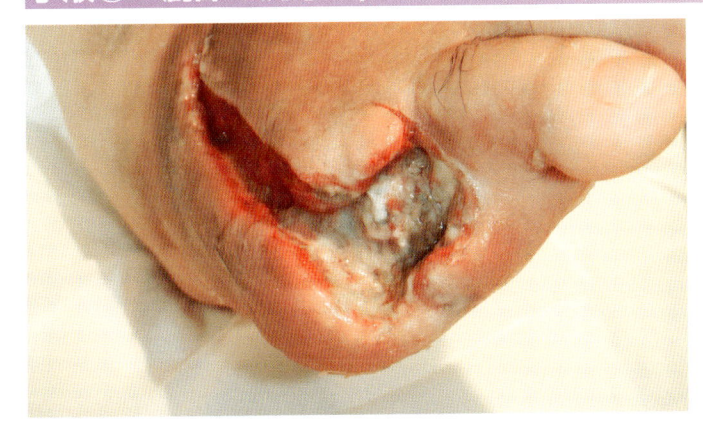

　創周囲の表皮の状態を観察し，表皮が脆弱であればクリームやハイドロコロイドドレッシング材で創縁を保護する。

　（図と写真はバイオセラピーメディカル社より提供）

VII 創傷に対する治療選択
さまざまな創傷治療：マゴットセラピー

手順② マゴットを静置する

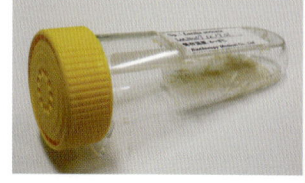

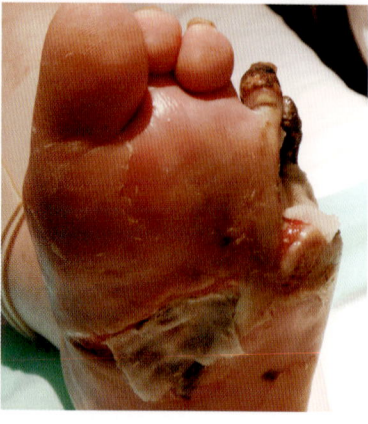

マゴットはバイアルの中にガーゼ小片と一緒に入っている。このガーゼごと創部に静置する。バイアルの中に残ったマゴットは，バイアルに生理食塩水を少量たらし，生理食塩水の中にマゴットを集めてから滅菌ガーゼ上に生理食塩水ごと落とす。この作業はゆっくりやっているとマゴットが溺死するので注意する。

手順③ 創の管理

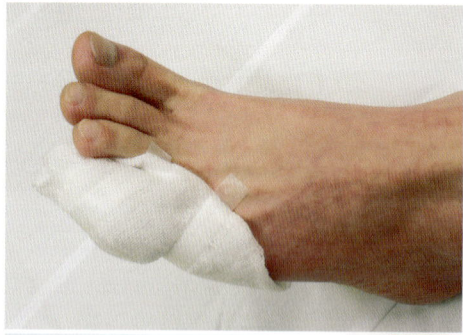

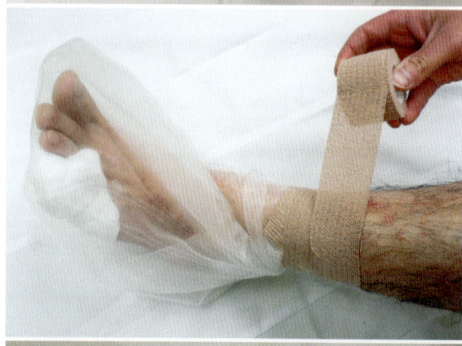

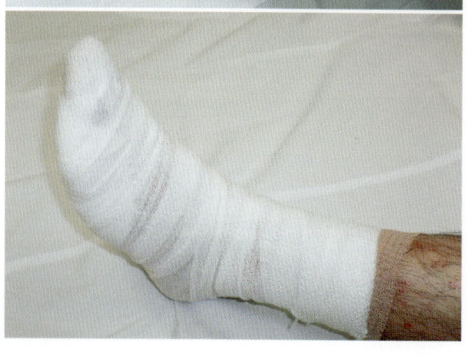

ガーゼで被覆する：未滅菌ガーゼを5～10枚創を包むようにのせ，紙テープで軽く固定する。創の状態にもよるが，マゴットセラピーの間は滲出液が大量に出る（特に感染創は滲出液が多い）ので，ガーゼは厚めにのせ固定するが，きつく圧着させないようにする。

メッシュ，包帯を巻く：脱走防止ネット（マゴットカバー）で患部を包む。足首にデュオアクディブCGF（写真はエラスティックテープ）を1周巻き，ネットの辺縁をデュオアクティブの上において再度デュオアクティブを巻くとネットを靴下のように固定し，ネットの口を密閉できる。ネットの上から包帯をゆるめに巻きテープでとめる。

マゴットセラピー中の包帯交換：感染創に対するマゴットセラピーでは多量の滲出液が発生する。マゴットは無臭だがこの滲出液が悪臭を発するので，最も外側の包帯まで滲出液がしみ出してきた場合は包帯のみ巻きかえる。

手順④ マゴットの除去

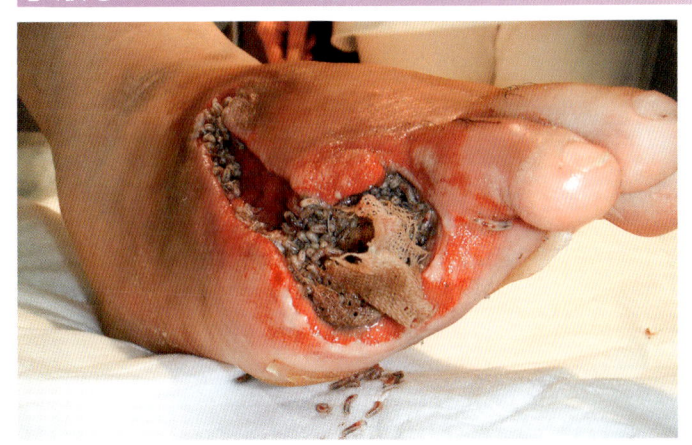

　装着から多くは 48 時間後マゴットを除去する。マゴットは生理食塩水で洗い流し，組織に食い込んでいるものは鑷子で 1 匹ずつ取り除く。

　1 クール終了後創の状態を評価し，繰り返した方がより効果的と判断した場合は新しいマゴットを発注する。創の状態にもよるが，2 ～ 3 クール程度行うことが多い。

> **ここに着目！**
>
> **マゴットの脱走**
> 医療用マゴット（ヒロズキンバエの幼虫）は産卵後約 1 週間以上すると乾いた場所を探してさなぎになる。そのため治療開始後 7 日以上経過するとマゴットは移動しようとする。マゴットセラピー開始後 7 日以内に除去すれば脱走のおそれはほとんどない。

創傷治療における再生医療
regenerative medicine in wound healing

創傷治癒における再生医療の概念とは

現行の治療法では治癒達成が困難な創傷に対し，細胞や液性因子，また生体親和性の高いバイオマテリアルからなる足場を単一もしくは複合的に創傷に移植し，創傷治癒を促し皮膚皮下組織を再生させる医療を指す。

種類

- 表皮および真皮の主要構成細胞である角化細胞や線維芽細胞を体外培養しシート状にしたものを移植する方法。細胞の種類やドナーの由来によって分類される（表）。
- さまざまな成熟細胞に分化能を有する**幹細胞**や**前駆細胞**を創面やその周辺に移植する方法[1~4]（図1）。
- 創部に存在する既存の上皮細胞や線維芽細胞の増殖と血管新生を目的として，**増殖因子**を効率的に投与し，再生誘導を促す方法[5]。

表1 臨床使用された主なシート状培養皮膚

細胞の由来	構成細胞	備考
自家	表皮	商品名「ジェイス®」としてわが国で保険収載
	真皮	商品名「ヒアログラフト-3D®」としてイタリアで承認
	複合型（表皮＋真皮）	現在わが国において開発中
他家	表皮	商品名「カロダーム®」として韓国で承認
	真皮	商品名「トランスサイト®」，「ダーマグラフト®」として米国で承認
	複合型（表皮＋真皮）	商品名「アプリグラフ®」として米国で承認

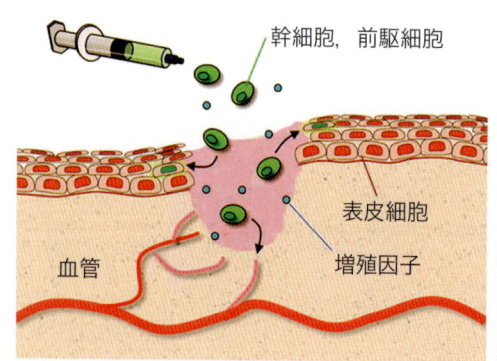

図1 創傷治癒における幹細胞治療
（Ko SH, et al : The role of stem cells in cutaneous wound healing : what do we really know? Plast Reconstr Surg 127 : 10S-20S, 2011 より引用改変）

適応と対象疾患

- 広範囲熱傷や巨大色素性母斑切除後の皮膚欠損創など，急性創傷の範疇でかつ自家植皮術を行おうにも健常ドナー部位に制限がある場合。この場合は自家培養皮膚（表皮，真皮もしくは複合型培養皮膚）移植術の適応となり，いわゆる幹細胞や前駆細胞による細胞治療の適応とはならない。
- 糖尿病や虚血性，膠原病由来の潰瘍など，小範囲であっても創傷治癒が進行せず，いわゆる慢性創傷状態に陥った場合。この場合は自家植皮術を行っても生着する可能性は乏しく，生着を可能にするための同種培養真皮移植，自家骨髄由来の幹細胞や前駆細胞による細胞治療や，増殖因子による再生誘導治療の良い適応となる。

幹細胞：自己複製能を有し，かつ多くの成熟細胞へ分化する能力を有する細胞のこと。すべての種類の細胞に分化能を有する胚性幹細胞（ES細胞），成熟細胞へある遺伝子を組み込むことでES細胞同様の分化能を有する人工多能型幹細胞（iPS細胞），分化能には限界があるが生体内に存在する体性幹細胞がある。

前駆細胞：分化する方向性は定まっているが成熟細胞よりも幼若な細胞のこと。血管内皮前駆細胞など。

増殖因子：さまざまな細胞より分泌され，多くの細胞を増殖させるための液性蛋白のこと。塩基性線維芽細胞増殖因子（bFGF）など一部は遺伝子組み換え技術によっても人工的に製造が可能である。

急性創傷：外傷や軽度の熱傷など，適切な保存的治療ないしは外科的処置によって治癒可能な創傷のこと。治癒までに要する日数についての明確な定義はないが，おおむね1～2週間で治癒可能な創傷を指すことが多い。

慢性創傷：種々の内的および外的要因により，適切な保存的治療ないしは外科的処置を施しても治癒が進まない状態の創傷を指す。

■ 同種培養真皮移植

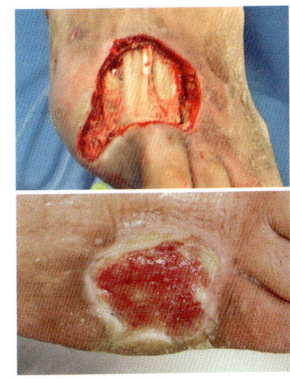

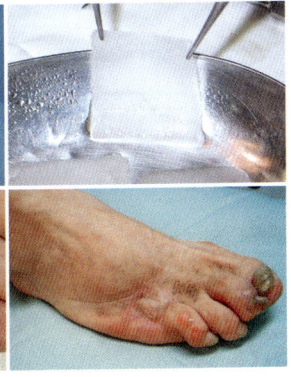

他人の真皮由来線維芽細胞を生体外で培養増殖させたものをコラーゲンなどの鋳型に組み込んで凍結保存したもの。他人由来の細胞のため永久生着は期待できないが，細胞から分泌される液性因子およびマテリアルの創傷治癒促進効果により創傷治癒を促すことを目的としている。

a	b
c	d

(a) 糖尿病性左足背潰瘍。デブリードマンにより伸筋腱が露出している。
(b) 解凍直後の同種培養真皮
(c) 移植開始後6週目の状態。良好な肉芽形成が認められ，この後植皮術を行った。
(d) 植皮術後6カ月の状態。

VII 創傷に対する治療選択
さまざまな創傷治療：創傷治療における再生医療

■ **自家骨髄由来の幹細胞や前駆細胞による細胞治療**

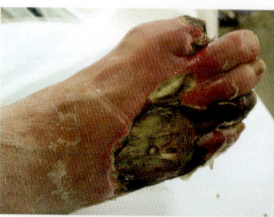

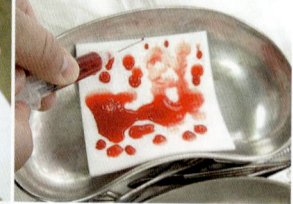

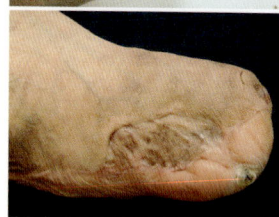

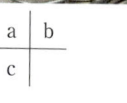

自家骨髄に含まれる血小板単核球成分，間葉系幹細胞，血管内皮前駆細胞を患者自身から分離濃縮し，潰瘍周辺に注入移植，あるいはコラーゲンマトリックスに播種したものを貼付することで血管新生と創状態の改善（wound bed preparation）を施す方法。

(a) 糖尿病性足壊疽。広範な壊死組織と感染が認められた。
(b) 自家骨髄由来細胞を分離し，コラーゲンマトリックスに含浸させたものをデブリードマン後の創傷に縫合固定した。同時に血管再生を目的に同細胞を下腿に注入移植した。
(c) 肉芽形成後に植皮術を施行。術後2年の状態。

■ **増殖因子による再生誘導治療**

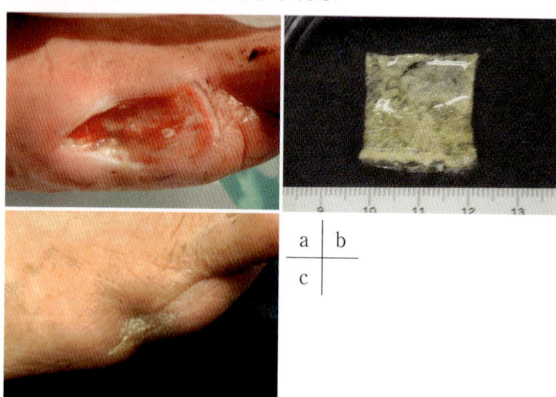

bFGFの活性化保持と徐放効果を上げる目的で，ゼラチンシートに含浸させたものを創傷面に貼付することで，細胞増殖と血管新生を介した創状態の改善（wound bed preparation）を施す方法。

(a) 強皮症による右足難治性潰瘍。壊死組織デブリードマン後の状態。
(b) bFGF含浸ゼラチンシート。創面に貼付したシートは1週間に1度交換した。
(c) 潰瘍は完全に上皮化した。潰瘍閉鎖後6カ月の状態。

創傷治癒における再生治療の制約その他について

- わが国においては塩基性線維芽細胞増殖因子製剤がトラフェルミン（商品名：フィブラスト® スプレー）として保険収載医薬品として承認されているので，本稿で述べる狭義の再生医療には含んでいない。
- わが国初の再生医療医薬品と位置付けられている自家培養表皮（商品名：ジェイス®）は，深達性Ⅱ度熱傷創およびⅢ度熱傷創の合計面積が体表面積の30％以上の熱傷に対して適応を限定して保険診療が認められている。
- 上記以外で現在行われている再生医療はすべて保険診療の適用ではなく，臨床研究という位置づけで遂行されている。

> **ここに着目！**
> **再生治療を実施する前には十分な局所の感染状況を確認すべきである**
> これまでに実施されてきている創傷に対する再生治療は，主として培養表皮そのものの移植もしくは各種の細胞や増殖因子の投与により周辺の細胞増殖と血管再生を介したものである。したがって，移植床に感染（critical colonizationも含む）が存在すると移植細胞自体の死滅あるいは血管新生による細菌の増殖を招来してしまい，創部の状態を悪化させてしまう恐れがある。

VII 創傷に対する治療選択

6. さまざまな創傷治療

これからの創傷局所治療

石川昌一／市岡　滋

はじめに

　慢性創傷の分野では，より有効な治療法の開発をめざして，欧米を中心に治癒を促進させる研究，治療機器の開発が行われている。

　今後の治療機器の開発においては，患者への負担が少ない，外来・在宅での治療が可能，機器が場所をとらないなど，低侵襲，低コスト，低容量が topic になってくると予想される。

　今後日本での導入が予想される局所酸素治療（topical wound oxygen therapy），わが国で開発された振動療法（vibration therapy），その他，海外で実施されている低周波非接触超音波治療（MIST therapy），古くから行われているハチミツ療法（honey therapy）に関して紹介する。

振動療法

　下肢の血流低下は高齢者の下肢褥瘡発生のリスクファクターである。血流を増加させる方法としては，血管拡張剤投与や血行再建術など直接効果の期待できる方法があるが，より非侵襲的な方法として局所の血流を促進する振動療法がある。

　振動療法はわが国で研究され，デバイスの開発が行われた。動物モデルを用いて振動が皮膚血流を増加させることが検証され[1]，さらに臨床試験において振動による血流増加効果によって褥瘡の治療を促進する[2]という結果に基づき，デバイスとして，リラ・ウェーブ（マツダマイクロニクス社，図1）が開発された。リラ・ウェーブは，ベッドとマットレスの間に差し入れ使用し，振動の周波数，間隔，強さ，揺れ方向，位置などそれぞれの最適な条件を組合せ，4種類の振動パターンと4種類の強度，計16タイプから最適な振動を選んで使用する。

　従来の体圧分散寝具による除圧のみではなく，振動を用いて下肢の血行促進を図ることは新しい褥瘡予防，治療の概念であり，安全でかつ患者にとって「心地よい」治療として，注目されている。

局所酸素療法

　酸素は生命活動に必須の要素であり，創傷治癒においてもさまざまな過程で関与している。高酸素下では，好中球やマクロファージによる殺菌・貪食作用の亢進，線維芽細胞によるコラーゲン産生・架橋構造の促進，血管新生の促進が実験

VII 創傷に対する治療選択
さまざまな創傷治療：これからの創傷局所治療

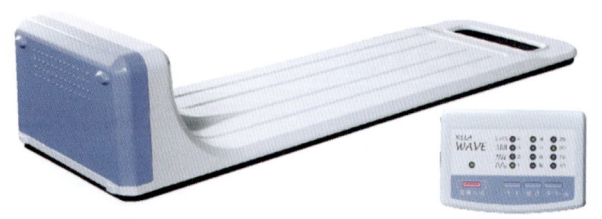

図1　リラウェーブ
振動発生機と振動を伝搬させるプラットフォームからなる。

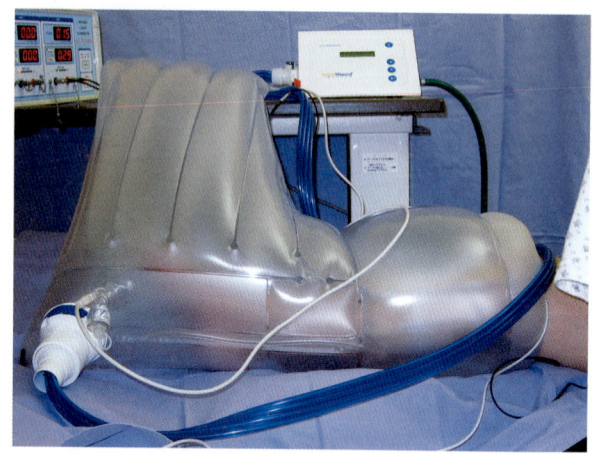

図2　Hyper-Box™
下肢創傷に使用しているところ（右側奥が本体）。

的に確認されており，これらの要因の相互作用により治癒を促進する[3]。

わが国では，全身への高圧酸素療法が保険適用されている。その有用性に関しては多くの報告があるが，全身を高気圧酸素に曝露するための大がかりな装置を必要とし，施行可能な施設が限られる。また，高濃度の酸素を全身投与するため，肺細胞障害や中枢神経障害などの合併症が問題となる。

一方，局所酸素療法は，創部にデバイスを装着し，創傷治癒促進に適した湿度・圧の酸素を充填し，創傷局所からの酸素取り込みを期待する方法である。全身への高圧酸素療法と比較し，装置が簡便であり，全身への副作用も最小限である。

1969年にFischer[4]により酸素が創傷治癒に有効であると報告されて以来，多くの症例で施行されているが，大きな全身合併症の報告はない。

著者ら所属施設においても2010年11月よりIRB委員会承認のもと，局所酸素療法デバイスの1つであるHyper-Box™（AOTI社，図2）を導入している。

今後は，国内での高度先進医療や薬事承認を視野に入れ，その治療効果の検証を行っていく予定である。

低周波非接触超音波（MIST）治療

創部に生理食塩水の霧を介して非接触性に低周波超音波を当てる痛みを伴わない治療法で，デバイスはThe MIST Therapy® System（Celleration社）を用いる。作用メカニズムは，①血管新生を刺激して血流を増加させる，②創傷治癒に必要な成長因子を刺激する，③炎症過程を阻害して炎症を軽減する，④細菌の細胞膜を破壊して細胞数を減少する[5]，である。

わが国ではまだ導入されていないが，米国では多くの症例に使用され，副作用の報告もない。週3回の頻度で，治療時間も5分程度と簡便なため，わが国での導入が期待される。

ハチミツ療法

古くは 1973 年に Blomfield[6] が褥瘡に対するハチミツの有用性を報告しており，欧米では，その後も褥瘡や熱傷に対しても有用性が報告されている。

ハチミツの効用は，①高浸透圧であり，滲出液を吸収する[7,8]，②殺菌作用を有する[7,8]，③ pH が酸性で血管拡張作用があり，肉芽の形成を促進する[9]などである。

本邦では，武田[10]が難治性の褥瘡に対して外科的デブリードマンとハチミツ塗布による治療を行い，有効であったと報告している。

ハチミツの外用は非常に簡便で安価な治療であるが，重症患者や基礎疾患をもつ場合は，より効果の高い管理法を用いることが推奨される。

VII 創傷に対する治療選択

3. 人工真皮（真皮欠損） （河合勝也）

1）河合勝也，鈴木茂彦：人工真皮を応用した遊離植皮術．PEPARS 32：74-81, 2009
2）鈴木茂彦，新家佳代子，河合勝也：人工真皮と全層植皮の併用．形成外科 44：13-19, 2001
3）河合勝也，岡田依子，貝田亘ほか：骨の露出した褥瘡に対する人工真皮および basic fibroblast growth factor（bFGF）併用療法．褥瘡会誌 11：47-54, 2009

4. 局所陰圧閉鎖療法 （ドケルコフ 麻衣子）

1）Morykwas MJ, Argenta LC, Shelton-Brpwm EI, et al : Vacuum-assisted closure ; A new method for wound control and treatment ; Animal studies and basic foundation. Ann Plast Surg 38 : 553-562, 1997
2）市岡滋：難治性創傷の局所陰圧閉鎖療法．Expert Nurse 別刷，2010
3）松井瑞子，衛藤光，西裕太郎ほか：見開きナットク！フットケア実践 Q&A．pp132-133, 全日本病院出版，東京，2009

5. 物理療法

■ 電気刺激療法 （杉元雅晴）

1）Gardner S, Frantz R, Schmidt F : Effect of electrical stimulation on chronic wound healing ; A meta-analysis. Wound Repair Regen 7 : 495-503, 1999
2）Regan MA, Teasell RW, Wolfe DL, et al : A systematic review of therapeutic interventions for pressure ulcers after spinal cord injury. Arch Phys Med Rehabil 90 : 213-231, 2009
3）Stefanovska, A, Vodovnik L, Benko H, et al : Treatment of chronic wound by means of electric and eletromagnetic fields. Part2. Value of FES parameters for pressure sore treatment. Med Biol Eng Comput 31 : 213-220, 1993
4）Pamela E, Karen E, Campbell RN, et al : Electrical stimulation therapy increases rate of healing of pressure ulcers in community-dwelling people with spinal cord injury. Arch Phys Med Rehabil 91 : 669-678, 2010

■ 超音波療法 （杉元雅晴）

1）Maeshige N, Terashi H, Sugimoto M, et al : Evaluation of combined use of ultrasound irradiation and wound dressing on pressure ulcer. J Wound Care 19 : 63-68, 2010
2）Selkowitz DM, Cameron MH, Mainzer A, et al : Efficacy of pulsed low-intensity ultrasound in wound healing ; A single-case design. Ostomy Wound Manage 48 : 40-50, 2002
3）Reher P, Doan N : Effect of ultrasound on the production of IL-8, basic FGF and VEGF. Cytokine 11 : 416-423, 1999
4）Young SR, Dyson M : The effect therapeutic ultrasound on angiogenesis. Ultrasound Med Boil 16 : 261-269, 1990

■ 高気圧酸素療法 （大浦紀彦）

1）徳永昭，森山雄吉，田尻孝ほか：日常診療の指針；創傷治癒と高気圧酸素療法．外科治療 90：343-344, 2004
2）日本高気圧環境医学会：高気圧環境下の生理学．高気圧酸素治療法入門（第4版），小林繁夫監，pp21-28, 日本高気圧環境医学会，東京，2005
3）日本高気圧環境医学会：再圧治療．高気圧酸素治療法入門（第4版），鈴木信哉ほか監，pp115-145, 日本高気圧環境医学会，東京，2005
4）Tawfick W, Sultan S : Does topical wound oxygen （TWO2）offer an improved outcome over conventional compression dressings（CCD）in the management of refractory venous ulcers（RVU）? A parallel observational comparative study. Eur J Vasc Endovasc Surg 38 : 125-132, 2009

6. さまざまな創傷治療

■ マゴットセラピー （桐木-市川園子）

1）Baer WS : The classic ; The treatment of chronic osteomyelitis with the maggot（larva of the blow fly）. 1931. Clin Orthop Relat Res 469 : 920-944, 2011
2）Fleischmann W, Grassberger M, Sherman R : Maggot Therapy ; A Handbook of Maggot-Assisted Wound Healing. pp22-27, Goerg Thieme Verlag, Stuttgart, 2004
3）宮本正章，高木元，水野杏一：重症糖尿病性足病変管理の新展開；重症糖尿病性足壊疽におけるマゴットセラピーの有用性．Diabetes Frontier 19：331-339, 2008
4）宮本正章，高木元，水野博司：糖尿病性壊疽に対するマゴットセラピー．日本臨床 66：700-712, 2008

■ 創傷治療における再生医療 （水野博司）

1）水野博司，宮本正章：皮膚皮下組織．臨床再生誘導 2009 患者までとどいている再生誘導治療；バイオマテリアル，生体シグナル因子，細胞を利用した患者のための再生医療の現状，遺伝子医学 MOOK13 号，pp86-91, メディカルドウ，大阪，2009
2）水野博司，赤石諭史，小池幸子ほか：虚血性難治性皮

膚潰瘍に対する骨髄単核球導入コラーゲンマトリックスの臨床応用. 日形会誌 26:726-732, 2006
3) Ichioka S, Ohura N, Sekiya N, et al: Regenerative surgery for sacral pressure ulcers using collagen matrix substitute dermis (artificial dermis). Ann Plast Surg 51:383-389, 2003
4) 古賀祐季子, 小室裕造, 大和雅之ほか: 骨髄間質細胞含有人工真皮による創傷治癒促進効果についての検討. 日形会誌 26:243-248, 2006
5) 水野博司: 徐放型 bFGF ハイドロゲルを用いた新しい創傷治療. 瘢痕ケロイド治療ジャーナル 3:24-27, 2009

■これからの創傷局所治療　　　　　　　（石川昌一）

1) Ichioka S, Yokogawa H, Nakagami G, et al: In vivo analysis of skin microcirculation and the role of nitric oxide during vibration. Ostomy Wound Management 57:40-47, 2011
2) 上田葵子, 須釜淳子, 大桑麻由美ほか: 壊死組織を有する褥瘡に対する振動の効果. 日本褥瘡学会誌 12:111-117, 2010
3) 徳永昭, 森山雄吉, 田尻孝ほか: 創傷治癒と高気圧酸素療法. 外科治療 90:343-344, 2004
4) Fischer BH: Topical hyperbaric oxygen treatment of pressure sores and skin ulcers. Lancet 2:405-409, 1969
5) Meeting report: MIST ultrasound therapy: the science and the benefits. Wounds UK 7:130-137, 2011
6) Blomfield R: Honey for decbitus ulcer. JAMA 224:905, 1973
7) Molan PC: The antibacterial activity of honey; 1. The nature of the antibacterial activity. Bee World 73:5-28, 1992
8) Molan PC: The antibacterial activity of honey; 2. Variation in the potency of the antibacterial activity. Bee World 73:5-28, 1992
9) Bergman A, Yanai J, Weiss J, et al: Acceleration of wound healing by topical application of honey; An animal model. Am J Surg 145:374-376, 1983
10) 武田和憲: Stage IV の褥瘡に対するハチミツ治療の有用性. 日本褥瘡学会誌 1:254-259, 1999

VII 創傷に対する治療選択

3. 人工真皮（真皮欠損） （河合勝也）

Q 慢性期創傷にも人工真皮は使用できますか？

A 人工真皮に塩基性線維芽細胞増殖因子を併用することで使用可能です。

解説：慢性期の創面では細胞の活性が低下しているため治癒が遷延します。塩基性線維芽細胞増殖因子を併用すると，人工真皮のスポンジ内で細胞活性の上昇した線維芽細胞が増殖しコラーゲンを産生するため肉芽組織形成が促進されます。

4. 局所陰圧閉鎖療法 （ド ケルコフ 麻衣子）

Q V.A.C. ATS®治療システムの保険償還のポイントは？

A 2010年度診療報酬改定により「局所陰圧閉鎖処置」として保険収載されました。

解説：現在，本治療システムが局所陰圧閉鎖処置料を算定できる唯一の製品です。保険算定可能な装着期間は最大4週間，創の大きさにより点数が大別され，処置材料の保険点数を算定できます。当該患者はDPCから出来高への保険算定へ変更となるので注意が必要です。

5. 物理療法

■電気刺激療法 （杉元雅晴）

Q 肉芽組織が少ない場合には，どのような物理療法がありますか？

A 創縮小を目的として，電気刺激療法がすすめられます。

解説：電気刺激療法は創内の細菌数を減少させます。また，線維芽細胞を活性化させ，コラーゲン線維（膠原線維）による組織修復を促進させます。その後，表皮細胞の遊走を促進させ，創が縮小します。

■超音波療法 （杉元雅晴）

Q 肉芽組織が少ない場合には，どのような物理療法がありますか？

A 創縮小を目的として，超音波療法がすすめられます。

解説：超音波療法は線維芽細胞を活性化させ，コラーゲン線維（膠原線維）による瘢痕治癒を促進させます。さらに，血管新生を促進させ，肉芽の増殖により創が縮小します。

■高気圧酸素療法 （大浦紀彦）

Q 高気圧酸素療法を施行中に耳抜きがうまくできない場合，どうすればよいですか？

A 鼓膜切開が効果的です。

解説：高気圧酸素療法を施行する前に鼓膜切開やチュービングなどを施行することで，患者の苦痛を軽減することができます。

Q 高気圧酸素療法と局所陰圧閉鎖療法（V.A.C. ATS®治療システム）を併用することはできますか？

A 2時間以内の高気圧酸素療法のプロトコールなら可能です。

解説：引火の可能性があるため，高気圧酸素療法の加圧チャンバーの中に，陰圧維持管理装置を入れることはできません。V.A.C. ATS®治療システムのキャニスターとTRACパッドとの連結チューブのコネクターをはずし，クランプを開放にした状態で高気圧酸素療法を行うことは可能です。しかし，高気圧酸素療法のプロトコール上，2時間以上の治療を要する場合には，陰圧システムを作動させず創傷にフォーム材を密閉したまま2時間以上放置することになり，感染の危険が増加するなどの理由からV.A.C. ATS®治療システムは使用できません。

6. さまざまな創傷治療

■マゴットセラピー　　　　　　（桐木-市川園子）

Q マゴットセラピーに適さない創は？

A 胸腹腔と交通する創や筋肉深部など，マゴットを直視できない部位への使用は避けた方がいいです。

解説：マゴットが深部に迷入してしまう可能性があります。

■創傷治療における再生医療　　　　（水野博司）

Q 大切断が必要と言われた足壊疽に対し，再生治療で切断を回避できますか？

A 病状の進行の程度によっては必ずしも回避できるとは限りません。

解説：基本的に壊死した周辺の血流が保たれている場合，あるいは血管内手術やバイパス手術，血管再生治療などで患肢の血流がある程度改善できれば，創傷に対する再生治療で救肢できる確率は高まります。しかし，どうしても血流の改善が得られない場合は，現状では切断以外に有効な治療はありません。また，再生治療だからと言って，いったん壊死してしまった箇所が元通りに復元する訳ではありません。

VIII

瘢痕・肥厚性瘢痕・ケロイド・瘢痕拘縮

1. 顔面の瘢痕修正
facial scar revision

顔面皺襞に配慮した瘢痕修正デザインを心掛ける

顔面の瘢痕修正とは

　外傷などによって皮膚の真皮乳頭層から深部に障害を受けて生じた瘢痕（キズあと）をきれいにすることである。W形成術（長い線状瘢痕をzigzagの短い瘢痕に変えて目立たなくする方法）やZ形成術（2つの三角皮弁を交換して2点間の距離の延長と交叉方向の短縮を施す方法）などを用いて修正を行う。
　Color match, texture matchの点から，縫縮術，W形成術などの隣接組織による修正が望ましい[1]。なお，デザインは，なるべく顔面のしわ（relaxed skin tension lines：RSTL）に一致する方向に行う[2]。

本法のコツ & ピットフォール

- 再発予防のためケロイド体質の有無を確認しておく[3]。
- 眼瞼，口唇，鼻などの変形や眉毛のずれがあればその修正に配慮するとともに，新たな変形を惹起しないように注意する。
- 修正後の傷あとの方向が顔面皺襞に合致するようにデザインを行う。
- 表情筋の走行が複雑に入り組んでいてわかりにくいときは軽くつまんで自然にしわのできやすい方向としたり[2]，皮下表情筋の収縮弛緩による自然皺襞を把握する。たとえば，眼瞼周囲であれば開瞼・閉瞼させたり，口唇周囲であれば「いー」「うー」と言わせたりする。
- 瘢痕切除量に応じて生じる創面張力に配慮した真皮縫合を行う。

手順

準備

■用意するもの

　外傷後の左顔面瘢痕に対する修正症例で説明する。

- 形成外科基本セット
- メス（NO.15またはNo.15C）
- ピオクタニン（デザイン用）
- 布片（3号穴あきまたは2号穴あき）
- 局所麻酔薬：10万倍エピネフリン添加1％リドカイン（1％キシロカイン®E）麻酔は，患者の年齢，個性，瘢痕の大きさを考慮して選択する。

発生機序

機序① 創傷治癒の過程

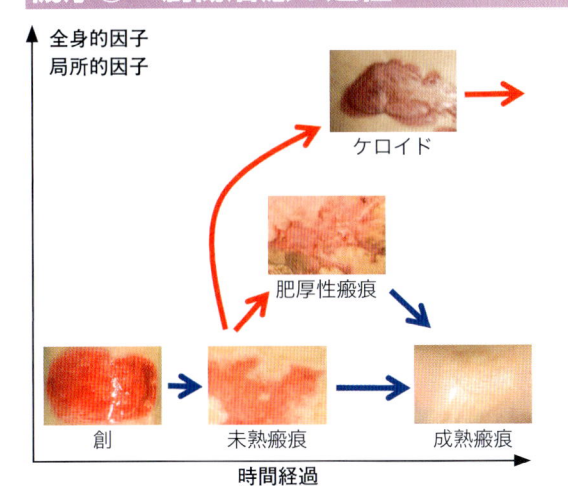

いわゆる全身的因子（体質）や局所的因子（過剰な皮膚張力，不適切な湿潤環境，異物やアレルギー反応，感染など）がない場合，創傷はまず未熟瘢痕になり，成熟瘢痕へと創傷治癒が進む。しかし，いずれかの要因が加わると，肥厚性瘢痕やケロイドといった異常瘢痕（病的瘢痕）を生じる。肥厚性瘢痕は2〜5年で成熟瘢痕になる傾向が強いが，ケロイドは自然軽快しにくい。

機序② 肉芽の増生

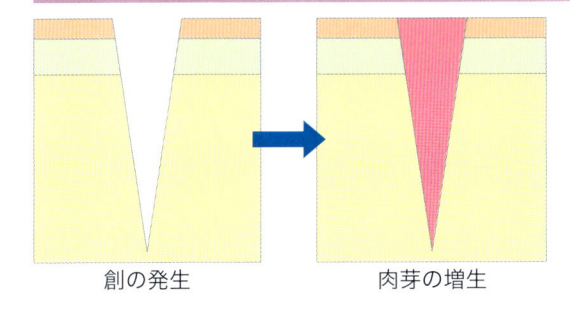

創傷が発生すると，フィブリン凝固物で欠損部が埋まるが，血小板，炎症細胞や創部の各種細胞から成長因子が放出される結果，血管新生とともに膠原線維が増生し，肉芽組織が形成される。この際に，炎症が持続するような因子が存在すると，膠原線維の増生や血管新生が継続し，肉芽組織は肥厚性瘢痕やケロイドといった病的瘢痕になる。

機序③ 成熟瘢痕の形成

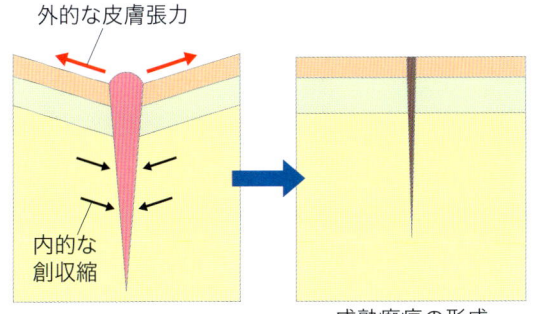

局所因子の中でも，皮膚の張力をはじめとする物理的刺激は，肥厚性瘢痕やケロイドの悪化因子の重要な1つである。肉芽組織や瘢痕は筋線維芽細胞の働きによって内的な創収縮が生じるが，それと同時に張力をはじめとした外力が加わる。創を極力安静に保つことができれば，瘢痕内で炎症は軽減し，膠原線維の蓄積よりも分解が進み，次第に細胞数が減少し，成熟瘢痕へと変化する。

VIII 瘢痕・肥厚性瘢痕・ケロイド・瘢痕拘縮
肥厚性瘢痕・ケロイドの発生機序

機序④　肥厚性瘢痕やケロイドの発生

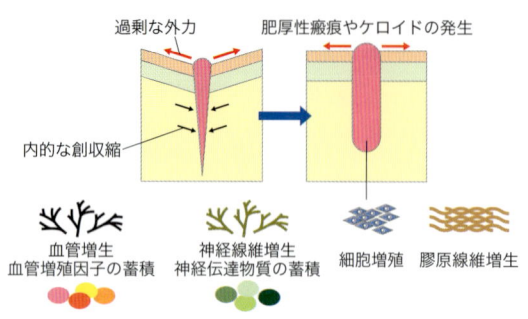

創傷の安静が保てず，過剰な張力など外的因子が加わり続けると，瘢痕内で炎症が持続し，その結果膠原線維が増生する。瘢痕内では種々の増殖因子の影響で，毛細血管や，神経線維の増生が生じ，細胞も分裂がさかんとなり，膠原線維も増加し体積が増す。神経線維の増生は，神経伝達物質の蓄積とも関連すると思われ，疼痛などの自覚症状の原因となる。

繰り返される外力によって炎症が慢性化する

TOPICS

臨床的には典型的なケロイドと肥厚性瘢痕を区別して治療することは重要である。ただし，中間の病変をどのように扱うかはたいへん難しい問題である。これに対して，瘢痕・ケロイド治療研究会では，肥厚性瘢痕とケロイドを一連の皮膚の線維増殖性疾患と捉え，症状の程度によって，グレード分類する方法を提案している。

ここに着目！
慢性炎症に基づく創傷治癒過程の異常である

炎症が治まらない原因として，毎日創部に加わる皮膚の張力などが考えられている。臨床的には，この炎症を直接抑制する副腎皮質ホルモン剤や放射線治療，外力を防ぐための手術方法，テープ固定などが工夫されている。

3. 肥厚性瘢痕・ケロイドの非手術的治療
―圧迫療法，ステロイド局所療法など―

非手術的治療それぞれの特徴と注意点を理解して治療にあたる

肥厚性瘢痕およびケロイドに対する非手術的治療とは

　肥厚性瘢痕およびケロイドに対する非手術的治療には，圧迫療法，シリコンゲルシート，ステロイド投与，トラニラスト内服，放射線照射，レーザー照射，凍結療法，抗腫瘍薬投与などが知られている。
　ここでは，日常外来診療でよく行われている，トラニラスト（リザベン®）内服，圧迫療法（圧迫包帯やガーメントなど），シリコンゲルシート（シカケア®やメピフォーム®など），ステロイド投与（外用剤および注入：ドレニゾンテープ®やケナコルトA®など）について述べる。

本法のコツ＆ピットフォール

- トラニラストを処方する時は必ず副作用について説明する。
- 圧迫療法は24時間持続的な圧迫が重要であるが，皮膚トラブルに注意する。
- 圧迫療法，シリコンゲルシートおよびステロイドテープ剤などは，使用方法および原理をよく説明し，患者に十分理解してもらうことが良好な結果につながる。
- ステロイドテープ剤は周囲健常皮膚に貼らないようにする。
- ステロイド局注は周囲健常皮膚および皮下組織には注射しない。
- ステロイド局注は疼痛予防にリドカインとの混合液として使用する。

トラニラスト

　トラニラスト（リザベン®）は肥満細胞からのchemical mediatorの遊離抑制，線維芽細胞のコラーゲン産生を抑制し，肥厚性瘢痕およびケロイドの自覚および多覚症状の改善，術後の再発予防に使用されている。トラニラストは小児には1日5 mg/kg，成人では1日300mgの量で毎食後に投与する。副作用としてときに肝機能障害と膀胱炎症状を生じることがあり，その際はただちに服用をやめることを事前に患者に説明することが大切である。

VIII 瘢痕・肥厚性瘢痕・ケロイド・瘢痕拘縮
肥厚性瘢痕・ケロイドの非手術的治療

圧迫療法①

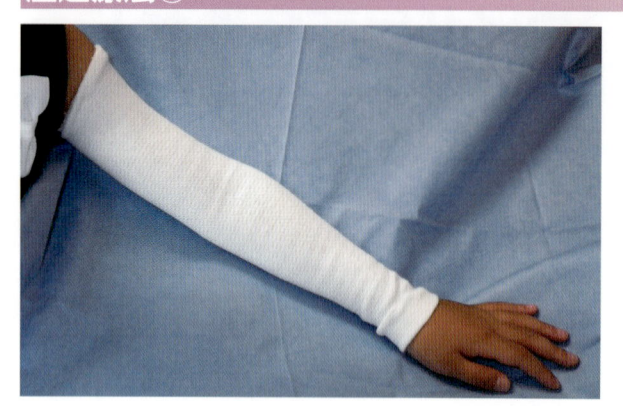

圧迫療法は持続的圧迫が瘢痕の成熟を促すとされているが，正確な機序および最適な圧力は解明されていない。サポーター，スポンジパッド，ガードル，弾性包帯，ガーメントなどを使用する部位により選択し，それらを組み合わせることもある。写真はチュービコット®を装着しているところである。

圧迫療法②

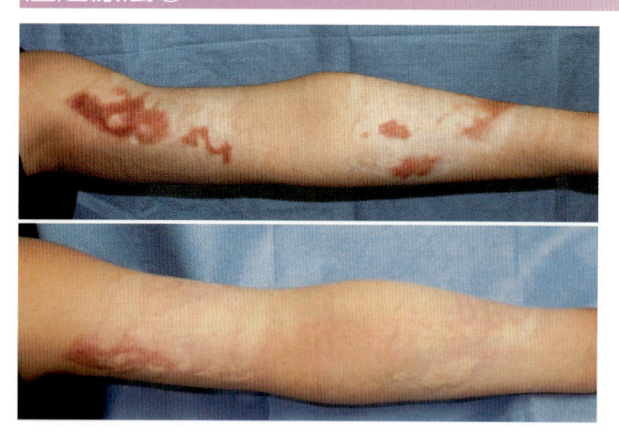

写真は熱傷受傷後8カ月と1年10カ月で，チュービコット®による圧迫を続けた症例である。入浴時，かぶれやびらんなどの皮膚トラブルの有無の観察と肥厚性瘢痕部に圧迫がかかるようにチュービコット®の装着方法を指導した。また，受傷後1年半はリザベン®の投与および瘢痕部には保湿剤とステロイド軟膏の外用を併用した。

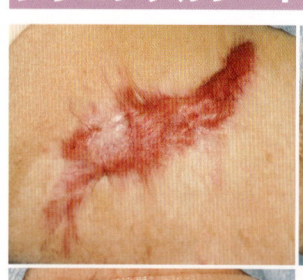

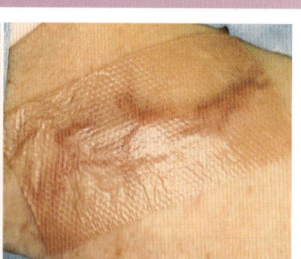

シリコンゲルシート

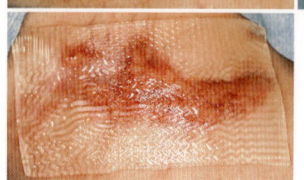

シリコンゲルシートの作用機序は解明されていないが，瘢痕の予防と治療に使用されている。シリコンゲルシートは粘着性があり，外固定は不要だが部位によりテープなどの固定が必要なことがある。粘着性が落ちた場合は中性洗剤で洗浄すると再使用できる。写真はシリコンゲルシートのメピフォーム®（茶色）およびシカケア®（透明）を貼付しているところである。シリコンゲルシートは保険適用外であり，創傷部位には使用してはいけない。

ステロイドテープ剤

　ステロイド軟膏やクリームの外用で症状が改善することもあるが，真皮に吸収される量に限りがあり，吸収を高めるためにステロイドテープ剤を使用することが多い。テープ剤はドレニゾンテープ®を使用する。周囲健常皮膚に貼ると同部が萎縮することがあるので，瘢痕の形に合わせてドレニゾンテープ®を切って貼付することが重要である。外来で実際にテープを切ってみせて，残った台紙を自宅で型紙として使用してもらうと患者にはわかりやすい。

　24時間に1回貼り替え，貼り替える際は，瘢痕を洗ってびらんや潰瘍などがないことを観察してもらう。創傷部位には貼付してはいけない。ドレニゾンテープ®のステロイドの種類はフルドロキシコルチドで強さは weak である。

ステロイド注射

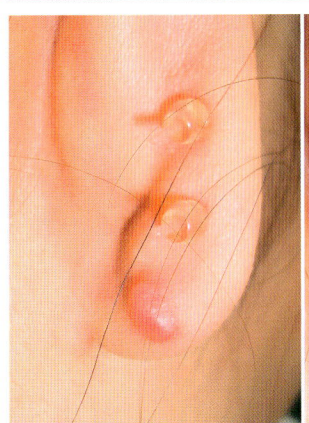

耳垂ケロイド

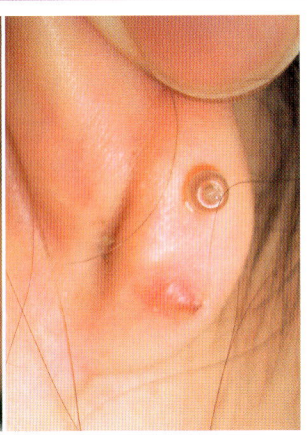

ケナコルト A®を1回局注し，1カ月後の状態

　ステロイドの注射薬はトリアムシノロン（ケナコルト A®）を使用している。ケロイド皮内に注射するので，疼痛が強く，リドカインとの等量の混合液として使用している。ケロイド皮内は硬く注入時に注射針がはずれないようにロック付きシリンジを使用している。注射針は26G前後の太さである。薬液がケロイド皮内に正しく注入されるとケロイド表面が白くなるのがわかる。

　ケナコルト A®は周囲健常組織に注射すると萎縮や血管拡張や色素沈着を生じることがあり，注意が必要である。また，懸濁液なので作用が長く続き，1回の局注量は10mgまでとし2週間以上の間隔をあけることが推奨されている。筋注用の40mg/1ml と皮内用の50mg/5ml があるが，肥厚性瘢痕とステロイドに筋注用（40mg/1ml）は保険適用外使用となる。

ここに着目！
肥厚性瘢痕かケロイドをしっかり鑑別して治療法を選択する

肥厚性瘢痕は，創の範囲を越えず，盛り上がる瘢痕であり，ケロイドは創の範囲を越えて増殖する瘢痕と考えられている。瘢痕の性状（色調や張り）や症状（疼痛や瘙痒）などを加味して治療を選択するが，一般的にケロイドではステロイド注射を最初に選択し，肥厚性瘢痕ではリザベン®内服，シリコンゲルシートやドレニゾンテープ®貼付などを用いた治療法が無効時に選択することが多い。

4. 肥厚性瘢痕・ケロイドの手術的治療

集学的治療と再発予防が重要である

　ここでは，成熟瘢痕や瘢痕拘縮といった炎症が収束している瘢痕を除く，いわゆる肥厚性瘢痕とケロイドといった病的瘢痕に関して，手術を選択する場合について記述する．手術を選択しない場合は，患者と治療目標（形は残るが白い成熟瘢痕となるのを目標とするなど）を話し合い，できる限りの集学的治療を行う．ただし，患者の負担が少なく，長く継続できる治療法を選択することが大切である．

本法のコツ & ピットフォール

- 関節にかかっている瘢痕はZ形成術などで分断するとよい．
- 肥厚性瘢痕・ケロイドは真皮から生じるため，創面の緊張を逃がす減張縫合は真皮より深い筋膜などの組織で行うべきで，真皮縫合や表面縫合は軽く創面を合わせるだけにする．
- 典型的な肥厚性瘢痕以外は，術後放射線治療を併用するようにする．
- 抜糸後はサージカルテープやシリコーンテープ，またシリコーンジェルシートによる創の安静・固定をできるだけ長期間行う．
- 術後，トラニラストや柴苓湯などの内服も考慮する．
- 再発の可能性を疑った場合は，副腎皮質ホルモン剤のテープや軟膏など外用剤，または局所注射を使用したり，色素レーザーやNd:YAGレーザーなど毛細血管をターゲットとしたレーザー治療を行うとよい．

手順

準備　手術の前に

■用意するもの

- デザインペン
- 10番ないし15番メス
- 電気メス
- PDS II®, Prolene®
- 非固着性ガーゼ
- 軟膏

■デザイン

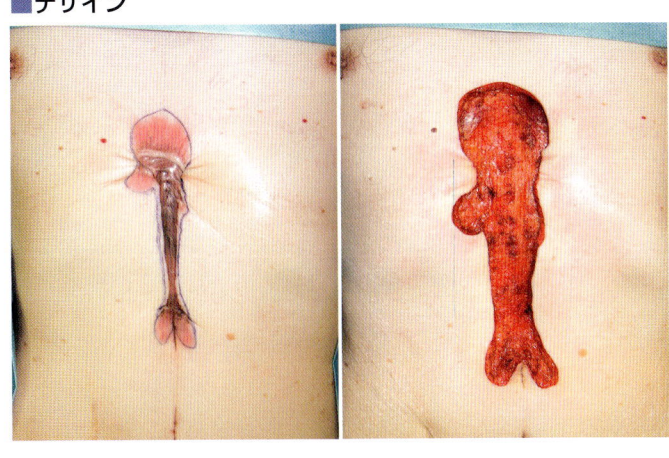

単純縫縮できる幅の肥厚性瘢痕・ケロイドであれば，正常皮膚のマージンを最小限に切除するようにする。拘縮を生じている場合があるので，拘縮が完全に解除され創部の形状が決定し，縫合を開始する時点でドッグイヤーの修正など微修正を行うべきである。

手順① 切除，剥離を行う

肥厚性瘢痕やケロイドを切除する際，それらの直下にある脂肪組織は縫合の際に妨げとなるため，可能な限り切除するとよい。完全に切除したら，左右の皮膚を寄せるために剥離操作を行うこともある。この剥離は，筋膜など強固な組織の下の層で行い，これらを脂肪組織の下に付着させる。この強固な組織を互いに縫合することによって，皮膚にかかる張力を最小限にした縫合が可能となる。

手順② 筋膜や腱膜層での縫合を行う

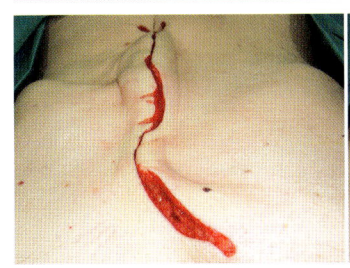

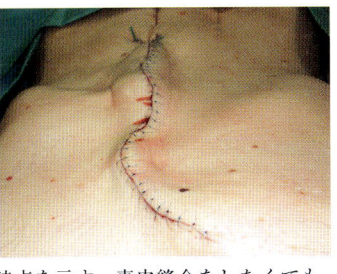

下腹部では外腹斜筋腱膜，胸部では大胸筋の筋膜をまず0 PDS II®にて縫合し，その後，浅筋膜を2-0 PDS II®にて縫合する。糸は結節保持力，抗張力ともに優れているPDS II®が好ましい。

浅筋膜のレベルでの縫合が終了した時点を示す。真皮縫合をしなくても，ほぼ創が互いに密着している。このくらい創を隆起させて縫合させると，真皮にかかる張力が最小限となる。

手順③ 真皮縫合，表面縫合を行う

真皮縫合は4-0や5-0 PDS II®で，最小限に行う。表皮が自然に密着しない部分のみ真皮縫合を行う。真皮縫合では，真皮の最下層同士を軽く縫合する程度で十分である。その後，皮膚に炎症反応がほとんど生じない6-0 Proline®にて表面縫合を行う。表皮から真皮の最上層のみに針を通し，軽く表面を合わせる程度で十分である。

手順④　術後のドレッシングを行う

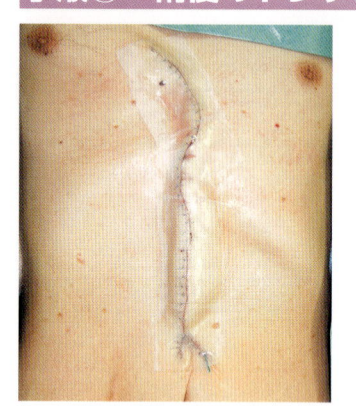

縫合が終了したら，ワセリン基剤の軟膏を塗布し，トレックスガーゼなどの非固着性ガーゼで表面を覆い，ガーゼを当てて手術終了とする．術後翌日に出血が認められなければ，Tegaderm®やOpsite®などのフィルム材で保護する．抜糸は7～10日程度で行うようにする．典型的な肥厚性瘢痕以外の場合は，この状態で術後放射線治療を施行する．

手順⑤　後療法

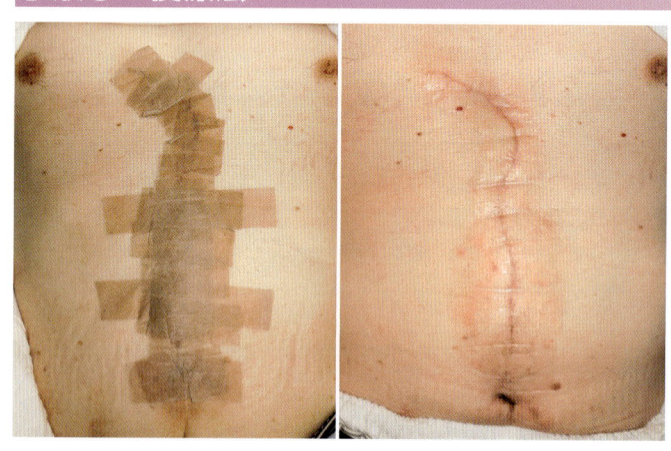

抜糸が終了したら，テーピングを開始する．サージカルテープ（ニチバン社製や3M社製）やシリコーンテープ（メンリッケヘルスケア社製や3M社製）が優れている．サージカルテープの場合は，表皮損傷を防ぐため，剥がれるまで貼り続けるようにし，痒みなどが生じたら，上から副腎皮質ホルモン剤などの軟膏を塗ると，皮膚に到達して効果的である．

術後経過観察：テープ固定はできるだけ長期間，最低6カ月は続ける．創部が伸展・収縮する運動は極力避けるように指導する．トラニラストや柴苓湯などの内服を処方してもよい．もし経過観察中に創部の肥厚性瘢痕化，もしくはケロイドの再発を認めたら，副腎皮質ホルモンのテープ材，注射，軟膏などを使用する．Nd：YAGレーザーなども効果的である．

TOPICS
あまりに巨大なケロイドに対しては，皮弁を使った再建や，放射線単独治療を行うという方法もある．

ここに着目！
放射線治療を行う場合は，生物学的等価線量（biological effective dose：BED）30Gyを超えないようにする

BEDは，1回線量×照射回数×[1+1回線量/(α/β値)]と計算するが，α/β値はケロイドでは10として計算することが多い．よってBED 30Gyは，20Gy/4分割/4日間に相当する．術後72時間以内に開始するのが好ましいとされるが科学的根拠はない．

5. 瘢痕拘縮の治療
scar contracture

拘縮治療の遅れは非可逆的機能障害を招く

瘢痕拘縮とは

瘢痕の「引きつれ」によって関節・筋肉の機能障害や解剖学的位置異常を来した状態である．眼瞼周囲，口唇など遊離縁にかかる部位，多方向への運動性を有する頸部，呼吸運動とともに伸縮する前胸部，四肢の関節などが瘢痕拘縮の好発部位である．特に関節が屈曲したまま可動域が制限された状態を屈曲拘縮，伸展したまま可動域が制限された状態を伸展拘縮と呼ぶ．

本法のコツ＆ピットフォール

- 基本的に手術治療が必要となることが多いが，軽度で受傷後早期の場合は圧迫やテーピングによる保存的治療で改善する可能性がある．
- 関節部など反復性の物理的刺激が加わる部位の瘢痕は，肥厚性瘢痕となりやすい．
- 線状瘢痕による拘縮に対しては，Z形成術をはじめとする各種局所皮弁による治療が有効である（図）．
- 面状瘢痕による拘縮に対しては，植皮術や皮弁形成術による手術治療，組織拡張器を用いた治療などが行われる．瘢痕の切除により皮膚の張力が変化するためデザインをそのつど検討し直す．

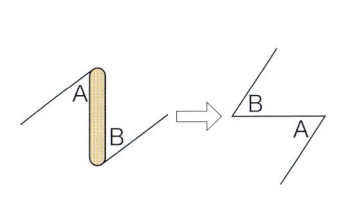

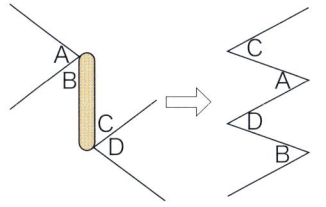

① 通常のZ形成術
② 連続Z形成術
③ 4-flap Z形成術
④ 5-flap Z形成術

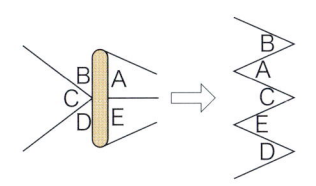

図 さまざまなZ形成術

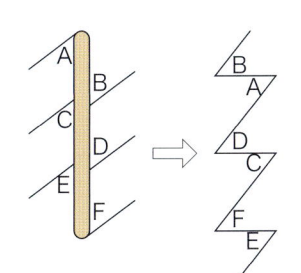

VIII 瘢痕・肥厚性瘢痕・ケロイド・瘢痕拘縮
瘢痕拘縮の治療

手順

準備　処置の前に

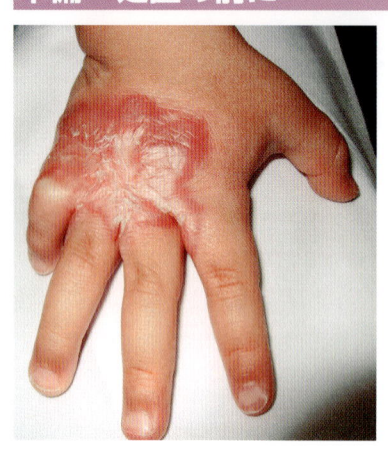

■用意するもの
- 一般的な形成外科手術機器
- 必要となる組織量，皮膚の色調などを考慮しドナー部位を決定する。
- 本例は2歳，女児，右手背熱傷後瘢痕拘縮である。示指～小指間の拘縮，小指の屈曲拘縮を認める。全身麻酔下の植皮手術を計画した。

■患者の体位
　病変部位に応じて体位を決定する。本例では仰臥位で腹部から採取した皮膚を右手背へ移植する方針とした。

手順①　瘢痕を切除し拘縮を解除する

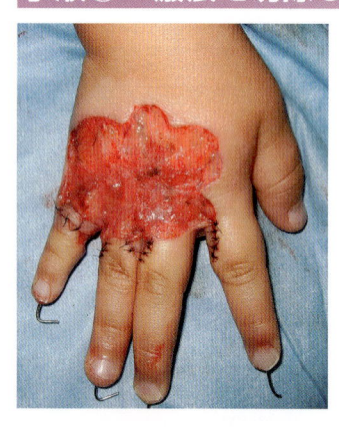

　拘縮の原因となっている瘢痕組織を切除し，拘縮を解除する。不完全な切除は拘縮の再発につながる可能性がある。患者への侵襲，整容面の改善などを考慮し総合的に切除範囲を決定する。

手順②　採取した組織を病変部位へ移行する

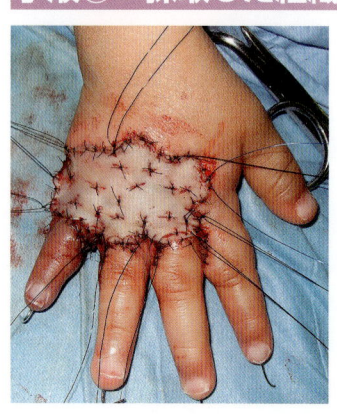

　組織欠損量に応じてドナー部位のデザインを行い，組織を採取する。本例では腹部から採皮を行いドナー部位は縫縮した。移植組織の生着不良などにより上皮の欠損が生じると拘縮の再発につながるため，細部に気を遣い丁寧な手技を心掛ける必要がある。

後処置

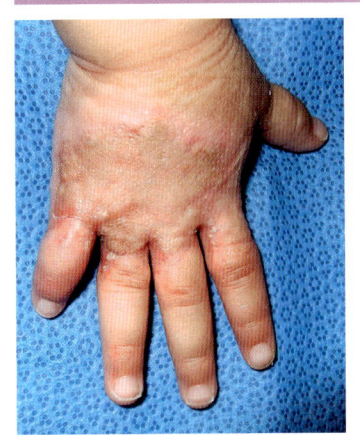

通常の手術創に準じて後処置を行う。適切な時期に抜糸を行い（顔面では早め，足部では遅めなど部位により異なる），創部の瘢痕形成を最小限とするために最低3カ月間はテーピングを行う。手術後創部のリモデリングは約半年間続くため，その間の処置が必要であることを患者によく説明する。

術後2カ月の状態
テーピングなど術後の処置が治療の成否を決定する。

ここに着目！

瘢痕拘縮の原因は皮膚の瘢痕のみとは限らない

拘縮の原因が筋肉や腱，骨の損傷に起因することがあり，その場合には皮膚の瘢痕に対する治療を行っても改善は得られない。受傷機転，診察所見や画像診断により拘縮の原因を正確に把握することが重要である。

VIII 瘢痕・肥厚性瘢痕・ケロイド・瘢痕拘縮

1. 顔面の瘢痕修正　　　　　　　　（土佐泰祥）

1) 土佐泰祥, 佐藤兼重：皮膚切開, 剝離. PEPARS 14：3-7, 2007
2) Borges AF：Relaxed skin tension lines (RSTL) versus other skin lines. Plast Reconstr Surg 73：144-150, 1984
3) 土佐泰祥, 横山才也, 吉本信也ほか：ケロイド・肥厚性瘢痕の分類と評価. ケロイド・瘢痕 5：38-40, 2011

2. 肥厚性瘢痕・ケロイドの発生機序（小川　令）

1) Ogawa R：Mechanobiology of Scarring. Wound Rep Regen Suppl1：s2-s9, 2011
2) Deitch EA, Wheelahan TM, Rose MP, et al：Hypertrophic burn scars；Analysis of variables. J Trauma 23：895-898, 1983
3) Nakashima M, Chung S, Takahashi A, et al：A genome-wide association study identifies four susceptibility loci for keloid in the Japanese population. Nat Genet 42：768-771, 2010
4) Akaishi S, Akimoto M, Ogawa R, et al：The relationship between keloid growth pattern and stretching tension；Visual analysis using the finite element method. Ann Plast Surg 60：445-451, 2008

3. 肥厚性瘢痕・ケロイドの非手術的治療 ―圧迫療法, ステロイド局所注射など―
　　　　　　　　　　　　　　　　　（吉本　浩）

1) 難波雄哉, 大浦武彦, 添田周吾ほか：ケロイドおよび肥厚性瘢痕に対するトラニラストの臨床評価；二重盲検比較試験による至適用量の検討. 熱傷 18：38-53, 1992
2) O'brien L, Pandit A：Silicon gel sheeting for preventing and treating hypertrophic and keloid scars. Cochrane Database Syst Rev 1：CD003826, 2006
3) Darzi MA, Chowdri NA, Kaul SK, et al：Evaluation of various methods of treating keloids and hypertrophic scars；A 10-year follow-up study. Br J Plast Surg 45：374-379, 1992

4. 肥厚性瘢痕・ケロイドの手術的治療（小川　令）

1) Ogawa R：The most current algorithms for the treatment and prevention of hypertrophic scars and keloids. Plast Reconstr Surg 125：557-568, 2010
2) Ogawa R, Yoshitatsu S, Yoshida K, et al：Is radiation therapy for keloids acceptable? The risk of radiation-induced carcinogenesis. Plast Reconstr Surg 124：1196-1201, 2009
3) Ogawa R, Miyashita T, Hyakusoku H, et al：Postoperative radiation protocol for keloids and hypertrophic scars；Statistical analysis of 370 sites followed for over 18 months. Ann Plast Surg 59：688-691, 2007
4) 赤石諭史, 小川令, 大森康隆ほか：ケロイド切除後の新しい縫合法；Fascial suture technique. 瘢痕・ケロイド治療ジャーナル 4：95-99, 2010

5. 瘢痕拘縮の治療　　　　　　　　（岡部圭介）

1) Mathes SJ：Plastic Surgery (2nd ed). Volume I General Principles, pp235-267, Saunders, Philadelphia, 2006
2) 鬼塚卓弥：形成外科手術書. 基礎編. pp46-54, 南江堂, 東京, 2002
3) 百束比古：瘢痕とケロイド. TEXT形成外科学（第2版）, 森口隆彦ほか編, pp39-46, 南山堂, 東京, 2004

創傷のすべて Q&A

VIII 瘢痕・肥厚性瘢痕・ケロイド・瘢痕拘縮

1. 顔面の瘢痕修正
（土佐泰祥）

Q 顔面の瘢痕修正術を行う時期はいつ頃がよいのですか？

A 修正術の時期の目安は瘢痕の赤みが引いてきた受傷後半年以降が望ましいです。

解説：一般的な創傷治癒を考えた場合に，創部は受傷後約1〜3カ月をピークに赤く硬くなり，半年から1年で赤みが引き組織の硬さが減弱してきます。創部の張力などを考えてこの時期以降での修正が望ましいと考えます。

2. 肥厚性瘢痕・ケロイドの発生機序
（小川　令）

Q 肥厚性瘢痕とケロイドは生検して鑑別すべきですか？

A 肥厚性瘢痕とケロイドの鑑別目的では生検すべきではありませんが，外観が類似する皮膚悪性腫瘍を否定するためには生検を行ってもよいでしょう。

解説：隆起性皮膚線維肉腫などは，外観がケロイドに似ていることもあり，副腎皮質ホルモン剤で治療されていた症例が報告されています。このような場合は生検を行うべきですが，肥厚性瘢痕とケロイドの鑑別目的では病理組織はあまり参考にならず，問診や肉眼的観察によって鑑別すべきです。

Q 肥厚性瘢痕とケロイドは遺伝しますか？

A 遺伝する場合もあるし，遺伝しない場合もあります。

解説：家族全員が肥厚性瘢痕の体質である場合もあり，家族でケロイド体質である場合もあります。しかし，家族にまったく遺伝しない場合もあります。たとえ体質が遺伝していても，創傷治癒を速やかに進行させることが最も予防に大切ですので，怪我をしたらすぐに専門医にかかるようにすべきです。

3. 肥厚性瘢痕・ケロイドの非手術的治療
―圧迫療法,ステロイド局所注射など―
（吉本　浩）

Q ステロイド注射の副作用を教えて下さい。

A 皮膚や脂肪萎縮，血管拡張および色素沈着などの局所症状と，月経異常などの全身症状があります。

解説：ステロイド注射の副作用としては，病変周囲健常皮膚および皮下組織に注射すると同部の皮膚菲薄化や脂肪萎縮および毛細血管の拡張などがあり，注意が必要です。女性の場合，月経異常を生じることがあり，事前に患者に説明しています。また，ケナコルトA®は懸濁液ですが，眼瞼や眉毛部などに使用し結晶による網膜動脈閉塞症を生じた報告があります。非常にまれですが重篤であり，頭頸部への注射は適応を吟味し注射後は十分な経過観察が必要です。

4. 肥厚性瘢痕・ケロイドの手術的治療
（小川　令）

Q 術後放射線治療による発癌の可能性はありますか？

A 可能性は否定できませんが，適切な照射方法で可能な限り予防できます。

解説：生物学的等価線量（biological effective dose：BED）30Gyを超えないようにするということと，甲状腺，乳腺，顎下腺など，皮下の浅いところにある腺組織をしっかり防御することで，放射線発癌の可能性を限りなく低下させることが可能です。これまでケロイドに対する放射線治療による発癌症例の報告で明確な因果関係をもつものはありません。

創傷のすべて Q&A

Q 術後放射線治療の線量はどのように決めればよいですか？

A 場所によって，線量を変えると効果的です。

解説：前胸部や肩甲部，恥骨上部など再発率の高い部位は，20Gy/4分割/4日間，耳垂は10Gy/2分割/2日間，その他の部位は15Gy/3分割/3日間を目安とするとよいでしょう。

5．瘢痕拘縮の治療　　　　（岡部圭介）

Q 瘢痕拘縮の治療に適切な時期はいつですか？

A 拘縮が認められる，あるいは強く予想される場合には速やかに手術治療を考慮すべきです。

解説：瘢痕拘縮を長期間放置することによって廃用性に関節の強直，骨変形，成長障害を生じたり，眼瞼の瘢痕拘縮では視力や角膜障害を来たしたりすることがあるため，早期に治療の適否を判断する必要があります。

IX

創傷をもっと知るために

TOTAL WOUND MANAGEMENT

IX 創傷をもっと知るために

1. 創傷治療の歴史―湿潤環境への道のり―

佐藤智也／市岡 滋

創傷治療における歴史の流れ

　人類の歴史が始まって以来，人はさまざまな方法で創傷を治療してきた．古くは古代の包帯法に始まり，お湯やワインなどによる創洗浄，ハチミツや獣脂で創を塗布するなどの治療が行われた[1]．紀元前4世紀ごろからヒポクラテスが導入した乾燥療法が主流となった．その後Galenusの唱えた「膿は健全なものであり，創傷治療に必須である」という考えが支配的になり，創傷治療は暗黒の時代を迎えた[2]．武器の発達とともに重症の外傷患者が増え，感染症により多くの命が奪われた．18世紀に細菌の発見，消毒法の開発により感染予防の概念が確立した．第二次世界大戦以後，Winterが湿潤治療の有効性を示すとmodern dressingが急速に発達した．

創傷治療の起源

　古代ギリシャには遺体を保存する習慣があり，この習慣を通じて高度な包帯法が発達した．紀元前1600年のパピルスに，ワインやお湯で創傷を洗う，創傷にハチミツや獣脂を塗布するという記載が残っている[1]．ワインやハチミツ，獣脂には細菌負荷を減少する効果があることが知られており，当時の人々は洗練された創傷治療を行っていたことがうかがえる．

乾燥療法の出現

　ヒポクラテス（紀元前4世紀ごろ）は，創傷には自然治癒力があるため，乾燥させて痂皮形成を促進するべきであるとした．この考え方は誤解されて後世に伝えられ，Galenusの体液理論へと発展する[2]．創傷は乾燥させるべきであるという考え方は第二次世界大戦以降に湿潤療法が出現するまで，創傷治療における基本的な考え方として共通している．

Galenusの体液理論と健全な膿

　当時の科学は自然発生説が支配しており，疾病も体の中から自然に発生するものと考えられていた．この考えは感染においても例外ではなかった．Galenus（2世紀ごろ）は体液に余剰物が蓄積することで病気になると考えた．そこで催吐剤や下剤を投与し，瀉血することにより体内から余剰物を出すという治療をした．創傷においても体内から膿が排出されることは健全なことで，創傷治癒過程

ドレッシングの歴史	感染対策の歴史
古代 起源前16世紀頃 　　ハチミツ, 獣脂などを塗布 　　リント布によるドレッシング ヒポクラテス（紀元前4世紀頃）　乾燥療法 　　乾燥させて痂皮形成を促進すべき	お湯, ワインなどによる創洗浄 Galenus（2世紀頃）　体液理論 　　体内の余剰物を出すことが重要 　　化膿は創傷治癒を促進
中世・近世 産業革命（18-19世紀） 　　使い捨てドレッシング	火薬・武器の進化 重症外傷・感染による死者の増加 Larrey（1766-1842） 　　下肢創傷の早期大切断 Reyher（1846-1890）ら 　　デブリードマン Pasteur（1822-1895） 　　病原体としての微生物の発見
近代 Lister（1827-1912） 　　フェノール, ヨードホルムによる 　　滅菌ドレッシング 滅菌ガーゼ・脱脂綿の市販開始（1891） 第一次世界大戦（1914） 　　非固着性ドレッシング	Lister（1827-1912） 　　消毒法 蒸気滅菌・加熱滅菌の普及 （19世紀末）
現代 ココナッツグローブの大火（1942） 熱傷水疱膜の利用 Winterの実験（1962） 　　湿潤環境が治癒を促進 Modern dressingの普及 　　ポリウレタンフィルム（1971） 　　ハイドロジェル（1977） 　　ハイドロコロイド（1983） 　　アルギン酸カルシウム（1983）	第二次世界大戦（1939） 熱傷の増加

図　創傷治療の歴史

に必須であるとした[3]。この考えに基づき，創傷にはオイルや鳥の糞，クモの巣などを混ぜた「化膿薬」を塗布し，感染を促進させることが当時の創傷治療であった[2]。膿は健全なものという考え方は細菌学や消毒法が確立するまで続いた。この時期は創傷治療における暗黒の時代であったと言える。

デブリードマンの始まり

　創傷治療の歴史は戦傷外科の歴史でもある。戦争で負傷した兵士をいかに効率的に治療するかは，支配階級にとって関心の的であった。16世紀にヨーロッパで火薬が発明されると重症の外傷が増えた。さらに病院の衛生状態も悪く，感染症により多くの命が奪われた。

　ナポレオン軍の軍医総監であったLarrey（1766〜1842）は，治癒しない下肢創傷を早期に大切断することで致死的な重症感染症を回避でき，死亡率が低下するとした。

　18世紀から19世紀初頭にデブリードマンの概念が出現した。Desault（1744〜1795）は，炎症や外傷によって軟部組織が腫脹すると内部の圧が上がり，これを開放しないと壊死に陥ると考えた。デブリードマンの語源であるフランス語のdebriderは，英語でunbridle（馬などを手綱から解放する，自由にする）という意味である。

　Reyher（1846〜1890）は壊死組織をデブリードマンし，消毒剤を併用すると銃創を負った患者の死亡率が低下することを示した。

　デブリードマンの手技を確立したのはベルギーの軍医Depage（1862〜1925）である。Depageは壊死組織が細菌の温床となりガス壊疽を引き起こすと考えた。そこでデブリードマンするうえで単に異物を除去するだけでなく，汚染・挫滅した組織も除去し，創を新鮮化させることが重要であるとした[1]。

感染予防の進歩

　創傷を被覆するリント布や包帯は，19世紀まで洗濯して再利用されており，感染症が蔓延する原因となっていた。産業革命により工場制機械工業が発達すると，クリミア戦争（1853〜1856）をきっかけとしリント布や包帯の大量生産が始まった[2]。こうして使い捨てのドレッシングが使用されるようになった。

　細菌学が発達する以前は，病原体が体内から自然に発生し，化膿，壊疽，創感染のすべてを起こすと考えていた。Pasteur（1822〜1895）は腐敗が細菌により生じることを発見し，微生物が病原体である可能性を示唆した。Lister（1827〜1912）は感染の原因が微生物であり，微生物がいなければ感染は起こらないことを証明した[4]。その後，フェノールによる手術野・手術器具の消毒法を確立した。Listerはガーゼをフェノールに浸したものを創傷のドレッシングとして使用し，これが初の滅菌ドレッシングとなった。フェノールは組織傷害性が強かったため，Listerはその後より害の少ないホウ酸ガーゼ，ヨードホルムガーゼを開発

した[2]。その後，器具の滅菌法は液体に浸す方法から乾熱滅菌を用いた方法へと変化し，滅菌ガーゼ・脱脂綿が1891年より市販された。第一次世界大戦中にはパラフィンを用いた非固着性ドレッシング，ツルグラ（外傷性包帯）が開発された[5]。

Moist wound healing の始まり

　第二次世界大戦では大量の熱傷患者をいかに効率よく治療するかの研究が進められた。ここからヒポクラテス以降，2000年余り続いた乾燥療法からmoist wound healingへのパラダイムシフトが起こった。

　当時の熱傷の治療法は，まず水疱を除去し，乾燥させて色素を染み込ませるという煩雑な方法であった。そこでより簡便な治療法の開発が望まれていた。1942年11月，ココナッツグローブ大火と呼ばれる大火事が発生した。Copeらは数百人の熱傷患者を同時に治療する必要に迫られた。そこで水疱膜を保護膜としてそのままにしておくという治療を行ったところ，水疱を除去して乾燥させるよりも治癒が早いことが明らかになった[6]。

　1962年Winterは動物実験で湿潤環境の方が乾燥環境よりも創傷治癒が早いことを証明した。1963年にHinmanとMainbachはヒトの皮膚においても湿潤環境の効果を確認した。ここから湿潤環境理論に基づいたmodern dressingが急速に発達した。

　1971年，最初のmodern dressingであるポリウレタンフィルムが発売された。次いでハイドロジェル（1977年），ハイドロコロイド（1983年），アルギン酸カルシウム（1983年）など，現在に至るまで各メーカーで多くのmodern dressingが開発されている[3]。

IX 創傷をもっと知るために

安部正敏

2. 皮膚・粘膜の構造

皮膚の構造

皮膚は表面から順に表皮（epidermis），真皮（dermis），皮下組織（subcutaneous tissue）と毛包（hair follicle）などの付属器から構成される（図1）。

■表皮の構造

表皮は下から順に基底層，有棘層，顆粒層，角層に分けられる。基底層は縦に長く円柱形を呈する基底細胞からなり，約19日ごとに有糸分裂するいわば表皮の工場である。正常な表皮においては，この基底細胞のみが細胞分裂する。有棘層は5～10層の有棘細胞からなる。有棘層の細胞同士は細胞間橋と呼ばれる構造で繋がっており，棘のようにみえる。有棘細胞は中間径線維に属するケラチンを産生しながら徐々に上方へ移動し，顆粒層に至る。顆粒層は表皮の上層2～3層である。細胞は扁平となり，細胞質中にケラトヒアリン顆粒と呼ばれる好塩基性蛋白が出現する。なかでも，ケラトヒアリン顆粒を構成するプロフィラグリンは断片化され，10個以上のフィラグリン分子となる。フィラグリンはバリア機能に重要な役割を有する蛋白であり，ケラチンを凝集するほか，さらに低分子アミノ酸，ウロカニン酸，ピロリドンカルボン酸に分解され，バリア機能に関与する。また，顆粒層にはタイトジャンクションと呼ばれる構造が存在し，外来物質の侵入を防ぐバリア機能として働く。タイトジャンクションとは細胞と細胞の間

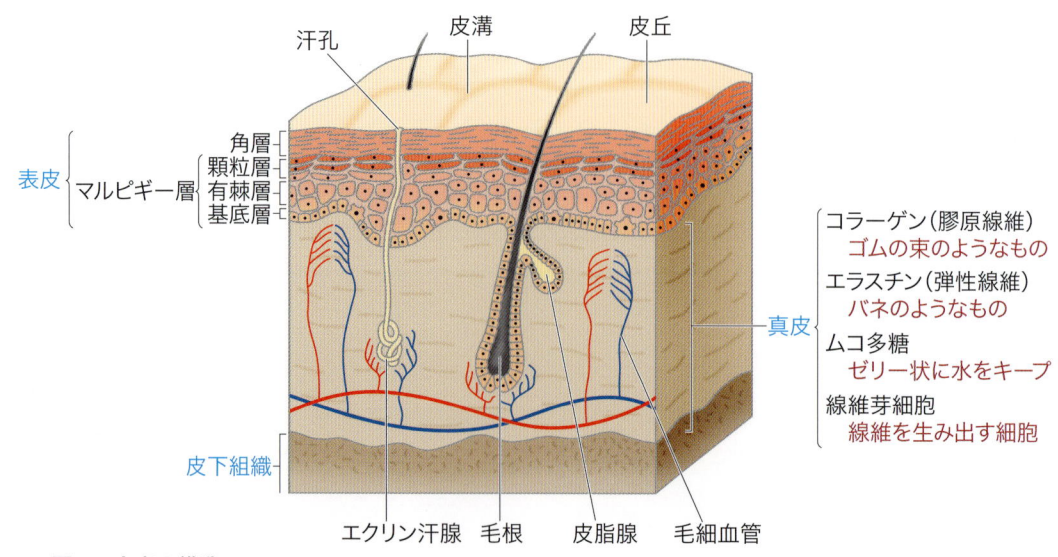

図1　皮膚の構造

隙をシールで接着するような構造である。それぞれの結合は膜貫通結合蛋白により構成される網目状構造物によって形成され，隣り合う細胞の結合蛋白は強く結合する。角層は人体の最外層の細胞で，すでに細胞核は自己消化された死細胞である。約10層からなるが細胞自体は膜様となる。また，手掌足底に限っては，角質層最下部に明るくみえる透明層が存在する。角質細胞は物理化学的刺激に対し非常に安定な周辺帯を有しており，細胞同士はコルネオデスモゾームで連結される。表皮にはこの他，メラノサイト，ランゲルハンス細胞，α樹状細胞，メルケル細胞が存在する。

■表皮真皮接合部の構造

表皮は，基底層側からラミリン5やフィブロネクチンからなる透明帯，IV型コラーゲンなどからなる基底板，VII型コラーゲンからなる係留線維などにより真皮と接合している。

■真皮の構造

真皮は乳頭層，乳頭下層，網状層に分けられる。乳頭層は表皮との間に食い込んでいる部分（表皮が延長している部分を表皮突起と呼ぶ）で，毛細血管や知覚神経終末が存在する。その直下が乳頭下層であり，ここまでは比較的線維成分が少ない。その下から皮下脂肪組織までを網状層と呼ぶ。真皮の細胞成分として，線維芽細胞，組織球（マクロファージ），肥満細胞，形質細胞が存在する。線維芽細胞は真皮の構成要素である膠原線維，弾性線維やムコ多糖を産生する。組織球は，真皮の免疫担当細胞であるが，蛋白分解酵素も産生し，真皮の組織修復にも関与する。真皮の大部分は膠原線維からなり，それ以外に弾性線維，細胞外基質が存在する。膠原線維は，α鎖と称されるポリペプチド鎖3本からなるトリプルヘリックス構造をとり，会合して膠原線維を形成する。きわめて強靭な線維であり線維走行に沿う力に強い。膠原線維には20種類が存在するが，真皮に存在する膠原線維の約8割はI型である。次いでIII型（細網線維），V型が多く存在する。弾力線維はエラスチンと呼ばれる蛋白からなり皮膚の弾力性を規定する。乳頭層で垂直に走行した後，乳頭下層で網工を形成し，さらに網状層で表皮に平行して走る。細胞外基質は真皮において細胞や線維の間を充填するように存在し，糖蛋白やプロテオグリカンからなるゲル状の成分である。糖蛋白は水分保持や線維成分と結合することでその安定化を図る。一方，プロテオグリカンは，コア蛋白を中心にグリコサミノグリカン鎖があたかもシダの葉状に結合した構造を有する巨大な分子である。グリコサミノグリカンは，通常長鎖の枝分かれのない二糖が繰り返し重合した多糖であり，ヒアルロン酸，コンドロイチン硫酸，デルマタン硫酸やヘパラン硫酸などが存在する。このうちヒアルロン酸ではコア蛋白が同定されていない。

■皮下脂肪組織

皮下脂肪組織は真皮と筋膜に挟まれた部分であり，脂肪細胞の集塊により形成

IX 創傷をもっと知るために
皮膚・粘膜の構造

される。保温機能，エネルギー備蓄能のほか，物理的外力に対するクッションの役割を有し，特に褥瘡発症における脂肪組織の役割は大きい。大部分は脂肪細胞である。脂肪細胞は細胞質のほとんどを脂肪滴が占め，核は辺縁へ押し付けられる構造をとる。

■付属器

毛包脂腺系と汗腺を合わせて付属器と呼び，毛器官は毛とそれを取り囲む毛包から構成され（図2），創傷治癒に深くかかわる。毛包は表面から順に，漏斗部，峡部，下部毛包に分けられる。峡部には毛隆起があり，立毛筋が付着し，漏斗部の下部には脂腺が開口する。毛包の外側を結合組織性毛包と呼び，真皮と連続する。その内側に外毛根鞘，さらに内側には内毛根鞘が存在する。内毛根鞘はハックスレー層とヘンレ層に分けられる。一方，下部毛包の下端は球状に膨れあがり毛球と呼ばれ，その中に毛乳頭が存在し頂点の毛母から毛が発育する。毛は，内側から毛髄質，毛皮質，毛小皮に分けられる。毛小皮はキューティクルとも呼ばれる。脂腺は皮脂を作る腺であり，毛漏斗部に開口する。皮脂は中性脂肪，スクアレン，コレステロールなどからなり，先に記したように皮脂は毛包を通じて表面に出て，皮脂膜を形成する。一部の脂腺は毛漏斗部ではなく，直接表皮に開口し独立脂腺と呼ばれる。

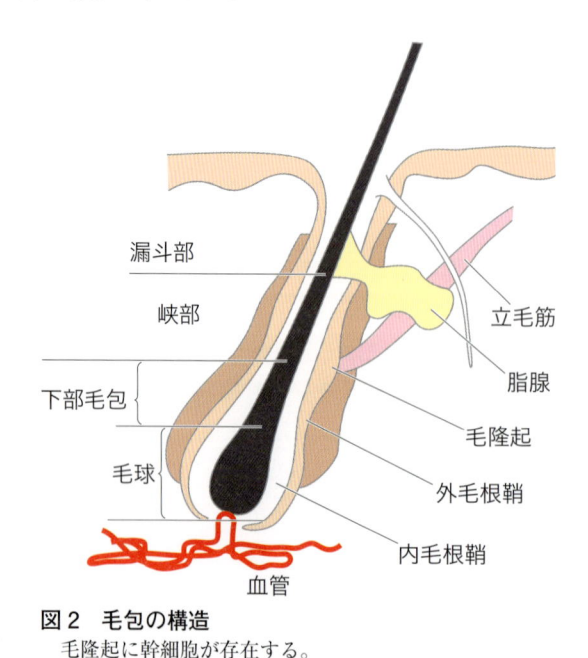

図2　毛包の構造
毛隆起に幹細胞が存在する。

上皮化

創傷治癒の最終段階が上皮化である。特に皮膚の場合には表皮化とも呼ばれる。表皮化においては，創周囲より基底細胞が創内に遊走するかたわら，次第に三次元構造を形成し，創閉鎖が起こる。良好な下床が形成されている場合には比

較的創傷発生後短時間で再上皮化が開始されるが，肉芽形成が乏しいもしくは不良肉芽が主体である創傷では再上皮化が遷延する。これは，良好な肉芽組織の表面には，コラーゲンやフィブロネクチンが豊富に存在するためである。表皮細胞は，コラーゲン上ではα2β1インテグリンを，フィブロネクチン上ではα5β1インテグリンを介して遊走することが知られており，事実創周囲の基底細胞ではα5β1インテグリンの発現亢進がみられる。この細胞遊走にはepidermal growth factor（EGF）などが深く関与している。ところで，上皮化において創傷部に毛包が存在するか否かは極めて重要である。近年，上皮系幹細胞が毛隆起（hair bulge）に存在することが明らかとなった[1]。すなわち，毛隆起が残っている創傷であれば，表皮細胞は毛包より肉芽上に遊走し，比較的速やかに上皮化が起こるとともに，毛包や汗腺も再生する。これに対し，毛隆起が残存しない創傷は，たとえ肉芽形成が良好であっても上皮化が遷延するとともに，皮膚付属器の再生は起こらず，瘢痕治癒する。

小児の皮膚

小児の皮膚の特徴として，身体各部位の面積比が年齢によって異なることが挙げられる。例えば頭部は成人では9%であるが，新生児では18%を占める。熱傷の際の評価指標としてWallaceの9の法則が使用できないことは有名である。一方，小児の皮膚の構造は成人皮膚と大きく変わることはない。しかし，厚さは薄く，成人に比較し，新生児の皮膚の厚さは約半分である。これは，個々の細胞の大きさが小さいことも関係するが，皮下脂肪組織が薄いためである。また，成人においては部位により皮膚の厚さが異なるが，乳児期においては差がないことが知られている。成長するにつれ，まず表皮が厚さを増す[2]。その後，思春期になると真皮が厚くなることで，次第に成熟していく。真皮においては，成人で膠原線維は網状層に比較し，乳頭層の方が細いが，新生児ではともに細く，区別がつきにくい。弾性線維も成人では新生児に比較し細い。一方，線維芽細胞は成人に比較し，新生児では数も多く，活発に蛋白合成を行っている。

高齢者の皮膚

高齢者の皮膚においては，表皮の菲薄化と表皮突起の平坦化，真皮乳頭層の毛細血管係蹄の消失が観察される。この変化は高齢者では軽微な外力により，容易に表皮剥離が起こる事実からも推察できる。また，皮脂分泌の減少，セラミドや天然保湿因子の減少が起こり，バリア機能が低下する。一方，真皮の老化には，生理的老化（chronological ageing）と光老化（photo ageing）の2つのメカニズムが存在する[3]。生理的老化では，真皮は全体として萎縮し，コラーゲンおよび細胞外基質のプロテオグリカンも減少する。また，弾性線維も減少もしくは変性する。一方，光老化ではコラーゲンの変性，血管壁の肥厚，プロテオグリカンや弾性線維の増加や不規則な斑状沈着，軽度の血管周囲性の炎症細胞浸潤がみら

れる。また，ヒアルロン酸などの細胞外基質も減少する。細胞レベルにおいても，線維芽細胞を培養した場合，老人由来では増殖能が低下する。また，免疫機能の変化も起こる。T細胞ではCD4$^+$T細胞およびCD8$^+$T細胞が加齢によりともに減少するが，CD8$^+$T細胞の減少が優位である。ヘルパーT細胞は，細胞性免疫に関与するTh1細胞と液性免疫に関与するTh2細胞に分けられ，加齢によりTh2細胞優位となる。高齢者ではツベルクリン反応が陰性化する傾向があるのはこのためである。B細胞はT細胞に比較して加齢による変化は少ないが，T細胞の変化が協調不全によりB細胞の変化をもたらすため，単クローン性免疫グロブリンの産生が増加する。このように，細胞レベルにおいて，線維芽細胞の老化や免疫機能の変化により創傷治癒は遷延する。

粘膜

粘膜に創傷が生じた場合，その治療は皮膚と異なる場合が多い。粘膜は，内臓臓器に面した消化管や呼吸器などの中空性臓器の内壁を覆うことで，バリア機能を発揮する。表面は分泌腺からの粘液により湿潤していることが多い。皮膚に表皮と真皮が存在するのと同様に，粘膜は上皮と結合組織からなる。しかし，上皮は重層扁平上皮，移行上皮，円柱上皮などさまざまである。この点，口腔や外陰部などの上皮はすべて重層扁平上皮であり，基本構造は皮膚と同じであり理解しやすい。

■口腔粘膜の構造

口腔粘膜には，咀嚼粘膜，被覆粘膜のほかに，舌背などの特殊粘膜が存在する。ただし，病理組織学的には共通する点が多い。概括すると，口腔粘膜は表面から，粘膜上皮，粘膜固有層，粘膜下層からなる。粘膜上皮は最表層から順に，表在層，有棘層（中間層），基底層が存在する（図3，4）。

表在層は扁平な形態をとる。皮膚の角層にあたる部分を剥離層と呼ぶ場合もあ

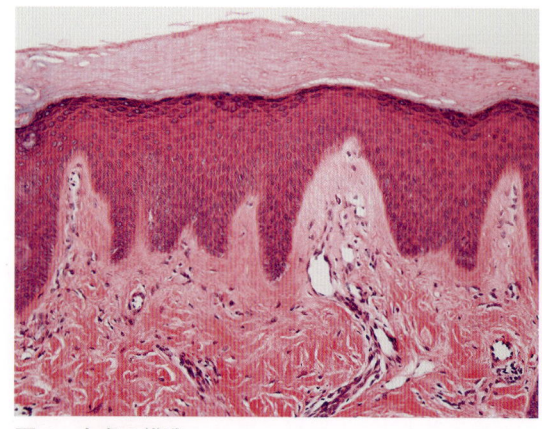

図3　皮膚の構造
表皮は顆粒層を経て角化する。

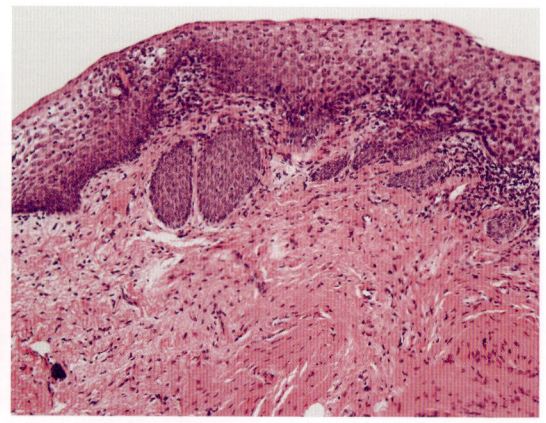

図4　口腔粘膜の構造
上皮に顆粒層は存在しない。

り，そこでは角質同様核が消失し，最外層から次第に剥離する。有棘層では，皮膚同様棘状突起により，隣接する細胞同士は結合する。棘状突起はトノフィラメントと呼ばれる細胞骨格からなり，デスモゾームにより結合する。それ以外は細胞間隙と呼ばれる空間である。口腔粘膜では，この間隙が表層から粘膜固有層まで続いており，単核球や白血球が遊走するほか，薬剤吸収経路としても重要である。基底層は補充層とも呼ばれ，皮膚の基底細胞同様の働きを有する。すなわち，細胞分裂を行い，上皮表面方向への細胞を供給している。また，基底細胞は粘膜固有層に向かって強い凹凸を形成し，その結合を補強する役割をもつ。基底膜は透明板，基底板，線維細網板からなる。透明板は基底細胞に接する面に，ラミリンにより形成される。基底板はIV型コラーゲンで構成され，非常に細い線維である。線維細網板は細網線維で構成され，粘膜固有層の結合組織に存在するコラーゲンが基底板を巻き込む構造がみられ，これを固定線維と呼ぶ。

粘膜固有層は，皮膚の真皮に相当し，血管や神経を含む結合組織である。皮膚同様，上皮直下は粘膜固有層乳頭層と呼ばれる構造があり，上皮内へ突出する。結合組織の大部分は真皮I型コラーゲンであり，皮膚同様粘膜においてもケロイドを生ずることがある

粘膜下層は，粘膜を筋や骨と強く結合する組織である。その組成は粘膜固有層と類似しているが，加齢により脂肪細胞が出現する。

■**外陰部，肛囲粘膜の構造**

亀頭や陰核においても，基本構造は同一である。直腸においては，下端に円柱上皮から重層扁平上皮への移行部があり，多数の静脈が固有粘膜層に存在する（図5）。

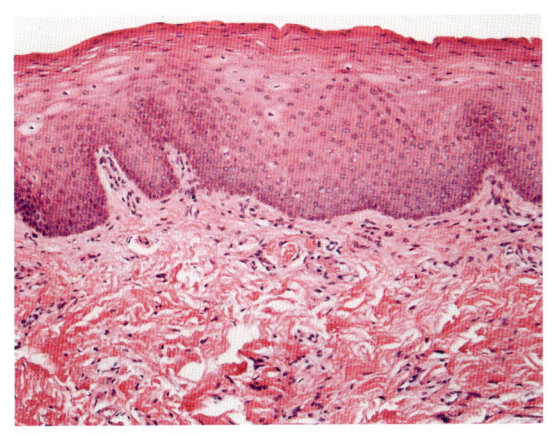

図5　小陰唇の構造

■**粘膜の創傷治癒の特徴**

粘膜上皮は，表皮と比較し上皮のターンオーバーが短く，上皮化がより短期間で行われる。また，組織学的に表皮と異なり顆粒層は存在せず，角化することは

IX 創傷をもっと知るために
皮膚・粘膜の構造

ない。これは，ヒトの最外に位置する皮膚と異なり，過度のバリア機能を要求されないためである。反面，皮膚に比較し物理的および化学的刺激には弱く，容易にびらんや潰瘍を形成する。しかし，粘膜面には常在菌が多量に存在することで，病原性の比較的強い細菌の侵入を防御しており，粘膜の創面はおおむね感染することなく，速やかに治癒する。このメカニズムから，細菌以外の真菌，ウイルス感染には抵抗力が弱い。表面は粘液で覆われ，通常湿潤している。しかし，シェーグレン症候群などの何らかの基礎疾患により粘液の分泌が低下すると，粘膜表面は乾燥し，炎症が惹起され，バリア機能に影響を与える。

3. 創傷治癒のメカニズム

治療過程の分類：一次治癒，二次治癒，三次治癒

創傷治癒過程を，その治癒形態にしたがって分類すると，一次治癒（primary wound healing），二次治癒（secondary wound healing），および三次治癒（tertiary wound healing）に大別される（図1）。

■一次治癒（primary wound healing）

一次治癒とは，損傷を受けた組織が，損傷を受ける前とほぼ同じ位置関係に復元された状態で進行する治癒形態を指す。手術や外傷後に縫合された創，浅い裂創で創縁の離開を伴わないものなどが含まれる。最も短期間に治癒が完了し，瘢痕形成が最小限となる理想的な治癒形態である。

■二次治癒（secondary wound healing）

二次治癒とは，何らかの原因で一次治癒せずに組織の欠損が生じ，欠損部分を埋める過程を必要とする治癒形態を指す。熱傷や褥瘡による広範囲な組織欠損を伴う創傷，感染の増悪を危惧して意図的に縫合を見合わせた創傷，手術後に感染や血腫などにより創が離開した場合などが含まれる。一次治癒と比較して大きな

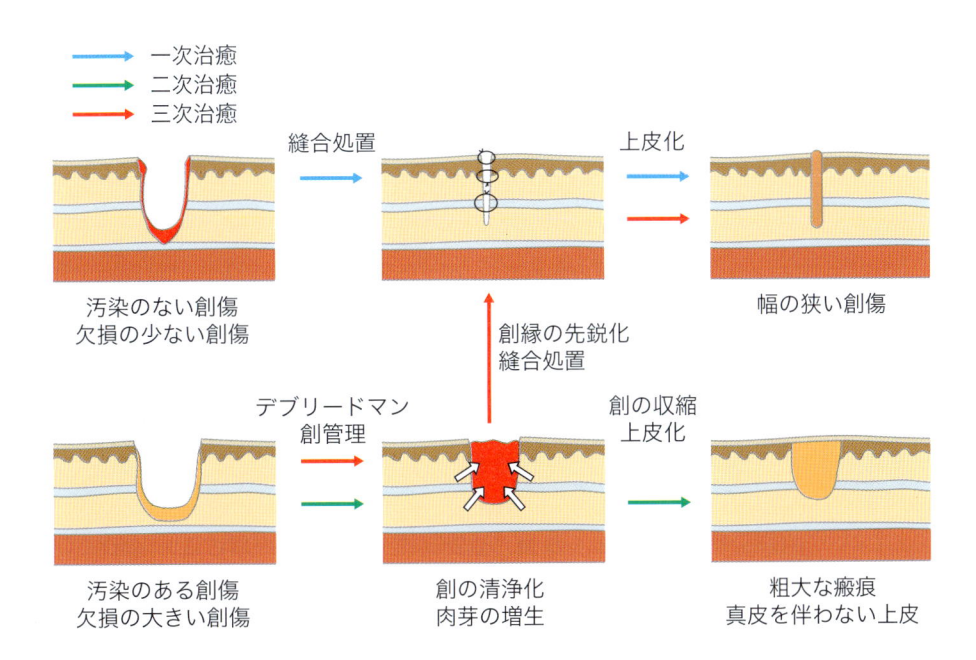

図1　治癒形態からみた創傷治癒の分類
創傷の状態を絶えず観察し，どのような治癒形態が最適かを判断する。

目立つ瘢痕を形成することが多い。

二次治癒においては欠損する組織量や創部の環境に応じて治癒までの期間が左右される。皮下組織より深部に達する創傷では創縁および創底から肉芽の増生が進み，やがて形成された肉芽が収縮すると同時に創縁から上皮化が進行して治癒が完了する。しかし，感染や異物などの局所因子や血管障害などの全身的な治癒阻害因子が存在すると，肉芽の増生や上皮化が進行せず，治癒が遷延する。治癒進行の度合いを観察し，局所的あるいは全身的な治癒環境を絶えず検討することが重要である。

また，治癒期間の短縮や瘢痕形成の軽減を目的として，次に述べる三次治癒に移行する場合がある。

■三次治癒（tertiary wound healing）

創傷発生後の一定期間，開放創として管理した後，処置により創縁を近接させて治癒を図る方法である。遷延一次治癒（delayed primary wound healing）とも呼ばれ，二次治癒を進めた後に一次治癒を図る方法ということができる。動物の咬創に対して感染が落ち着いた後にデブリードマンを行い縫合する場合や，褥瘡において肉芽形成後に皮弁や植皮を行う場合などが含まれる。

治癒後の瘢痕は二次治癒と比較して軽度となるが，一次治癒と比べると，治癒までに期間を要すること，その期間に炎症が持続していることなどを反映して，より高度な瘢痕や色素沈着を認めることが多い。

治癒過程

創傷治癒は止血，細菌や異物の貪食・消化，細胞外マトリックスの構築，血管新生，創収縮，上皮化など多種の反応が複雑に絡み合った過程である[1]。

炎症期（inflammatory stage），増殖期（proliferative stage），および組織再構築期（remodeling stage）に大別されるが，それらは明確に分けられるものではなく互いに重なり合って進行し，また組織の状態によって持続期間が異なる（図2）。

■炎症期（inflammatory stage）

血小板の凝集，好中球やマクロファージなど炎症細胞の集積が起こり，これらによる炎症が活発な時期を指す。受傷直後から3〜5日間持続する。異物や病原体の侵入を妨げ，創部を清浄化する意義があると考えられる。炎症期はさらに血管相（vascular phase）と細胞相（cellular phase）に分けられる。

炎症期血管相では，出血，血管収縮，血液凝固が起こる。出血によって創部へ供給されたフィブリノゲンはフィブリンに変換され，さらに重合して凝血塊が形成される。血小板から放出された血小板由来増殖因子（platelet-derived growth factor：PDGF）およびトランスフォーミング増殖因子（transforming growth factor：TGF）−βは創傷部位への白血球遊走を促進する。

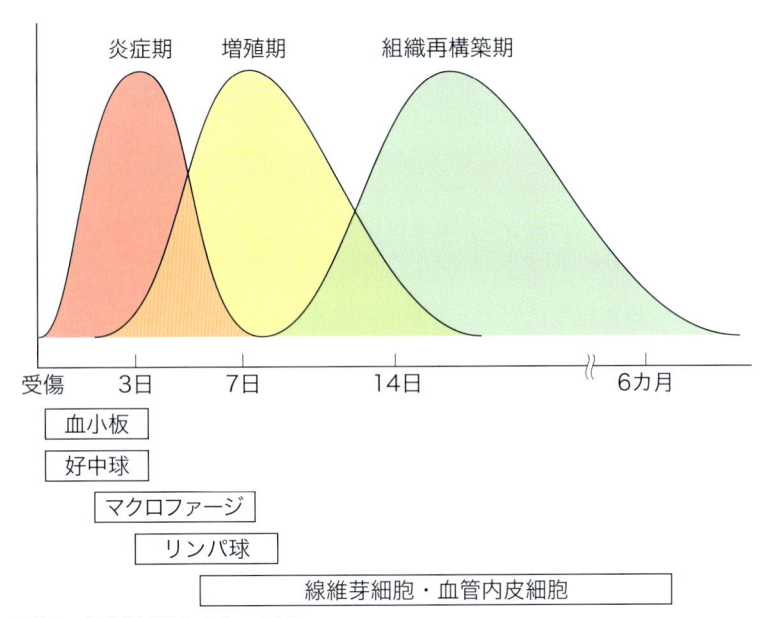

図2 創傷治癒のメカニズム
創傷治癒は炎症期，増殖期，組織再構築期に大別されるが，それぞれ互いに重なり合って進行する。

　炎症期細胞相では，炎症細胞が創部へ盛んに集積するが，そこで中心的役割を果たすのは好中球とマクロファージである。まず受傷後数分のうちに好中球が遊走し始め，蛋白分解酵素を含む顆粒を分泌することで病原体や異物の消化・分解を行う。損傷に伴って局所で放出される過酸化水素（hydrogen peroxide：H_2O_2）が，組織の殺菌・清浄化に寄与するのに加え，その濃度勾配が迅速な好中球の遊走に重要な役割を果たすことが報告され注目を集めている[2]。創部へ集積した好中球は，脱顆粒によって蛋白分解酵素やクロマチンからなる網目状の細胞外線維構造を形成し（neutrophil extracellular traps：NETsと呼ばれる），各種病原体の捕捉・分解を行う[3]。感染を伴わない場合，好中球は3日程度で創部からほぼ消失する。受傷後2日目頃からマクロファージが集積するようになる。創部のマクロファージは，皮膚に在住するマクロファージのほか，血液中から遊走した単球に由来すると考えられている。マクロファージは食作用により細菌や異物を消化・分解するほか，炎症反応や組織の増殖にかかわる多彩なサイトカインの分泌を行う。TGF-β，PDGF，線維芽細胞増殖因子（fibroblast growth factor：FGF），血管内皮増殖因子（vascular endothelial growth factor：VEGF）などが分泌され，血管内皮細胞，線維芽細胞および表皮ケラチノサイトの増殖が促進される。
　炎症期の創傷にかかる張力を支えているのはフィブリン凝血塊のみであり，創の強度は極めて弱い。

■増殖期（proliferative stage）

　　　　　　　　　　炎症が鎮静化するとともに肉芽組織（granulation tissue）の形成および上皮

化が進行する時期を指す。炎症期に続いて2～3週間持続する。

肉芽組織は新生血管，線維芽細胞，マクロファージ，コラーゲン線維をはじめとする細胞外マトリックスによって構成される。マクロファージや血小板から分泌されるTGF-β，PDGFは線維芽細胞の移動，増殖に重要な役割を果たす。また，TGF-βの作用により線維芽細胞は筋線維芽細胞（myofibroblast）へ分化する[4]。筋線維芽細胞はα-平滑筋アクチン（α-smooth muscle actin：α-SMA）を細胞骨格としてもち，組織の収縮と瘢痕の形成に寄与する。皮膚や脂肪組織由来の線維芽細胞に加え，血液に由来するfibrocyteも肉芽組織の筋線維芽細胞へ分化することが知られている[5]。

肉芽組織へ移動した線維芽細胞が増殖し細胞外マトリックスの産生を行うためには，血管の存在が不可欠である。肉芽組織内の血管新生には，VEGF，FGFおよび表皮増殖因子（epidermal growth factor：EGF）が重要な役割を果たす。創傷治癒には十分な量，良好な質の血管新生が必要であり，新生血管が少なく有効な血流を伴わないような肉芽（不良肉芽と呼ばれる）の形成は，その後の創傷治癒過程を阻害する原因となる。炎症期に創傷部位へ集積したマクロファージは血管やリンパ管の新生に重要な役割を果たすと考えられ，これが欠損すると正常な創傷治癒が行われなくなる。一方，好中球は病原体や異物の排除に重要な役割を果たすが，好中球が欠損しても創傷治癒は進み，逆に治癒期間の短縮と瘢痕の抑制を認めたとの報告もある[6]。過剰な炎症反応が創傷治癒を遅延させるという考えもあり，これら炎症細胞と創傷治癒・瘢痕形成との関連については今後の研究が待たれるところである。

肉芽の形成が進んで創が平坦に近くなると，創縁から増殖した表皮細胞が肉芽を覆うように進行し，上皮化が起こる。毛包の膨大部（バルジ領域）には毛包幹細胞が存在することが知られているが，組織が損傷を受けると周辺の毛包において幹細胞が盛んに増殖し，毛包から移動したこれら表皮細胞が創の上皮化に寄与することがわかっている[7]。

■組織再構築期（remodeling stage）

組織の増殖が落ち着き，創傷の収縮や血管・細胞外マトリックスなどの構造が再編成される時期を指す。増殖期に続いて6カ月程度持続する。

肉芽組織で増加した筋線維芽細胞は消失し，線維芽細胞に置換される。各種MMP（matrix metalloproteinase）やTIMP（tissue inhibitor of matrix metalloproteinase）の作用によってコラーゲン線維をはじめとする細胞外マトリックスの再編成が起こる。肉芽を構成していたコラーゲン線維は，重合が進んだ太い線維束をもつ瘢痕型のコラーゲン線維に変化する。また，血管内皮のアポトーシスにより血管分布は全体的に減少する。

創傷部位の張力に対する強度は徐々に増加して60日程度で頭打ちとなるが，健常皮膚と比較すると70～80％程度までしか回復しない。

4. 創傷治癒に影響を与える因子

表　創傷治癒を阻害する全身因子と局所因子

全身因子	局所因子
各種栄養障害 　蛋白質，アミノ酸 　ビタミン（A, Cなど） 　微量元素（Cu, Fe, Znなど） 低酸素症 慢性疾患 　貧血，糖尿病，肝不全，膠原病 抗炎症剤，ステロイドなどの薬剤 放射線照射	異物・壊死組織 感染 組織の循環障害 不適切な手技や処置 関節部などの部位的因子

全身因子

■各種栄養障害

栄養状態が悪いと創傷治癒は遅延する。

●蛋白質，アミノ酸

アミノ酸であるアルギニン，グルタミンが不足するとコラーゲン合成が阻害される。またアルギニンはNO（一酸化窒素）産生のアミノ酸であり，好中球，マクロファージはNO合成酵素を誘導して大量のNOを産生し，異物除去や細菌貪食などに利用する。臨床的には，血漿アルブミンを3.0g/dl以上に保つことが大切である。

●ビタミン

ビタミンC不足はコラーゲン合成を阻害し，ビタミンA不足は線維芽細胞の分化を阻害する。

●微量元素

Cu, Fe, Znなどの微量元素欠乏は代謝障害の原因となる。Cuはコラーゲンの架橋化に，Znは蛋白質，核酸の合成に関与している。

■低酸素症

創部への酸素供給が低下するとコラーゲン合成，血管新生，上皮化などの創傷治癒過程のすべてが阻害される。組織酸素分圧を高めることで創傷治癒は促進されるが，一方，虚血状態の創面はデブリードマンが無効で治りにくい。また，貧血患者で創の治りが悪いのもこれが一因である。

■慢性疾患

貧血，糖尿病，肝不全，膠原病の存在は創傷治癒を遅延させる。糖尿病は，微

小循環に始まり大血管（動脈）の閉塞が血流低下を来たし，低酸素症を助長する。高血糖は好中球機能に障害を与え，感染の危険性を高める。肝不全では，創部の炎症細胞の減少，コラーゲン量の減少に加え，出血傾向により，血腫形成のリスクが増す。膠原病では，血管炎に伴う循環障害や血栓形成に伴う血行障害を伴う。

■薬剤

抗炎症剤，副腎皮質ホルモンなどの特殊な薬剤は，創傷治癒を遅延させる。

●抗炎症剤
アスピリンやインドメタシンなどの抗炎症剤は炎症の伝達物質であるプロスタグランジンの生合成を阻害する[1]。

●副腎皮質ホルモン（ステロイド）
抗炎症性ステロイドは上皮化，血管新生，創収縮などすべての創治癒過程を遅延させる。ステロイドは直接炎症反応に抑制的に働くのみならず，プロリンヒドロキシラーゼおよびリシンヒドロキシラーゼの活性を低下させ，コラゲナーゼ活性を高め，そのため架橋結合のあるコラーゲンが減少して創強度の減少を来たす。

■放射線照射

炎症細胞の活動，線維芽細胞と上皮細胞の増殖・活動などを阻害することによって創治癒を遅延させる。特に，創治癒早期の照射の影響が大きい。

局所因子

創傷治癒を阻害する局所因子は複数で存在することが多い。手技や創管理に注意を払うことで避けられるものもある。

■異物・壊死組織

創内に異物・壊死組織が存在すると物理的な障害となるだけでなく，感染を伴うと創傷治癒をより遅延させる。

■感染

創感染は創傷治癒を阻害する最大の局所因子である。創部組織1 gあたり10^5 colony forming units（CFU）以上の細菌が存在すると創治癒は阻害される。細菌が蛋白分解酵素や赤血球を溶解するため炎症反応が持続し，創傷治癒が遅延する。炎症細胞が長期間存在するためコラーゲン線維も増え，その結果上皮化後の肥厚性瘢痕の原因となる。

■組織の循環障害，そして創面に対する不適切な手技や処置

組織血流の低下は創傷治癒過程のすべてを遅延させ，創離開，縫合不全や創感

染を誘発する重要な因子である．特に手術手技においては，血流を阻害する乱暴な手技や操作（例えば太い糸で強く創部を引き寄せたり，組織を乱暴に扱う操作）を避け，組織に愛護的な手技が基本となる．また，術後処置も大切で，術後早期の安静は創傷治癒には必要である．創部の動きを制限する安静，固定は良好な治癒を促進する．

また，創面の乾燥，不適切な消毒液の使用も創傷治癒を遅延させる．

■関節部などの部位的因子

関節部などのよく動く部位や緊張のかかる部位は創傷治癒も遅れ，治癒後に肥厚性瘢痕を生じやすい．また，上肢に比べ下肢は心臓から遠いこともあり血流が悪くなることが多い．また，炎症などで静脈弁が破壊されると静脈還流が滞り潰瘍を生じやすい．

IX 創傷をもっと知るために

雨海照祥／一丸智美／西田奈央

5. 創傷治癒と栄養

栄養の意義

栄養という語句には，栄養素と栄養状態の2つの意味がある。栄養とは，①摂取する栄養素，②その栄養素が消化・吸収・代謝され，生体となった状態（栄養状態），の2つの意味の少なくともいずれかとする。

低栄養症候群という低栄養の疾患がある。

■低栄養症候群（malnutrition syndrome：MS）の定義

低栄養症候群は，①摂取栄養素＜「必要量の60%」が10日以上（ここで必要量は，30kcal/現体重（kg）/日とする），②体重減少≧5%/1カ月，③ body mass index（BMI）＜18.5（BMI＝体重（kg）/身長（m）^{2}，＜18.5を低栄養，25≦を肥満と判定する），の3条件のいずれか1つ以上を満たす状態と定義する。特に①の栄養素の摂取不足は，まだ低栄養状態になる以前を発見することができ，早期発見に最も有用といえる。

飢餓，慢性疾患，急性疾患のいずれかを原因とする（図）[1)～3)]。

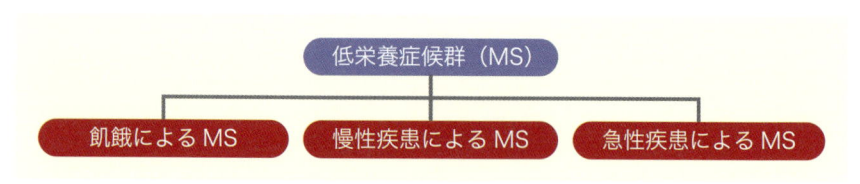

図 低栄養症候群（MS）の原因に基づく分類

■低栄養症候群を診断する意義

ここで低栄養症候群を診断する意義は，低栄養症候群が高率に有害事象を発症する原因となるからであり，低栄養症候群を早期診断により早期治療し対象のQOLを早期に改善し，人的・時間的・経済的な資源を削減できるからである。

低栄養症候群が創傷に与える影響

低栄養症候群の原因それ自体が創傷に与える影響と，低栄養症候群の重症度が創傷に与える影響との2つから考えることができる。

1. 低栄養症候群の原因が創傷に与える影響

飢餓以外の原因は，疾患の発症が急性であれ慢性であれ"炎症"に集約できる。したがってこの場合，低栄養症候群を来たす炎症が創傷治療に与える影響を

考えることになる。

　炎症は本質的には創傷治癒の必須条件といえる。すなわち炎症の原因が感染症でも外傷でも酸化ストレスでも，それらによって起こる炎症は血管透過性の亢進である。

●炎症が重症の場合

　すなわち炎症が軽症であれば局所の，重症であれば肺あるいは全身の血管の透過性が亢進する。その結果，毛細管から水分および水溶性物質，なかでも血漿蛋白質および炎症性サイトカインなどのペプチドが血管外に漏出する。その結果，局所における炎症の引き金が引かれる。

　ここでさらに炎症が重症の場合，透過性の亢進する毛細血管は局所ばかりでなく，特に肺循環で起こる。その結果，肺でのガス交換能が低下し，低酸素血症による創傷治癒が遅延する。

●炎症が軽症の場合

　一方，炎症が中等度〜軽症の場合，低酸素血症は起こらない。したがって，炎症は創部に限定されるため，創傷治癒遅延は軽度にとどまる。

2. 低栄養症候群の重症度が創傷に与える影響

　低栄養症候群の定義は摂取栄養素の不足とその結果としての体重減少である。したがって，重症度もこれらの条件がより重症，すなわち摂取量の不足，その日数，体重減少率が大きいほど重症である。

栄養の関連

　創傷治癒に必要な栄養素は，①エネルギー，②蛋白質，③脂肪酸，④抗酸化物質（抗酸化ビタミン，抗酸化微量元素），である。

■エネルギー

　一日に必要なエネルギー量は，創傷治癒のない状態で30kcal/kgとされる。創傷がある場合には，その治癒に要するエネルギーを上乗せする必要があり，35kcal/kg/日を目安とする。

　またその投与ルート別の有害事象の発生率は，静脈では感染症，在院日数の延長などが経腸に比して高い。さらに，静脈に比して経腸ルートを選択することで，創傷を生じる原因となった宿主への侵襲の大きさを抑えられる効果がある。このことは，侵襲が少なくなる分だけ，エネルギーを創傷治癒に使うことができる利点がある。

　また開始のタイミングは，一般的には早期ほど良いとされる。しかし一方，侵襲下では投与したエネルギー，主にグルコースが宿主の侵襲による耐糖能異常により，末梢組織の細胞内にエネルギーとして取り込むことができず，その結果高血糖，高炭酸血症，顆粒球（なかでも好中球あるいはマクロファージ）の殺菌能の低下，感染症の罹患率の増加などの有害事象の主因となる。そのため，侵襲応答反応が収束するまで，具体的には血行動態が安定するまでは，必要量の1/3〜

2/3，わかりやすくは1/2が最もアウトカムが良いとする報告もある[4]。

一方，ICU患者でも目標量投与する方がアウトカムが良いとする報告があり[5]，投与エネルギー量そのものさえもいまだ定まらない。ただし安定期では，必要量が通常よりも高くなることは間違いないと思われる。

■蛋白質

1. 蛋白質の量

創傷治癒，特に皮膚組織の合成には，過不足ない量の蛋白質が必要である。過不足のない量，すなわち投与された蛋白質が体組成の蛋白質合成に利用されるための指標は「非蛋白質カロリー/窒素比（non-protein calorie/N ratio：NPC/N）」を用いる。非侵襲下では，この比は150〜180（〜200）がよい。しかし創傷治癒には，通常よりも多量の蛋白質を必要とし[6]，重症熱傷ではNPC/Nは100が適当とされる[7]。

2. 蛋白質の質

侵襲下では，グルタミンおよび脂肪酸の需要量が通常よりも高まり，条件付き必須アミノ酸と呼ばれる。

グルタミンは，侵襲下では小腸粘膜のみならずリンパ球，好中球，マクロファージの主たるエネルギー源となる[8]ため，需要量が増す。

脂肪酸は，成長ホルモン，IGF-1の分泌を刺激し，創傷治癒を促進させる。さらに一酸化炭素（nitric oxygen：NO）の前駆体となる。その代謝産物として産生されたNOは，感染巣に1〜3日で出現し殺菌能を発揮する好中球，マクロファージに殺菌能を付与する[9]。さらにNOは細動脈の拡張効果を介し，創傷への血流，酸素，栄養素の供給量を増加させ，創傷治癒を促す[10]。しかし敗血症においては，脂肪酸はpro-inflammatory nutrientとして，この血管拡張がショック症状を来たすリスクを要するとも言われる。しかし，その真偽の判定にはさらに十分な検討を要する。

■脂肪酸

n-6系脂肪酸は，アラキドン酸がプロスタグランディンに変換され，遅延型皮膚反応，リンパ球増殖，ナチュラルキラー細胞増殖を抑制し，その結果，炎症増強，免疫抑制作用をもたらすため，総エネルギー量の15〜20％を越えない必要がある[11]。

一方，n-3系，特にエイコサペンタエン酸（eicosapentaenoic acid：EPA），ドコサヘキサエン酸（docosahexaenoic acid：DHA）は，遺伝子の転写レベルに作用し免疫能増強効果を有し[12]，治癒に有効とされる。

■抗酸化物質

ビタミンC，E，セレンなどは，細胞膜の組成成分である脂肪酸の酸化を抑制する。またビタミンCは，皮膚のコラーゲン合成の必須栄養素であり，欠乏症は創傷治癒遅延の原因となる。しかし，十分量の投与が創傷治癒を促進させるという観察結果はない。

6. 予防的スキンケアの意義

スキンケアに必要な皮膚の基礎知識

■角質層のバリア機能

　健康な皮膚は本来，表皮の外層である角層に優秀なバリア機能が備わっている。バリア機能には2つの機能がある。第一次バリアは表皮の顆粒細胞由来のセラミドを代表する角質細胞間脂質や汗腺，皮脂腺から分泌される成分から皮脂膜を形成し，皮膚表面を覆っており，これが水分の蒸泄や乾燥を防ぎ，外界からの刺激物の侵入を防いでいる（図1）。また，この皮脂膜はpHが4～5と弱酸性で酸外套とも呼ばれ，細菌の繁殖を防御している。二次バリアは角質細胞内にある。角質細胞内にはnatural moisturizing factor（NMF）が存在し，角質細胞と角質細胞の間にあるセラミドを中心とする角質細胞間脂質が角層の水分を保持し，水蒸気の排泄をコントロールしている。この機能は水分を逃がさないことと外部からの刺激成分の侵入を防ぐバリア機能を果たしている（図2）。バリア機能が破綻すると皮膚はドライスキンとなり，体内の水分がたくさん蒸散される。つまり，水分が多く脱出することはバリア機能は機能していないことを示し，水分が失われない皮膚はバリア機能が高いといえる。

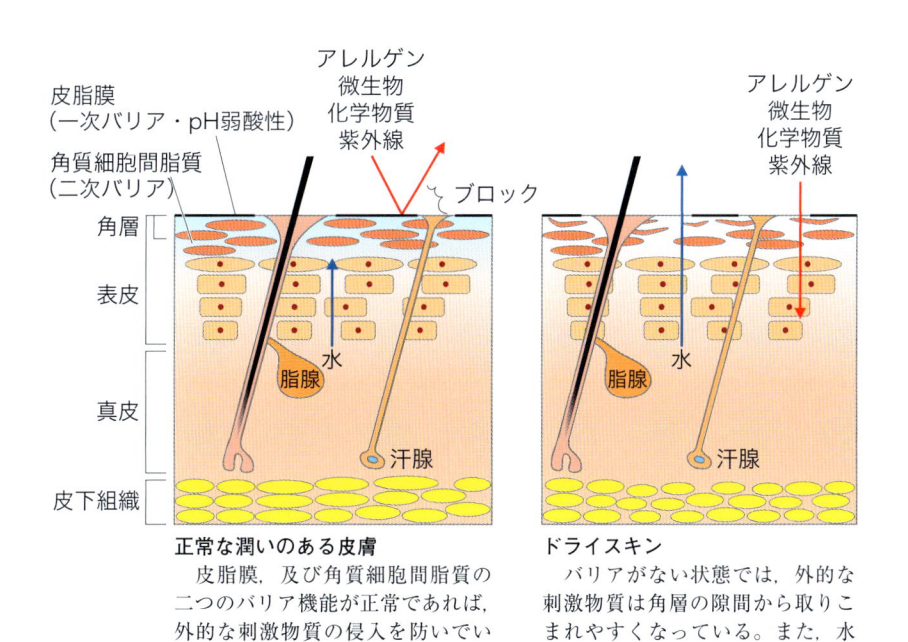

正常な潤いのある皮膚
　皮脂膜，及び角質細胞間脂質の二つのバリア機能が正常であれば，外的な刺激物質の侵入を防いでいる。また，水分も保持される。

ドライスキン
　バリアがない状態では，外的な刺激物質は角層の隙間から取りこまれやすくなっている。また，水分はたくさん脱出してしまう。

図1　健康な皮膚とドライスキンの比較

IX 創傷治癒をもっと知るために
予防的スキンケアの意義

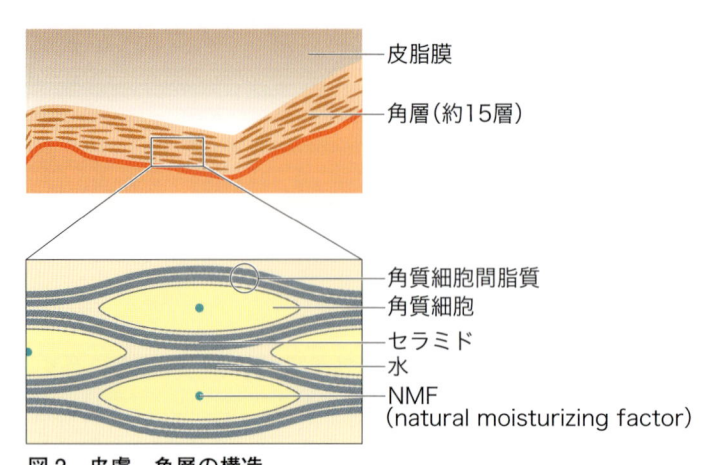

図2 皮膚，角層の構造
皮脂膜，セラミド，NMFが角層の水分を保持し潤いを保つ。

■脆弱な皮膚とは

皮膚を脆弱とする要因は肝機能不全や腎不全などの疾患や抗がん剤などの治療の影響などさまざまある。主な特徴としては皮脂などの分泌機能低下や細胞分裂を抑制されるための皮膚の再生の低下などが挙げられる。一方，加齢などの生理的要因でも健常な皮膚から脆弱な皮膚へと変化する。

■脆弱な皮膚の症候

1. ドライスキン

ドライスキンとは角質水分量が減少し，皮膚の表面がひび割れて角層のバリア機能が破綻した状態であり，角層の隙間から，微生物やアレルギーのもととなるアレルゲンが取り込まれやすい状態である。（**図1**）。取り込まれたアレルゲンは皮内で湿疹反応を起こし，かゆみという症状も発生させる。高齢者の場合は前述したように，脂質やNMFの分泌減少により，保湿作用が衰えているうえに，皮膚のターンオーバーが遅滞し，古い厚い角層細胞が皮膚を覆うために内部からの水分が皮膚表面に到達できていないことが原因とされる。ドライスキンはそのほか腎不全，肝機能障害など内的素因や治療の影響により，細胞分裂能の低下から引き起こされ，あらゆる脆弱皮膚の共通症候である。

2. 浸軟（maceration）

浸軟は皮膚科的には病的な状態として扱われることが少ないが，褥瘡ケアを行う者にとっては皮膚の湿潤が褥瘡発生の要因となるため，注意を要することは周知の事実である。「浸軟とは水に浸漬して角層の水分が増加し，一過性に体積が増えてふやけることで，可逆性の変化である」と定義されている（スキンケアガイダンス/日本看護協会出版会)[2]。外からの水分を吸収して角質細胞内の水分量が増加し，角質細胞と細胞の間を接着させているデスモゾームの構造が緩んでいる状態である。このことから，外界からの外力に対する抵抗力が低下し，表皮剥離を引き起こしやすく，外界からの異物や微生物の侵入が容易となる。寝たきり

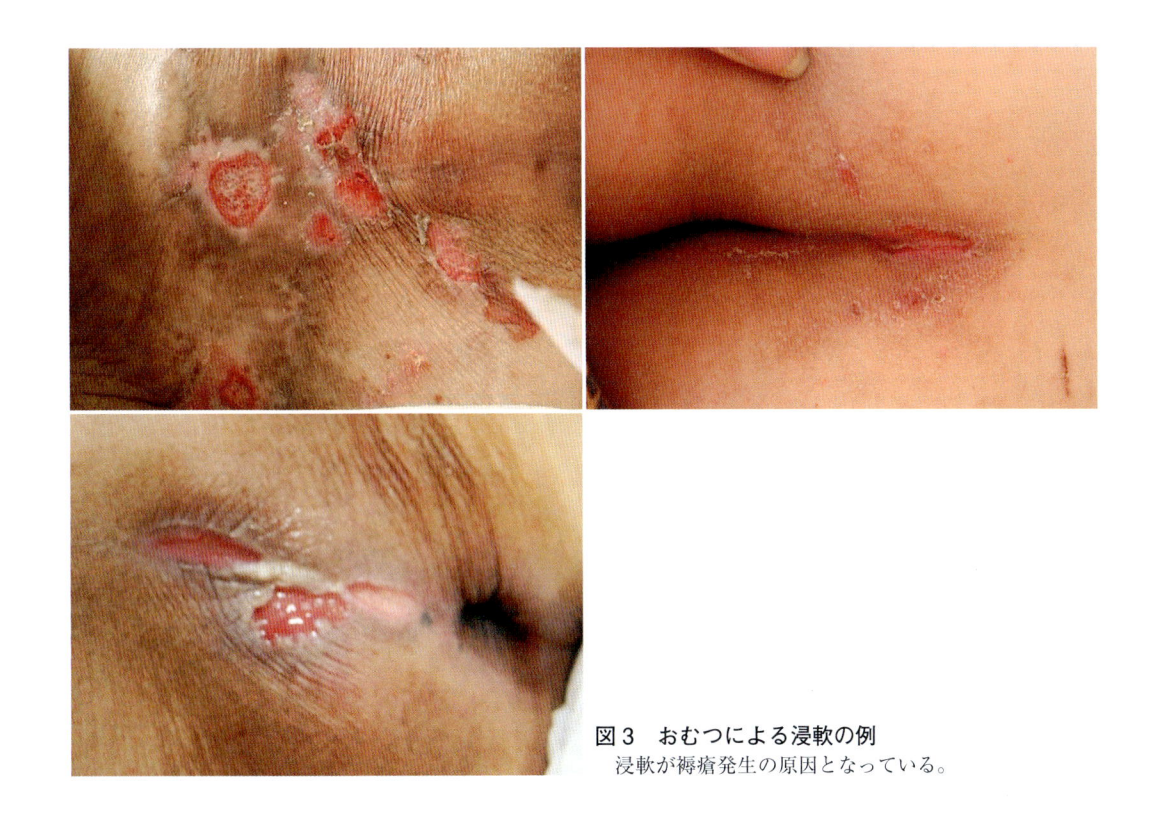

図3　おむつによる浸軟の例
浸軟が褥瘡発生の原因となっている。

の高齢者が常時おむつを装着している場合にも失禁で排泄物の付着が長時間もたらされることによって，容易に浸軟をひき起こす（図3）。特に頻回に排出される水様便はおむつに吸収されにくく，高度の浸軟を招きやすい。この浸軟状態の皮膚は損傷を受けやすく，坐位によるずれで容易に褥瘡を発生させる。

予防的スキンケアの実際

■愛護的な皮膚の洗浄

皮膚が脆弱な場合，ガーゼやおしぼりタオルでこするなどの外的な刺激や頻回な洗浄は皮膚本来の皮脂成分を喪失させ，表皮のバリア機能を破綻させる。そのため，できるだけ皮膚にダメージを与えずに効果的に汚れを落とす方法を選択する必要がある。

1. 泡立てた石鹸洗浄

石鹸を十分に泡立てた厚みのある泡で洗浄することが推奨される。石鹸の中に含まれる界面活性剤は1つの分子の中に油と混合しやすい〔親油（疎水）〕部分と水と混合しやすい（親水）部分をもっている。通常，水と油は混合せず，2つの相に分離する。しかし，そこに界面活性剤を入れると，界面活性剤は油に疎水部分を向け，水に親水部分を向けて並び，乳化が起こり水の中で油を包み込んだ状態（エマルジョン）になる。こうなると分離することはない。界面活性剤を水に溶かすと，その濃度が低い時は界面活性剤の分子は水の中に散らばり，その一

IX 創傷治癒をもっと知るために
予防的スキンケアの意義

部は水の表面に疎水部分を空気に向けて並んでしまう。しかし，濃度を濃くし，ある濃度に達するとバラバラに分散していられなくなった分子たちが互いに集まって，ミセルという会合体を作る。このミセルが形成し始める濃度は臨界ミセル濃度（CMC）といわれる（図4-①）。ミセルを作っている分子は互いに疎水部分を中心に向け，親水部分を水の方に向けることで安定して存在できるようになる。泡立ちはこの濃度に達した証拠で，十分に泡立てた溶液を皮膚にのせることで油分である汚れを界面活性剤で包み込み，皮膚から汚れを引きはなす役割を果たすのである（図4-②）。洗浄効果には明らかな差が見られ，十分な泡をのせた汚れはこすることなく洗浄が可能で，厚みのある泡は愛護的になでながら洗浄を行う際，クッションの役割を果たし，皮膚への直接的な機械的刺激を避けることができる。この原理を利用して，脆弱な皮膚には十分な洗浄効果のある泡をのせ，軽くなでた後，洗い流す方法が推奨される。

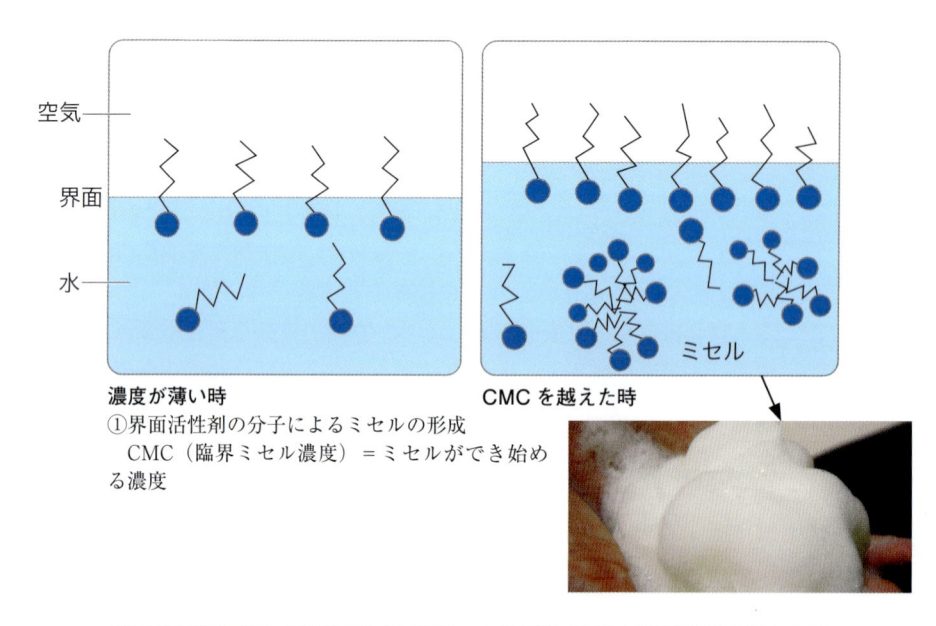

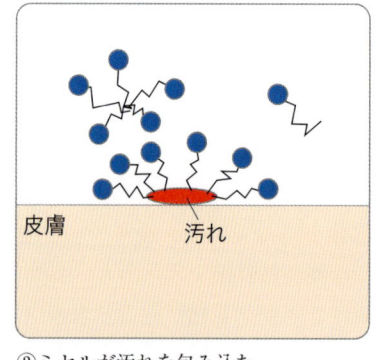

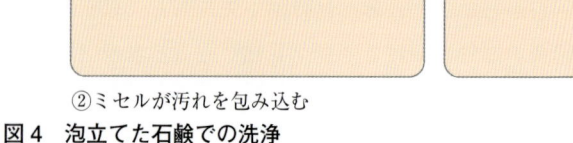

①界面活性剤の分子によるミセルの形成
CMC（臨界ミセル濃度）＝ミセルができ始める濃度

②ミセルが汚れを包み込む

図4 泡立てた石鹸での洗浄

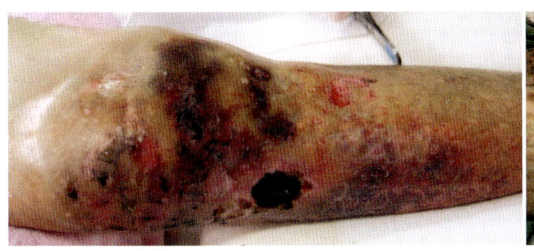

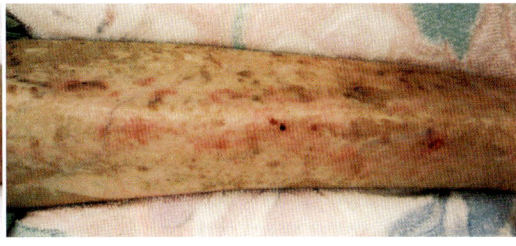

図5　オイル成分での洗浄
　介護放棄で1カ月間，入浴や清拭がされず垢や痂蓋が固着していた例に対して，オイル成分での洗浄を14日間行った。

2. オイル成分での洗浄

　クリティカルな状況などで，十分なお湯を用いた洗浄が不可能な場合，オイル成分で汚れを浮かせて除去する方法がある（図5）。

■ドライスキンと浸軟防止のスキンケア

　ドライスキンや浸軟はその性質上，皮膚のバリア機構が破綻しており，スキントラブルの発生を招く。予防的スキンケアの目的はこうした皮膚の状態を改善することで失われたバリア機能を補うことである。

1. ドライスキンの予防

　現在ではドライスキンに対しての保湿剤が，医薬品からスキンケア用品まで数多く市販されている。角層のバリア機能を補うものではセラミド入りの保湿剤は有効である。ワセリンなどは安価であるが，べとつき，ほこりや糸くずなどを吸着させやすく，不衛生になりやすいため，全身の保湿には不適である。スキンケア用品では保湿持続効果が高く，塗布したあとにべとつかず，継続して使用できるさらっとする質感のクリームや保湿ローションを選択するとよい（表1〜4）。透析患者や高齢者などの下肢は高度のドライスキンを認めるが，浸透性の高い保湿剤を14日間塗布することでなめらかな状態に整えることも可能である（図6）。

2. 浸軟の予防

●浸軟を予防するスキンケア用品

　臨床現場で最も浸軟を引き起こす部位として考えられるのは，おむつ内の皮膚である。浸軟を予防するには尿や水様便などの排泄物の付着を回避することが重要である。予防的スキンケアとして排泄物付着の回避目的で撥水効果のあるスキンケア用品の塗布が定着してきている。臨床ではしばしば，撥水効果を期待し，ワセリンが活用されることが多い。しかし，ワセリン単独の使用は汗腺をふさぎ，経皮的水分蒸散を損なうために浸軟をさらに助長することは周知されていない。長期にワセリンを塗布し，度重なる浸軟の結果，硬く角化肥厚するという例もある（図7）。このような状態になると皮膚本来のもつ角層のバリア機能はなく，機械的刺激による皮膚の剥離や感染を招きやすく，スキントラブルに難渋する。有効なスキンケア用品としては，撥水効果がありながら，同時に経皮的水分蒸散を妨げないものであるが，最近は皮膚の保湿効果も兼ね備えた用品が発売されている。べとつかないことも特徴の1つである（表1〜4）。

IX 創傷治癒をもっと知るために
予防的スキンケアの意義

表1　洗浄剤・清拭剤（脆弱な皮膚やドライスキン用）の一例

商品名	メーカー	特徴	サイズ/価格
セキューラ®CL	スミス＆ネフュー	リキッド状の弱酸性洗浄料 アロエベラ配合で保湿効果もあり 汚れを浮き立たせる効果があり，泡立てが不要 皮膚に直接散布し，ふき取ることも可能 洗浄も簡単で短時間で洗浄が可能	118ml/¥1,260 236ml/¥1,680
ソフティ®薬用洗浄料	花王	リキッド状の弱酸性洗浄料 セラミド配合で保湿効果もあり 泡立てることで臨界ミセル濃度に達し，汚れを浮き立たせる	250ml/¥1,522
ミノン®全身シャンプー	第一三共ヘルスケア	リキッド状の弱酸性洗浄料 アレルギーの原因物質をできるだけ除き，無色，微香料の低刺激性 皮脂成分を取りすぎず，保湿効果あり 泡立てることで臨界ミセル濃度に達し，汚れを浮き立たせる	150ml/¥735 500ml/¥1,680
リモイス®クレンズ	アルケア	天然オイルで汚れを浮き立たせ，ふき取るタイプ スクワラン，マカダミアナッツオイル，ホホバオイルなどの保湿成分配合	180g/¥1,575 5g 携帯用（10入り）/¥735 500g（ポンプ）/¥3,675
コラージュフルフル液体石鹸	持田ヘルスケア	薬用，低刺激性，無香料洗浄剤 抗カビ成分の硝酸モコナゾールを配合し，白癬菌やカンジダ菌を防ぐ	100ml/¥966 250ml/¥1,895
セバメド フェイス＆ボディウォッシュ	ロート製薬	皮脂膜と同じ pH5.5，100%ソープフリー。肌本来のもつ保護機能を損なわずに汚れを落し，しっとり感のある洗い上がり。スクワランなど保湿剤も配合。	400ml（ポンプ）/¥1,575 600ml（レフィル）/¥1,890
キュレル®薬用洗浄料	花王	弱酸性の薬用洗浄料。皮膚のセラミドを守りながら，汚れだけを落とす。	440ml/¥1,575

表2　保湿剤の一例

商品名	メーカー	特徴	サイズ/価格
セバメド モイスチャーローション	ロート製薬	皮脂膜と同じ pH5.5。カミツレエキスやジメチコンを配合。べたつきがなく，浸透しやすい	200ml/¥1,575
セキューラ®ML	スミス＆ネフュー	乳液状のローションタイプ。身体の広い範囲に塗布しやすい。のびがよく，べとつかない。ワセリン，ステアリン酸，プロピレングリコールなどの保湿剤を配合	236ml/¥1,291
セキューラ®DC	スミス＆ネフュー	クリーム状の油性タイプ。撥水効果もあり，のびがよく，べとつかない。ワセリン，ジメチコン，パラフィンなどの保湿成分を含み，しっとりする保湿効果が高い	114g/¥2,467
キュレル薬用ローション／クリーム	花王	弱酸性のローションタイプ。バリアセラミド機能成分（セラミドAP・ユーカリエキス）が，肌の角層に浸透。外部刺激から肌をバリア。のびがよく，全身に使用しやすい。クリームタイプもあり	220ml/¥1,365 90g/¥1,575
ソフティ®皮膚保護クリーム	花王	法人用	
ソフティ®保湿クリーム	花王	法人用	

表3　撥水性クリームの一例

商品名	メーカー	特徴	サイズ/価格
ソフティ®保護オイル	花王	ポリエーテル変性シリコーン配合のスプレータイプ。皮膚に細かい粒子の皮膜を形成し，撥水効果が長時間持続。失禁による排泄物の付着を予防できる。スクワランやグアイアズレンの保湿剤を配合	90ml/オープン価格
セキューラ®PO	スミス＆ネフュー	クリーム状で油性タイプ。撥水効果が高く，失禁による排泄物の付着を予防できる。ワセリン，クローブオイル（チョウジオイル）の保湿剤を配合	70g/オープン価格 159g/オープン価格
リモイス®バリア	アルケア	保湿効果もあり撥水性にもすぐれている，べとつかない	50g/¥1,365 160g/¥2,415
キャビロンスキンケアバリアクリーム	3M	「バリア性」「保湿性」「耐久性」をもたせた皮膚保護クリーム	28g/¥976 92g/¥1,890

表4 皮膚皮膜剤の一例

商品名	メーカー	特徴	サイズ/価格
リモイス®コート	アルケア	アルコールフリーの液状スプレータイプ。細かい粒子が皮膚の上に皮膜を形成。水蒸気は透過させ、刺激物の侵入は防止できる。失禁による排泄物や粘着材の刺激から皮膚を守る	30ml/¥1,680 シート状携帯用（20入）/¥2,520
キャビロン® 非アルコール性皮膜	3M	アルコールフリーの液状でスプレータイプと不織布にしみこませたワイプタイプあり。水蒸気の透過性はあり、皮膚呼吸を妨げずに皮膚に薄い皮膜を形成し、刺激物から皮膚を守る	28ml/¥2,100 ナプキンタイプ（5枚入り）/オープン価格 1ml スティックタイプ（25本入り）/¥3,675
ブラバ皮膚被膜剤	コロプラスト	シリコン配合で被膜は厚みやつっぱり感を感じさせない。アルコール、オイル不使用	スプレー50ml/¥2,079 ワイプ（30枚）/¥3,937

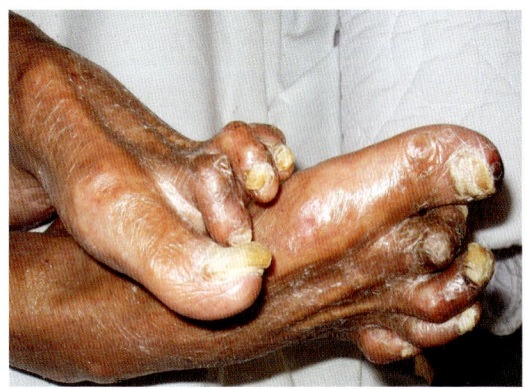

保湿する前の状態 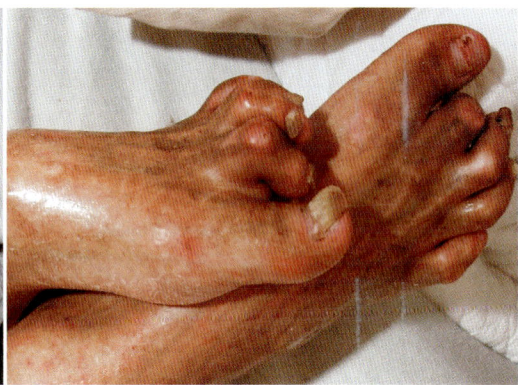　　保湿して14日後の状態

図6　保湿の効果

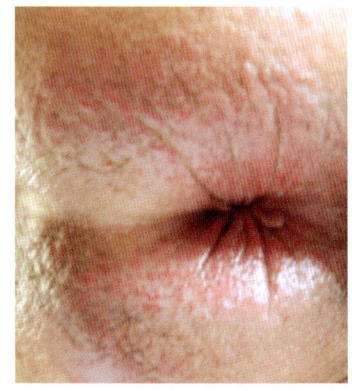

図7　ワセリンによる皮膚障害
　ワセリンを塗布された皮膚が、水分や汗を蒸散できずに浸軟を起こし、さらには角化肥厚を起こしている。

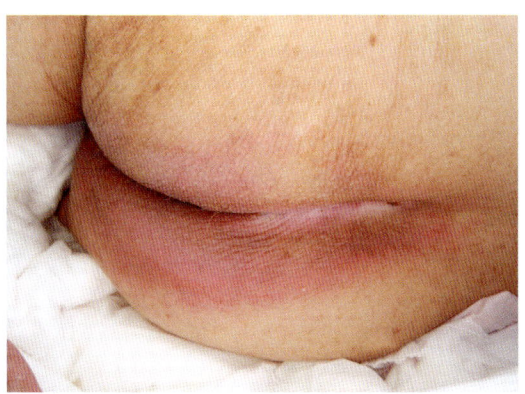

図8　二重おむつによる皮膚障害
　二重おむつ部に一致した浸軟が見られる。

IX 創傷治癒をもっと知るために
予防的スキンケアの意義

●浸軟を予防する適切なおむつの選択と管理

　おむつ内は高温多湿状態であるが，現在のおむつはそのほとんどが高通気性で，吸収ポリマーに素早く尿を吸収させ，皮膚はサラサラの状態であるという高品質のものが多い。しかし，この性能は1枚のおむつを装着した場合の効果であり，臨床でよく目にする尿取りパットとの2枚重ねでの状態では通気性は損なわれるということは周知されていない（図8）。二重おむつにする理由は，尿失禁のたびにおむつ交換することで経済的負担がかかる，中の尿取りパットをまめに交換することで交換に要する時間も短縮できるなどである。現在の高性能のおむつは1枚1,000ml以上吸収させ，高通気性である。夜間などは尿取りパッドを頻回に変えるより，こうしたおむつで対応し，朝まで熟睡を促すという管理方法も選択の1つである。なぜなら，二重おむつで皮膚の浸軟を招き，スキントラブルや褥瘡を起こす方が患者にとっては不利益になるからである。

　臨床現場は今後も多くの高齢者を対象にケアを展開していくことになる。バリア機能が低下した高齢者の皮膚を理解し，より個別的にアセスメントし，効果的な予防的スキンケアを徹底することが求められる。

7. 創傷とリハビリテーション

リハビリテーション医療の目的

　失われた能力を残存機能で補充・代償することにより，障害者の社会参加を支援する医療である．リハビリテーションは生活活動を中心に考えるが，本人の希望がニーズではなく，医学的予後予測に基づく実現可能な生活能力の獲得が真のニーズであることを理解させ，本人の希望とのずれが大きければ，丁寧なインフォームド・コンセントが必要である．

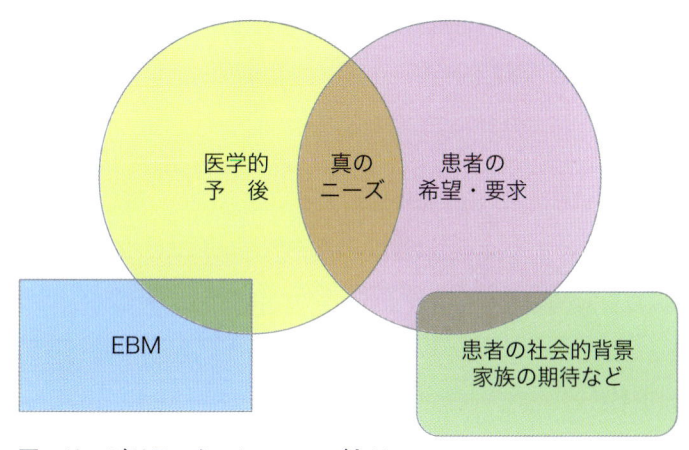

図　リハビリテーション・ニーズとは

リハビリテーション医療からのアプローチ

　リハビリテーション医療は運動能力を向上させ，活動性を高めることが目的になる．障害があっても，生きがいをもって毎日を過ごすことを支援する医療である．時として，活動や運動が創傷を悪化させることがあるので，十分な指導が必要である．リハビリテーション指導では個人への指導管理だけではなく，周囲の理解や環境の改善も指導対象となる．

創傷患者へのチームによる総合的なアプローチの意義

　創傷治療を担う医師とともに，リハビリテーション関連職種と役割を分担し，専門領域から創傷に苦しむ患者の充実した生活を構築する必要がある．
　創傷の局所管理とともに，義肢装具士による創および創周囲の除圧，荷重分散を図り，理学療法士や作業療法士によるダイナミックな活動場面における創部の

保護と生活活動（ADL）の指導，言語聴覚士による嚥下機能の改善と摂食指導，栄養士による栄養管理を生きがい感のある患者生活を維持しながら協働して取り組むことが重要である。さらに，医療ソーシャルワーカーは，相談を通じて補装具・福祉用具の購入時の助成など社会資源の活用を支援をする。

創傷発生要因とリハビリテーション評価

毎日の生活の中で創傷の増悪因子を評価し，創傷の原因を確定させることが目的である。それには，患者への問診（創傷の治療歴，創傷の原因を1日の生活の流れの中で推測），創部の観察，創周囲の接触圧やずれ力の測定を行い，発症や再発を防止するための対策の解明，指導を行う。褥瘡発生の危険因子として，病的骨突出，浮腫，関節拘縮などの身体因子と基本動作能力などを評価する。定期的に評価が行われれば，治療仮説の真偽を検証することができる。

創傷部位別のアプローチ

創傷を予防すること，創傷を悪化させないで日常生活活動ができるように支援することである。

■足部・下肢の難治性潰瘍・褥瘡

歩行能力のある足部創傷では，創部の除圧や荷重分散，変形の予防を目的に，医師の処方のもとで義肢装具士が靴装具（含む足底板：インソール），下腿装具を製作し患者に提供する。この時，末梢循環が阻害されないような位置に，固定ベルトを設定する必要がある。理学療法士は義肢装具士とともに歩容を観察し，必要に応じて装具などの改良を検討する。歩行補助具（杖，歩行器）の選択と使用方法，歩容や歩行速度を指導する。T字杖では20％の免荷，片松葉杖で30〜60％の免荷が期待できることを患者に理解させ，免荷したい下肢と反対側に杖を持たせ，支持することを指導する。

歩行不能な車いす生活レベルの患者では，足部の保護と車いす（自走車いす，介助用車いす）の使用目的に応じた適切な車いすの処方が重要である。個々人に必要とする機能を車いすにオプションとして付加し，操作しやすい車いすに改良する。

■下肢切断と今後の生活機能レベル

リハビリテーション医療では，活動レベルに応じた最も機能的な義足を考慮して切断レベルを決めるが，患者は可能な限り多くの部分を温存することを希望する。時として，両者の希望や意見が一致しないことがあるので，十分なインフォームド・コンセントが必要である。

■骨盤部の難治性潰瘍・褥瘡

　　　　ベッド上での生活や車いす生活が中心となるので，臀部の体圧分散や除圧が必要となる。そこで，ベッドではマットレスの体圧分散機能の検討，車いすではクッションの選択，シーティングの調整が重要となる。
　　　　ベッド上が中心となる生活者には，その人の機能レベルを考慮する。寝返りや起き上がり（起居動作）が不能であれば，高機能な体圧分散マットレス（エアマットレス）を提供する。また，病的骨突出のある体位変換が困難な患者には，30～40°側臥位で股関節中間位が仙骨や大転子の褥瘡を予防できる[1]。体位変換時間は，同一肢位での発赤出現時間に応じて調節する。自力での起居動作が可能になれば，ウレタンマットレスに変更する必要がある。
　　　　車いす生活者には，仙骨や坐骨部の褥瘡が頻発しやすく，体重，座位能力や活動分析をもとに，適切なクッションと車いすを処方する。エアクッションの調節は最大加圧し，徐々に空気をぬき底付き（bottoming out）しないように接触面積を広めて調節する。また，体幹に機能障害を有する障害者は，脊柱の側弯による脊椎の側屈や回旋が伴うので，座位の姿勢調節や身体各部のアライメントの調節が重要である。また，プッシュアップ動作とともに，上体の傾斜（シフト）で臀部の各部の荷重を変動させる方法を教育指導することも重要である。また，坐骨部のずれは，車いす駆動，ドアの開閉でも発生することを教育する。さらに，引き戸に比較し，開き戸では，坐骨部のずれ量が高いことを指導する必要がある。介助型車いすでは，リクライニング型よりティルティング型の方が坐骨から仙骨にかけてのずれの発生を予防できる。

■上肢・体幹部の難治性潰瘍・褥瘡

　　　　創部の荷重を避け，保護するよう生活指導する。上肢では，反対側の上肢機能などで動作を代償するよう指導する。可動域の大きい関節部分での創傷に対しては，皮膚が過度に伸張され，瘢痕が肥厚化しないようにテープやフィルムドレッシング材の貼付も必要である。

■創傷の起因による再発予防・管理

　　　　腫瘍による潰瘍は，物理的刺激を極力避ける生活指導を徹底する。適宜，創状態の観察の必要性を理解させる。
　　　　末梢循環障害による潰瘍は，リンパ循環を改善するリンパマッサージの指導をする。血流低下では，循環障害を助長する下肢の下垂による浮腫の悪化には，時々心臓より下肢を高く保持し，筋収縮により静脈貯留を改善する自動運動を指導する。温熱刺激による影響を理解させ，低温熱傷の危険性について教育する。

8. 創傷マネージメントと医療経済・診療報酬

疾患構成や社会的背景などの変化に伴い，診療報酬は2年ごとに改訂と新設を繰り返してきた．近年，高齢者や糖尿病患者の増加により褥瘡や糖尿病足潰瘍をはじめとした慢性創傷が問題視され，特に糖尿病においては2007年の医療法改正で重点4疾病に指定された．

褥瘡における診療報酬

褥瘡に関しては2002年10月に「褥瘡対策未実施減算」が新設された．褥瘡対策チームを編成したうえで，自立度の低い患者に対する診療計画書の作成が義務化され，これを実施しない病院においては全入院患者の入院基本料を5点/日を減算するというものであり，病院運営側に対して厳しい対策義務が課せられた．

これを機に褥瘡への感心が高まり，2004年に「A235 褥瘡患者管理加算」，次いで2006年には「A236 褥瘡ハイリスク患者ケア加算」が新設され，このとき診療報酬上で初めてチーム医療が認められた．また，同時に褥瘡対策が入院基本料の算定要件に改変されたことで「褥瘡対策未実施減算」は廃止となり，さらに処置料として「J001-4 重度褥瘡処置」が新設された．2008年には「A101 褥瘡評価実施加算」が療養型病床で認められた．

2010年には「後期高齢者処置」が「J001-5 長期療養患者褥瘡処置」に増点され，算定患者も広くなるよう再編された．手術においては，筋や骨まで至る深い創面へのデブリードマンに対する「深部デブリードマン加算」が新設され，処置に関しても局所陰圧閉鎖処置用材料である陰圧創傷治療システムを用いた「J003 局所陰圧閉鎖処置」が保険収載された（表1）．

表1　褥瘡における診療報酬

2002年	褥瘡対策未実施減算（5点減算/1日につき）
2004年	褥瘡患者管理加算（20点/入院中につき1回）
2006年	褥瘡ハイリスク患者ケア加算（500点/入院中につき1回）
	重度褥瘡処置（90〜500点）
	褥瘡対策未実施減算が入院基本料の算定要件に改変
2008年	褥瘡評価実施加算（15点/1日につき：療養型）
2010年	後期高齢者処置（12点/1日につき）から，
	長期療養患者褥瘡処置（24点/1日につき）に改変
	深部デブリードマン加算（1,000点）
	局所陰圧閉鎖処置（900〜1,900点）

糖尿病における診療報酬

糖尿病にかかわる診療報酬は，1981年に初めて「インスリン自己注射」が認められたことから始まる．それまで同行為は医師法17条において非合法と解釈

され，注射のつど，医療機関を受診するか，自費でインスリン製剤を購入せざるを得なかった。この状況に対し，当時の日本糖尿病協会（現在の日本内分泌学会）が約10万人の署名を集めたことで，現在の「在宅療養指導管理料」の1つである「C101 在宅自己注射指導管理料」の原型が保険収載された。これは患者が在宅で自己注射を行う場合に，患者に対して自己注射に関する指導管理を行った際に算定できるというものである。そして5年後の1986年には「C150 血糖自己測定器加算」が新設され，これを機にインスリン治療は飛躍的に拡がることとなった。

その後，成人病（現在の生活習慣病）患者の増加に伴い，2002年には「B001-3 生活習慣病管理料」が保険収載された。同管理料は運動習慣および食生活の改善を基本とすることから，処方箋を交付する場合より，処方箋を交付しない場合の方が高い点数設定となっている。

インスリン自己注射が認められて30年，糖尿病患者は増加の一途を辿り，近年，医療の対象はその合併症予防に向けられてきている。特に神経障害と血管障害に基づく「糖尿病足病変」については予防効果が認められる[1]として，2008年に「B001『20』糖尿病合併症管理料」が新設された。ア）足潰瘍，足趾・下肢切断既往，イ）閉塞性動脈硬化症，ウ）糖尿病神経障害のいずれかを認め，指導が必要と医師が認める入院患者以外の患者に対しては，30分以上かけて下記の行為・指導を行った場合に同管理料を算定することが可能となった。

　①爪甲切除（陥入爪，肥厚爪または爪白癬などに対して麻酔を要しないで行うもの）
　②角質除去
　③足浴
　④足の状態の観察方法指導
　⑤足の清潔や爪切りなどの指導
　⑥正しい靴の選択方法についての指導

J001-7 爪甲除去や J057-3 鶏眼・胼胝処置などはこれに含まれるため別に算定することはできないが，医師により麻酔下で，K089 爪甲除去術や K091 陥入爪手術を行った場合は別に算定可能である。

「糖尿病合併症管理料」はその趣旨が「予防」にあるため，すでに潰瘍がある患者に対しては適応とならず，その場合は J000 創傷処置として算定しなくては

表2　糖尿病における診療報酬

1981年	インスリン自己注射が保険適用 　　　（在宅自己注射指導管理料：820点）
1986年	血糖自己測定器加算 　　　400点（月に20回以上測定），580点（40回以上） 　　　860点（60回以上），1,140点（80回以上） 　　　1,320点（100回以上），1,500点（120回以上）
2002年	生活習慣病管理料（糖尿病を主病とする場合） 　　　処方箋を交付する場合（800点），処方箋を交付しない場合（1,280点）
2008年	糖尿病合併症管理料（170点／月に1回の算定）

IX 創傷をもっと知るために
創傷マネージメントと医療経済・診療報酬

ならない。ただし，対側には潰瘍がなく，糖尿病足病変のリスクが高ければ，こちらに対しては「糖尿病合併症管理料」を別に算定でき，医師の指示を受けた看護師が必要なケアを提供することが可能となる（**表2**）。

入院における診療報酬

慢性創傷のマネージメントは多岐にわたる専門的診療科や職種の協調が必要不可欠であることから，比較的規模の大きな急性期病院，つまりDPC/PDPS（Diagnosis Procedure Combination / Per-Diem Payment System）対象病院に多い[2]とされている。DPC/PDPSとは診断と医療行為の組み合わせからなる診断群分類において，それぞれ定められた1日あたりの入院費を算定する仕組みであり，短期間で退院させ回転率を上げることで多くの医療収益を得ることができるよう設定されている。しかしながら，慢性創傷患者では早期退院が難しく，治癒させてから退院調整しなくてはならないケースも少なくない。したがって，慢性創傷のマネージメントは平均在院日数が延長し病院経営を圧迫することから，必要なケアおよび治療を提供できないというジレンマに結びつく。

しかし，ケースによっては必ずしもそうではない。DPC/PDPSは主たる医療資源の疾患により算定点数が決まっており，例えば褥瘡や下肢潰瘍を主として算定する場合には，1日あたりの包括点数が低く設定されている一方で，認められた入院期間は比較的長い。また，多くの医療資源（費用）は「創部洗浄」や「足浴」などといった看護技術そのものであり，抗生物質や軟膏などの薬剤費用は急性疾患に比べれば安価なものが多いため経費過多の心配は少ない。また，長期入院のため平均在院日数が長くなるとの懸念も聞かれるが，通常の施設においては7：1看護体制の病院で18日以内，10：1看護体制の病院で21日以内を保てば機能評価には影響しない。

それゆえ慢性創傷を医療経済という広い視野で考えた場合，チーム医療が可能な施設もしくはスタッフが充実した施設において集中的にマネージメントを行い，適した期間で患者を社会復帰させることが重要であると言える。

IX 創傷をもっと知るために

1. 創傷治療の歴史　　（佐藤智也）

1) Broughton G 2nd, Janis JE, Attinger CE : A brief history of wound care. Plast Reconstr Surg 117 : 6S–11S, 2006
2) Bishop WJ（川満富裕訳）：創傷ドレッシングの歴史. pp24–25, pp45–69, 時空出版, 東京, 2009
3) 前田耕太郎, 丸田守人：創傷管理の歴史；ひとはどのようにドレッシングを替えてきたか. 臨床看護 24：252–258, 1998
4) Cohen IK : Lessons from the history of wound healing. Clin Dermatol 25 : 3–8, 2007
5) Queen D, Orsted H, Sanada H, et al : A dressing history. Int Wound J 1 : 59–77, 2004
6) 市岡滋：創傷治癒の臨床. pp20–21, 金芳堂, 京都, 2009

2. 皮膚の構造　　（安部正敏）

1) Alonso L, Fuchs E : Stem cells of the skin epithelium. Proc Natl Acad Sci USA100（Suppl 1）: 11830–11835, 1997
2) Hutchinson-Smith B : Skinfold thickness in infancy in relation to birthweight. Dev Med Child Neurol 15 : 628–634, 1973
3) 安部正敏, 石川治：1冊でわかる光皮膚科. pp22–24, 文光堂, 東京, 2008

3. 創傷治癒のメカニズム　　（岡部圭介）

■治癒過程

1) Martin P : Wound healing ; Aiming for perfect skin regeneration. Science 276 : 75–81, 1997
2) Niethammer P, Grabher C, Look AT, et al : A tissue-scale gradient of hydrogen peroxide mediates rapid wound detection in zebrafish. Nature 459 : 996–1000, 2009
3) Brinkmann V, Reichard U, Goosmann C, et al : Neutrophil extracellular traps kill bacteria. Science 303 : 1532–1535, 2004
4) Desmouliere A, Geinoz A, Gabbiani F, et al : Transforming growth factor-beta 1 induces alpha-smooth muscle actin expression in granulation tissue myofibroblasts in quiescent and growing cultured fibroblasts. J Cell Biol 122 : 103–111, 1993
5) Abe R, Donnelly SC, Peng T, et al : Peripheral blood fibrocytes ; Differentiation pathway and migration to wound sites. J Immunol 166 : 7556–7562, 2001
6) Martin P, Leibovich SJ : Inflammatory cells during wound repair ; The good, the bad and the ugly. Trends in Cell Biology 15 : 599–607, 2005
7) Ito M, Yang Z, Andl T, et al : Wnt-dependent de novo hair follicle regeneration in adult mouse skin after wounding. Nature 337 : 316–321, 2007

4. 創傷治癒に影響を与える因子　　（上村哲司）

1) Robertson RP : Symposium on prostaglandins in health and disease. Med Clin North Am 65 : 71–79, 1981

5. 創傷治癒と栄養　　（雨海照祥）

1) Jensen G, Bistrian BR, Roubenoff R, et al : Malnutrition syndrome ; A conundrumversus continuum. JPEN 33 : 710–716, 2009
2) Jensen Gl, Mirtallo J, Compher C, et al : Adult starvation and disease-related malnutrition ; A proposal for etiology-based diagnosis in the clinical practice setting from the International Consensus Guideline Committee. Clin Nutr : 29 : 151–153, 2010
3) 雨海照祥, 高岸和子, 脇田真季ほか：低栄養症候群. 日本臨床 68：448–452, 2010
4) Krishnan JK, Parce PB, Martinez A, et al : Caloric intake in medical ICU patients-consistency of care with guidelines and relationship to critical outcomes. Chest 124 : 297–305, 2003
5) Alberda C, Gramlih L, Jones N, et al : The relationship between nutritional intake and clinical outcomes in critically ill patients ; Results of an international multicenter observational study. Intensive Care Med 35 : 1728–1737, 2009
6) 雨海照祥：重症病態の栄養療法におけるNPC/Nの意義；NPC/Nにエビデンスはあるのか？ Intensivist 3 : 434–443, 2011
7) Matsuda T, Kagan RJ, Hanumadass M, et al : The importance of burn wound size ion determining the optimal calorie ; Nitrogen ratio. Syrg 94 : 562–568, 1983
8) Atiyeh BS, Gunn SW, Dibo SA : Nutritional and pharmacological modulation of the metabolic response of severely burned patients ; Review of the literature（part3）. Ann Burns Fir Disasters I : 175–181, 2008
9) Abbas AK, Lichtman AH : Cellular and Molecular Immunology (5th ed). p351, Elsevier Sanders, Philadelphia, 2005
10) Levy J, Turkish A : Protective nutrients. Curr Opinion Gastroentel 18 : 717–722, 2002
11) Gottschlich MM, Alexander JW : Fat kinetics and reccommended dietary intake in burns. J Parent

Enter Nutr 11：80-85, 1987
12) Fernandes G, Troyer DA, Jolly CA：The effects of dietary lipids on gene expression and apoptosis. Proc Nutr Soc 57：543-550, 1998

6．予防的スキンケアの意義　　（溝上祐子）

1) 日本褥瘡学会編著：褥瘡予防・管理ガイドライン pp83-85, 照林社, 東京, 2009
2) 褥瘡治療・ケアトータルガイド. 宮地良樹, 溝上祐子編, pp185-196, 照林社, 東京, 2009
3) 溝上祐子：スキンケアによる浸軟の予防. モダンフィジシャン 28：475-478, 2008
4) 溝上祐子：最新のスキンケア；創傷治療の最前線（別冊医学のあゆみ）. 波利井清紀編, pp63-68, 医学薬出版, 東京, 2012

7．創傷とリハビリテーション　　（杉元雅晴）

〈引用文献〉
1) 吉川義之, 杉元雅晴, 前重伯壮ほか：側臥位における大転子部の体圧分散を配慮したポジショニングの検証. 褥瘡学誌 13：386, 2011

〈参考文献〉
● 杉元雅晴, 野口まどか, 寺師浩人：褥瘡のリハビリテーション, 褥瘡チーム医療ハンドブック, 宮地良樹, 三富陽子編, pp134-143, 文光堂, 東京, 2007
● 佐浦隆一, 杉元雅晴, 寺師浩人ほか：褥瘡のリハビリテーション, 外科領域リハビリテーション最新マニュアル, 宇佐美眞編, pp89-92, 協同医書出版社, 東京, 2006

8．創傷マネージメントと医療経済・診療報酬

（桑原　靖）

1) 数間恵子：糖尿病診療・看護の実践における「糖尿病合併症管理料」評価と今後の課題. 糖尿病 1：86-93, 2009
2) 桑原靖：フットケアの現状. 下肢救済のための創傷治療とケア, 大浦紀彦編著, pp256-264, 照林社, 東京, 2011

索引

英文索引

A

abodominal wound 102, 104
abrasion 28
aggressive type 208
air plethysmograhy 108
amputation of fingers 33
anatomic distribution 106
animal bites 35
ankle brachial index：ABI 120
antiphospholipid syndrome：APS 148
aphtha 232
artificial dermis 314
atraumatic 279
atypical mycobacteriosis 266
auto amputation 203
avulsion wound 32

B

Bancroft's 徴候 113
basal cell carcinoma 207
Behcet disease 157
blanching 289
blue toe syndrome 202, 226
breast cancer 211
bullous impetigo 254
bullous pemphigoid 159
burn 50

C

CA 療法 207
CAF 療法 212
CAT-11 療法 207
CEAP 106
cellulitis 246
chancre 268
chancroid 268
chapel hill consensus conference 分類 152
Charcot restraint orthotics walker 142
Charcot 変形 132
chemical injury 72
CHOP 療法 210
chop wound 28
chronic wounds 90
Churg-Strauss 症候群 152

claw toe 変形 132
clinical manifestation 106
cold injuries 74
collagen disease 147
compression therapy 105, 109
critical colonization 256, 273
CROW ブーツ 142
crushed wound 31
CT 107
cutaneous lymphoma 208

D

debridement 276
deep dermal burn：DDB 51, 60
deep mycosis 264
deep SSI 96
deep venous thrombosis 113
dermatitis around the gastrostomy 216
dermatomyositis 147
DESIGN 172
DESIGN-R 171
diabetic ulcer 131
digital subtraction angiography：DSA 123
DTI 疑い 165

E

electric injury 68
electrotherapy 320
endovenous ablation 110
erysipelas 246
erythema induratum Bazin 266
ES 細胞 331
etiology 106
evidence-based medicine：EBM 173
extravasation injury 76

F

facial bone fracture 41
facial scar revision 342
fascial excision 63
felon 260
fluid resuscitation 56
focused ultrasound surgery：FUS 213
Fontaine 分類 119
foot care 137
Fournier's gangrene 248

frostbite 74
functional cast 法 47, 48

G

Galenus 360
genital herpes 268
graft-versus-host disease：GVHD 220

H

hammer 変形 132
Hansen's disease 204
helloma molle 133
Henocho-Schönlein purpura 152
herpes zoster 252
Homans 徴候 113
honey therapy 333
hyperbaric oxygen therapy 324
hyperbaric oxygenation：HBO 290
hypertrophic scar and keloids 347
hypertrophic scars 342

I

iliac compression syndrome 113
impetigo 254
impetigo crustosa 254
incised wound 28
infection 131
inflammatory stage 372
ingrown nail 234
injury of hands and fingers 46
instant total contact cast：iTCC 141

K

keloids 344
Klippel-Trenaunay syndrome 106

L

laceration 28
Le Fort 型上顎骨折 41
lightning injury 70
lymphangitis 246
lymphaticovenous anastomosis：LVA 198, 226
lymphedema 196

M

maggot therapy 326

397

索引

malnutrition syndrome：MS　378
mediastinitis　100
mesh skin graft　64
MIST therapy　333
moderate temperature burn　66
modern dressing　360
modified transmetatarsal amputation：TMA　128, 129
moist wound healing の始まり　363
MR venography　107

N

necrotizing skin and soft tissue infection　248
negative pressure wound therapy：NPWT　316
NERDS and STONES　256
nonbullous impetigo　254

O

organ SSI　96
osteomyelitis　258

P

P ライト　170, 299
PAD の重症度分類　119
paronychia　260
patch skin graft　64
pathophysiology　106
pediatric emergency　238
pemphigus　159
percutaneous transluminal angioplasty：PTA　124
peripheral arterial disease：PAD　119, 131, 202
peripheral neuropathy：PN　131
phlebography　107
pin-prick テスト　289
PIP 関節内骨折　49
post-thrombotic syndrome　106
pressure ulcer　165
primary wound healing　371
proliferative stage　373
PTB 装具　141
PTB 免荷短下肢装具　141
pyoderma chronica　262
pyoderma gangraenosum　155

R

radiation ulcer　161
regenerative medicine in wound healing　330
relaxed skin tension lines：RSTL　342
remodeling stage　374
rheumatoid arthritis　144
RI リンパ管造影（LAS）　197
Rutherford 分類　119

S

scalp defect　230
SCAN チーム　239
scar contracture　353
Schöbinger classification　222
sclerotherapy　109
secondary wound healing　371
self-injury wrist-cutting syndrome　236
sequential excision　63
sheet skin graft　64
signs of wound infection　244
skin defect wound　32
skin flap transplantation　284
skin graft　280
soft corn　133
soft tissue injury of the face　38
space SSI　96
spina bifida　200
SPP 値　127
squamous cell carcinoma　206
SSI 創　96
staphylococcal scalded skin syndrome：SSSS　254
Stemmer sign　196
sternum osteomyelitis　100
stitch (suture) abscess　98
stripping operation　110
subfascial endoscopic perforator surgery：SEPS　110
superficial dermal burn：SDB　51, 60
superficial SSI　96
surgical site infection：SSI　96, 189
suturing　278
systemic lupus erythematosus：SLE　147

systemic sclerosis　147

T

TASC（trans atrantic inter-society consensus）分類　120
tertiary wound healing　372
therapeutic shoes　143
TIME（principles of wound bed preparation）　93
topical agents　304
topical wound oxygen therapy　333
total burn surface area：TBSA　52
total-contact cast：TCC　140
toxic epidermal necrolysis：TEN　220
toxic shock syndrome　249
tracheotomy　214
trap door deformity　28
tuberculosis cutis colliquativa　266
tuberculosis of the skin　266

U

ulcer associated with arteriovenous malformations　222
ulcus vulvae acutum　233
ultrasonography　107
ultrasound therapy　322

V

V.A.C.ATS®治療システム　316, 338
varicella　252
varicellazoster virus：VZV　252
vasculitis　152
venography　107
venous leg ulcer　106
vibration therapy　333
Virchow の 3 主徴　113

W

weekly パクリタキセル　212
Wegener 肉芽腫症　152
Winter　360
wound bed preparation　92, 189
wound dressing　307

Z

Z 形成術　353

和文索引

あ

亜鉛華単軟膏　306
亜鉛華軟膏　306
悪性関節リウマチ　144
足潰瘍　190, 200
アスキナカーボソープ　312
圧迫療法　109, 115, 190, 348
アフタ性口内炎　232, 242
網状（メッシュ）植皮　280
アルギン酸塩　310
アルツ（Artz）の基準　52
アロディニア　292

い

医原性創傷　76, 78, 80, 88
石黒法　48
移植片対宿主病　220, 227
一次性痛覚過敏　292
一次性リンパ浮腫　196
一次治癒　371
イヌ咬創　37
異物・壊死組織　376
医療機器分類　308
医療経済　392
胃瘻　216
胃瘻部の皮膚障害　216, 227
陰圧閉鎖療法　105, 316
インテグラ®　314
インフリキシマブ　158

え

栄養障害　375
壊死性軟部組織感染症　248, 273
エスカー　170
壊疽　191, 339
壊疽性膿皮症　155, 192
エネルギー量　379
炎症期　372

お

応急処置　18
大阪中毒100番　73
オーダーメイドシューズ　143
おむつ　388

か

加圧プロトコール　325
外陰部，肛囲粘膜　369
外反母趾　132
外用剤　304
加温解凍　75
下顎骨骨折　41
化学損傷　72, 88
角質層のバリア機能　381
角質の肥厚，亀裂　139
下肢静脈造影　107
下肢末梢動脈性疾患　202
下腿切断　129
割創　28
カテーテル　216
痂皮性膿痂疹　254
カプノサイトファーガ感染　37
眼窩先端部症候群　45
眼窩壁骨折　41
眼球脱臼　45
眼瞼裂創　29
幹細胞治療　330
管状瘻　102
関節リウマチ　144, 192
感染　376
　──の徴候　244
感染症　131
感染創　244
　──の伝統的診断基準　244
　──の補助的診断基準　244
感染対策の歴史　361
乾燥療法　360
陥入爪　234, 242
顔面骨折　41, 86
顔面神経損傷　40, 86
顔面神経麻痺　29
顔面軟部組織損傷　38, 85
顔面の瘢痕　342, 357

き

気管カニューレ　214
気管切開瘻　214, 227
基剤　304
基節骨骨折　48, 86
基底細胞癌　207, 226
気動式デルマトーム　282
虐待　238, 242
虐待臨時対応チーム　239
急性GVHD　220
急性陰門潰瘍　233
急性創傷治療　18
急性放射線潰瘍　161

急性放射線障害　162
狂犬病　35
胸骨骨髄炎　100
頬骨骨折　41, 86
強皮症　147, 192
局所陰圧閉鎖療法　105, 316, 338
局所酸素療法　333
虚血肢　235
虚血性潰瘍　119, 190
銀含有創傷被覆材　105, 273
緊急手術　45
緊急処置　44
菌状息肉症　209
緊張性水疱　78

く

空気容積脈波　108
屈筋腱損傷　46
クリーム　304
クリッペル・トレノーネー症候群　106
クロストリジウム性ガス壊疽　248
クロストリジウム性筋壊死　248
クロモミコーシス　264

け

鶏眼　133, 138, 191
軽症熱傷　52
経皮的血管形成術　124
劇症型A群溶血性連鎖球菌感染症　245, 248
結核　266
血管炎　152, 192
血管炎症候群の診断アプローチ　154
血管外薬剤漏出　76
血管障害　131
血管治療医　191
血管内治療　124
結節性多発動脈炎　152
ケロイド　344, 347, 357
腱損傷　46
顕微鏡的多発血管炎　152
現病歴の聴取　18

こ

硬化療法　109, 223
高気圧酸素療法　290, 324, 338
抗凝固線溶療法　114
抗菌作用　311

口腔粘膜　368
膠原病　147
抗酸化物質　380
抗酸菌感染症　266, 274
抗CCR4抗体（モガムリズマブ）
　　210
咬傷　85
硬性下疳　268, 274
神戸分類　133
抗リン脂質抗体症候群　148
高齢者の皮膚　367
国際疼痛学会　292
骨髄炎　258, 274
骨損傷　47
コロニー形成状態　257

さ

再生医療　330, 339
擦過創　30
挫滅創　31
三次治癒　372
Ⅲ度熱傷　58

し

シート状植皮　64
自家骨髄由来の幹細胞　332
耳下腺管損傷　40
自家培養表皮　65
時間尿量　57
自己抗体　150
自傷　236
自然脱落　203
指尖部欠損　34
指尖部切断　34
湿潤療法　360
児童虐待防止法　238
児童相談所　240
脂肪酸　380
しもやけ　88
尺骨神経麻痺　29
シャルコー足変形　259
縦隔炎　100, 189
重症熱傷　52
集束超音波手術　213
手指切断創　34
手術材料区分　308
手術部位感染　96, 189
小アフタ　232
上顎骨複合体骨折　43, 44
焼痂切除術　62

上眼窩裂症候群　45
小児の皮膚　367
上皮化　366
静脈うっ滞性潰瘍　106, 190
静脈造影検査　107
静脈内焼灼術　110
褥瘡　165, 193, 392
　　――のカテゴリ分類　175
　　――の手術的治療　180
　　――の病態　165
褥瘡・皮膚潰瘍治療薬　305
褥瘡予防・管理ガイドライン（第3版）　173
褥瘡予防・管理のアルゴリズム　176
植皮術　280, 301
処置痛　295
ショパール離断　129
シリコンゲルシート　348
痔瘻　262
真菌　264
伸筋腱損傷　47
神経障害　131
人工真皮　314, 338
深在性真菌症　264, 274
滲出液吸収作用　311
唇状瘻　102
深達性Ⅱ度熱傷　51, 60
振動療法　333
浸軟防止　385
真皮　365
真皮欠損　314
真皮縫合　279, 351
深部SSI　96
深部静脈血栓後遺症　106
深部静脈血栓症　113, 190
診療報酬　392

す

髄液瘻　102
水痘　252
水痘・帯状疱疹ウイルス　252
水疱　54, 75, 87, 159, 167
水疱症　159, 192
水疱性膿痂疹　254
水疱性類天疱瘡　159
スキンケア　217, 381
ステロイド　151, 157, 192, 357
ステロイド注射　349
ステロイドテープ剤　349

ストッパー　216
ストリッピング手術　110
スポロトリコーシス　264
スラフ　170

せ

性感染症　268, 274
性器ヘルペス　268, 274
清拭剤　386
脆弱な皮膚　382
成人T細胞リンパ腫　209
正中神経麻痺　29
成長障害　162
セザリー症候群　209
節外性NK/T細胞リンパ腫　209
接触皮膚炎　78, 112, 218
切創　28
切断　129
切断指　33
セラピューティックシューズ　143
セルフケア　139
舟状骨骨折　49
洗浄剤　386
全身性エリテマトーデス　147
全身性強皮症　147
全層植皮　280
浅達性Ⅱ度熱傷　51, 53, 60
穿通枝皮弁　183
専用サンダル　142
専用フェルト　142
爪郭炎　260

そ

早期接線切除術　87
爪周囲炎　260, 274
創傷処理　20
　　――の流れ　21, 23
創傷被覆材　105, 307
創傷マネージメント　392
増殖因子による再生誘導治療　332
増殖期　373
足趾移植　34
足趾潰瘍　190, 200
塞栓術　222
足底装具　143
足白癬　139
組織再構築期　374

た

大アフタ　232

索引

体腔・臓器 SSI　96
帯状疱疹　252
帯状疱疹予防ワクチン　253
大腿切断　129
大量輸液　56
単純ヘルペス　261
弾性ストッキング　118
　　──の着用基準　81, 88
弾性包帯　115
丹毒　246, 273
蛋白質　380

ち
チアノーゼ　202
中等症熱傷　52
中毒性表皮懐死剥離症　220
超音波検査　107
超音波療法　322, 338
腸骨静脈圧迫症候群　113
治療用フットウェア　140, 191

つ
痛覚過敏　292
つくば中毒　73
爪のケア　139

て
低栄養症候群　378
低温熱傷　66, 87, 133
低酸素症　375
低周波非接触超音波（MIST）治療　334
デグロービング損傷　32
デブリードマン　85, 274, 276, 301
デブリードマンの始まり　362
デュプレックス・スキャン　107
テルダーミス®　314
電気刺激療法　320, 338
電撃傷　68, 87
伝染性膿痂疹　254
点滴漏れ　76, 88
天疱瘡　159, 192

と
橈骨神経麻痺　29
同種培養真皮移植　331
凍傷　74, 87, 88
動静脈奇形　222, 227
疼痛管理　292, 296, 301
疼痛緩和　296

糖尿病　392
糖尿病性足病変　235
糖尿病性潰瘍　131
　　──の治療アルゴリズム　133
頭皮の欠損　230
動物咬創　35
動脈拍動　120
トキシックショック症候群　61, 249
ドライスキン　138, 381, 385
トラニラスト　347
ドラム型デルマトーム　282
ドレッシング材　296, 307, 320
ドレッシングの歴史　361

な
内視鏡的筋膜下穿通枝結紮術　110
内反小趾変形　132
軟膏　304
軟性下疳　268, 274

に
肉芽の増生　345
二次性痛覚過敏　292
二次性リンパ浮腫　196
二次治癒　371
Ⅱ度熱傷　59
二分脊椎症　200, 226
日本中毒情報センター　73
入院　394
乳癌　211, 227
乳剤性軟膏　304
乳房パジェット病　211
乳幼児虐待　53

ね
ネグレクト　238
ネコ咬創　36
熱傷　50
　　──の応急処置　54, 86
　　──の重傷度・緊急度判断基準　53
　　──の診断手順　50
熱傷深度　51
熱傷創の植皮術　63
熱傷面積　52
熱傷面積算定法　52
粘着剤　312
粘着テープによる皮膚炎　78, 88
粘膜　368

の
膿痂疹　254, 273
膿皮症　156, 262

は
バージャー病　152
バイオフィルム　273
背景痛　295
梅毒　268, 274
ハイドロコロイド　309
ハイドロジェル　309
ハイドロファイバー　310
ハイドロポリマー　310
バイパス術　124, 126
培養皮膚　330
剥脱創　32
禿げ　242
バザン硬結性紅斑　266
バスキュラー・ラボ　122
ハチミツ療法　335
撥水性クリーム　386
パッチ植皮　64
瘢痕拘縮　353, 358
斑状強皮症　207
ハンセン氏病　204, 226

ひ
皮下脂肪組織　365
引き抜き切断　34
非クロストリジウム性ガス壊疽　248
肥厚性瘢痕　344, 347, 357
非固着性ドレッシング材　215
鼻骨骨折　41
鼻篩骨骨折　41
鼻篩骨粉砕骨折　42
非手術的治療　347
皮疹　273
非水疱性膿痂疹　254
ヒストリー（病歴聴取）　239
非定型型抗酸菌症　266
ヒト咬創　36
皮膚筋炎　147
皮膚結核病変　274
皮膚原発リンパ腫　209
皮膚腺病　266
皮膚T細胞リンパ腫　208
皮膚B細胞リンパ腫　208
皮膚の構造　364

皮膚皮膜剤　215, 387
皮膚リンパ腫　208, 226
皮弁　180
　　――の壊死　288
皮弁術　284, 301
ヒポクラテス　360
ひょう疽　260
表層性SSI　96
表皮　364
表皮真皮接合部　365
表皮剥離　78

ふ

腹部離開創　102, 104, 189
付随痛　295
付属器　366
フットオーティクス　143
フットケア　137
ブドウ球菌性熱傷様皮膚症候群　254
フルニエ壊疽　248
プレガバリン（リリカ®）　293
プレホスピタルケア　75
フロントガラス損傷　31
分層植皮　280

へ

米国感染症学会　247, 250
ベーチェット病　157, 192
ペルナック®　314
弁状変形　28
胼胝　138, 191

ほ

蜂窩織炎　246, 273
縫合糸膿瘍　98, 189
縫合法　25, 278, 301
放射線潰瘍　161, 192
放射線照射　376

放射線治療　357
疱疹状潰瘍　232
保温　55
ポケット測定　299
保湿剤　386
ポリウレタンフォーム　310

ま

巻き爪　234
マクロゴール軟膏　306
マゴット（ウジ虫）　326
マゴットセラピー　326, 339
末梢動脈疾患（PAD）　277
末節骨 tuft 骨折　47
マレット骨折　48
慢性GVHD　220
慢性創傷　90
　　――の治療アルゴリズム　92
　　――の分類　90
慢性膿皮症　262, 274
慢性放射線潰瘍　161
慢性放射線障害　162

み

未分化大細胞リンパ腫　209
耳抜き　325, 338

め

メチシリン耐性黄色ブドウ球菌（MRSA）　245
免荷療法　140

も

網状植皮　64
網状斑　202

や

薬剤　376
やけど　86

ゆ

有棘細胞癌　206, 226
遊離植皮術　181
遊離皮弁移植　136, 191
輸液　56
輸液製剤　57
油脂性軟膏　304
趾切断　129

よ

予防的スキンケア　383

ら

らい菌　204
雷撃傷　70, 88
らい反応　205

り

リストカット症候群　236, 242
リハビリテーション　49
リハビリテーション医療　389
リンパ管炎　246, 273
リンパ管肉腫　196
リンパ浮腫　196, 226
　　――の重症度分類　197
リンパ浮腫手術　198

る

類上皮細胞肉芽腫　204

れ

裂創　28, 29
レディーメイドシューズ　143

ろ

瘻孔　102
労働者健康福祉機構産業中毒ホームページ　73

著者紹介

●監修

市岡　滋 （いちおか　しげる） 埼玉医科大学形成外科教授

　1988年千葉大学医学部卒業，東京大学形成外科入局，大学および関連病院で臨床を研鑽。1993年より東京大学医用電子研究施設（現医用生体学講座）にて微小循環，創傷治癒，血管新生の基礎研究を開始。1997年東京大学大学院（博士課程）を修了し東京大学形成外科助手，1998年埼玉医科大学形成外科講師，2000年同大学助教授，2007年教授に就任し現在に至る。芝浦工業大学客員教授，東京大学医学部，日本看護協会の講師を併任。

　日本形成外科学会，日本褥瘡学会，日本抗加齢医学会，日本創傷・オストミー・失禁管理学会など多くの学会における理事・評議員を兼任し，2013年には第11回日本フットケア学会／第5回日本下肢救済・足病学会・合同学術集会の会長を務める。

　著書に，『足の創傷をいかに治すか』（克誠堂出版），『創傷治癒の臨床』（金芳堂），『治りにくい創傷の治療とケア』（照林社）など多数。

●編集

安部正敏 （あべ　まさとし） 群馬大学医学部附属病院感覚器・運動機能系皮膚科講師

　1993年群馬大学医学部医学科卒業後，同附属病院研修医（皮膚科学）。1994年群馬大学大学院医学研究科博士課程入学。1998年同修了。その後，群馬大学医学部皮膚科学教室助手。2001年よりアメリカ合衆国テキサス大学サウスウエスタンメディカルセンター細胞生物学部門研究員。2003年帰国後，群馬大学医学部附属病院感覚器・運動機能系皮膚科講師および外来医長。現在に至る。

　日本皮膚学会創傷・熱傷ガイドライン策定委員，日本褥瘡学会実態調査委員，日本褥瘡学会理事，日本創傷・オストミー・失禁管理学会理事のほか，多くの皮膚科関連学会活動の傍ら，全国各地の乾癬患者友の会の運営をボランティアで支援している。

　著書に，『皮膚の見方 ナビカード』（単著），『病態・処置別 スキントラブルケアガイド』（内藤亜由美・安部正敏編），『骨・筋肉・皮膚イラストレーティッド』（窪田誠・安部正敏編）。このほか，雑誌『皮膚科の臨床』に「憧鉄雑感」を連載中。

溝上祐子 （みぞかみ　ゆうこ） 公益社団法人日本看護協会看護研修学校 認定看護師教育課程長

　1982年東京都立清瀬小児病院勤務，1987年クリーブランドクリニック分校　聖路加国際病院ETスクールを修了。2001年日本看護協会看護研修学校認定看護師教育専門課程WOC看護学科専任教員，2005年武蔵野大学院 人間社会・文化研究科 人間社会専攻 修士課程修，2006年日本看護協会看護研修学校認定看護師教育課程皮膚・排泄ケア学科主任教員，2010年日本看護協会看護研修学校　認定看護師教育課程長に就任し，現在に至る。

　日本褥瘡学会理事，日本創傷・オストミー・失禁管理学会理事，日本下肢救済・足病学会常務理事，日本小児ストーマ・排泄管理研究会幹事，日本ストーマ・排泄リハビリテーション学会ほか多くの学会評議員を兼任。

　著書に，『創傷ケアの基礎知識と実践―褥瘡，手術部位感染，糖尿病性足潰瘍』（メディカ出版），『褥瘡治療・ケアトータルガイド』（照林社）ほか約200の著書，原著を執筆。

寺師浩人 （てらし　ひろと） 神戸大学医学部形成外科教授

　1986年大分医科大学（現大分大学）医学部卒業，同大学皮膚科形成外科診療班研修医，1987年兵庫県立こども病院形成外科，1990年大分医科大学皮膚科形成外科診療班助手，1997～1999年ミシガン大学医学部形成外科留学（Visiting Research Investigator），2001年大分医科大学皮膚科形成外科診療班講師，神戸大学医学部形成外科助教授，2007年同准教授，2012年同教授に就任し現在に至る。5つの皮膚・排泄ケア認定看護師コースと糖尿病認定看護師コースの外部講師を兼任。

　日本形成外科学会の専門医認定委員，学術編集委員，ガイドライン作成委員，日本創傷外科学会理事，日本下肢救済・足病学会常務理事，日本フットケア学会常任理事，日本皮膚悪性腫瘍学会理事，日本臨床毛髪学会理事ほか多くの学会評議員を兼任。

　著書に「足の創傷をいかに治すか」（克誠堂出版）ほか約400の著書，原著を執筆。

創傷のすべて
―キズをもつすべての人のために―　　　　　　　　　　＜検印省略＞

2012年9月1日　第1版第1刷発行

定価（本体12,000円＋税）

監修者　市岡　滋

発行者　今井　良

発行所　克誠堂出版株式会社

〒113-0033　東京都文京区本郷3-23-5-202
電話（03）3811-0995　振替00180-0-196804
URL　http://www.kokuseido.co.jp

印刷・製本　株式会社シナノパブリッシングプレス

ISBN 978-4-7719-0398-2　C3047　￥12000E
Printed in Japan ©Shigeru Ichioka, 2012

・本書の複製権・翻訳権・上映権・譲渡権・公衆送信権（送信可能化権を含む）は克誠堂出版株式会社が保有します。

・JCOPY 〈(社)出版者著作権管理機構　委託出版物〉
本書の無断複写は著作権法上での例外を除き禁じられています。複写される場合は，そのつど事前に（社）出版者著作権管理機構（電話 03-3513-6969, Fax 03-3513-6979, e-mail：info@jcopy.or.jp）の許諾を得てください。